The Gynaecology and Obstetrics Volume

Interpretation of Clinical Pathway

2018年 版

临床路径释义

INTERPRETATION OF CLINICAL PATHWAY

妇产科分册

郎景和　沈铿　主编

中国协和医科大学出版社

图书在版编目（CIP）数据

临床路径释义·妇产科分册/郎景和，沈铿主编．—北京：中国协和医科大学出版社，2018．8
ISBN 978-7-5679-1100-0

Ⅰ．①临… Ⅱ．①郎… ②沈… Ⅲ．①临床医学-技术操作规程 ②妇产科病-诊疗-技术操作规程 Ⅳ．①R4-65

中国版本图书馆 CIP 数据核字（2018）第 114183 号

临床路径释义·妇产科分册

主　　编： 郎景和　沈　铿
责任编辑： 许进力　王朝霞
丛书总策划： 林丽开
本书策划： 边林娜　许进力

出版发行： **中国协和医科大学出版社**
（北京东单三条九号　邮编 100730　电话 65260431）
网　　址： www.pumcp.com
经　　销： 新华书店总店北京发行所
印　　刷： 北京文昌阁彩色印刷有限责任公司

开　　本： 787×1092　1/16 开
印　　张： 40.25
字　　数： 790 千字
版　　次： 2018 年 8 月第 1 版
版　　次： 2018 年 8 月第 1 次印刷
定　　价： 203.00 元

ISBN 978-7-5679-1100-0

《临床路径释义》丛书指导委员会名单

主任委员　王贺胜

副主任委员（按姓氏笔画排序）

王　辰　刘志红　孙颖浩　吴孟超　邱贵兴　陈香美　陈赛娟　郎景和
赵玉沛　赵继宗　郝希山　胡盛寿　钟南山　高润霖　曹雪涛　葛均波
韩德民　曾益新　詹启敏　樊代明

委　　员（按姓氏笔画排序）

丁燕生　于　波　马　丁　马芙蓉　马晓伟　王　兴　王　杉　王　群
王大勇　王天有　王宁利　王伊龙　王行环　王拥军　王宝玺　王建祥
王春生　支修益　牛晓辉　文卫平　方贻儒　方唯一　巴　一　石远凯
申昆玲　田　伟　田光磊　代华平　冯　华　冯　涛　宁　光　母义明
邢小平　吕传真　吕朝晖　朱　兰　朱　军　向　阳　庄　建　刘　波
刘又宁　刘玉兰　刘宏伟　刘俊涛　刘洪生　刘惠亮　刘婷婷　刘潮中
闫永建　那彦群　孙　琳　杜立中　李　明　李立明　李仲智　李单青
李树强　李晓明　李陵江　李景南　杨爱明　杨慧霞　励建安　肖　毅
吴新宝　吴德沛　邹和建　沈　铿　沈　颖　宋宏程　张　伟　张力伟
张为远　张在强　张学军　张宗久　张星虎　张振忠　陆　林　岳　林
岳寿伟　金　力　金润铭　周　兵　周一新　周利群　周宗玫　郑　捷
郑忠伟　单忠艳　房居高　房静远　赵　平　赵　岩　赵金垣　赵性泉
胡　豫　胡大一　侯晓华　俞光岩　施慎逊　姜可伟　姜保国　洪天配
晋红中　夏丽华　夏维波　顾　晋　钱家鸣　倪　鑫　徐一峰　徐建明
徐保平　殷善开　黄晓军　葛立宏　董念国　曾小峰　蔡广研　黎晓新
霍　勇

指导委员会办公室

主　任　王海涛

秘　书　张　萌

《临床路径释义》丛书编辑委员会名单

主任委员

赵玉沛　中国医学科学院北京协和医院

副主任委员

于晓初　中国医学科学院北京协和医院
郑忠伟　中国医学科学院
袁　钟　中国医学科学院
高文华　中国医学科学院北京协和医院
王海涛　中国医学科学院
刘爱民　中国医学科学院北京协和医院

委　员

俞桑丽　中国医学科学院
韩　丁　中国医学科学院北京协和医院
王　怡　中国医学科学院北京协和医院
吴欣娟　中国医学科学院北京协和医院
孙　红　中国医学科学院北京协和医院
李志远　中国医学科学院阜外医院
李　琳　中国医学科学院阜外医院
李庆印　中国医学科学院阜外医院
郝云霞　中国医学科学院阜外医院
王　艾　中国医学科学院肿瘤医院
何铁强　中国医学科学院肿瘤医院
徐　波　中国医学科学院肿瘤医院
李　睿　中国医学科学院血液病医院
马新娟　中国医学科学院血液病医院
吴信峰　中国医学科学院皮肤病医院
曹春燕　中国医学科学院皮肤病医院

《临床路径释义·妇产科分册》编审专家名单

编写指导委员会委员（按姓氏笔画排序）

王山米　北京大学人民医院
尹　玲　北京大学第一医院
边旭明　中国医学科学院北京协和医院
朱　兰　中国医学科学院北京协和医院
乔　杰　北京大学第三医院
李小毛　中山大学附属第三医院
杨　孜　北京大学第三医院
杨慧霞　北京大学第一医院
沈　铿　中国医学科学院北京协和医院
张为远　首都医科大学附属北京妇产医院
张震宇　首都医科大学附属北京朝阳医院
周应芳　北京大学第一医院
郎景和　中国医学科学院北京协和医院
段　华　首都医科大学附属北京妇产医院
段　涛　上海市第一妇婴保健院
曹冬焱　中国医学科学院北京协和医院
崔　恒　北京大学人民医院
靳家玉　首都医科大学附属北京友谊医院

主　编

郎景和　沈　铿

副主编

向　阳　马　丁　刘俊涛
杨慧霞　朱　兰　金　力

编　委（按姓氏笔画排序）

于　昕　中国医学科学院北京协和医院
马良坤　中国医学科学院北京协和医院
王　姝　中国医学科学院北京协和医院
王大鹏　北京大学人民医院
王山米　北京大学人民医院

王书杰　中国医学科学院北京协和医院
边旭明　中国医学科学院北京协和医院
成宁海　中国医学科学院北京协和医院
朱　兰　中国医学科学院北京协和医院
向　阳　中国医学科学院北京协和医院
刘欣燕　中国医学科学院北京协和医院
刘俊涛　中国医学科学院北京协和医院
刘爱民　中国医学科学院北京协和医院
刘海元　中国医学科学院北京协和医院
刘海民　中国医学科学院北京协和医院
孙　鉴　中国医学科学院北京协和医院
孙智晶　中国医学科学院北京协和医院
李家福　武汉大学中南医院
杨　孜　北京大学第三医院
杨佳欣　中国医学科学院北京协和医院
杨剑秋　中国医学科学院北京协和医院
冷金花　中国医学科学院北京协和医院
宋亦军　中国医学科学院北京协和医院
宋英娜　中国医学科学院北京协和医院
张　蔚　武汉大学中南医院
张元珍　武汉大学中南医院
张为远　首都医科大学附属北京妇产医院
张福泉　中国医学科学院北京协和医院
陈　娟　中国医学科学院北京协和医院
陈蔚琳　中国医学科学院北京协和医院
郁　琦　中国医学科学院北京协和医院
金　力　中国医学科学院北京协和医院
周希亚　中国医学科学院北京协和医院
周婧雅　中国医学科学院北京协和医院
赵　峻　中国医学科学院北京协和医院
赵　琳　首都医科大学宣武医院
赵学英　北京医院
钟逸锋　中国医学科学院北京协和医院
段　华　首都医科大学附属北京妇产医院
秦安京　首都医科大学附属复兴医院
高劲松　中国医学科学院北京协和医院
曹冬焱　中国医学科学院北京协和医院
戚庆炜　中国医学科学院北京协和医院
康　倩　中国医学科学院北京协和医院
蒋宇林　中国医学科学院北京协和医院
靳家玉　首都医科大学附属北京友谊医院

蔺　莉　首都医科大学附属北京友谊医院
谭先杰　中国医学科学院北京协和医院
樊庆泊　中国医学科学院北京协和医院
潘凌亚　中国医学科学院北京协和医院
薄海欣　中国医学科学院北京协和医院
戴　毅　中国医学科学院北京协和医院
戴毓欣　中国医学科学院北京协和医院

总 序

作为公立医院改革试点工作的重要任务之一，实施临床路径管理对于促进医疗服务管理向科学化、规范化、专业化、精细化发展，落实国家基本药物制度，降低不合理医药费用，和谐医患关系，保障医疗质量和医疗安全等都具有十分重要的意义，是继医院评审、“以患者为中心”医院改革之后第三次医院管理的新发展。

临床路径是应用循证医学证据，综合多学科、多专业主要临床干预措施所形成的“疾病医疗服务计划标准”，是医院管理深入到病种管理的体现，主要功能是规范医疗行为、增强治疗行为和时间计划、提高医疗质量和控制不合理治疗费用，具有很强的技术指导性。它既包含了循证医学和“以患者为中心”等现代医疗质量管理概念，也具有重要的卫生经济学意义。临床路径管理起源于西方发达国家，至今已有30余年的发展历史。美国、德国等发达国家以及我国台湾、香港地区都已经应用了大量常见病、多发病的临床路径，并取得了一些成功的经验。20世纪90年代中期以来，我国北京、江苏、浙江和山东等部分医院也进行了很多有益的尝试和探索。截至目前，全国8400余家公立医院开展了临床路径管理工作，临床路径管理范围进一步扩大；临床路径累计达到1212个病种，涵盖30余个临床专业，基本实现临床常见、多发疾病全覆盖，基本满足临床诊疗需要。国内外的实践证明，实施临床路径管理，对于规范医疗服务行为，促进医疗质量管理从粗放式的质量管理，进一步向专业化、精细化的全程质量管理转变具有十分重要的作用。

经过一段时间临床路径试点与推广工作，我们对适合我国国情的临床路径管理制度、工作模式、运行机制以及质量评估和持续改进体系进行了探索。希望通过《临床路径释义》一书，对临床路径相关内容进行答疑解惑及补充说明，帮助医护人员和管理人员准确地理解、把握和正确运用临床路径。

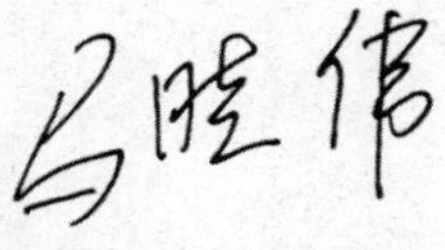

中华医学会　会长

序 言

2009~2010 年，原国家卫生和计划生育委员会下发了 431 个病种的临床路径，其中妇科病种 5 个，产科病种 10 个。受卫计委委托，中国医学科学院、中国协和医科大学出版社组织专家对 2009 年下发的 8 个妇产科临床路径病种进行释义，并相继出版《临床路径释义》《临床路径治疗药物释义 · 妇科分册》及《临床路径治疗药物释义 · 产科分册》。

随着诸多大型临床研究结果的公布、妇产科影像学等技术的飞速发展，我们对妇产科疾病规律的了解日益深入。从多年的临床路径经验中，我们也对妇产科疾病的规范化诊断和治疗有了新的体会。鉴于此，为了切合实际地执行妇产科常见疾病的规范化诊疗，更好地帮助临床路径在各个层面及医疗机构中的运行，我们组织了专家对《临床路径释义 · 妇产科分册》进行编写和修订。

对于临床医护人员而言，临床路径通过为大多数常见病提供规范化诊断步骤，合理化治疗方案，能够有效缩小不同层次医疗机构和医师之间的诊疗水平差距；对政府而言，临床路径能够最大化国家医疗投入与疾病诊疗的效益比，是国家、医疗管理机构对医师的医疗行为及医疗机构的医疗质量管理进行评价的标准和依据；对患者而言，通过医疗行为的规范、医疗质量的提高，患者的安全得到极大保证，并通过整合优化资源，在一定程度降低医疗费用。因此，开展临床路径工作是实现医疗保健优化、系统化、标准化和全程质量管理的重要途径。

《临床路径释义 · 妇产科分册》由国内妇产科权威专家共同执笔，在“临床路径”的框架下，尽专家所能，反映出诊疗实践的进展，真诚希望本书能够帮助妇产科从业人员更加准确地理解、运用临床路径的内容，掌握临床路径要求的每一个具体操作细节，更好地运用临床路径来指导临床诊疗工作。

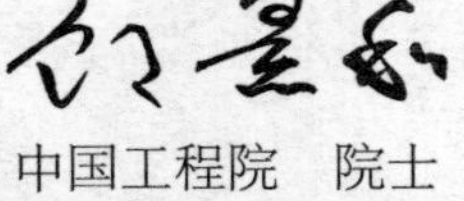

中国工程院　院士

中华医学会妇产科学分会　主任委员

前言

开展临床路径工作是我国医药卫生改革的重要举措。临床路径在医疗机构中的实施为医院管理提供标准和依据，是医院管理的抓手，是实实在在的医院内涵建设的基础，是一场重要的医院管理革命。

为更好地贯彻国务院办公厅医疗卫生体制改革的有关精神，帮助各级医疗机构开展临床路径管理，保证临床路径试点工作顺利进行，自2011年起，受国家卫生和计划生育委员会委托，中国医学科学院承担了组织编写《临床路径释义》的工作。

在医院管理实践中，提高医疗质量、降低医疗费用、防止过度医疗是世界各国都在努力解决的问题，重点在于规范医疗行为、抑制成本增长与有效利用资源。研究与实践证实，临床路径管理是解决上述问题的有效途径，尤其在整合优化资源、节省成本、避免不必要检查与药物应用、建立较好医疗组合、提高患者满意度、减少文书作业、减少人为疏失等诸多方面优势明显。因此，临床路径管理在医疗改革中扮演着重要角色。2016年11月，中共中央办公厅、国务院办公厅转发《国务院深化医药卫生体制改革领导小组关于进一步推广深化医药卫生体制改革经验的若干意见》，提出加强公立医院精细化管理，将推进临床路径管理作为一项重要的经验和任务予以强调。国家卫生和计划生育委员会也提出了临床路径管理"四个结合"的要求，即：临床路径管理与医疗质量控制和绩效考核相结合、与医疗服务费用调整相结合、与支付方式改革相结合、与医疗机构信息化建设相结合。

到目前为止，临床路径管理工作对绝大多数医院而言，仍是一项有挑战性的工作，不可避免地会遇到若干问题，既有临床方面的问题，也有管理方面的问题，最主要是对临床路径的理解一致性问题。这就需要统一思想，在实践中探索解决问题的最佳方案。《临床路径释义》是对临床路径的答疑解惑及补充说明，通过解读每一个具体操作流程，提高医疗机构和医务人员对临床路径管理工作的认识，帮助相关人员准确地理解、把握和正确运用临床路径，合理配置医疗资源规范医疗行为，提高医疗质量，保证医疗安全。

本书由郎景和教授、沈铿教授等数位知名专家亲自编写审定。编写前，各位专家认真研讨了临床路径在试行过程中各级医院所遇到的有普遍性的问题，在专业与管理两个层面，从医师、护士、患者多个角度进行了释义和补充，供临床路径管理者和实践者参考。

对于每个病种，我们补充了"疾病编码"和"检索方法"两个项目，将临床路径表单细化为"医师表单""护士表单"和"患者表单"，并对临床路径及释义中涉及的"给药方案"进行了详细地解读，细化为"给药流程图""用药选择""药学提示""注意事项"，并附以参考文献。同时，为帮助实现临床路径病案质量的全程监控，我们在附录中增设

“病案质量监控表单”，作为医务人员书写病案时的参考，同时作为病案质控人员在监控及评估时评定标准的指导。

疾病编码可以看做适用对象的释义，兼具标准化意义，使全国各医疗机构能够有统一标准，明确进入临床路径的范围。对于临床路径公布时个别不准确的编码我们也给予了修正和补充。增加“检索方法”是为了使医院运用信息化工具管理临床路径时，可以全面考虑所有因素，避免漏检、误检数据。这样医院检索获取的数据能更完整，也有助于卫生行政部门的统计和考核。

依国际惯例，表单细化为“医师表单”“护士表单”和“患者表单”，责权分明，便于使用。这些仅为专家的建议方案，具体施行起来，各医疗单位还需根据实际情况修改。

根据最新公布的《医疗机构抗菌药物管理办法》，2009年路径中涉及的抗生素均应按照要求进行调整。

实施临床路径管理意义重大，但也艰巨而复杂。在组织编写这套释义的过程中，我们对此深有体会。本书附录对制定/修订《临床路径释义》的基本方法与程序进行了详细的描述，因时间和条件限制，书中不足之处难免，欢迎同行诸君批评指正。

编　者

2018年2月

目 录

第一章

子痫前期临床路径释义

一、子痫前期编码

1. 卫计委原编码：

疾病名称及编码：子痫前期（ICD-10：O13/O14）

2. 修改编码：

疾病名称及编码：重度先兆子痫（ICD-10：O14.1）

二、临床路径检索方法

O14.1 且孕周满 34 周

三、子痫前期临床路径标准住院流程

（一）适用对象

子痫前期（ICD-10：O13/O14）：妊娠 34 周以后的晚发重度子痫前期。

释义

■ 本路径适用对象为满 34 周以后的晚发型重度子痫前期患者。

（二）诊断依据

根据妊娠期高血压疾病诊治指南（2015 版）和《妇产科学》（第 8 版）（人民卫生出版社）。

1. 病史：高危因素。

2. 临床表现：高血压、尿蛋白、水肿；特别注意有无头痛、视力改变、上腹不适等。

3. 辅助检查：血液检查、肝肾功能测定、血脂、尿液检查（包括 24 小时尿蛋白）、血电解质、超声等影像学检查肝、肾等脏器及胸腹水情况、血气分析、眼底检查、心电图、超声心动图、电子胎心监护、B 超检查胎儿生长发育指标及胎盘功能等。必要时 CT 或 MRI 检查。

释义

■ 子痫前期高危因素包括：年龄≥40 岁、体质指数（BMI）≥28、子痫前期家族史（母亲或姐妹）、既往子痫前期病史，以及存在的内科病史或隐匿存在（潜在）的疾病（包括高血压病、肾脏疾病、糖尿病和自身免疫性疾病如系统性红斑狼疮、抗磷脂综合征等）；初次妊娠、妊娠间隔时间≥10 年、此次妊娠收缩压≥130mmHg 或舒张压≥80mmHg（孕早期或首次产前检查时）、孕早期 24 小时尿蛋白定量≥0.3g 或尿蛋白持续存在［随机尿蛋白≥（++）1 次及以上］、多胎妊娠等。

■ 根据《妊娠期高血压疾病诊治指南》（2015 版），符合子痫前期诊断标准，且在 34 周后出现的晚发型子痫前期患者进入此路径。子痫前期诊断标准，妊娠 20 周后出现收缩压≥140mmHg 和（或）舒张压≥90mmHg，且伴有下列任一项：①尿蛋白≥0.3g/24h，或尿蛋白/肌酐比值≥0.3，或随机尿蛋白≥（+）（无法进行尿蛋白定量时的检查方法）；②无蛋白尿但伴有以下任何一种器官或系统受累，如心、肺、肝、肾等重要器官，或血液系统、消化系统、神经系统的异常改变，胎盘-胎儿受到累及等。血压和（或）尿蛋白水平持续升高，发生母体器官功能受损或胎盘-胎儿并发症是子痫前期病情向重度发展的表现。

■ 子痫前期孕妇出现下述任一表现可诊断为重度子痫前期：

（1）血压持续升高：收缩压≥160mmHg和（或）舒张压≥110mmHg。

（2）持续性头痛、视觉障碍或其他中枢神经系统异常表现。

（3）持续性上腹部疼痛及肝包膜下血肿或肝破裂表现。

（4）肝酶异常：血丙氨酸转氨酶（ALT）或天冬氨酸转氨酶（AST）水平升高。

（5）肾功能受损：尿蛋白>2.0g/24h；少尿（24小时尿量<400ml，或每小时尿量<17ml），或血肌酐>106μmol/L。

（6）低蛋白血症伴腹水、胸腔积液或心包积液。

（7）血液系统异常：血小板计数呈持续性下降并低于 100×10^9/L；微血管内溶血［表现有贫血、黄疸或血乳酸脱氢酶（LDH）水平升高］。

（8）心力衰竭。

（9）肺水肿。

（10）胎儿生长受限或羊水过少、胎死宫内、胎盘早剥等。

（三）选择治疗方案的依据

根据《妊娠期高血压疾病诊治指南》（2015版）和《妇产科学》（第8版）（人民卫生出版社）。

1. 一般处理：休息、间断吸氧、平衡膳食，密切监护母亲病情变化及胎儿生长发育状况。
2. 药物治疗：镇静、解痉、降压，有指征者扩容和利尿。
3. 适时终止妊娠。

释义

■ 重度子痫前期孕妇应住院监测和治疗。

■ 终止妊娠的时机：孕34周以上孕妇，如监测病情控制欠佳，可考虑终止妊娠。终止妊娠的指征如下：

（1）重度子痫前期发生母儿严重并发症者，需要稳定母体状况后尽早在24小时内或48小时内终止妊娠，不考虑是否完成促胎肺成熟。严重并发症包括重度高血压不可控制、高血压脑病和脑血管意外、子痫、心力衰竭、肺水肿、完全性和部分性HELLP综合征、DIC、胎盘早剥和胎死宫内。当存在母体器官系统受累时，评定母体器官系统累及程度和发生严重并发症的紧迫性以及胎儿安危情况，综合考虑终止妊娠时机：例如血小板计数 $<100\times10^9$/L、肝酶水平轻度升高、肌酐水平轻度升高、羊水过少、脐血流反向、胎儿生长受限等，可同时在稳定病情和严密监护之下尽量争取给予促胎肺成熟后终止妊娠；对已经发生胎死宫内者，可在稳定病情后终止妊娠。

(2) 蛋白尿及其程度虽不单一作为终止妊娠的指征，却是综合性评估的重要因素之一，如评估母体低蛋白血症、伴发腹水和（或）胸水的严重程度及心肺功能，评估肾功能受损和其他器官受累情况综合分析，确定终止妊娠时机。

（四）标准住院日为 10 天内

释义

■ 对出现其他严重合并症和并发症需延长住院治疗或观察时间者不进入此路径。

（五）进入路径标准

1. 第一诊断必须符合 ICD-10：O13/O14 子痫前期疾病编码。
2. 妊娠 34 周以后的晚发重度子痫前期。
3. 当患者同时具有其他疾病诊断时，但在住院期间不需特殊处理，也不影响第一诊断的临床路径流程实施时，可以进入路径。

释义

■ 符合子痫前期诊断标准且为 34 周以后出现的晚发型子痫前期患者可进入此路径。

■ 当合并其他疾病诊断时，或出现其他严重并发症时不进入本路径。

（六）住院后的检查项目

1. 必需的检查项目：
(1) 血常规、尿常规。
(2) 肝肾功能、血黏度、电解质、凝血功能、血型。
(3) 24 小时尿蛋白定量。
(4) 近期未做的感染性疾病筛查（乙型肝炎、丙型肝炎、艾滋病、梅毒等）。
(5) 心电图、肝肾 B 超检查。
(6) 胎心监护、B 超胎儿情况监测（胎儿脐动脉血流 S/D、子宫动脉血流等）。
(7) 血气分析、血胆酸。
(8) 眼底检查。
2. 可选择检查项目：
(1) 心脏彩超及心功能测定（必要时）。
(2) 胸腹水彩超（必要时）。
(3) 测 24 小时动态血压（必要时）。
(4) 头颅 MRI 或 CT 检查（必要时）。
(5) 胎儿心电图。
(6) 免疫功能检测。

(7) 甲状腺功能检测。

(七) 终止妊娠的分娩方式

如无产科指征,原则上考虑阴道试产,但如果不能短时间内阴道分娩,病情有可能加重,可考虑放宽剖宫产指征。

(八) 子痫前期患者终止妊娠后住院7天

1. 术后第1天必须复查的项目:血常规、DIC、尿常规、肝肾功能、电解质。
2. 产后用药:根据病情继续休息、镇静、解痉、降压,有指征者扩容和利尿。
3. 有高凝倾向者,使用抗凝药物。
4. 剖宫产者预防性抗菌药物:预防性用药时间为术后48小时内。

释义

■ 产后住院期间仍需密切观察产妇的自觉症状。

■ 监测血压并继续降压治疗,应将血压控制在<160/110mmHg。

■ 应积极预防产后出血,产时、产后不可应用任何麦角新碱类药物。

■ 如产妇病情稳定或好转,产后住院时间可少于7天。

(九) 出院标准(围绕一般情况、切口情况、第一诊断转归)

1. 血压控制平稳;肝肾功能、电解质基本正常;尿蛋白持续减少;无自觉症状(头痛、视力改变、上腹不适等)。
2. 术后恢复良好,无术后并发症。
3. 体温正常,伤口愈合良好。
4. 能独立完成生活起居活动。

释义

■ 产妇病情稳定并满足以上条件者,可考虑出院。

■ 出院后仍需监测并控制血压,如有病情变化需再次急诊评估或门诊随诊。

(十) 变异及原因分析

1. 重度子痫前期患者病情严重,检查项目间隔时间可缩短。
2. 重度子痫前期患者病情严重,出现并发症,可导致住院时间延长,检查项目和治疗项目增加。

释义

■ 重度子痫前期患者如病情严重,上述各项检查项目需密切监测,检查间隔时间可缩短,可无固定限制,直至患者病情稳定。

■ 重度子痫前期患者出现各种严重并发症,如重要脏器功能衰竭,需要重症监护治疗,或病情较重需要密切监测病情变化者,住院时间可延长。检查项目和治疗项目根据病情需要而定,无固定限制。

四、子痫前期临床路径给药方案

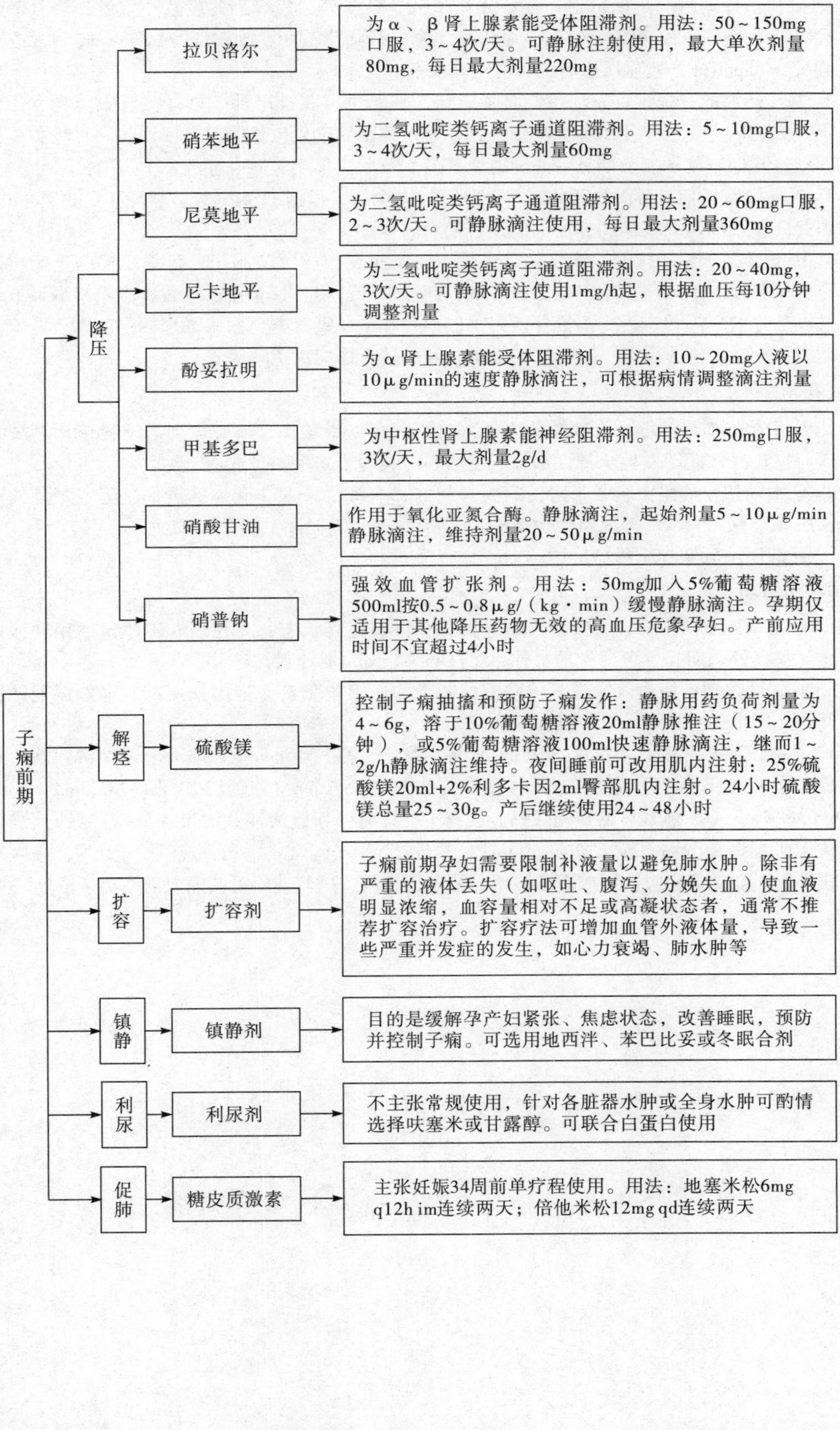

子痫前期
降压
拉贝洛尔
为α、β肾上腺素能受体阻滞剂。用法：50～150mg口服，3～4次/天。可静脉注射使用，最大单次剂量80mg，每日最大剂量220mg
硝苯地平
为二氢吡啶类钙离子通道阻滞剂。用法：5～10mg口服，3～4次/天，每日最大剂量60mg
尼莫地平
为二氢吡啶类钙离子通道阻滞剂。用法：20～60mg口服，2～3次/天。可静脉滴注使用，每日最大剂量360mg
尼卡地平
为二氢吡啶类钙离子通道阻滞剂。用法：20～40mg，3次/天。可静脉滴注使用1mg/h起，根据血压每10分钟调整剂量
酚妥拉明
为α肾上腺素能受体阻滞剂。用法：10～20mg入液以10μg/min的速度静脉滴注，可根据病情调整滴注剂量
甲基多巴
为中枢性肾上腺素能神经阻滞剂。用法：250mg口服，3次/天，最大剂量2g/d
硝酸甘油
作用于氧化亚氮合酶。静脉滴注，起始剂量5～10μg/min静脉滴注，维持剂量20～50μg/min
硝普钠
强效血管扩张剂。用法：50mg加入5%葡萄糖溶液500ml按0.5～0.8μg/（kg·min）缓慢静脉滴注。孕期仅适用于其他降压药物无效的高血压危象孕妇。产前应用时间不宜超过4小时
解痉
硫酸镁
控制子痫抽搐和预防子痫发作：静脉用药负荷剂量为4～6g，溶于10%葡萄糖溶液20ml静脉推注（15～20分钟），或5%葡萄糖溶液100ml快速静脉滴注，继而1～2g/h静脉滴注维持。夜间睡前可改用肌内注射：25%硫酸镁20ml+2%利多卡因2ml臀部肌内注射。24小时硫酸镁总量25～30g。产后继续使用24～48小时
扩容
扩容剂
子痫前期孕妇需要限制补液量以避免肺水肿。除非有严重的液体丢失（如呕吐、腹泻、分娩失血）使血液明显浓缩，血容量相对不足或高凝状态者，通常不推荐扩容治疗。扩容疗法可增加血管外液体量，导致一些严重并发症的发生，如心力衰竭、肺水肿等
镇静
镇静剂
目的是缓解孕产妇紧张、焦虑状态，改善睡眠，预防并控制子痫。可选用地西泮、苯巴比妥或冬眠合剂
利尿
利尿剂
不主张常规使用，针对各脏器水肿或全身水肿可酌情选择呋塞米或甘露醇。可联合白蛋白使用
促肺
糖皮质激素
主张妊娠34周前单疗程使用。用法：地塞米松6mg q12h im连续两天；倍他米松12mg qd连续两天

【用药选择】

1. 降压治疗的目的是预防心脑血管意外和胎盘早剥等严重母胎并发症。收缩压≥160mmHg和（或）舒张压≥110mmHg的高血压孕妇应进行降压治疗；收缩压≥140mmHg和（或）舒张压≥90mmHg的高血压患者也可应用降压药。

2. 降压药物的选择。首先选用口服降压药，必要时可联合用药。只有在口服药物血压控制不理想的前提下，才使用静脉降压药，在血压控制稳定后也建议改口服用药。尽量减少血压波动以降低重度子痫前期患者心脑血管并发症及胎盘早剥等并发症的发生风险。

3. 目前没有任何一种降压药物对母儿是绝对安全的，根据FDA分级多数降压药物属于C类，因此降压药物需要权衡利弊后决定是否使用。

4. 硫酸镁是子痫治疗的一线药物，也是预防子痫发作的预防用药。硫酸镁控制子痫再次发作的效果优于地西泮、苯巴比妥和冬眠合剂等镇静药物。除非存在硫酸镁应用禁忌证或者硫酸镁治疗效果不佳，否则不推荐使用苯巴比妥和苯二氮䓬类药物（如地西泮）用于子痫的预防或治疗。对于非重度子痫前期的患者也可酌情考虑应用硫酸镁。

【药学提示】

1. 由于孕妇血液浓缩，有效循环血量减少和存在高凝状态，故妊娠期不建议使用利尿剂降压。仅在妊娠期间发生全身性水肿、急性心力衰竭或肺水肿时选用。

2. 妊娠期禁止使用血管紧张素转换酶抑制剂和血管紧张素Ⅱ受体拮抗剂，因妊娠期使用可使胎儿严重先天畸形等风险显著增加。

3. 硫酸镁不应做降压药物使用。

【注意事项】

1. 由于孕妇血液浓缩，有效循环血量减少和存在高凝状态，故妊娠期不建议使用利尿剂降压。仅在妊娠期间发生全身性水肿、急性心力衰竭或肺水肿时选用。

2. 妊娠期禁止使用血管紧张素转换酶抑制剂和血管紧张素Ⅱ受体拮抗剂，因妊娠期使用可使胎儿严重先天畸形等风险显著增加。

3. 血清镁离子有效治疗浓度为1.8～3.0mmol/L，超过3.5mmol/L即可出现中毒症状。使用硫酸镁的必备条件：①膝腱反射存在；②呼吸≥16次/分钟；③尿量≥25ml/h（即≥600ml/d）；④备有10%葡萄糖酸钙。镁离子中毒时停用硫酸镁并缓慢（5～10分钟）静脉推注10%葡萄糖酸钙10ml。如孕妇同时合并肾功能不全、心肌病、重症肌无力等，或体质量较轻者，则硫酸镁应慎用或减量使用。如条件许可，用药期间可监测血清镁离子浓度。

五、推荐表单

（一）医师表单

子痫前期临床路径医师表单

适用对象：第一诊断为子痫前期（ICD-10：O13/O14）

患者姓名：	性别：　　年龄：　　门诊号：	住院号：
住院日期：　　年　月　日	**出院日期：**　　年　月　日	**标准住院日：≤10 天**

时间	住院第 1 天	住院第 2 天	住院第 3 天（28~32 周）
主要诊疗工作	□ 询问孕期情况、既往病史与体格检查 □ 完成产科入院记录 □ 常规辅助检查 □ 上级医师查房评估治疗方案 □ 完成初步诊断 □ 评估是否需终止妊娠及终止妊娠方法 □ 病情极严重者立即进行术前准备 □ 向患者及家属交代病情、注意事项、签署相关医疗文书 □ 告病重或病危通知，并签署病重或病危通知书（必要时）	□ 上级医师查房 □ 完成入院检查 □ 根据病情评估是否适合继续期待治疗 □ 若否则开始术前准备，包括促胎肺成熟 □ 完成必要的相关科室会 □ 完成上级医师查房记录等病历书写	□ 上级医师查房 □ 完成入院检查 □ 根据病情评估是否适合继续期待治疗 □ 若否则开始术前准备，包括促胎肺成熟 □ 完成上级医师查房记录等病历书写
重点医嘱	**长期医嘱：** □ 产科常规护理 □ 一级护理或二级护理 □ 低盐低脂饮食 □ 听胎心 1 次/4~6 小时 □ 胎心监护 1~2 次/日 □ 左侧卧位 □ 测血压 1 次/4~6 小时 □ 自数胎动 1 小时，3 次/天 □ 吸氧 1 小时 2 次/天 **临时医嘱：** □ 血尿常规、肝肾功能、电解质、血糖 □ 凝血功能、血型 □ 孕期未查的乙型肝炎、丙型肝炎、艾滋病、梅毒等感染性疾病筛查 □ 超声及脐带血流检查 □ 24 小时尿蛋白定量 □ 心电图 □ 必要时应用解痉、降压治疗 □ 必要时促胎肺成熟 □ 其他	**长期医嘱：** 同前 **临时医嘱：** □ 根据病情应用镇静、解痉、降压药物 □ 有指征者应用扩容和利尿药物 □ 有指征者应用促胎肺成熟药物 □ 其他医嘱	**长期医嘱：** 同前 **临时医嘱：** □ 根据病情应用镇静、解痉、降压药物 □ 有指征者应用扩容和利尿药物 □ 有指征者应用促胎肺成熟药物 □ 有胎儿生长受限者应用营养药物 □ 复查血液、尿液指标（必要时） □ 继续胎儿情况监测，复查胎儿监护、胎儿心电图、脐动脉血流比值、B 超（必要时） □ 其他医嘱

续 表

时间	住院第1天	住院第2天	住院第3天（28~32周）
病情变异记录	□无 □有，原因： 1. 2.	□无 □有，原因： 1. 2.	□无 □有，原因： 1. 2.
医师签名			

时间	住院第 4 日（32^{+1}~34 周）	住院第 5 日（术日）	住院第 6 日（术后第 1 日）
主要诊疗工作	□ 上级医师查房完成入院检查 □ 根据病情评估是否适合继续期待治疗 □ 若否则评估是否可经阴道分娩 □ 若否则开始术前准备，包括促胎肺成熟 □ 完成上级医师查房记录等病历书写 □ 进行术前讨论 □ 向家属交代病情和有关手术事项 □ 签署“手术知情同意书”“输血知情同意书” □ 手术安全核查表 □ 下达手术医嘱，并提交手术通知单 □ 麻醉医师查看患者，签署“麻醉知情同意书” □ 完成术前小结、术前准备	□ 上级医师查房（体温、脉搏、子宫收缩、宫底高度、阴道出血量及性状，特别关注血压、自觉症状） □ 完成手术治疗 □ 完成手术记录 □ 完成术后病程记录 □ 向患者家属交代病情、术后注意事项并签字 □ 注意各项化验结果 □ 根据病情决定是否需要镇静、解痉、降压、扩容、利尿	□ 上级医师查房（体温、脉搏、子宫收缩、宫底高度、阴道出血量及性状，特别关注血压、自觉症状） □ 注意各项化验结果根据病情决定是否需要镇静、解痉、降压、扩容、利尿
重点医嘱	**长期医嘱：** 同前 **临时医嘱：** □ 根据病情应用镇静、解痉、降压药物 □ 有指征者应用扩容和利尿药物 □ 明上午在选麻下行剖宫产术 □ 血交叉、备血 □ 抗菌药皮试 □ 常规备皮 □ 其他医嘱	**长期医嘱：** □ 按剖宫产术后护理 □ 子痫前期护理 □ 一级护理 □ 6 小时后流食 □ 留置尿管长期开放 □ 促宫缩治疗 □ 会阴护理 □ 其他医嘱 **临时医嘱：** □ 根据病情应用镇静、解痉、降压药物 □ 抗菌药治疗 □ 有指征者应用扩容和利尿药物 □ 吸氧（必要时） □ 其他医嘱	**长期医嘱：** □ 子痫前期护理 □ 一级护理 □ 流食 □ 抗菌药治疗 □ 促宫缩治疗 □ 会阴护理 □ 其他医嘱 **临时医嘱：** □ 根据病情应用镇静、解痉、降压药物 □ 有指征者应用扩容和利尿药物 □ 复查血常规、凝血功能、D-二聚体、尿常规、肝肾功能
病情变异记录	□ 无　□ 有，原因： 1. 2.	□ 无　□ 有，原因： 1. 2.	□ 无　□ 有，原因： 1. 2.
医师签名			

日期	住院第7天（术后第2日）	住院第8~9天（术后第3~4日）	住院第10天（出院第5日）
主要诊疗工作	□ 上级医师查房（体温、脉搏、子宫收缩、宫底高度、阴道出血量及性状，特别关注血压、自觉症状） □ 注意各项化验结果 □ 根据病情决定是否需要镇静、解痉、降压、扩容、利尿 □ 切口更换敷料	□ 上级医师查房（体温、脉搏、子宫收缩、宫底高度、阴道出血量及性状，特别关注血压、自觉症状） □ 注意各项化验结果 □ 根据病情决定是否需要镇静、解痉、降压、扩容、利尿 □ 切口更换敷料（必要时）	□ 医师查房，进行产后子宫复旧、恶露、切口、乳房等评估， □ 评估血压、自觉症状及辅助检查各项指标，确定有无并发症情况，明确是否出院 □ 完成出院记录、病案首页、产假证明、填写围产期保健卡等 □ 向产妇及家属交代出院后的注意事项，如返院复诊的时间、地点，发生紧急情况时的处理等
重点医嘱	**长期医嘱：** □ 一级护理 □ 测血压 q6h □ 半流食 □ 会阴护理 □ 其他医嘱临时医嘱： □ 根据病情应用镇静、解痉、降压药物 □ 拔除尿管（留置48小时者） □ 伤口换药 □ 其他医嘱 □ 抗菌药治疗	**长期医嘱：** □ 二级护理 □ 测血压 q6h □ 半流食或软食 □ 其他医嘱 **临时医嘱：** □ 伤口换药（必要时） □ 根据病情应用镇静、解痉、降压药物 □ 其他医嘱	**出院医嘱：** □ 出院带药 □ 定期门诊随访 □ 监测血压，复查尿常规，内科就诊（必要时）
病情变异记录	□ 无 □ 有，原因： 1. 2.	□ 无 □ 有，原因： 1. 2.	□ 无 □ 有，原因： 1. 2.
医师签名			

（二）护士表单

子痫前期临床路径护士表单

适用对象：第一诊断为子痫前期（ICD-10：O13/O14）

患者姓名：	性别：　　年龄：　　门诊号：	住院号：
住院日期：　　年　月　日	出院日期：　　年　月　日	标准住院日：≤10 天

时间	住院第 1 天	住院第 2 天	住院第 3 天（28~32 周）
健康宣教	□ 入院宣教 介绍主管医师、护士 介绍病房环境、设施和设备 介绍住院注意事项 □ 饮食指导	□ 主管护士与患者沟通，了解并进行心理疏导 □ 饮食指导	□ 主管护士与患者沟通，了解并进行心理疏导 □ 饮食指导
护理处置	□ 核对患者，佩戴腕带 □ 建立入院护理病历 卫生处置：剪指（趾）甲、会阴部清洁，必要时备皮，沐浴更换病号服 □ 测量生命体征	□ 静脉取血 □ 遵医嘱用药，严密观察药物疗效及不良反应 □ 指导孕妇到相关科室行超声等检查 □ 指导左侧卧位，数胎动一日 3 次，上氧一日 2 次	□ 静脉取血 □ 遵医嘱用药，严密观察药物疗效及不良反应 □ 指导孕妇到相关科室行超声等检查 □ 指导左侧卧位，数胎动一日 3 次，上氧一日 2 次
基础护理	□ 入院护理评估 □ 一级护理 □ 晨晚间护理 □ 患者安全管理	□ 一级护理 □ 晨晚间护理 □ 患者安全管理	□ 一级护理 □ 晨晚间护理 □ 患者安全管理
专科护理	□ 观察患者病情变化 □ 测体温，2 次/日 □ 测血压，3~4 次/日	□ 观察患者病情变化 □ 测体温，2 次/日 □ 测血压，3~4 次/日	□ 观察患者病情变化 □ 测体温，2 次/日 □ 测血压，3~4 次/日
重点医嘱	□ 详见医嘱执行单	□ 详见医嘱执行单	□ 详见医嘱执行单
病情变异记录	□ 无　□ 有，原因： 1. 2.	□ 无　□ 有，原因： 1. 2.	□ 无　□ 有，原因： 1. 2.
护士签名			

时间	住院第 4 日（32^{+1} ~34 周）	住院第 5 日（术日）	住院第 6 日（术后第 1 日）
健康宣教	□ 主管护士与患者沟通，了解并进行心理疏导 □ 饮食指导	□ 主管护士与患者沟通，了解并进行心理疏导 □ 饮食指导	□ 主管护士与患者沟通，了解并进行心理疏导 □ 饮食指导
护理处置	□ 介绍术前准备的内容、目的，麻醉的方式 □ 指导患者有效咳嗽方法及床上排便法 □ 静脉抽血	□ 手术后心理与生活护理 □ 晨晚间护理、夜间巡视	□ 记特别护理记录、进出量 □ 保持环境安静，留陪客 □ 术后健康教育 □ 术后饮食指导 □ 协助患者生活护理 □ 晨晚间护理、夜间巡视
基础护理	□ 手术前健康教育 □ 提醒患者禁食、禁水	□ 嘱患者术晨禁食、禁水 □ 协助患者取下义齿、发卡、戒指、项链等贵重物品，交家属保管 □ 术毕回病房，交接患者，了解麻醉及术中情况 □ 心电监护、根据病情监测心率血压氧饱和度，密切观察病情变化 □ 床旁放置压舌板、开口器、氧气等，根据病情给氧 □ 遵医嘱用药，严密观察药物疗效及不良反应	□ 心电监护、根据病情监测心率血压氧饱和度，密切观察病情变化 □ 床旁放置压舌板、开口器、氧气等，根据病情给氧 □ 遵医嘱用药，严密观察药物疗效及不良反应
专科护理	□ 手术前备皮、更衣 □ 遵医嘱用药，严密观察药物疗效及不良反应	□ 记特别护理记录、进出量 □ 根据病情进行母乳喂养指导或挤奶方法指导 □ 术后 6 小时翻身	□ 保持尿管通畅，观察尿色、尿量并记录 □ 会阴护理保持外阴清洁 □ 根据病情进行母乳喂养指导或挤奶方法指导 □ 指导并协助患者床上活动
病情变异记录	□ 无　□ 有，原因： 1. 2.	□ 无　□ 有，原因： 1. 2.	□ 无　□ 有，原因： 1. 2.
护士签名			

日期	住院第7天（术后第2日）	住院第8~9天（术后第3~4日）	住院第10天（出院第5日）
健康宣教	□ 主管护士与患者沟通，了解并进行心理疏导 □ 饮食指导	□ 主管护士与患者沟通，了解并进行心理疏导 □ 饮食指导	□ 主管护士与患者沟通，了解并进行心理疏导
护理处置	□ 根据医嘱测血压 q6h 密切观察病情变化 □ 遵医嘱用药，严密观察药物疗效及不良反应 □ 拔除尿管并协助患者顺利自己排尿 □ 术后饮食指导 □ 了解患者术后心理状态并给予正确的指导 □ 给患者讲解各项治疗及护理措施	□ 根据医嘱测血压 q6h 密切观察病情变化 □ 遵医嘱用药，严密观察药物疗效及不良反应	□ 指导患者办理出院手续
基础护理	□ 晨晚间护理、夜间巡视 □ 保持环境安静，留陪客	□ 晨晚间护理、夜间巡视 □ 保持环境安静，留陪客	□ 晨晚间护理、夜间巡视 □ 保持环境安静，留陪客
专科护理	□ 会阴护理保持外阴清洁 □ 根据病情进行母乳喂养指导或挤奶方法指导 □ 指导并协助患者下床活动	□ 会阴护理保持外阴清洁 □ 母乳喂养指导 □ 指导并协助患者下床活动	□ 会阴护理保持外阴清洁 □ 母乳喂养指导
重点医嘱	□ 详见医嘱执行单	□ 详见医嘱执行单	□ 详见医嘱执行单
病情变异记录	□ 无　□ 有，原因： 1. 2.	□ 无　□ 有，原因： 1. 2.	□ 无　□ 有，原因： 1. 2.
护士签名			

（三）患者表单

子痫前期临床路径患者表单

适用对象：第一诊断为子痫前期（ICD-10：O13/O14）

患者姓名：	性别： 年龄： 门诊号：	住院号：
住院日期： 年 月 日	出院日期： 年 月 日	标准住院日：≤10 天

时间	住院第 1 天	住院第 2~9 天	出院
医患配合	□ 配合询问病史、收集资料，请务必详细告知既往史、用药史、过敏史 □ 如服用抗凝血药，请明确告知 □ 配合进行体格检查 □ 有任何不适请告知医师 □ 配合医院探视制度	□ 配合完成各项检查及会诊 □ 配合治疗 □ 配合伤口观察 □ 配合母乳喂养 □ 需要时，配合拔除导尿管 □ 配合伤口拆线	□ 接受出院前指导 □ 知道复诊程序 □ 获取出院诊断书
护患配合	□ 配合测量体温、脉搏、呼吸、血压，体重 □ 配合完成入院护理评估（简单询问病史、过敏史、用药史） □ 接受入院宣教（环境介绍、病室规定、订餐制度、贵重物品保管等） □ 有任何不适请告知护士 □ 接受会阴备皮 □ 准备好必要用物，吸水管，水，巧克力等	□ 配合检查阴道出血情况 □ 有任何不适请告知护士 □ 配合定时测量生命体征、每日询问排便 □ 接受输液、服药等治疗 □ 接受进食、进水、排便等生活护理 □ 配合产后及早下床活动 □ 注意活动安全，避免坠床或跌倒 □ 配合执行探视及陪伴	□ 接受出院宣教 □ 办理出院手续 □ 获取出院带药 □ 知道服药方法、作用、注意事项 □ 知道护理伤口方法 □ 知道复印病历方法
饮食	□ 正常普食	□ 正常普食	□ 正常普食
排泄	□ 正常排尿便	□ 正常排尿便 □ 避免便秘及尿潴留	□ 正常排尿便 □ 避免便秘
活动	□ 正常适度活动	□ 正常适度活动，避免疲劳。注意安全	□ 正常适度活动，避免疲劳

附：原表单（2016 年版）

子痫前期临床路径表单

适用对象：第一诊断为子痫前期（ICD-10：013/014）

患者姓名：	性别：　年龄：　门诊号：	住院号：
住院日期：　年　月　日	**出院日期：**　年　月　日	**标准住院日：≤10 天**

时间	住院第 1 天	住院第 2 天	住院第 3 天（28~32 周）
主要诊疗工作	□ 询问孕期情况、既往病史与体格检查 □ 完成产科入院记录 □ 常规辅助检查 □ 上级医师查房评估治疗方案 □ 完成初步诊断 □ 评估是否需终止妊娠及终止妊娠方法 □ 病情极严重者立即进行术前准备 □ 向患者及家属交代病情、注意事项、签署相关医疗文书 □ 告病重或病危通知，并签署病重或病危通知书（必要时）	□ 上级医师查房 □ 完成入院检查 □ 根据病情评估是否适合继续期待治疗 □ 若否则开始术前准备，包括促胎肺成熟 □ 完成必要的相关科室会诊 □ 完成上级医师查房记录等病历书写	□ 上级医师查房 □ 完成入院检查 □ 根据病情评估是否适合继续期待治疗 □ 若否则开始术前准备，包括促胎肺成熟 □ 完成上级医师查房记录等病历书写
重点医嘱	**长期医嘱：** □ 产科常规护理 □ 一级护理或二级护理 □ 低盐低脂饮食 □ 听胎心 1 次/4~6 小时 □ 胎心监护 1~2 次/日 □ 左侧卧位 □ 测血压 1 次/4~6 小时 □ 自数胎动 1 小时，3 次/天 □ 吸氧 1 小时，2 次/天 **临时医嘱：** □ 血尿常规、肝功能、肾功能、电解质、血糖 □ 凝血功能、血型 □ 孕期未查的乙型肝炎、丙型肝炎、艾滋病、梅毒等感染性疾病筛查 □ 超声及脐带血流检查 □ 24 小时尿蛋白定量 □ 心电图 □ 必要时应用解痉、降压治疗 □ 必要时促胎肺成熟 □ 其他	**长期医嘱：** 同前 **临时医嘱：** □ 根据病情应用镇静、解痉、降压药物 □ 有指征者应用扩容和利尿药物 □ 有指征者应用促胎肺成熟药物 □ 其他医嘱	**长期医嘱：** 同前 **临时医嘱：** □ 根据病情应用镇静、解痉、降压药物 □ 有指征者应用扩容和利尿药物 □ 有指征者应用促胎肺成熟药物 □ 有胎儿生长受限者应用营养药物 □ 复查血液、尿液指标（必要时） □ 继续胎儿情况监测，复查胎儿监护、胎儿心电图、脐动脉血流比值、B 超（必要时） □ 其他医嘱

续 表

时间	住院第 1 天	住院第 2 天	住院第 3 天（28~32 周）
主要护理工作	□ 入院介绍（介绍病房环境、设施和设备） □ 入院护理评估 □ 静脉取血 □ 指导孕妇到相关科室行超声等检查 □ 指导左侧卧位，数胎动一日 3 次，上氧一日 2 次 □ 饮食指导	□ 静脉取血 □ 遵医嘱用药，严密观察药物疗效及不良反应 □ 指导孕妇到相关科室行超声等检查 □ 指导左侧卧位，数胎动一日 3 次，上氧一日 2 次 □ 饮食指导	□ 静脉取血 □ 遵医嘱用药，严密观察药物疗效及不良反应 □ 指导孕妇到相关科室行超声等检查 □ 指导左侧卧位，数胎动一日 3 次，上氧一日 2 次 □ 饮食指导
病情变异记录	□ 无 □ 有，原因： 1. 2.	□ 无 □ 有，原因： 1. 2.	□ 无 □ 有，原因： 1. 2.
护士签名			
医师签名			

时间	住院第 4 日（32^{+1}~34 周）	住院第 5 日（术日）	住院第 6 日（术后第 1 日）
主要诊疗工作	□ 上级医师查房完成入院检查 □ 根据病情评估是否适合继续期待治疗 □ 若否则评估是否可经阴道分娩 □ 若否则开始术前准备，包括促胎肺成熟完成上级医师查房记录等病历书写 □ 进行术前讨论 □ 向家属交待病情和有关手术事项 □ 签署“手术知情同意书”“输血知情同意书” □ 手术安全核查表 □ 下达手术医嘱，并提交手术通知单 □ 麻醉医师查看患者，签署“麻醉知情同意书” □ 完成术前小结、术前准备	□ 上级医师查房（体温、脉搏、子宫收缩、宫底高度、阴道出血量及性状，特别关注血压、自觉症状） □ 完成手术治疗 □ 完成手术记录 □ 完成术后病程记录 □ 向患者家属交代病情、术后注意事项并签字 □ 注意各项化验结果 □ 根据病情决定是否需要镇静、解痉、降压、扩容、利尿	□ 上级医师查房（体温、脉搏、子宫收缩、宫底高度、阴道出血量及性状，特别关注血压、自觉症状） □ 注意各项化验结果根据病情决定是否需要镇静、解痉、降压、扩容、利尿
重点医嘱	**长期医嘱：** 同前 **临时医嘱：** □ 根据病情应用镇静、解痉、降压药物 □ 有指征者应用扩容和利尿药物 □ 明上午在选麻下行剖宫产术 □ 血交叉、备血 □ 抗菌药皮试 □ 常规备皮 □ 其他医嘱	**长期医嘱：** □ 按剖宫产术后护理 □ 子痫前期护理 □ 一级护理 □ 6 小时后流食 □ 留置尿管长期开放 □ 促宫缩治疗 □ 会阴护理 □ 其他医嘱 **临时医嘱：** □ 根据病情应用镇静、解痉、降压药物 □ 抗菌药治疗 □ 有指征者应用扩容和利尿药物 □ 吸氧（必要时） □ 其他医嘱	**长期医嘱：** □ 子痫前期护理 □ 一级护理 □ 流食 □ 抗菌药治疗 □ 促宫缩治疗 □ 会阴护理 □ 其他医嘱 **临时医嘱：** □ 根据病情应用镇静、解痉、降压药物 □ 有指征者应用扩容和利尿药物 □ 复查血常规、凝血功能、D-二聚体、尿常规、肝肾功

续 表

时间	住院第 4 日（32^{+1} ~34 周）	住院第 5 日（术日）	住院第 6 日（术后第 1 日）
主要护理工作	□ 介绍术前准备的内容、目的，麻醉的方式 □ 指导患者有效咳嗽方法及床上排便法 □ 静脉抽血 □ 手术前备皮、更衣 □ 手术前健康教育 □ 提醒患者禁食、禁水 □ 遵医嘱用药，严密观察药物疗效及不良反应	□ 嘱患者术晨禁食、禁水 □ 协助患者取下义齿、发卡、戒指、项链等贵重物品，交家属保管 □ 术毕回病房，交接患者，了解麻醉及术中情况 □ 心电监护、根据病情监测心率血压氧饱和度，密切观察病情变化 □ 床旁放置压舌板、开口器、氧气等，根据病情给氧 □ 遵医嘱用药，严密观察药物疗效及不良反应 □ 记特别护理记录、记进出量 □ 根据病情进行母乳喂养指导或挤奶方法指导 □ 术后 6 小时翻身 □ 手术后心理与生活护理 □ 晨晚间护理、夜间巡视	□ 心电监护、根据病情监测心率血压氧饱和度，密切观察病情变化 □ 床旁放置压舌板、开口器、氧气等，根据病情给氧 □ 遵医嘱用药，严密观察药物疗效及不良反应 □ 记特别护理记录、记进出量 □ 保持环境安静，留陪客 □ 保持尿管通畅，观察尿色、尿量并记录 □ 会阴护理保持外阴清洁 □ 根据病情进行母乳喂养指导或挤奶方法指导 □ 指导并协助患者床上活动 □ 术后健康教育 □ 术后饮食指导 □ 协助患者生活护理 □ 晨晚间护理、夜间巡视
病情变异记录	□ 无 □ 有，原因： 1. 2.	□ 无 □ 有，原因： 1. 2.	□ 无 □ 有，原因： 1. 2.
护士签名			
医师签名			

日期	住院第7天（术后第2日）	住院第8~9天（术后第3~4日）	住院第10天（出院第5日）
主要诊疗工作	□ 上级医师查房（体温、脉搏、子宫收缩、宫底高度、阴道出血量及性状，特别关注血压、自觉症状） □ 注意各项化验结果 □ 根据病情决定是否需要镇静、解痉、降压、扩容、利尿 □ 切口更换敷料	□ 上级医师查房（体温、脉搏、子宫收缩、宫底高度、阴道出血量及性状，特别关注血压、自觉症状） □ 注意各项化验结果 □ 根据病情决定是否需要镇静、解痉、降压、扩容、利尿 □ 切口更换敷料（必要时）	□ 医师查房，进行产后子宫复旧、恶露、切口、乳房等评估 □ 评估血压、自觉症状及辅助检查各项指标，确定有无并发症情况，明确是否出院 □ 完成出院记录、病案首页、产假证明、填写围产期保健卡等 □ 向产妇及家属交代出院后的注意事项，如返院复诊的时间、地点，发生紧急情况时的处理等
重点医嘱	**长期医嘱：** □ 一级护理 □ 测血压 q6h □ 半流食 □ 会阴护理 □ 其他医嘱 **临时医嘱：** □ 根据病情应用镇静、解痉、降压药物 □ 拔除尿管（留置48小时者） □ 伤口换药 □ 其他医嘱 □ 抗菌药治疗	**长期医嘱：** □ 二级护理 □ 测血压 q6h □ 半流食或软食 □ 其他医嘱 **临时医嘱：** □ 伤口换药（必要时） □ 根据病情应用镇静、解痉、降压药物 □ 其他医嘱	**出院医嘱：** □ 出院带药 □ 定期门诊随访 □ 监测血压，复查尿常规，内科就诊（必要时）
主要护理工作	□ 根据医嘱测血压 q6h 密切观察病情变化 □ 遵医嘱用药，严密观察药物疗效及不良反应 □ 拔除尿管并协助患者顺利自己排尿 □ 术后饮食指导 □ 根据病情进行母乳喂养指导或挤奶方法指导 □ 了解患者术后心理状态并给予正确的指导 □ 指导并协助患者活动 □ 给患者讲解各项治疗及护理措施 □ 晨晚间护理、夜间巡视	□ 根据医嘱测血压 q6h 密切观察病情变化 □ 遵医嘱用药，严密观察药物疗效及不良反应 □ 饮食指导 □ 指导产妇术后活动 □ 晨晚间护理、夜间巡视 □ 保持环境安静，留陪客	□ 指导患者办理出院手续

续 表

日期	住院第 7 天（术后第 2 日）	住院第 8~9 天（术后第 3~4 日）	住院第 10 天（出院第 5 日）
病情变异记录	□ 无 □ 有，原因： 1. 2.	□ 无 □ 有，原因： 1. 2.	□ 无 □ 有，原因： 1. 2.
护士签名			
医师签名			

第二章

急诊剖宫产临床路径释义

一、急诊剖宫产编码

1. 卫计委原编码：

手术名称及编码：子宫下段剖宫产术（ICD-9-CM-3：74.1001）

2. 修改编码：

手术名称及编码：低位子宫下段剖宫产（ICD-9-CM-3：74.1）

二、临床路径检索方法

74.1

三、急诊剖宫产临床路径标准住院流程

（一）适用对象

第一诊断为首选治疗方案符合：

子宫下段剖宫产术（ICD-9-CM-3：74.1001）。

（二）诊断依据

根据《临床诊疗指南·妇产科学分册》（中华医学会编著，人民卫生出版社）。

（三）选择治疗方案的依据

根据《临床诊疗指南·妇产科学分册》（中华医学会编著，人民卫生出版社）和剖宫产手术的专家共识（2014版）。

1. 胎儿因素：急性胎儿窘迫。
2. 产程因素：持续性枕横位、枕后位、活跃期停滞和胎头下降停滞。

释义

■ 急性胎儿窘迫多发生于分娩期，多系难产、滞产、宫缩过强、过频或不协调，脐带病变，产妇仰卧位或药物性低血压等引起，或在慢性宫内窘迫的基础上发生，临床表现比较明显。

■ 持续性枕后/横位是指胎头以枕后/横位衔接于骨盆后，至中骨盆及盆底时仍不能自然旋转至枕前位，而持续于枕后/横位状态者。

■ 活跃期停滞参照2014《新产程标准及处理的专家共识》：当破膜且宫口扩张≥6厘米后，如宫缩正常，则宫口停止扩张≥4小时可诊断；如宫缩欠佳，宫口扩张停止≥6小时可诊断。

（四）标准住院日为5天

释义

■ 进入该路径的孕妇，当日手术，术后恢复3~4天。总住院时间不超过5天，符合本路径要求。

（五）进入路径标准

1. 第一诊断为首选治疗方案符合：ICD-9-CM-3：74.1001子宫下段剖宫产术手术编码者。
2. 孕妇患有其他疾病时，但在住院期间不需特殊处理，也不影响第一诊断的临床路径流程，可以进入路径。

释义

■ 进入本临床路径者，第一诊断应为急性胎儿宫内窘迫，或持续性枕后位、持续性枕横位、活跃期停滞或胎头下降停滞。

（六）术前准备，所必需的检查项目

1. 急诊血常规+血型、生化全套。
2. 急诊凝血功能。
3. 感染性疾病筛查（孕期近期未作的乙型肝炎、丙型肝炎、艾滋病、梅毒等）。
4. 其他根据病情需要而定。

释义

■ 必查项目是确保手术治疗安全、有效开展的基础，术前必须完成。

（七）选择用药

1. 按《抗菌药物临床应用指导原则》（卫医发〔2004〕285号）执行。
2. 抗菌药物选择第二代头孢类。
3. 预防性用药时间为断脐后使用。

释义

■ 剖宫产手术属Ⅱ类切口，术中需要进行通宫颈的操作，因此存在感染可能性，如果由于术中可能出现宫缩乏力等原因导致的产后出血，则感染可能性增加，而一旦感染可导致严重后果。因此可按规定适当预防性和术后应用抗菌药，可根据手术具体情况酌情选用头孢类抗菌药物。如产妇对青霉素类或头孢类抗菌药物过敏，则根据《抗菌药物临床应用指导原则》（卫医发〔2004〕285号）酌情选择其他合适的抗菌药物。

（八）手术日为入院当天

1. 麻醉方式：硬膜外或腰硬联合。
2. 手术方式：子宫下段剖宫产术。
3. 术中用药：缩宫素 10~20U，抗菌药物。
4. 输血：必要时输血。
5. 新生儿处理：断脐、保暖、清理呼吸道等常规处理。

释义

■ 本路径规定的剖宫产手术均是在硬膜外或腰硬联合麻醉下实施。

■ 在取出胎儿后应给予缩宫素 10~20U。有产后出血高危因素可加用宫缩剂预防产后出血。

■ 术中如出血多，诊断产后出血，则需进入其他相应路径。

（九）术后住院恢复≤6 天

1. 必须复查的检查项目：血常规、尿常规。
2. 术后用药：抗菌药物、缩宫药物。
3. 预防性抗菌药物：第二代头孢类菌素，术后 48 小时内停止使用。

释义

■ 术后可根据患者恢复情况做必须复查的检查项目，并根据病情变化增加检查的频次。

■ 术后用药应根据手术中情况进行个体化用药，不仅仅是抗菌药和促宫缩药物，还应根据病情酌情使用止血药等。

■ 预防性抗菌药物仅于术后 6 小时追加一次即可，无需长期用药。

（十）出院标准

1. 一般状况良好，体温正常。
2. 血、尿常规基本正常。
3. 切口愈合良好。
4. 少量阴道出血。

释义

■ 主治医师应在出院前，通过复查的各项检查并结合患者恢复情况决定是否能出院。如果出现术后并发症、盆腔感染、继发贫血等需要继续留院治疗的情况，超出了路径所规定的时间应退出路径，并积极处理并发症，符合出院条件后再准许患者出院。

（十一）有无变异及原因分析

1. 孕妇原因延期手术。

2. 子宫复旧不良，并发阴道流血过多。
3. 并发产后发热、产褥感染。
4. 产后尿潴留。
5. 切口延期愈合。

释义

■ 变异是指入选临床路径的患者未能按路径流程完成医疗行为或未达到预期的医疗质量控制目标。这包含有以下情况：①按路径流程完成治疗，但超出了路径规定的时限或限定的费用。如出现手术并发症或合并症，导致住院时间延长。②不能按路径流程完成治疗，患者需要中途退出路径。如治疗过程中病情恶化，需要退出转入相应路径。对这些患者，主管医师均应进行变异原因的分析，并在临床路径的表单中予以说明。

■ 医师认可的变异原因主要指患者入选路径后，医师在检查及治疗过程中发现患者合并存在一些事前未预知的对本路径可能产生影响的情况，需要终止本路径或转入其他相应路径或延长治疗时间、增加治疗费用者，医师需在表单中明确说明。

■ 因患者方面的主观原因导致执行路径出现变异，需要医师在表单中予以说明。

■ 出现变异的原因很多，除了包括路径中所描述的各种术后并发症，还包括医疗、护理、患者、环境等多方面的变异原因，为便于总结和在工作中不断完善和修订路径，应将变异原因归纳、总结，以便重新修订路径时作为参考。

四、急诊剖宫产临床路径给药方案

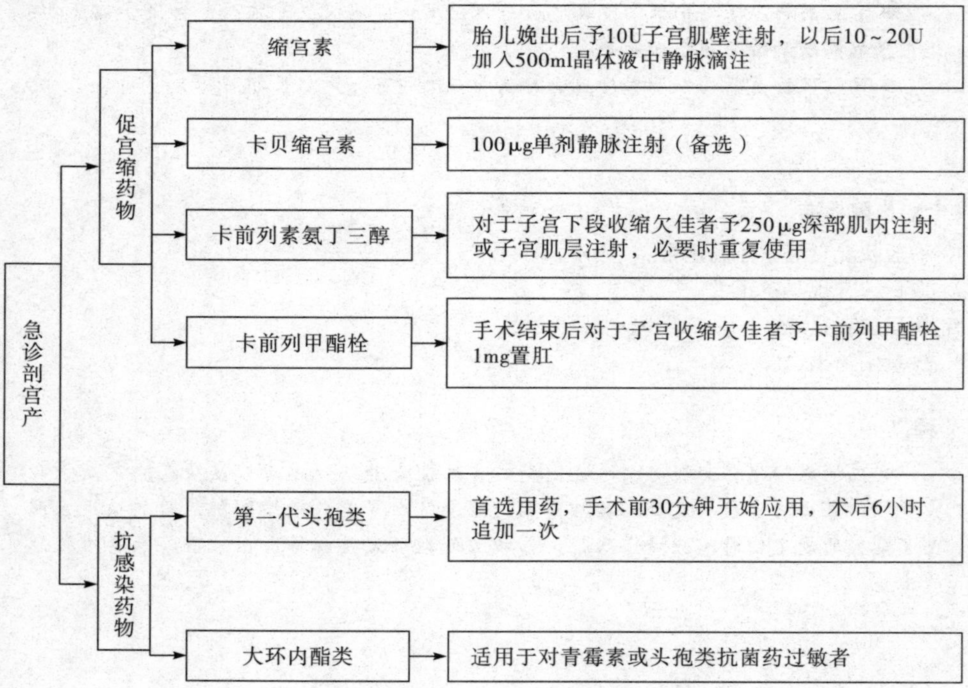

【用药选择】

急诊剖宫产术中于胎儿娩出后，首选缩宫素或卡贝缩宫素。但如果常规促宫缩治疗后宫体收缩良好，而子宫下段收缩差致出血多，可考虑应用卡前列素氨丁三醇。手术结束后按压宫底时如果子宫收缩差，可予卡前列甲酯栓置肛。

【药学提示】

1. 缩宫素应用相对安全，但大剂量应用时可引起高血压、水中毒和心血管系统不良反应；快速静脉注射未稀释的缩宫素，可导致低血压、心动过速和（或）心律失常，禁忌使用。因缩宫素有受体饱和现象，无限制加大用量反而效果不佳，并可出现不良反应，故24小时总量应控制在60U内。
2. 卡前列素氨丁三醇为前列腺素 $F_{2\alpha}$ 衍生物，能引起全子宫协调强有力的收缩。不良反应常见的有暂时性的呕吐、腹泻等。哮喘、心脏病和青光眼患者禁用，高血压患者慎用。

【注意事项】

1. 相对于缩宫素，其他几种促宫缩药物的作用时间长，由此而产生的子宫收缩就不能简单地通过终止给药而停止。所以在婴儿娩出前，不论任何原因都不能给予另外这几种促宫缩药物，包括选择性或药物诱导的生产。
2. 头孢类抗菌药一般溶于生理盐水液100ml中，静脉点滴。大环内酯类抗菌药使用时必须首先以注射用水完全溶解，加入生理盐水或5%葡萄糖溶液中，药物浓度不宜超过0.1%~0.5%，缓慢静脉滴注。

五、推荐表单

（一）医师表单

急诊剖宫产临床路径医师表单

适用对象：第一诊断为首选治疗方案符合子宫下段剖宫产术者（手术编码 ICD-9-CM-3：74.1）

患者姓名：	性别：　　年龄：　　门诊号：	住院号：
住院日期：　　年　　月　　日	出院日期：　　年　　月　　日	标准住院日：≤6 天

时间	住院第 1 天（手术日）	住院第 2 天（手术日）
主要诊疗工作	□ 询问孕期情况、既往病史与体格检查 □ 完成产科入院记录 □ 确定诊断和手术时间 □ 完成上级医师查房记录、术前小结 □ 签署手术相关的各种知情同意书 □ 完成术前准备 □ 手术（剖宫产术） □ 完成手术记录 □ 上级医师查房 □ 完成手术日病程记录和上级医师查房 □ 向孕妇及家属交代术后注意事项	□ 完成日常病程记录 □ 完成上级医师查房记录 □ 腹部切口换药 □ 复查血常规
重点医嘱	**长期医嘱：** □ 产科常规护理 □ 二级护理 □ 普食 □ 听胎心 □ 胎心监护 **术后：** □ 剖宫产术后常规护理 □ 一级护理 □ 饮食 □ 导尿管引流接无菌袋 □ 静脉输液 □ 抗菌药物 **临时医嘱：** □ 常规化验检查 □ 拟今日在硬膜外或腰硬联合麻醉下行子宫下段剖宫产术 □ 常规术前准备 □ 配血、备血 **术后：** □ 随时观察产妇情况，重点是宫缩和阴道流血情况 □ 缩宫素	**长期医嘱：** □ 剖宫产术后常规护理 □ 二级护理 □ 饮食 **临时医嘱：** □ 拔除留置导尿管 □ 血常规

续　表

时间	住院第1天（手术日）	住院第2天（手术日）
病情变异记录	□无　□有，原因： 1. 2.	□无　□有，原因： 1. 2.
医师签名		

时间	住院第 3~5 天（术后第 2~4 日）	住院第 6 日（术后第 5 日）
主要诊疗工作	□ 完成日常病程记录 □ 完成上级医师查房记录 □ 腹部切口换药（必要时）	□ 确定患者可以出院 □ 向患者交代出院注意事项、复查日期 □ 开出院诊断书 □ 完成出院记录
重点医嘱	**长期医嘱：** □ 剖宫产术后常规护理 □ 二级护理 □ 饮食	**长期医嘱：** □ 出院通知 □ 出院带药
病情变异记录	□ 无 □ 有，原因： 1. 2.	□ 无 □ 有，原因： 1. 2.
医师签名		

（二）护士表单

急诊剖宫产临床路径护士表单

适用对象：第一诊断为首选治疗方案符合子宫下段剖宫产术者（手术编码 ICD-9-CM-3：74.1）

患者姓名：	性别：　　年龄：　　门诊号：	住院号：
住院日期：　　年　月　日	出院日期：　　年　月　日	标准住院日：≤6 天

时间	住院第 1 天	住院第 2~5 天	住院第 6 日（出院日）
健康宣教	□ 入院宣教 介绍主管医师、护士 介绍环境、设施 介绍住院注意事项	□ 剖宫产术后宣教 宣教母婴同室及母乳喂养知识、恶露的观察方法等 告知产后饮食、活动及探视制度 告知产后可能出现的情况及应对方式 □ 责任护士与产妇沟通，了解并指导心理应对	□ 出院宣教（包括产妇及新生儿） 复查时间 服药方法 活动休息 指导饮食 □ 指导办理出院手续
护理处置	□ 核对患者，佩戴腕带 □ 建立入院护理病历 卫生处置：剪指（趾）甲、腹部及会阴部清洁并备皮，更换病号服 □ 测量生命体征	□ 协助医师完成产后产妇检查工作 □ 完成预防产后出血的病情观察 □ 完成各种管路的护理	□ 办理出院手续 □ 书写出院小结
基础护理	□ 一~二级护理 □ 术前准备 □ 剖宫产术前宣教 □ 晨晚间护理 □ 患者安全管理	□ 一级护理 □ 剖宫产后饮食常规 □ 协助产妇母乳喂养 □ 协助产妇进食、进水 □ 协助产妇床下活动及排泄 □ 晨晚间护理 □ 患者及新生儿安全管理	□ 二级护理 □ 普食 □ 协助产妇下床活动及排泄 □ 协助母乳喂养 □ 晨晚间护理 □ 患者及新生儿安全管理
专科护理	□ 剖宫产前护理常规 □ 剖宫产术前心理护理 □ 测体温，脉搏 3 次/日	□ 剖宫产后护理常规 □ 会阴清洁 2 次/日 □ 腹部伤口护理 □ 产褥期护理 □ 乳房护理 □ 产后心理护理 □ 测体温 3 次/日 □ 观察子宫收缩、宫底高度、阴道出血量及性状 □ 新生儿护理	□ 产后恢复观察 □ 乳房护理 □ 心理护理 □ 新生儿护理

续　表

时间	住院第 1 天	住院第 2~5 天	住院第 6 日 （出院日）
重点医嘱	□ 详见医嘱执行单	□ 详见医嘱执行单	□ 详见医嘱执行单
病情变异记录	□ 无　□ 有，原因： 1. 2.	□ 无　□ 有，原因： 1. 2.	□ 无　□ 有，原因： 1. 2.
护士签名			

（三）患者表单

急诊剖宫产临床路径患者表单

适用对象：第一诊断为首选治疗方案符合子宫下段剖宫产术者（手术编码 ICD-9-CM-3：74.1）

患者姓名：	性别： 年龄： 门诊号：	住院号：
住院日期： 年 月 日	**出院日期：** 年 月 日	**标准住院日：≤6天**

时间	入院	产后	出院
医患配合	□ 配合询问病史、收集资料，请务必详细告知既往史、用药史、过敏史 □ 如服用抗凝剂，请明确告知 □ 配合进行体格检查 □ 有任何不适请告知医师	□ 配合检查腹部伤口，宫底高度，乳房情况 □ 配合静脉输液 □ 配合伤口观察 □ 配合拔除导尿管 □ 需要时配合伤口拆线	□ 接受出院前指导 □ 知道复诊程序 □ 获取出院诊断书
护患配合	□ 配合测量体温、脉搏、呼吸、血压1次 □ 配合完成入院护理评估（简单询问病史、过敏史、用药史） □ 接受入院宣教（环境介绍、病室规定、订餐制度、贵重物品保管等） □ 有任何不适请告知护士 □ 接受腹部及会阴部皮肤准备 □ 准备好必要用物，便盆，吸水管，新生儿用物	□ 接受产后宣教 □ 配合返病床 □ 配合检查阴道出血情况 □ 遵医嘱采取正确体位 □ 配合给予新生儿早开奶 □ 有任何不适请告知护士 □ 配合定时测量生命体征、每日询问大便 □ 接受输液、服药等治疗 □ 接受进食、进水、排便等生活护理 □ 配合产后及早下床活动 □ 注意活动安全，避免坠床或跌倒 □ 配合执行探视及陪伴	□ 接受出院宣教 □ 办理出院手续 □ 获取出院带药 □ 知道服药方法、作用、注意事项 □ 知道护理伤口方法 □ 知道新生儿喂养的正确方法 □ 知道复印病历方法
饮食	□ 术前禁食	□ 术后饮食常规	□ 正常普食
排泄	□ 正常排尿便	□ 正常排尿便 □ 避免便秘	□ 正常排尿便 □ 避免便秘
活动	□ 正常活动	□ 正常适度活动，避免疲劳	□ 正常适度活动，避免疲劳

附：原表单（2016年版）

急诊剖宫产临床路径表单

适用对象：第一诊断为首选治疗方案符合子宫下段剖宫产术者（手术编码 ICD-9-CM-3：74.1）

患者姓名：	性别：　　年龄：　　门诊号：		住院号：
住院日期：　　年　月　日	出院日期：　　年　月　日		标准住院日：≤6天

时间	住院第1天（手术日）	住院第2天（术后第1天）
主要诊疗工作	□ 询问孕期情况、既往病史与体格检查 □ 完成产科入院记录 □ 常规辅助检查 □ 上级医师查房与分娩方式评估 □ 确定诊断和手术时间 □ 完成上级医师查房记录、术前小结 □ 签署“手术知情同意书” □ 签署“输血知情同意书” □ 完成麻醉科“麻醉知情同意书” □ 完成“术前准备” □ 向孕妇及家属交代术前注意事项 □ 手术（急诊剖宫产术） □ 完成手术记录及术后首程	□ 医师查房，进行手术及手术切口评估，确定有无手术并发症及手术切口感染 □ 儿科医师查房 □ 完成日常病程记录 □ 完成上级医师查房记录 □ 腹部切口换药（必要时）
重点医嘱	**长期医嘱**（术前+术后）： □ 产科常规护理 □ 二级护理 □ 禁食 □ 多普勒听胎心 □ 术后医嘱 □ 剖宫产术后常规护理 □ 一级护理 □ 禁食6小时后改流质 □ 留置导尿 □ 硬麻后护理 □ 浅静脉置管护理 □ 镇痛泵留置 □ 产后按摩 □ 缩宫素、补液 □ 剖宫产新生儿护理常规 □ 新生儿护理 □ 母乳喂养 □ 母婴同室 □ 经皮胆红素测定 □ 吸痰护理	**长期医嘱：** □ 剖宫产术后常规护理 □ 一级护理 □ 流质饮食测血压1次/日 □ 观察宫底及阴道出血情况 □ 缩宫药物 □ 剖宫产新生儿护理常规 □ 新生儿抚触1次/日 □ 新生儿洗浴1次/日 □ 脐部护理 **临时医嘱：** □ 抗菌药物 □ 腹部切口换药 □ 复查血常规，尿常规

续 表

<table>
<tr><th>时间</th><th colspan="3">住院第 1 天（手术日）</th><th colspan="3">住院第 2 天（术后第 1 天）</th></tr>
<tr><td></td><td colspan="3">临时医嘱：（术前+术后）
□ 急诊血常规+血型、生化全套
□ 急诊凝血功能
□ 孕期近期未查的乙型肝炎、丙型肝炎、艾滋病、梅毒等感染性疾病筛查
□ 胎儿超声检查、胎心监护
□ 急诊在硬膜外或腰硬联合麻醉下行子宫下段剖宫产术
□ 术前常规
□ 术前导尿
□ 抗菌药物皮试
□ 浅静脉置管
□ 必要时配血、备血
□ 吸氧、心电监护、测血压、脉搏、呼吸、氧饱和度
□ 抗菌药物</td><td colspan="3"></td></tr>
<tr><td>主要护理工作</td><td colspan="3">□ 入院介绍（介绍病房环境、设施和设备）
□ 入院护理评估
□ 静脉取血
□ 指导孕妇到相关科室行超声等检查
□ 术前患者准备（术前沐浴、更衣、备皮）
□ 术前物品准备
□ 术前心理护理
□ 提醒孕妇禁食、禁水</td><td colspan="3">□ 随时观察产妇情况
□ 帮助产妇早开奶、早吸吮
□ 术后心理护理及生活护理
□ 健康教育包括饮食等指导产妇术后活动夜间巡视</td></tr>
<tr><td>病情变异记录</td><td colspan="3">□ 无 □ 有，原因：
1.
2.</td><td colspan="3">□ 无 □ 有，原因：
1.
2.</td></tr>
<tr><td rowspan="2">护士签名</td><td>白班</td><td>小夜班</td><td>大夜班</td><td>白班</td><td>小夜班</td><td>大夜班</td></tr>
<tr><td></td><td></td><td></td><td></td><td></td><td></td></tr>
<tr><td>医师签名</td><td colspan="3"></td><td colspan="3"></td></tr>
</table>

<table>
<tr><td>时间</td><td colspan="3">住院第3天
（术后第2日）</td><td colspan="3">住院第4日
（术后第3日）</td></tr>
<tr><td>主要诊疗工作</td><td colspan="3">□ 医师查房，进行手术及手术切口评估，确定有无手术并发症及手术切口感染
□ 儿科医师查房
□ 完成日常病程记录
□ 完成上级医师查房记录
□ 腹部切口换药（必要时）</td><td colspan="3">□ 医师查房，进行手术及手术切口评估，确定有无手术并发症及手术切口感染
□ 完成日常病程记录和上级医师查房记录
□ 腹部切口换药（必要时）</td></tr>
<tr><td>重点医嘱</td><td colspan="3">长期医嘱：
□ 剖宫产术后常规护理
□ 二级护理
□ 排气后半流食
□ 拔除留置导尿
□ 产后康复理疗
临时医嘱：</td><td colspan="3">长期医嘱：
□ 剖宫产术后常规护理
□ 二级护理
□ 半流食或产妇饮食
□ 剖宫产新生儿护理常规
□ 产后康复理疗</td></tr>
<tr><td>主要护理工作</td><td colspan="3">□ 随时观察产妇情况
□ 指导产妇喂母乳
□ 术后心理护理及生活护理
□ 指导产妇术后活动
□ 夜间巡视</td><td colspan="3">□ 随时观察产妇情况
□ 指导产妇喂母乳
□ 术后心理护理及生活护理
□ 指导产妇术后活动
□ 夜间巡视</td></tr>
<tr><td>病情变异记录</td><td colspan="3">□ 无 □ 有，原因：
1.
2.</td><td colspan="3">□ 无 □ 有，原因：
1.
2.</td></tr>
<tr><td rowspan="2">护士签名</td><td>白班</td><td>小夜班</td><td>大夜班</td><td>白班</td><td>小夜班</td><td>大夜班</td></tr>
<tr><td></td><td></td><td></td><td></td><td></td><td></td></tr>
<tr><td>医师签名</td><td colspan="3"></td><td colspan="3"></td></tr>
</table>

<table>
<tr><th>时间</th><th colspan="3">住院第5日（术后第4日）</th><th colspan="3">住院第6日（术后第5日）</th></tr>
<tr><td>主要诊疗工作</td><td colspan="3">□ 上级医师查房，进行手术及手术切口评估，确定有无手术并发症及手术切口感染
□ 完成日常病程记录和上级医师查房记录
□ 腹部切口换药（必要时）</td><td colspan="3">□ 上级医师查房，进行手术及手术切口评估，确定有无手术并发症及手术切口感染
□ 完成日常病程记录和上级医师查房记录
□ 腹部切口换药（必要时）或拆线</td></tr>
<tr><td>重点医嘱</td><td colspan="3">长期医嘱：
□ 剖宫产术后常规护理
□ 二级护理
□ 产妇饮食
□ 产后康复理疗</td><td colspan="3">长期医嘱：
□ 剖宫产术后常规护理
□ 二级护理
□ 产妇饮食
□ 产后康复理疗</td></tr>
<tr><td>主要护理工作</td><td colspan="3">□ 随时观察产妇情况
□ 指导产妇喂母乳
□ 术后心理护理及生活护理
□ 指导产妇术后活动
□ 新生儿母乳喂养后72小时取足跟血筛查或听力筛查（有条件实施）
□ 夜间巡视</td><td colspan="3">□ 随时观察产妇情况
□ 指导产妇喂母乳
□ 术后心理护理及生活护理
□ 指导产妇术后活动
□ 夜间巡视</td></tr>
<tr><td>病情变异记录</td><td colspan="3">□ 无　□ 有，原因：
1.
2.</td><td colspan="3">□ 无　□ 有，原因：
1.
2.</td></tr>
<tr><td rowspan="2">护士签名</td><td>白班</td><td>小夜班</td><td>大夜班</td><td>白班</td><td>小夜班</td><td>大夜班</td></tr>
<tr><td></td><td></td><td></td><td></td><td></td><td></td></tr>
<tr><td>医师签名</td><td colspan="3"></td><td colspan="3"></td></tr>
</table>

第三章

胎儿生长受限临床路径释义

一、胎儿生长受限编码

疾病名称及编码：胎儿生长受限（ICD-10：O36.5）

二、临床路径检索方法

O36.5

三、胎儿生长受限临床路径标准住院流程

（一）适用对象

第一诊断为胎儿生长受限。

释义

■ 本路径的适用对象是胎儿生长受限。胎儿生长受限（fetal growth restriction，FGR）是指出生体重低于同孕龄胎儿平均体重的第10百分位数或低于平均体重的两个标准差。我国的FGR发生率为3%~7%。

■ 胎儿生长受限（FGR）的围生儿死亡率为正常胎儿的4~6倍，占我国围生儿死亡的42.3%，且新生儿的近期和远期并发症均明显升高。

（二）诊断依据

指无法达到其应有的生长潜力的小于孕龄儿。

出生体重低于同胎龄应有体重的第10百分位数或低于其平均体重2个标准差的新生儿。

释义

■ 诊断胎儿生长受限首先要核对预产期，以明确的基础体温提示的排卵期推算预产期；以妊娠7~12周的胎儿顶臀长或12~20周胎儿双顶径推算预产期；以人工授精-胚胎移植的取卵日或移植日推算预产期；妊娠最初血、尿HCG增高的时间、早孕反应出现时间、胎动出现时间有助于推算预产期。

■ 其次，连续测定孕妇宫高、腹围及孕妇体重判断胎儿宫内发育状况。孕18~30周时，宫高与孕周有明确相关性，如动态检测宫高，连续多次低于正常宫高的2个标准差，则应该考虑FGR；孕晚期孕妇体重增长缓慢或停滞应考虑FGR可能。

■ 再次，B型超声测量胎儿双顶径、股骨长、腹围及腹围/头围比值，估算出胎儿体重，如胎儿体重小于同孕龄平均出生体重的第10百分位数或小于2个标准差、腹围/头围比值小于同孕龄平均值的第10百分位数，即可考虑为FGR。

（三）进入路径标准

符合胎儿生长受限诊断。

（四）标准住院日

7~10 天。

释义

■ 诊断为 FGR 的孕妇入院后，经超声评估后，给予静脉营养治疗 5~7 天，同时口服肠内营养粉剂，治疗后 1~3 天复查超声，胎儿状况改善后出院。

（五）住院期间的检查项目

1. 必需的检查项目：

（1）测量子宫高度、腹围、体重，推测胎儿大小。

（2）彩超。

（3）胎心监护（必要时）。

（4）感染疾病筛查。

（5）病毒系列检测。

（6）甲状腺功能检测。

（7）免疫功能检测。

释义

■ 入院后应每日监测孕妇宫高、腹围和体重增长，评估胎儿生长情况，同时又助于判断 FGR 是否由营养不良引起。

■ 超声监测不仅需要测量胎儿各径线的变化，还可测量羊水量的变化，30% 的 FGR 伴有羊水减少。检测胎盘成熟度评估胎盘功能。行多普勒超声测定胎儿脐动脉、大脑中动脉 S/D 比值和阻力指数，评估胎儿宫内状况。

■ 胎心监护是监测胎儿宫内健康状况的重要手段，但妊娠 32 周前的胎心监护常不能准确反映胎儿宫内状况，只在有必要时进行。妊娠 32 周后住院期间常规行胎心监护。

■ 感染性疾病的细菌、原虫、螺旋体可以先在胎盘部位形成病灶，导致胎盘功能不良，继而感染胚胎或胎儿，而病毒可直接通过胎盘，造成胎儿宫内感染，影响胎儿的生长发育。因此在住院期间应该排查乙型肝炎病毒、丙型肝炎病毒、梅毒螺旋体、HIV 病毒和 TORCH 感染（T：弓形虫，O：其他，主要指梅毒螺旋体，R：风疹病毒，C：巨细胞病毒，H：单纯疱疹病毒）。

■ 孕妇的甲状腺功能低下或亢进，均可导致胎儿生长受限，有必要行孕妇甲状腺功能检查，筛查 T_3、T_4、TSH，必要时查 TPO-Ab、TR-Ab。免疫性疾病如系统性红斑狼疮（SLE）、抗磷脂综合征等与胎儿宫内生长受限、早产、死产相关，住院期间应筛查免疫指标（ANA、dsDNA、ENA、LA、ACL 等）予以排除。

2. 根据患者病情进行的检查项目：染色体检查（需上级医院做产前诊断）。

释义

■ 胎儿染色体异常的，如21、18或13三体综合征，Turner综合征（45，XO），FGR出现得较早。FGR是胎儿染色体异常的一种特征性表现，约10%的FGR胎儿有染色体畸变。确诊FGR后，如有可疑胎儿胃肠道、心脏等部位畸形的，超声软指标阳性的，或无明显胎盘血流灌注不足证据的，应到有产前诊断资质的上级医院行创伤性检查排除染色体畸形胎儿。

（六）治疗方案的选择

1. 寻找病因。
2. 一般治疗：卧床休息，均衡膳食，吸氧。
3. 静脉营养。

释义

■ 确诊FGR住院后，应行以上检查明确病因为母体因素、胎儿因素还是胎盘因素。排查感染性疾病、免疫性疾病、内分泌性疾病的可能。必要时行羊水穿刺除外染色体畸变。

■ 卧床休息，采取左侧卧位，改善子宫胎盘血流量。给予高蛋白、高能量的均衡膳食，补充钙、铁、锌和维生素E及叶酸。给予孕妇面罩吸氧2～3L/min，每日2~3次，每次20~30分钟，可有效增加血氧浓度。每日静脉点滴10%葡萄糖1000ml+复方氨基酸250ml。

■ 对于妊娠未足月，宫内情况良好，胎盘功能正常的FGR孕妇，如治疗有效，可继续妊娠至足月，适时终止妊娠。

■ 对于治疗效果差，如妊娠≥34周，有可疑胎儿窘迫、胎盘功能减退、妊娠合并症或并发症加重，继续妊娠对母儿不利者，应尽快终止妊娠。如妊娠<34周，应在加强监护的情况下，给予地塞米松促胎肺成熟后2~3日，及时终止妊娠。

四、胎儿生长受限临床路径给药方案

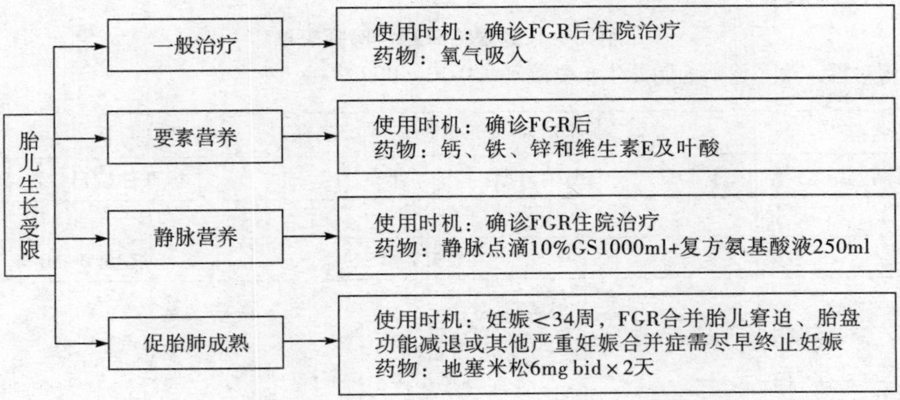

【用药选择】

1. 自妊娠中期开始孕妇应每日口服营养要素，如包括钙、铁、锌和维生素 E 及叶酸的复合维生素制剂。

2. 确诊为胎儿生长受限的孕妇住院治疗后应给予一般治疗，包括氧气吸入，一般每日 2~3 次，以改善孕妇血液携氧状况，解除胎儿缺氧。

3. 确诊为胎儿生长受限的孕妇住院后，如考虑病因为营养缺乏导致，可给予静脉营养。

4. 胎儿生长受限合并胎儿窘迫、胎盘功能减退或其他严重妊娠合并症需尽早终止妊娠的，如妊娠<34 周，建议在加强监护的条件下，给予促胎肺成熟后终止妊娠。如妊娠≥34 周，可及早终止妊娠。

【药学提示】

1. 复方氨基酸需经肝肾代谢，故肝肾功能不全者慎用。

2. 10%葡萄糖和复方氨基酸均为高渗溶液，故经外周静脉输注时均可能导致血栓性静脉炎。

3. 地塞米松为肾上腺皮质激素，可影响孕妇血糖测量水平。

【注意事项】

1. 对均小型的胎儿生长受限的孕妇，应先排除染色体畸形和病毒感染后，再给予静脉营养治疗。

2. 治疗前应除外胎儿窘迫、胎盘功能减退和其他严重妊娠合并症等需及时终止妊娠的疾病。

五、推荐表单

（一）医师表单

胎儿生长受限临床路径医师表单

适用对象：第一诊断为胎儿生长受限（ICD-10：P05.900）

患者姓名：	性别：　　年龄：　　门诊号：	住院号：
住院日期：　　年　月　日	出院日期：　　年　月　日	标准住院日：7~10 天

时间	住院第 1 天	住院第 2~7 天	住院第 8~10 天
主要诊疗工作	□ 彩超 □ 产检、检查胎儿情况 □ 一般治疗 □ 静脉营养	□ 静脉营养 □ 胎心外电子监护	□ 彩超 □ 胎心外电子监护
重点医嘱	**长期医嘱：** □ 产科护理常规 □ 二级护理 □ 普食 □ 氧气吸入 □ 自测胎动 60 分钟 □ 妇产科多普勒检查 □ 10%葡萄糖注射液 1000ml □ 复方氨基酸注射液 250ml □ 每日监测孕妇体重变化 □ 每日监测宫高、腹围 **临时医嘱：** □ 骨盆内诊 □ 胎心外电子监护 □ 尿常规 □ 血常规 □ 凝血 □ 生化 □ 甲状腺功能 □ 病毒系列检测 IgM □ 病毒系列检测 IgG □ 免疫功能检测 □ 心电图 □ 彩超 □ 多普勒测动脉血流	**长期医嘱：** **临时医嘱：** □ 胎心外电子监护	**长期医嘱：** **临时医嘱：** □ 胎心外电子监护 □ 彩超 □ 多普勒测动脉血流
病情变异记录	□ 无　□ 有，原因： 1. 2.	□ 无　□ 有，原因： 1. 2.	□ 无　□ 有，原因： 1. 2.
医师签名			

（二）护士表单

胎儿生长受限临床路径护士表单

适用对象：第一诊断为胎儿生长受限（ICD-10：P05.900）

患者姓名：	性别：　年龄：　门诊号：	住院号：
住院日期：　年　月　日	**出院日期：**　年　月　日	**标准住院日：7~10天**

时间	住院第1天	住院第2~7天	住院第8~10天
健康宣教	□ 入院宣教 介绍主管医师、护士 介绍环境、设施 介绍住院注意事项 宣教静脉输液注意事项	□ 宣教饮食、营养注意事项	□ 宣教饮食、营养注意事项
护理处理	□ 核对患者，佩戴腕带 □ 建立入院护理病历 □ 卫生处置：剪指（趾）甲、会阴部清洁，必要时备皮，沐浴更换病号服 □ 测量生命体征	□ 测量生命体征	□ 测量生命体征
基础护理	□ 二级护理 □ 普食 □ 晨晚间护理 □ 患者安全管理	□ 二级护理 □ 普食 □ 协助或指导进食 □ 晨晚间护理 □ 患者安全管理	□ 二级护理 □ 普食 □ 协助或指导进食 □ 晨晚间护理 □ 患者安全管理
专科护理	□ 监测体温、脉搏、血压，孕妇主诉 □ 监测体重变化 □ 监测宫高、腹围	□ 监测体温、脉搏、血压，孕妇主诉 □ 监测体重变化 □ 监测宫高、腹围	□ 监测体温、脉搏、血压，孕妇主诉 □ 监测体重变化 □ 监测宫高、腹围 □ 协助超声检查
重点医嘱	□ 详见医嘱执行单	□ 详见医嘱执行单	□ 详见医嘱执行单
病情变异记录	□ 无　□ 有，原因： 1. 2.	□ 无　□ 有，原因： 1. 2.	□ 无　□ 有，原因： 1. 2.
护士签名			

（三）患者表单

胎儿生长受限临床路径患者表单

适用对象：第一诊断为胎儿生长受限（ICD-10：P05.900）

患者姓名：	性别：　　年龄：　　门诊号：	住院号：
住院日期：　　年　月　日	出院日期：　　年　月　日	标准住院日：7~10 天

时间	住院第 1 天	住院第 2~10 天	出院
医患配合	□ 配合询问病史、收集资料，请务必详细告知既往史、用药史、过敏史 □ 如服用抗凝药，请明确告知 □ 配合进行体格检查 □ 接受胎心外电子监护 □ 有任何不适请告知医师 □ 配合医院探视制度	□ 配合检查宫高、腹围 □ 配合彩超检查 □ 配合进行体格检查 □ 接受胎心外电子监护 □ 有任何不适请告知医师	□ 接受出院前指导 □ 知道复诊程序 □ 获取出院诊断书
护患配合	□ 配合测量体温、脉搏、呼吸、血压，体重 1 次 □ 配合测量宫高、腹围 1 次 □ 配合完成入院护理评估（简单询问病史、过敏史、用药史） □ 接受入院宣教（环境介绍、病室规定、订餐制度、贵重物品保管等） □ 有任何不适请告知护士 □ 准备好必要用物，吸水管，水，巧克力等	□ 接受饮食、营养宣教 □ 配合定时测量生命体征、每日询问排便 □ 接受输液、服药等治疗 □ 接受进食、进水、排便等生活护理 □ 注意活动安全，避免坠床或跌倒 □ 有任何不适请告知护士 □ 配合执行探视及陪伴	□ 接受出院宣教 □ 办理出院手续 □ 获取出院带药 □ 知道服药方法、作用、注意事项 □ 知道复印病历方法
饮食	□ 正常普食	□ 正常普食	□ 正常普食
排泄	□ 正常排尿便 □ 避免尿潴留	□ 正常排尿便 □ 避免便秘及尿潴留	□ 正常排尿便 □ 避免便秘
活动	□ 正常适度活动，避免疲劳	□ 正常适度活动，避免疲劳	□ 正常适度活动，避免疲劳

附：原表单（2016年版）

胎儿生长受限临床路径表单

适用对象：第一诊断为胎儿生长受限（ICD-10：P05.900）

患者姓名：	性别：　　年龄：　　门诊号：	住院号：
住院日期：　　年　月　日	**出院日期：**　　年　月　日	**标准住院日：**　　天

时间	住院第1天	住院第2天	住院第3~10天
主要诊疗工作	□ 彩超 □ 产检估计检查胎儿情况 □ 一般治疗 □ 静脉营养	□ 静脉营养 □ 胎心监护（必要时）	□ 静脉营养 □ 胎心监护（必要时）
重点医嘱	**长期医嘱：** □ 产科护理常规 □ 二级护理 □ 普食 □ 氧气吸入 □ 监测胎动 □ 妇产科多普勒检查 □ 葡萄糖注射液 □ 维生素C注射液 □ 复方氨基酸注射液 □ 葡萄糖氯化钠注射液 □ 胎心监护（必要时） □ 监测孕妇体重变化 □ 监测宫高、腹围 **临时医嘱：** □ 骨盆内诊 □ 尿常规 □ 血常规 □ 凝血 □ 生化 □ 甲状腺功能 □ 病毒系列检测 IgM □ 病毒系列检测 IgG □ 免疫功能检测 □ 心电图 □ 彩超	**长期医嘱：** **临时医嘱：**	**长期医嘱：** **临时医嘱：**
主要护理工作			

续 表

时间	住院第 1 天	住院第 2 天	住院第 3~10 天
病情变异记录	□无 □有，原因： 1. 2.	□无 □有，原因： 1. 2.	□无 □有，原因： 1. 2.
护士签名			
医师签名			

第四章

妊娠剧吐临床路径释义

一、妊娠剧吐编码

1. 卫计委原编码：

疾病名称及编码：妊娠剧吐（ICD-10：O21.000/O21.001/O21.100）

2. 修改编码：

疾病名称及编码：妊娠期剧吐（ICD-10：O21.0-O21.1）

二、临床路径检索方法

O21.0-O21.1

三、妊娠剧吐临床路径标准住院流程

（一）适用对象

第一诊断为妊娠剧吐（ICD-10：O21.000/O21.001/O21.100）。

释义

■ 本路径适用对象为妊娠5~10周，妊娠剧吐的孕妇。

（二）诊断依据

根据《妇产科学》（高等医学院校统编教材，第八版，人民卫生出版社）。

1. 妊娠5~10周频繁恶心呕吐。
2. 体重下降较妊娠前>5%。
3. 体液电解质失衡及新陈代谢紊乱。

释义

■ 本路径仅适用于妊娠5~10周的孕妇。

■ 频繁呕吐指每日呕吐≥3次，尿酮体阳性，体重较孕前下降>5%，和（或）伴有体液电解质失衡。

（三）治疗方案的选择

1. 禁食补液，根据呕吐情况每日补液量约2000~3000ml，纠正电解质及酸碱平衡紊乱。
2. 应用止吐剂。
3. 终止妊娠。

释义

■ 补液治疗为基本治疗，治疗后呕吐减轻者可酌情进流食、半流食，并减少每日补液量。

■ 伴有电解质、酸碱平衡紊乱者需补充钾及维生素，并纠正酸中毒。

■ 止吐剂首选维生素 B_6，一线药物效果欠佳时与患者沟通后酌情给予其他种类止吐剂、胃黏膜保护剂及解痉药物，如甲氧氯普胺、PPI 类药物、间苯三酚注射液。

■ 出现持续黄疸、持续蛋白尿、体温持续在 38.0℃ 以上、卧床休息时心率≥120 次/分、伴发 Wernicke 综合征时及时终止妊娠。

（四）标准住院日

4~7 天。

释义

■ 经补液、纠正电解质及酸碱平衡紊乱，恶心呕吐症状明显好转，且尿酮体转阴、电解质紊乱纠正，基本恢复正常饮食者可出院。恢复较快者需经过 3 天补液治疗，较慢者需经过至少 7 天补液、止吐及纠正电解质、酸碱平衡紊乱治疗。

（五）进入路径标准

1. 第一诊断必须符合早孕妊娠剧吐编码。
2. 排除其他原因引起的呕吐。
3. 当患者同时具有其他疾病诊断，但在住院期间不需特殊处理也不影响第一诊断的临床路径流程实施时，可以进入路径。

释义

■ 本路径适用对象妊娠 5~10 周，妊娠剧吐的孕妇。

■ 妊娠剧吐为排除性诊断，需排除可能引起呕吐的其他疾病，例如胃肠道感染、胆囊炎、胆道蛔虫、胰腺炎、尿路感染、病毒性肝炎等。进入路径前需仔细询问病史，排除可能引起呕吐的其他疾病。

■ 患者同时患有其他疾病诊断时，需判断该疾病在住院期间是否需要特殊处理或是否影响路径实施。如甲状腺功能减退、控制稳定的部分结缔组织病等。如不需特殊治疗，也不影响妊娠剧吐临床路径实施时，可进入本路径。

（六）入院后第 1 天

1. 必需的检查项目：

（1）血常规、尿常规、电解质、肝肾功能、血凝、甲状腺功能。

（2）血型、感染性疾病筛查（乙型肝炎、丙型肝炎、艾滋病、梅毒等）（孕期未做者）。

2. 根据患者病情可选择项目：动脉血气分析，心电图、B 超等。

释义

■ 必需检查的项目是确保孕妇安全及评估监测病情的基础，入院第 1 天必须要有结果。根据患者病情需要可行动脉血气分析、心电图、B 超等检查。

■ 早孕期尚未行子宫双附件 B 超者建议行 B 超检查。

（七）药物选择与使用时机

1. 入院当日开始每日补足生理需要量+丢失量，包括糖盐水、维生素 C、多种维生素、氯化钾。
2. 止吐剂首选维生素 B_6，一线药物效果欠佳时与患者沟通后酌情给予其他种类止吐剂及胃黏膜保护剂，如甲氧氯普胺、PPI 类药物。
3. 终止妊娠：住院期间出现持续黄疸、持续蛋白尿、体温持续在 38.0℃ 以上、心率≥120 次/分、伴发 Wernicke 综合征时及时终止妊娠。

释义

■ 正常成年人每日需要 40~50ml/kg 的液体摄入，入院当日根据患者体重及呕吐量，计算生理需要量+丢失量为补液量，配液包括糖盐水、维生素 C、多种维生素及氯化钾。

■ 补钾量根据检测数值及尿量决定，尿量少谨慎补钾。

■ 补液时加入维生素 B_6，如果效果欠佳，可以征求患者意见，给予甲氧氯普胺、质子泵抑制剂等止吐剂及胃黏膜保护剂。

■ 住院期间出现持续黄疸、持续蛋白尿、体温持续在 38.0℃ 以上、心率≥120 次/分、伴发 Wernicke 综合征时，建议及时终止妊娠。

（八）住院期间复查的频率及项目

1. 复查的频率：根据患者入院时电解质紊乱程度及尿酮体严重程度可每 1~3 天复查 1 次。
2. 复查项目：尿常规、电解质。

释义

■ 如果入院时存在低钾血症、尿酮体阳性，应每天复查尿常规及电解质，以便了解补钾、补液方案是否需要调整。

■ 住院期间复查频率除取决于入院时情况外，还要视每天呕吐情况决定。如果呕吐迅速好转，电解质紊乱纠正，可以 3 天后复查。

（九）出院标准

1. 恶心呕吐症状明显好转，可基本恢复正常饮食。
2. 电解质紊乱纠正。

3. 尿酮体转阴。

释义

■ 呕吐症状好转，可以进食半流食或普食，可以出院。

■ 患者电解质紊乱纠正，同时尿酮体转阴，可以出院。

（十）变异及原因分析

1. 治疗过程中出现需终止妊娠的情况，退出本路径。
2. 恶心呕吐症状改善不明显，可适当延长住院时间。

释义

■ 本路径为妊娠剧吐路径，治疗过程中出现终止妊娠指征者应退出本路径。

■ 呕吐症状改善不明显，仍存在尿酮体或电解质紊乱者，可以适当延长住院时间。

四、妊娠剧吐临床路径给药方案

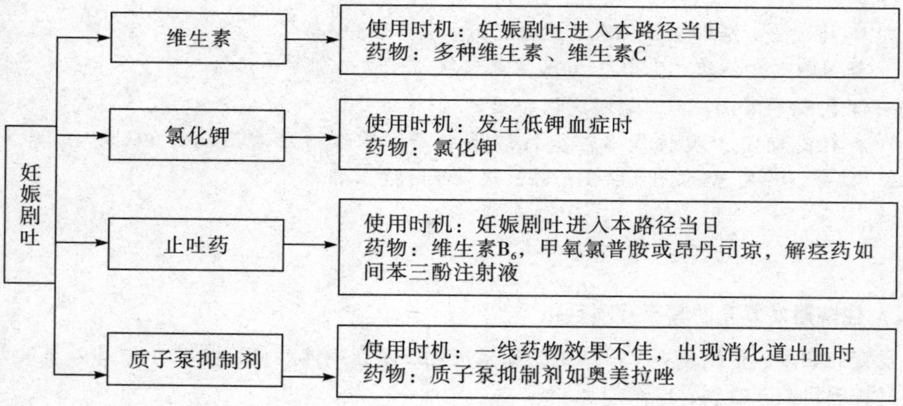

【用药选择】

1. 发生低钾血症时应给予补钾。
2. 选择应用止吐药时，首选维生素 B_6 200mg。如果效果不佳，需要和患者沟通，酌情使用。
3. 患者出现消化道出血时，可与患者沟通，酌情使用质子泵抑制剂。

【药学提示】

1. 妊娠剧吐患者静脉补充氯化钾时，补钾量需要根据血钾及呕吐情况、尿量决定。每日生理需要量为4.5g。尿量少的患者谨慎补钾，并在补钾过程中监测血钾。原则上每500ml尿量补钾1g较为安全。
2. 甲氧氯普胺、昂丹司琼在FDA妊娠药物分类中属于B类。
3. 奥美拉唑在FDA妊娠药物分类中属于C类，只有用药收益超过风险时建议使用，应向患者说明用药风险。如需用药，妊娠剧吐患者宜选用静脉用奥美拉唑40mg静脉点滴。

【注意事项】

昂丹司琼有增加患者心脏QT间期延长、引发室性心动过速的潜在风险，故单次使用剂量不应超过16mg。有QT间期延长、心功能衰竭、低钾血症个人及家族史的患者使用昂丹司琼时，应监测电解质及心电图。

五、推荐表单

（一）医师表单

妊娠剧吐临床路径医师表单

适用对象：第一诊断为妊娠剧吐（ICD-10：O21.000/O21.001/O21.100）

患者姓名：	性别：　年龄：　门诊号：	住院号：
住院日期：　年　月　日	**出院日期：**　年　月　日	**标准住院日：4~7天**

日期	住院第1天	住院第2~3天	住院第4~7天 （出院日）
主要诊疗工作	□ 询问病史、查体、完成初步诊断 □ 完善检查 □ 完成病历书写 □ 上级医师查房 □ 向孕妇及家属交代注意事项、签署相关医疗文书 □ 观察患者恶心呕吐情况，选择补液种类及量 □ 适当应用止吐剂	□ 医师查房（体温、脉搏、血压、恶心呕吐情况、精神、尿常规及电解质结果等） □ 完成日常病程记录和上级医师查房记录	□ 医师查房（体温、脉搏、血压、恶心呕吐情况、精神、尿常规及电解质结果等），评估症状好转情况，进行饮食指导 □ 完成日常病程记录、上级医师查房记录及出院记录 □ 嘱定期围保 □ 开出院医嘱 □ 通知孕妇及家属 □ 向孕妇交代出院后注意事项
重点医嘱	**长期医嘱：** □ 暂禁食、禁水 □ 补液支持 **临时医嘱：** □ 血常规、尿常规、电解质、肝肾功、甲状腺功能、凝血功能 □ 血型、感染性疾病筛查（孕期未查者） □ 心电图、B超、动脉血气分析（必要时）	**长期医嘱：** □ 暂禁食、禁水或酌情流食、半流食 □ 观察恶心、呕吐情况 □ 必要时心理疏导 □ 继续补液支持 □ 维生素 B_1im 及止吐剂 B_6 应用 □ 酌情给予其他止吐剂及胃黏膜保护剂 **临时医嘱：** □ 复查电解质、尿常规	**长期医嘱：** □ 暂禁食、禁水或酌情流食、半流食 □ 观察恶心、呕吐情况 □ 必要时心理疏导 □ 继续补液支持 □ 维生素 B_1im 及止吐剂 B_6 应用 □ 酌情给予其他止吐剂及胃黏膜保护剂 **临时医嘱：** □ 复查电解质、尿常规 **出院医嘱：** □ 出院带药 □ 门诊随诊
病情变异记录	□ 无　□ 有，原因： 1. 2.	□ 无　□ 有，原因： 1. 2.	□ 无　□ 有，原因： 1. 2.
医师签名			

（二）护士表单

妊娠剧吐临床路径护士表单

适用对象：第一诊断为妊娠剧吐（ICD-10：O21.000/O21.001/O21.100）

患者姓名：	性别： 年龄： 门诊号：	住院号：
住院日期： 年 月 日	出院日期： 年 月 日	标准住院日：4~7天

日期	住院第1天	住院第2~3天	住院第4~7天 （出院日）
健康宣教	□ 入院宣教 介绍主管医师、护士 介绍环境、设施 介绍住院注意事项	□ 指导饮食	□ 出院宣教 复查时间 服药方法 活动休息 指导饮食 指导办理出院手续
护理处置	□ 核对患者，佩戴腕带 □ 建立入院护理病历 卫生处置：剪指（趾）甲，沐浴更换病号服 □ 测量生命体征 □ 静脉抽血 □ 适当心理疏导	□ 暂禁、食水或酌情流食、半流食 □ 观察恶心、呕吐情况 □ 必要时心理疏导 □ 监测体温、脉搏、血压 □ 观察患者病情变化	□ 协助办理出院手续
基础护理	□ 二级护理	□ 二级护理	□ 二级护理
专科护理	□ 产科常规护理	□ 产科常规护理	□ 产科护理常规
重点医嘱	□ 详见医嘱执行单	□ 详见医嘱执行单	□ 详见医嘱执行单
病情变异记录	□ 无 □ 有，原因： 1. 2.	□ 无 □ 有，原因： 1. 2.	□ 无 □ 有，原因： 1. 2.
护士签名			

（三）患者表单

妊娠剧吐临床路径患者表单

适用对象：第一诊断为妊娠剧吐（ICD-10：O21.000/O21.001/O21.100）

患者姓名：	性别： 年龄： 门诊号：	住院号：
住院日期： 年 月 日	出院日期： 年 月 日	标准住院日：4~7 天

时间	入院	在院期间	出院
医患配合	□ 配合询问病史、收集资料，请务必详细告知既往史、用药史、过敏史 □ 配合进行体格检查 □ 有任何不适请告知医师 □ 配合医院探视制度	□ 配合记录每天呕吐情况 □ 配合记录每天进食情况 □ 有任何不适告知医师	□ 接受出院前指导 □ 知道复诊程序 □ 获取出院诊断书
护患配合	□ 配合测量体温、脉搏、呼吸、血压，体重1次 □ 配合完成入院护理评估（简单询问病史、过敏史、用药史） □ 接受入院宣教（环境介绍、病室规定、订餐制度、贵重物品保管等） □ 有任何不适请告知护士	□ 有任何不适请告知护士 □ 配合定时测量生命体征、每日询问排便 □ 接受输液、服药等治疗 □ 接受进食、进水、排便等生活护理 □ 注意活动安全，避免坠床或跌倒 □ 配合执行探视及陪伴	□ 接受出院宣教 □ 办理出院手续 □ 获取出院带药 □ 知道服药方法、作用、注意事项 □ 知道复印病历方法
饮食	□ 暂禁食、禁水	□ 暂禁食、禁水或酌情流食、半流食	□ 暂禁食、禁水或酌情流食、半流食
排泄	□ 正常排尿便	□ 正常排尿便	□ 正常排尿便
活动	□ 正常适度活动	□ 正常适度活动	□ 正常适度活动

附：原表单（2016年版）

妊娠剧吐临床路径表单

适用对象：第一诊断为妊娠剧吐 ICD-10：O21.000/O21.001/O21.100

患者姓名：	性别： 年龄： 门诊号：	住院号：
住院日期： 年 月 日	**出院日期：** 年 月 日	**标准住院日：4~7天**

日期	住院第1天	住院第2~3天	住院第4~7天 （出院日）
主要诊疗工作	□ 询问病史、查体、完成初步诊断 □ 完善检查 □ 完成病历书写 □ 上级医师查房 □ 向孕妇及家属交代注意事项、签署相关医疗文书 □ 观察患者恶心呕吐情况，选择补液种类及量 □ 适当应用止吐剂	□ 医师查房（体温、脉搏、血压、恶心呕吐情况、精神、尿常规级电解质结果等） □ 完成日常病程记录和上级医师查房记录	□ 医师查房（体温、脉搏、血压、恶心呕吐情况、精神、尿常规级电解质结果等），评估症状好转情况，进行饮食指导 □ 完成日常病程记录、上级医师查房记录及出院记录 □ 嘱定期围保 □ 开出院医嘱 □ 通知孕妇及家属 □ 向孕妇交代出院后注意事项
重点医嘱	**长期医嘱：** □ 产科常规护理 □ 二级护理 □ 暂禁食、禁水 □ 补液支持 **临时医嘱：** □ 血常规、尿常规、电解质、肝肾功、甲状腺功能、凝血功能 血型、感染性疾病筛查（孕期未查者） □ 心电图、B超、动脉血气分析（必要时）	**长期医嘱：** □ 产科常规护理 □ 二级护理 □ 暂禁食、禁水或酌情流食、半流食 □ 观察恶心、呕吐情况 □ 必要时心理疏导 □ 继续补液支持 □ 维生素 B_1im 及止吐剂 B_6 应用 □ 酌情给予其他止吐剂及胃黏膜保护剂 **临时医嘱：** □ 复查电解质、尿常规	**长期医嘱：** □ 产科常规护理 □ 二级护理 □ 暂禁食水或酌情流食、半流食 □ 观察恶心、呕吐情况 □ 必要时心理疏导 □ 继续补液支持 □ 维生素 B_1im 及止吐剂 B_6 应用 □ 酌情给予其他止吐剂及胃黏膜保护剂 **临时医嘱：** □ 复查电解质、尿常规 **出院医嘱：** □ 出院带药 □ 门诊随诊
主要护理工作	□ 入院护理评估 □ 静脉抽血 □ 监测体温、脉搏、血压 □ 适当心理疏导 □ 夜间巡视	□ 监测体温、脉搏、血压 □ 观察患者病情变化 □ 继续予以心理疏导 □ 夜间巡视	□ 监测体温、脉搏、血压 □ 观察患者病情变化 □ 继续予以心理疏导 □ 夜间巡视 □ 出院指导 □ 出院手续指导及出院教育

续 表

日期	住院第 1 天	住院第 2~3 天	住院第 4~7 天 （出院日）
病情 变异 记录	□无 □有，原因： 1. 2.	□无 □有，原因： 1. 2.	□无 □有，原因： 1. 2.
护士 签名			
医师 签名			

第五章

引产阴道分娩临床路径释义

一、引产阴道分娩编码

疾病名称及编码：单胎头位顺产（ICD-10：O80）

手术操作名称及编码：药物引产（ICD-9-CM-3：73.4）

人工破膜引产（ICD-9-CM-3：73.01）

水囊引产（ICD-9-CM-3：73.1x01）

子宫颈扩张球囊引产（ICD-9-CM-3：73.1x02）

二、临床路径检索方法

O80 伴（73.1/73.01/73.4）

三、引产阴道分娩临床路径标准住院流程

（一）适用对象

孕 41~41^{+6}周引产，不伴产科并发症，经阴道分娩。

释义

■ 本路径适用对象为延期妊娠的单胎，不伴有产科并发症，产程未发动的健康孕妇。

■ 本路径原则上仅适用于单胎妊娠头先露的产妇，双胎及双胎以上的多胎妊娠、非头先露等情况不进入本路径。

■ 出现自发规律宫缩伴有宫颈扩张和胎头下降者临床确诊为自然临产的产妇，不进入本路径。

（二）诊断依据

根据临床诊疗指南。

核对孕周，符合引产要求。

无阴道分娩禁忌证。

释义

■ 孕周的核对：平素月经周期规则者，以停经时间为准，月经不规律或不明者，按照排卵日或超声等客观指标核对孕周。

■ 引产阴道分娩的绝对禁忌证：①孕妇有严重合并症或并发症，不能耐受阴道分娩或不能阴道分娩者（如心力衰竭、重型肝肾疾病、重度子痫前期并发器官功能损害者等）。②子宫手术史，主要是指古典式剖宫产术、未知子宫切口的剖宫产术、穿透子宫内膜的肌瘤剔除术、子宫破裂史等。③完全性及部分性前置胎盘和前置血

管。④明显头盆不称，不能经阴道分娩者。⑤胎位异常，如横位、初产臀位估计经阴道分娩困难者。⑥子宫颈癌。⑦某些生殖道感染性疾病，如未经治疗的单纯疱疹病毒感染活动期等。⑧未经治疗的HIV感染者。⑨生殖道畸形或有手术史，软产道异常，产道阻塞，估计经阴道分娩困难者。⑩严重胎盘功能不良，胎儿不能耐受阴道分娩。⑪脐带先露或脐带隐性脱垂。⑫对引产药物过敏者。

■ 引产阴道分娩的相对禁忌证包括：①臀位（符合阴道分娩条件者）。②双胎或多胎妊娠。③羊水过多。④经产妇分娩次数≥5次者。

（三）进入路径标准

根据临床诊疗指南。

无阴道分娩禁忌证。

不伴产科并发症。

当患者同时具有其他疾病诊断，但在住院期间不需特殊处理也不影响第一诊断的临床路径流程实施时，可以进入路径。

释义

■ 有产科并发症需提前分娩者，原则上不进入本路径。

■ 本路径只适用于孕41~41^{+6}周引产，不伴产科并发症，胎先露为头位的单胎。

■ 患者如果有其他疾病需要特殊处理，或者在实施过程出现特殊情况需要其他处理如出现并发症或剖宫产，则不适合进入路径。

（四）标准住院日4~5天

释义

■ 如果因引产时间延长，住院时间可以高于上述住院天数。

（五）住院期间的检查项目

1. 必需的检查项目：

（1）血常规、尿常规。

（2）凝血功能。

（3）血型、感染疾病筛查（乙型肝炎、丙型肝炎、艾滋病、梅毒等）、大生化（孕期未做者）。

（4）心电图（孕期未做者）。

（5）胎心监护。

（6）超声检查胎儿、胎盘、羊水（1周之内未做过者）。

2. 根据患者病情进行的检查项目：电解质、CRP 等。

释义

■ 部分检查可以在门诊完成。

■ 交叉配血适用于有出血高危因素需要备血的患者。

■ 根据病史、体检和其他检查结果，进行针对性的检查。

（六）治疗方案的选择

根据临床诊疗指南。

观察临产征象。

无阴道分娩禁忌证。

引产。

释义

■ 宫颈不成熟者，最好先促宫颈成熟后再引产，包括药物或机械的方法，如加用间苯三酚注射液解除宫颈痉挛，缩短引产时长，减轻患者痛苦后，再进入医疗性引产临床路径。

■ 宫颈 Bishop 评分≥6 分患者，表明宫颈已成熟，可直接行引产。

■ 常用的引产方法包括：缩宫素静脉滴注引产术和人工破膜术。

（七）药物选择与使用时机

1. 根据患者病情选择预防性抗菌药物（如合并 GBS 感染，临产后需青霉素治疗）。
2. 宫缩诱导药物。

释义

■ 母亲泌尿生殖道 B 族链球菌（GBS）感染或带菌状态，是导致新生儿感染 GBS 的主要危险因素，垂直传播多发生在分娩时或胎膜破裂后，因此在临产或胎膜破裂后，需使用静脉抗菌药预防新生儿感染，直至胎儿娩出。可选用的抗菌药包括：青霉素类、一代或二代头孢类抗菌药，对青霉素或头孢类抗菌药过敏者，可采用红霉素、林可霉素等大环内酯类抗菌药，耐药者可使用万古霉素。

■ 宫缩诱导药物主要指缩宫素。结合人工破膜，可提高引产的成功率。

■ 小剂量静脉滴注缩宫素为安全、常用的引产方法，可随时调整剂量，保持生理水平的有效宫缩，缩宫素半衰期为 5~12 分钟，作用时间短，一旦发生异常可随时停药。

■ 人工破膜可配合缩宫素点滴引产，提高引产的成功率。胎头高浮者不宜人工破膜或采用细针高位破膜，以防止脐带脱垂的发生。人工破膜或自然破膜后，均需观察胎心和羊水性状，胎头未入盆者需卧床，防止脐带脱垂。

（八）分娩方式的选择

无阴道分娩禁忌证。

释义

■ 患者出现规律宫缩，伴随宫颈扩张和胎头下降，判断为临产，按照自然分娩产程进行管理。需根据产程进展及宫缩情况，及时调整缩宫素剂量，必要时停止用药。

（九）产后恢复

1~3天。

1. 根据分娩情况可选的检查项目：血常规。
2. 产后用药：促进子宫复旧药物。
3. 可根据产时选择预防性抗炎药物。

释义

■ 产后1~3天应复查血常规了解有无贫血及感染并给予相应处理。产后因有血性恶露的影响一般不需常规复查尿常规。有泌尿系统症状者可以复查尿常规，但应留清洁中段尿。

■ 产后为促进子宫复旧减少出血可以使用促进宫缩复旧药物，如缩宫素、马来酸麦角新碱注射液或复方益母胶囊等。

■ 产后根据产妇贫血情况酌情使用补血药物。

■ 会阴侧切缝合或会阴裂伤缝合的产妇，可每日会阴冲洗或用苯扎氯铵溶液（0.10%）进行护理，减少感染发生。

■ 有感染或感染高危因素的产妇，可酌情选择预防性抗炎药物。如绒毛膜羊膜炎、产后出血、中重度贫血、产道严重或复杂裂伤、产程时间久阴道操作多、破膜时间久超过48小时等。

（十）出院标准

1. 一般状况良好。
2. 无感染征象。

释义

■ 产后无发热，子宫复旧好，恶露正常者可以出院。

■ 会阴侧切缝合或会阴裂伤缝合患者伤口拆线愈合良好或可吸收线缝合无需拆线愈合良好者可以出院。

（十一）变异及原因分析

1. 本路径以阴道分娩方式终止妊娠，若为剖宫产则进入剖宫产临床路径。
2. 实施本路径时，若产程中、引产中及治疗过程中出现剖宫产指征（如胎儿窘迫、难产等）即退出路径。
3. 有感染者退出路径。

4. 引产至阴道分娩结束时间不确定，跨度可为1~3天，故标准住院天数存在变异。

释义

■ 在引产阴道分娩过程中，可能出现各种并发症，当患者不再符合阴道分娩条件需要剖宫产时，则需要退出该路径，转而进入剖宫产临床路径，以避免或减少对母儿的损害，避免引发严重的医疗事故。需要剖宫产的情况可参考剖宫产临床路径。

■ 引产期间，如产程未发动，应给予患者充分休息，次日继续引产。

■ 引产至临产发动时间超过3天者，说明引产失败。需要重新评估引产阴道分娩的适应证、禁忌证和引产方法，决定下一步处理方案。如果出现剖宫产指征，则行剖宫产。

■ 产程中行阴道手术助产如产钳助产或胎头负压吸引助产者可以适当延长住院时间。

■ 产后出现感染或产后出血等并发症时，需积极寻找病因并对因治疗，因而可以适当延长住院时间。

四、引产阴道分娩临床路径给药方案

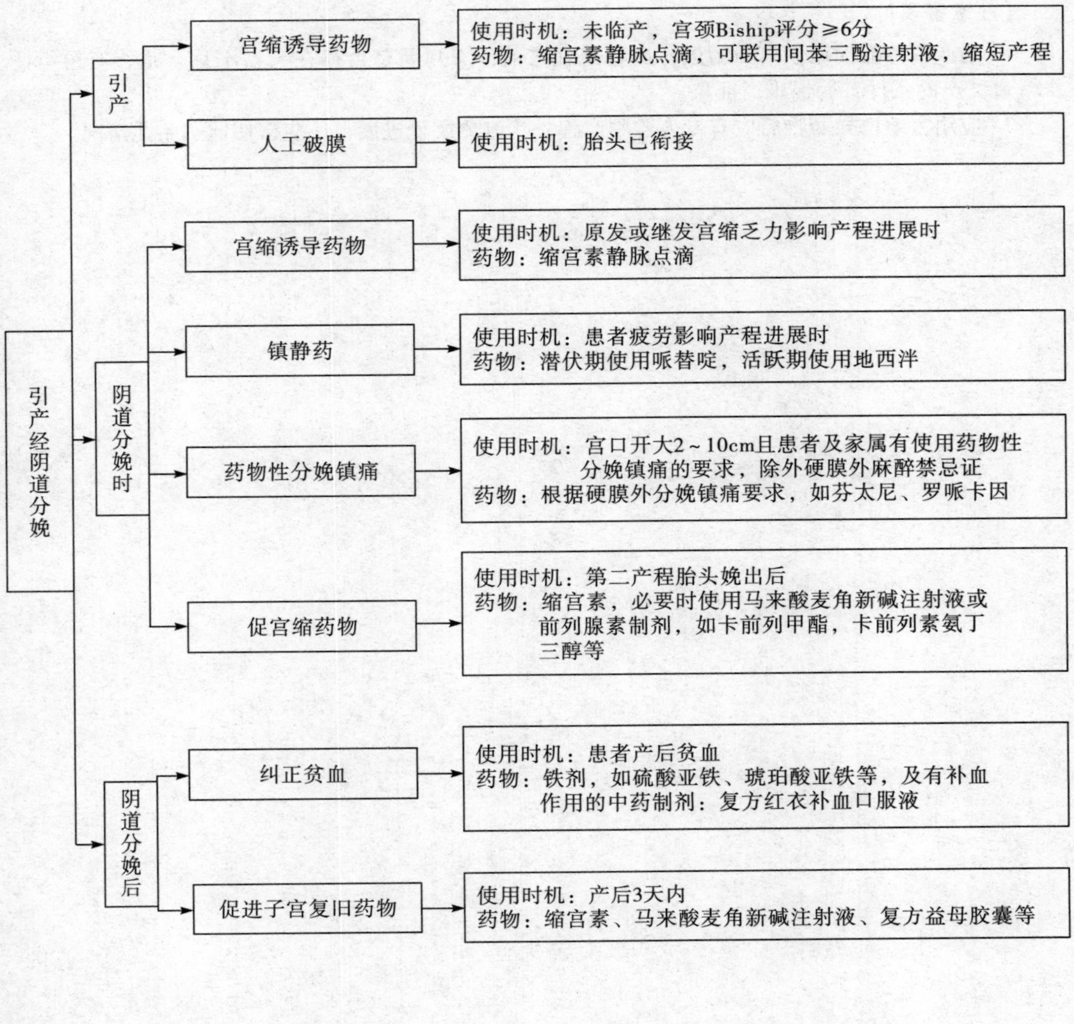

【用药选择】

1. 缩宫素用于加强宫缩应静脉滴注，不能肌内注射、入壶或静脉注射。

2. 产程中应减少药物对产程的干预，若产程虽缓慢但有进展，在产妇一般情况良好的情况下，无需药物干预；当产程停滞，应积极寻找原因，宫缩乏力者给予缩宫素加强宫缩，患者疲劳者应给予产程休息。

3. 分娩镇痛的药物选择及用药量应考虑到镇痛效果和对胎儿的影响。

4. 产后给予促进子宫复旧药物有利于产后康复，药物可选择缩宫素、马来酸麦角新碱注射液或中药制剂；贫血产妇应积极纠正贫血，产后贫血以缺铁性贫血为主，故首选考虑铁剂补血，但对于特殊类型贫血孕妇应特殊治疗。贫血严重有输血指征者需考虑输血。

【药学提示】

1. 缩宫素：大剂量应用时可引起高血压或水潴留，因此应按规范使用。静滴开始时每分钟不超过 0.001~0.002 单位，每 15~30 分钟增加 0.001~0.002 单位至宫缩满意，最大不超过每分钟 0.02 单位。由于受到缩宫素受体数量的限制，每日用量不应超过 60 单位。

2. 马来酸麦角新碱：禁用于引产或催产，心脏病、高血压、严重肝肾损害、败血症患者慎用，且 24 小时总量应控制在 1mg 内。

3. 前列腺素制剂：患有哮喘、青光眼、胃溃疡、严重过敏体质及严重肝肾功能不全的患者不宜应用前列腺素制剂。

【注意事项】

1. 当产程停滞使用任何药物进行产程处理之前，需判断是否存在头盆不称，是否有继续阴道试产的条件，警惕难产征象。

2. 应用宫缩诱导药物后应有专人监测产程，除监测产程进展，还应密切监测胎儿情况。

五、推荐表单

（一）医师表单

引产阴道分娩临床路径医师表单

适用对象：第一诊断为孕 41 周（ICD-10：O80）；头位单胎
行引产阴道分娩，无引产及阴道分娩禁忌证

患者姓名：	性别：　　年龄：　　门诊号：	住院号：
住院日期：　　年　月　日	出院日期：　　年　月　日	标准住院日：4~5 天

时间	住院第 1 天	住院第 2 天	住院第 3 天
主要诊疗工作	□ 询问病史，查体，完成初步诊断 □ 完善检查 □ 完成病历书写 □ 上级医师查房与分娩方式及引产方式评估 □ 向孕妇及家属交代引产及分娩注意事项，签署相关医疗文书 □ 缩宫素点滴引产	□ 人工破膜引产 □ 缩宫素点滴引产	□ 分娩期监测
重点医嘱	**长期医嘱：** □ 产科护理常规 □ 二级护理 □ 自主体位 □ 普食 □ 自测胎动 60 分钟 □ 氧气吸入 □ 妇产科多普勒检查 **临时医嘱：** □ 会阴冲洗 □ 骨盆内诊 □ 骨盆测量 □ 宫颈评分 □ 胎心外电子监护 □ 彩超产科常规 □ 留血样 □ 凝血 □ 尿常规 □ 心电图 □ 感染疾病筛查 □ 乙型肝炎五项 □ 缩宫素点滴引产	**长期医嘱：** **临时医嘱：** □ 会阴冲洗 □ 骨盆内诊 □ 宫颈评分 □ 人工破水 □ 缩宫素点滴引产 □ 胎心外电子监护	**长期医嘱：** □ 产后护理常规 □ 一级护理 □ 普食 □ 自主体位 □ 会阴冲洗 □ 乳房护理 □ 乳腺按摩 **临时医嘱：** □ 胎心外电子监护 □ 留置针穿刺 □ 佩戴腕带 □ 接生费 □ 阴道填纱 □ 肛查 □ 会阴冲洗 □ 骨盆内诊 □ 手取胎膜 □ 促进子宫复旧药物 □ 血常规

续 表

时间	住院第 1 天	住院第 2 天	住院第 3 天
病情变异记录	□无 □有，原因： 1. 2.	□无 □有，原因： 1. 2.	□无 □有，原因： 1. 2.
医师签名			

时间	住院第 4 天 （产后 1 日）	住院第 5 天 （产后第 2 天）
主要诊疗工作	□ 医师查房（体温、脉搏、血压、乳房、子宫收缩、宫底高度、阴道出血量及性状、会阴等改变） □ 完成日常病程记录和上级医师查房记录	□ 医师查房，进行产后子宫复旧、恶露、会阴切口、乳房评估，确定子宫复旧及会阴切口、哺乳等情况 □ 完成日常病程记录、上级医师查房记录及出院记录 □ 检查会阴伤口，适时拆线 □ 开出院医嘱 □ 通知产妇及家属 □ 向产妇交代出院后注意事项
重点医嘱	**长期医嘱：** □ 阴道分娩后常规护理 □ 普食 □ 观察宫底及阴道出血情况 □ 会阴清洁 2 次/日 □ 乳房护理 □ 促子宫收缩药物（必要时） **临时医嘱：** □ 复查血常规、尿常规（必要时）	**出院医嘱：** □ 出院带药 □ 门诊随诊
病情变异记录	□ 无　□ 有，原因： 1. 2.	□ 无　□ 有，原因： 1. 2.
医师签名		

（二）护士表单

引产阴道分娩临床路径护士表单

适用对象：第一诊断为孕 41 周（ICD-10：O80）；头位单胎
行引产阴道分娩，无引产及阴道分娩禁忌证

患者姓名：	性别： 年龄： 门诊号：	住院号：
住院日期： 年 月 日	出院日期： 年 月 日	标准住院日：4~5 天

时间	住院第 1 天	住院第 2 天	住院第 3 天
健康宣教	□ 入院宣教 介绍主管医师、护士 介绍环境、设施 介绍住院注意事项 宣教引产及阴道分娩注意事项	□ 宣教引产及阴道分娩注意事项	□ 宣教阴道分娩注意事项
护理处理	□ 核对产妇，佩戴腕带 □ 建立入院护理病历 卫生处置：剪指（趾）甲、会阴部清洁，必要时备皮，沐浴更换病号服 □ 测量生命体征	□ 测量生命体征	□ 测量生命体征
基础护理	□ 二级护理 □ 普食 □ 晨晚间护理 □ 患者安全管理	□ 二级护理 □ 普食 □ 产程进展期协助产妇正确活动 □ 协助或指导进食 □ 晨晚间护理 □ 患者安全管理	□ 二级护理 □ 普食 □ 产程进展期协助产妇正确活动 □ 协助或指导进食 □ 晨晚间护理 □ 患者安全管理
专科护理	□ 监测体温、脉搏、血压，产妇主诉	□ 阴道分娩心理护理 □ 阴道分娩各产程的重点护理 □ 产程中监测体温、脉搏、血压，产妇主诉	□ 阴道分娩心理护理 □ 阴道分娩各产程的重点护理 □ 产程中监测体温、脉搏、血压，产妇主诉
重点医嘱	□ 详见医嘱执行单	□ 详见医嘱执行单	□ 详见医嘱执行单
病情变异记录	□ 无 □ 有，原因： 1. 2.	□ 无 □ 有，原因： 1. 2.	□ 无 □ 有，原因： 1. 2.
护士签名			

时间	住院第4天 （产后1日）	住院第5天 （产后第2天）
健康宣教	□ 产后宣教 宣教母婴同室及母乳喂养知识、恶露的观察方法等 □ 告知产后饮食、活动及探视注意事项 □ 告知产后可能出现的情况及应对方式 □ 责任护士与产妇沟通，了解并指导心理应对 □ 告知新生儿护理知识	□ 出院宣教（包括产妇及新生儿） 复查时间 服药方法 活动休息 指导饮食 指导办理出院手续
护理处理	□ 协助医师完成产后产妇的恢复工作 □ 协助产妇下床活动 □ 鼓励并协助产妇排尿	□ 办理出院手续 □ 书写出院小结
基础护理	□ 一级/二级护理 □ 普食 □ 协助产妇下床活动及排泄 □ 协助产妇进食、进水 □ 协助产妇更衣 □ 晨晚间护理 □ 患者及新生儿安全管理	□ 二级护理 □ 普食 □ 指导产妇下床活动及排泄 □ 晨晚间护理 □ 患者及新生儿安全管理
专科护理	□ 产后护理（体温、脉搏、血压、排尿、阴道出血等） □ 会阴清洁2次/日 □ 会阴伤口护理 □ 观察产妇情况 □ 指导产妇哺乳 □ 产后心理护理 □ 测体温1次/日，发热者3~4次/日 □ 观察子宫收缩、宫底高度、阴道出血量及性状 □ 乳房护理 □ 新生儿护理及异常情况的识别 □ 新生儿疫苗接种 □ 新生儿疾病的筛查	□ 产后恢复观察（包括恶露及伤口的观察等） □ 乳房护理 □ 心理护理
重点医嘱	□ 详见医嘱执行单	□ 详见医嘱执行单
病情变异记录	□ 无 □ 有，原因： 1. 2.	□ 无 □ 有，原因： 1. 2.
护士签名		

（三）患者表单

引产阴道分娩临床路径患者表单

适用对象：第一诊断为孕 41 周（ICD-10：O80）；头位单胎
行引产阴道分娩，无引产及阴道分娩禁忌证

患者姓名：	性别：　　年龄：　　门诊号：	住院号：
住院日期：　　年　月　日	出院日期：　　年　月　日	标准住院日：4~5 天

时间	住院第 1~3 天	产后	出院
医患配合	□ 配合询问病史、收集资料，请务必详细告知既往史、用药史、过敏史 □ 如服用抗凝血药，请明确告知 □ 配合进行体格检查 □ 有任何不适请告知医师 □ 配合医院探视制度	□ 配合检查会阴伤口，宫底高度，乳房及乳量情况 □ 配合伤口观察 □ 配合母乳喂养 □ 需要时，配合拔除导尿管 □ 配合伤口拆线	□ 接受出院前指导 □ 知道复诊程序 □ 获取出院诊断书
护患配合	□ 配合测量体温、脉搏、呼吸、血压，体重 1 次 □ 配合完成入院护理评估（简单询问病史、过敏史、用药史） □ 接受入院宣教（环境介绍、病室规定、订餐制度、贵重物品保管等） □ 有任何不适请告知护士 □ 接受会阴备皮 □ 准备好必要用物，吸水管、水、巧克力等	□ 接受产后宣教 □ 返回母婴同室病房后，协助完成核对，配合转入病床 □ 配合检查阴道出血情况 □ 遵医嘱采取正确体位 □ 配合缓解疼痛 □ 配合给予新生儿早开奶 □ 有任何不适请告知护士 □ 配合定时测量生命体征、每日询问排便 □ 接受输液、服药等治疗 □ 接受进食、进水、排便等生活护理 □ 配合产后及早下床活动 □ 注意活动安全，避免坠床或跌倒 □ 配合执行探视及陪伴	□ 接受出院宣教 □ 办理出院手续 □ 获取出院带药 □ 知道服药方法、作用、注意事项 □ 知道护理伤口方法 □ 知道新生儿喂养的正确方法 □ 知道复印病历方法
饮食	□ 正常普食	□ 正常普食	□ 正常普食
排泄	□ 正常排尿便 □ 避免尿潴留	□ 正常排尿便 □ 避免便秘及尿潴留	□ 正常排尿便 □ 避免便秘
活动	□ 未破水者或破水但头已经衔接者可正常适度活动，避免疲劳	□ 正常适度活动，避免疲劳	□ 正常适度活动，避免疲劳

附：原表单（2016 年版）

引产阴道分娩临床路径执行表单

适用对象：第一诊断为孕 41 周（ICD-10：O80）
行引产阴道分娩

患者姓名：	**性别：　年龄：　门诊号：**	**住院号：**
住院日期：　年　月　日	**出院日期：**　年　月　日	**标准住院日：4~5 天**

时间	住院第 1 天	住院第 2 天	住院第 3 天
诊疗工作	□ 产科检查 □ 宫颈评分 □ 测量骨盆 □ 检查头盆关系 □ 缩宫素点滴引产	□ 人工破膜引产	□ 分娩期监测
重点医嘱	**长期医嘱：** □ 产科护理常规 □ 二级护理 □ 自主体位 □ 普食 □ 自测胎动 60 分钟 □ 氧气吸入 □ 妇产科多普勒检查 **临时医嘱：** □ 会阴冲洗 □ 骨盆内诊 □ 骨盆测量 □ 宫颈评分 □ 胎心外电子监护 □ 彩超产科常规 □ 留血样 □ 凝血 □ 尿常规 □ 心电图 □ 感染疾病筛查 □ 乙型肝炎五项 □ 缩宫素点滴引产	**长期医嘱：** **临时医嘱：** □ 会阴冲洗 □ 骨盆内诊 □ 宫颈评分 □ 人工破水 □ 胎心外电子监护	**长期医嘱：** □ 产后护理常规 □ 一级护理 □ 普食 □ 自主体位 □ 会阴冲洗 □ 乳房护理 □ 乳腺按摩 **临时医嘱：** □ 胎心外电子监护 □ 留置针穿刺 □ 佩戴腕带 □ 接生费 □ 阴道填纱 □ 肛查 □ 会阴冲洗 □ 骨盆内诊 □ 手取胎膜 □ 促进子宫复旧药物 □ 血常规
护理工作			
病情变异记录	□ 无　□ 有，原因： 1. 2.	□ 无　□ 有，原因： 1. 2.	□ 无　□ 有，原因： 1. 2.

续　表

时间	住院第 1 天	住院第 2 天	住院第 3 天
护士签名			
医师签名			

时间	住院第 4 天 （产后 1 日）	住院第 5 天 （产后第 2 天）
诊疗工作	□ 观察患者一般状态 □ 泌乳情况 □ 子宫复旧情况 □ 阴道出血情况 □ 排尿情况 □ 生命体征监测	□ 观察患者一般状态 □ 泌乳情况 □ 子宫复旧情况 □ 阴道出血情况 □ 排尿情况 □ 生命体征监测
重点医嘱	**长期医嘱：** □ 二级护理 **临时医嘱：** □ 血常规	**长期医嘱：** **临时医嘱：** □ 今日出院
护理工作		
病情变异记录	□ 无　□ 有，原因： 1. 2.	□ 无　□ 有，原因： 1. 2.
护士签名		
医师签名		

第六章

糖尿病合并妊娠临床路径释义

一、糖尿病合并妊娠编码

疾病名称及编码：妊娠期糖尿病（ICD-10：O24）

二、临床路径检索方法

O24

三、糖尿病合并妊娠临床路径标准住院流程

（一）适用对象

1. 原有糖尿病基础上合并妊娠。
2. 妊娠后首次出现的糖尿病。
3. 不伴有微血管病变及脏器损害。

释义

■ 糖尿病合并妊娠，即孕前糖尿病（pregestational diabetes mellitus，PGDM）。孕前已确诊的糖尿病基础上合并妊娠。

（二）诊断依据

根据《妊娠合并糖尿病诊治指南》（2014）。

1. 妊娠前已诊断糖尿病。
2. 妊娠前未进行过血糖检查，妊娠期血糖升高达到以下任何一项标准：

（1）空腹血糖≥7. 0mmol/L。

（2）75g 口服葡萄糖耐量试验，服糖后 2 小时血糖≥11. 1mmol/L。

（3）伴有典型的高血糖症状或高血糖危象，同时随机血糖≥11. 1mmol/L。

（4）糖化血红蛋白≥6. 5%。

释义

■ 妊娠前未进行过血糖检查但存在糖尿病高危因素者，如肥胖（尤其重度肥胖）、一级亲属患 2 型糖尿病、GDM 史或大于胎龄儿分娩史、多囊卵巢综合征患者及妊娠早期空腹尿糖反复阳性，首次产前检查时应明确是否存在 PGDM。

■ 如果没有明确的高血糖症状，任意血糖≥11. 1mmol/L 需要次日复测上述（1）或者（2）确诊。

■ 不建议孕早期常规葡萄糖耐量试验（OGTT）检查。

（三）进入路径标准

第一诊断符合糖尿病合并妊娠，且不伴有微血管病变及脏器损害。

释义

■ 本路径需除外存在糖尿病并发症，如糖尿病视网膜病变，糖尿病肾病，糖尿病神经相关病变包括胃轻瘫，尿潴留以及直立性低血压等。

■ 本路径需排除潜在未被发现的心血管疾病等疾患。

■ 应退出路径的变异：入院后检查发现妊娠其他特有疾病，如妊娠期高血压，妊娠期肝内胆汁淤积，或妊娠合并其他内外科疾病，妊娠合并感染性疾病，应进行相应疾病的诊治并退出路径；如出现糖尿病相关微血管病变以及脏器损害，如糖尿病视网膜病变，糖尿病肾病，糖尿病神经相关病变包括胃轻瘫、尿潴留以及直立性低血压等，应进行相应并发症的诊治并退出路径。

（四）标准住院日 2~5 天

释义

■ 能够完成检查，个别检查不能及时完成或有异常时，有进一步处理的时间；必要时应用治疗后，有再监测的时间。

（五）住院期间的检查项目

1. 必需的检查项目：

（1）血糖大轮廓及相应点尿常规。

（2）糖化血红蛋白。

（3）眼底检查。

（4）多普勒听胎心（>12 周）。

（5）自测胎动（>30 周）。

2. 根据患者病情进行的检查项目：彩超估计胎儿大小，检查羊水指数，凝血功能，动态血糖监测。

释义

■ 血糖监测：血糖大轮廓、糖化血红蛋白 HbA1c，必要时动态血糖监测。血糖轮廓试验：监测血糖 7 次，包括三餐前 30 分钟，三餐后 2 小时和夜间血糖。HbA1c 反映取血前 2~3 个月的平均血糖水平，可作为评估糖尿病长期控制情况的良好指标。尿酮体有助于及时发现孕妇碳水化合物或能量摄取的不足，也是早期糖尿病酮症酸中毒的一项敏感指标。连续动态血糖监测（CGMS）可用于血糖控制不理想的 PGDM，不主张将 CGMS 作为临床常规检测糖尿病孕妇血糖的手段。

■ 孕妇检查：监测血压和尿蛋白、凝血功能，行肝肾功能和血脂的检测。监测孕妇的血压及尿蛋白，一旦发现并发子痫前期症状，要及时处理。妊娠期间血糖控制不满意以及需要提前终止妊娠者孕周在34周之前，应在计划终止妊娠前48小时，促胎儿肺成熟治疗。

■ 胎儿监测：无应激试验（NST）、监测胎动、促胎儿肺成熟。

（六）治疗方案的选择

血糖控制满意，空腹：3.3～5.6mmol/L，餐前：3.3～5.6mmol/L，餐后2小时：5.6～7.1mmol/L，夜间：5.6～7.1mmol/L。

释义

■ PGDM患者妊娠期血糖控制应达到下述目标：妊娠早期血糖控制勿过于严格，以防低血糖发生；妊娠期餐前、夜间血糖及FPG宜控制在3.3～5.6mmol/L，餐后峰值血糖5.6～7.1mmol/L，糖化血红蛋白<6.0%。

■ 常规治疗：

（1）医学营养治疗。

（2）运动治疗。

（3）胰岛素治疗：①胰岛素应用时机：糖尿病孕妇经过饮食和运动管理，妊娠期血糖达不到上述标准时，或调整饮食后出现饥饿性酮症，增加热量摄入后血糖又超过妊娠期标准者，应及时加用胰岛素控制血糖。②胰岛素治疗方案：应根据血糖监测结果，选择个体化的胰岛素治疗方案。

（4）口服降糖药（二甲双胍和格列本脲）：考虑胰岛素用量较大或拒绝应用胰岛素的孕妇，应用口服降糖药的潜在风险远远小于未控制的妊娠期高血糖本身对胎儿的危害，在其知情同意的基础上，部分孕妇可慎用。

（七）出院标准

血糖控制满意。

释义

■ 不存在酮症以及糖尿病微血管病变，血糖可以进一步在门诊调控。

四、推荐表单

（一）医师表单

糖尿病合并妊娠临床路径医师表单

适用对象：第一诊断为糖尿病合并妊娠

患者姓名：	性别：　　年龄：　　门诊号：	住院号：
住院日期：　　年　月　日	**出院日期：**　　年　月　日	**标准住院日：2~4 天**

日期	住院第 1 天	住院第 2 天	住院第 3~4 天 （出院日）
主要诊疗工作	□ 询问病史、查体、完成初步诊断 □ 完成病历书写 □ 上级医师查房与病情评估 □ 向孕妇及家属交代糖尿病相关注意事项，签署相关医疗文书 □ 完善检查 □ 血糖监测 □ 胎心监测	□ 医师查房（查看各项检查结果和血糖谱） □ 完成日常病程记录和上级医师查房记录 □ 若有相应的检查结果异常，需进一步诊治 □ 评估血糖结果，决定是否住院用药物诊治	□ 查看患者血糖和各项检查结果 □ 评估是否可以出院，进一步门诊监测血糖治疗
重点医嘱	**长期医嘱：** □ 产时常规护理 □ 二级护理 □ 自主体位 □ 糖尿病饮食 □ 胎心监护 **临时医嘱：** □ 血常规、尿常规 □ 凝血功能、肝肾功能、血脂 □ 糖化血红蛋白 □ 快速血糖（大轮廓） □ 血型、感染性疾病筛查（孕期未查者） □ 心电图 □ 眼科会诊（入院前未检查者） □ 胎心监护 □ 胎儿超声检查（入院前未检查者）	**长期医嘱：** **临时医嘱：** □ 用药相关医嘱 □ 快速血糖（大轮廓）	**出院医嘱：** □ 出院带药 □ 门诊随诊
病情变异记录	□ 无　□ 有，原因： 1. 2.	□ 无　□ 有，原因： 1. 2.	□ 无　□ 有，原因： 1. 2.
医师签名			

（二）护士表单

糖尿病合并妊娠临床路径护士表单

适用对象：第一诊断为糖尿病合并妊娠

患者姓名：	性别： 年龄： 门诊号：	住院号：
住院日期： 年 月 日	出院日期： 年 月 日	标准住院日：2~4 天

日期	住院第 1 天	住院第 2 天	住院第 3~4 天 （出院日）
健康宣教	□ 入院宣教 介绍主管医师、护士 介绍环境、设施 介绍住院注意事项 □ 饮食指导 □ 运动指导 □ 血糖监测指导 □ 胎儿监测指导 □ 相关检查指导	□ 饮食指导 □ 运动指导 □ 血糖监测指导 □ 胎儿监测指导 □ 相关检查指导	□ 血糖监测指导 □ 胎儿监测指导 □ 出院宣教 产检时间 服药方法 活动休息 指导饮食 指导办理出院手续
护理处置	□ 核对患者，佩戴腕带 □ 建立入院护理病历 □ 卫生处置：更换病号服 □ 测量生命体征 □ 监测血糖	□ 测量生命体征 □ 监测血糖	□ 办理出院手续 □ 书写出院小结
基础护理	□ 二级/三级护理 □ 糖尿病饮食 □ 晨晚间护理 □ 患者安全管理	□ 二级/三级护理 □ 糖尿病饮食 □ 晨晚间护理 □ 患者安全管理	□ 二级/三级护理 □ 糖尿病饮食 □ 晨晚间护理 □ 患者安全管理
专科护理	□ 心理护理 □ 应用胰岛素护理 □ 口服降糖药护理	□ 心理护理 □ 应用胰岛素护理 □ 口服降糖药护理	□ 心理护理 □ 应用胰岛素护理 □ 口服降糖药护理
重点医嘱	□ 详见医嘱执行单	□ 详见医嘱执行单	□ 详见医嘱执行单
病情变异记录	□ 无 □ 有，原因： 1. 2.	□ 无 □ 有，原因： 1. 2.	□ 无 □ 有，原因： 1. 2.
护士签名			

（三）患者表单

糖尿病合并妊娠临床路径患者表单

适用对象：第一诊断为糖尿病合并妊娠

患者姓名：	性别：　　年龄：　　门诊号：	住院号：	
住院日期：　　年　月　日	**出院日期：**　　年　月　日	**标准住院日：2~4 天**	

时间	入院	住院期间	出院
医患配合	□ 配合询问病史、收集资料，请务必详细告知既往史、用药史、过敏史 □ 如服用抗凝血药，请明确告知 □ 配合进行体格检查 □ 有任何不适请告知医师 □ 配合医院探视制度	□ 配合血糖谱检查 □ 继续配合各项检查 □ 配合按时服药	□ 接受出院前指导 □ 知道复诊程序，了解门诊随诊流程 □ 获取出院诊断书
护患配合	□ 配合测量体温、脉搏、呼吸、血压，体重 1 次 □ 配合完成入院护理评估（简单询问病史、过敏史、用药史） □ 接受入院宣教（环境介绍、病室规定、订餐制度、贵重物品保管等） □ 有任何不适请告知护士 □ 准备好必要洗漱生活用具等	□ 接受糖尿病宣教	□ 接受出院宣教 □ 办理出院手续 □ 获取出院带药，知道服药方法、作用、注意事项 □ 知道复印病历方法
饮食	□ 糖尿病饮食	□ 糖尿病饮食	□ 糖尿病饮食
排泄	□ 正常排尿便	□ 正常排尿便	□ 正常排尿便
活动	□ 正常适度活动	□ 正常适度活动，避免疲劳。注意安全	□ 正常适度活动，避免疲劳，注意安全

附：原表单（2016年版）

糖尿病合并妊娠临床路径表单

适用对象：第一诊断为糖尿病合并妊娠

患者姓名：	性别： 年龄： 门诊号：	住院号：	
住院日期： 年 月 日	**出院日期：** 年 月 日	**标准住院日：2~3天**	

时间	住院第1天	住院第2天	住院第3天
主要诊疗工作	□ 监测血糖（大轮廓） □ 监测相应点尿常规 □ 查糖化血红蛋白	□ 监测血糖（大轮廓） □ 监测相应点尿常规	
重点医嘱	**长期医嘱：** □ 产科护理常规 □ 二级护理 □ 自主体位 □ 糖尿病饮食 □ 自测胎动60分钟 □ 妇产科多普勒检查 □ 陪护不占床 **临时医嘱：** □ 血常规 □ 凝血 □ 糖化血红蛋白 □ 尿常规（晨起） □ 尿常规（早餐后2小时） □ 尿常规（午餐前半小时） □ 尿常规（午餐后2小时） □ 尿常规（晚餐前半小时） □ 尿常规（晚餐后2小时） □ 尿常规（0：00） □ 快速血糖 □ 眼科会诊 □ 彩超产科常规	**长期医嘱：** **临时医嘱：**	**长期医嘱：** **临时医嘱：**
主要护理工作			
病情变异记录	□ 无 □ 有，原因： 1. 2.	□ 无 □ 有，原因： 1. 2.	□ 无 □ 有，原因： 1. 2.

续 表

时间	住院第 1 天	住院第 2 天	住院第 3 天
护士签名			
医师签名			

第七章

妊娠相关性血栓性微血管病临床路径释义

一、妊娠相关性血栓性微血管病编码

1. 卫计委原编码：

疾病名称及编码：妊娠相关性血栓性微血管病（ICD-10：N17）

2. 修改编码：

疾病名称及编码：妊娠相关性先天性血栓性微血管病（ICD-10：O99.815）

二、临床路径检索方法

O99.815

三、妊娠相关性血栓性微血管病临床路径标准住院流程

（一）适用对象

第一诊断为妊娠相关性血栓性微血管病（ICD-10：N17）。

释义

■ 血栓性微血管病（TMA）是一组具有共同病理特征的急性临床病理综合征，主要表现为血管内皮细胞肿胀脱落、内皮下绒毛状物质沉积和血管腔内血小板聚集形成微血栓、血管腔内栓塞及红细胞碎裂等微血管系统异常。

■ 临床上主要表现为血小板减少、溶血性贫血和微循环中血小板血栓造成的器官受累，其临床表现与TMA的病变范围和累及不同器官造成的功能障碍有关。

■ TMA在疾病分类上主要分为原发性TMA疾病和其他病生理过程伴发的TMA疾病两类。前者主要包括血栓性血小板减少性紫癜（TTP）、溶血性尿毒症综合征（HUS）、补体介导的TMA，药物（奎宁等）诱导的TMA等，后者包括恶性高血压或妊娠相关、造血干细胞或器官移植相关，自身免疫病性或人类获得性免疫缺陷病毒（HIV）相关以及肿瘤/化疗相关的TMA疾病等，各种不同的TMA疾病涉及的临床科室非常广泛，目前临床误漏诊严重，亟需国内广大临床医师关注。本临床路径仅针对妊娠相关性的血栓性微血管病进行诊治。

（二）诊断依据

根据中华医学会肾脏病学分会编著的《临床诊疗指南·肾脏病学分册》和《临床技术操作规范·肾脏病学分册》进行诊断，与妊娠相关的TMA，TMA的诊断须符合以下标准：

1. 微血管病性溶血性贫血；血红蛋白Hb<100g/L。
2. 外周血涂片显微镜下有红细胞碎片。
3. Coombs试验阴性。
4. 乳酸脱氢酶LDH升高>460U/L。

5. 血小板计数<150×10^9/L。
6. 急性肾损伤。

释义

■ 临床考虑存在血管性微血管病时需要从实验室检查的角度确认患者存在微血管病性溶血性贫血以及血小板减少的情况。微血管病性贫血指的是由血管内红细胞破裂导致的非免疫性溶血性贫血，该病常涉及微脉管系统（包括较小的微动脉和毛细血管）异常，特征性的实验室检查结果是在外周血涂片上可观察到裂体细胞；直接抗球蛋白试验（direct antiglobulin test，DAT；Coombs 试验）阴性、乳酸脱氢酶（lactate dehydrogenase，LDH）升高、间接胆红素升高以及结合珠蛋白降低等。然而，血管内的人工装置（如人工心脏瓣膜或滤网等辅助装置）也可能导致上述微血管病性改变，临床上应注意鉴别。各种血栓性微血管病多合并有急性或亚急性肾损伤，不同的 TMA 类型导致的肾损伤的严重程度和病情缓急不同，妊娠相关性血管性微血管病病程中出现肾功能的损伤往往较重及起病急骤。

■ 妊娠期出现的血栓性微血管病包括先天性 TTP（特指 Upshaw-Schulman 综合征，由 ADAMTS13 基因突变引起）、获得性 TTP（由抗 ADAMTS13 的自身抗体引起的 TMA。这些自身抗体导致 ADAMTS13 的严重缺乏），以及产后 HUS（由先天性补体介导，一般称为非典型 HUS）。妊娠期 TTP 一般发生在妊娠 20 周至产后，血小板计数多<30×10^9/L，血肌酐水平<200mol/L。TTP 患者 ADAMTS13 活性一般<10%，其中先天性 TTP 抗体检测阴性、而获得性 TTP 抗体检测阳性。先天性 TTP 在妊娠期 TTP 中所占比例较其在普通人群 TTP 中所占比例要高得多（24%~66%）。HUS 绝大多数发生在产后、极少数发生在妊娠晚期，血小板计数多>30×10^9/L，血肌酐水平>200mol/L，ADAMTS13 活性多数轻度下降或正常，ADAMTS13 抗体阴性，部分患者存在抗补体因子 H 自身抗体阳性（获得性）或因子 H 点突变等（先天性）。

■ 妊娠期血栓性微血管病的主要鉴别诊断包括 DIC 及子痫前期/子痫/HELLP 综合征。DIC 存在相应的临床诱因，且有特征性的凝血功能异常，子痫前期、子痫和 HELLP 综合征与血栓性微血管病都存在以下一项或多项体征和症状：高血压、神经系统症状、溶血性贫血、血小板减少及肾功能受损，相互鉴别往往比较困难，其中先天性 TMA 往往神经系统的表现较重，有特征性的 ADAMTS13 活性降低（通常<10%），且从病程上看 TMA 往往不会随着妊娠的结束而得到缓解，甚至在产后持续加重。

（三）治疗方案的选择

根据中华医学会肾脏病学分会编著的《临床诊疗指南·肾脏病学分册》和《临床技术操作规范·肾脏病学分册》进行治疗。

1. 血浆疗法：血浆置换及定期血浆输注治疗。
2. 免疫抑制治疗：如因抗补体调节蛋白抗体引起的 HUS，可选择血浆置换、糖皮质激素和免疫抑制剂，其他如利妥昔单抗（抗 CD20 单克隆抗体）等。
3. 透析治疗：内科保守治疗无效或经评估预计无效的严重水、电解质、酸碱紊乱，氮质血症（具体替代治疗方案根据病情决定）。
4. 其他：抗 C5 单抗（依库利单抗，Eculizumab）治疗产后 HUS 有成功的报道，但因费用极为昂贵，在特殊人群中使用的安全性还有待于进一步证实。

释义

■ 血栓性微血管病的治疗方案取决于患者为先天性还是获得性 TMA 疾病。然而，临床上对于妊娠期间首次出现 TMA 的患者，不太可能短期判断其为先天性还是获得性，因为判断先天性综合征所需要进行的 ADAMTS13 蛋白活性和抑制物（自身抗体）检测或基因检测可能需要数天才能得到结果。因此在未证实前临床往往先按照获得性 TMA 疾病进行治疗。妊娠期间获得性 TMA 疾病的主要治疗方案为血浆置换，治疗方式与非妊娠患者相同。通过血浆置换治疗能够得以康复的患者超过 80%，而在此之前，该病的死亡率是 90%。近来，将糖皮质激素加入血浆置换的方案和在特定患者中使用利妥昔单抗进一步改善了 TMA 患者的生存情况，同时也减少了血浆置换所需要的持续治疗时间。对于获得性 TMA 的治疗，血浆输注并不足以替代血浆置换治疗，并且不应该为了进行血浆输注或因为已经进行了血浆输注而延迟给予血浆置换。血浆输注并不能清除 ADAMTS13 的抑制物（自身抗体），并且血浆输注可给予的血浆量显著低于血浆置换。

■ 如果病情严重、胎儿能够存活而诊断又不明确，则应提前终止妊娠，因为分娩可缓解子痫前期的严重程度。然而，如果患者对血浆置换等治疗有缓解反应，则可继续妊娠至足月。妊娠的终止不会使 TMA 缓解，同时妊娠相关获得性 TMA 在产后可能更常见。因此，主动结束妊娠应更多的考虑用于产科指征，如存在严重的子痫前期等。

■ 对于诊断先天性 TTP 或先天性补体介导的 HUS 的个体，可能不需要进行血浆置换，而给予血浆输注治疗即可。对于存在微血管病性溶血性贫血、血小板减少和肾衰竭的产后女性，必须考虑到补体介导的 TMA（即 HUS）的可能性。这种情况下发生终末期肾病的风险很高，因此应尽快开始抗补体治疗。

■ 对于已知存在先天性 TTP 的患者，应在确定再次妊娠后立即开始血浆输注治疗。一般初始治疗时的输注血浆量为 10ml/kg，每 1～2 周 1 次。如果血小板计数降至 100×10^9/L 以下，则应将血浆输注频率增加至一周 1 次。随着晚期妊娠的进展，常需要将血浆输注频率增至一周 1 次。如果一周 1 次的血浆输注治疗期间血小板计数降至 100×10^9/L 以下，则血浆的输注剂量可增加至 15ml/kg。

■ 透析治疗仅适用于患者存在肾功能严重障碍，符合透析指证的情况下进行，属于对症支持治疗的措施之一。

（四）标准住院日 7~21 天

释义

■ 本疾病的病程较长，病情严重，需要较长的住院治疗和监测时间。

（五）进入路径标准

1. 第一诊断必须符合 ICD-10：N17 疾病编码。

2. 当患者同时具有其他疾病诊断，但在住院期间不需要特殊处理，也不影响第一诊断的临床路径流程实施时，可以进入路径。

（六）住院后 7~21 天（指工作日）

1. 必需的检查项目：

（1）血常规（嗜酸性粒细胞+网织红细胞计数）、尿常规、大便常规。

（2）肝肾功能、电解质（包括钙、磷、镁、HCO_3^- 或 CO_2CP）、血糖、血型、感染性疾病筛查（乙型肝炎、丙型肝炎、HIV、梅毒等）、凝血功能、血气分析、免疫指标（ANA 谱、ANCA、抗 GBM 抗体、免疫球蛋白、补体、CRP、ASO、RF、ESR、iPTH）。

（3）24 小时尿蛋白定量、尿电解质、尿肌酐、尿红细胞位相、尿白细胞分类、尿渗透压或自由水清除率。

（4）腹部超声、胸片、心电图。

（5）外周血涂片，乳酸脱氢酶，Coombs 试验。

2. 根据患者病情，必要时检查：

（1）ADAMTS13，抗 ADAMTS13 抗体，H 因子，抗 H 因子抗体。

（2）肾脏穿刺活检等。

释义

■ 各项检查指标中血常规，血涂片，乳酸脱氢酶，Coombs 试验可以判断患者是否存在微血管病性溶血性贫血、血小板减少的情况，有助于妊娠合并 TMA 疾病的诊断；肝肾功能、电解质以及 24 小时尿蛋白定量、尿电解质、尿肌酐、尿红细胞位相、尿白细胞分类、尿渗透压或自由水清除率有助于明确肾功能的恶化情况，确定有无近期开展透析治疗的指证；凝血功能的检查有助于鉴别 DIC 及 TMA 疾病；免疫指标（ANA 谱、ANCA、抗 GBM 抗体、免疫球蛋白、补体、CRP、ASO、RF、ESR、iPTH）的检查有助于明确有无常见的自身免疫性疾病，部分 TMA 疾病往往是由于自身免疫病（以 SLE 为常见）所诱导的。血型、感染性疾病筛查（乙型肝炎、丙型肝炎、HIV、梅毒等）是为了针对后续进行的血浆置换或血浆输注进行准备；ADAMTS13 活性、抗 ADAMTS13 抗体、因子 H、抗因子 H 抗体的测定较为困难，但 ADAMTS13 活性以及抗 ADAMTS13 抗体的测定是鉴别先天性或获得性 TMA 的重要特征性检查，决定了后续治疗方案的选择。

四、妊娠相关性血栓性微血管病临床路径给药方案

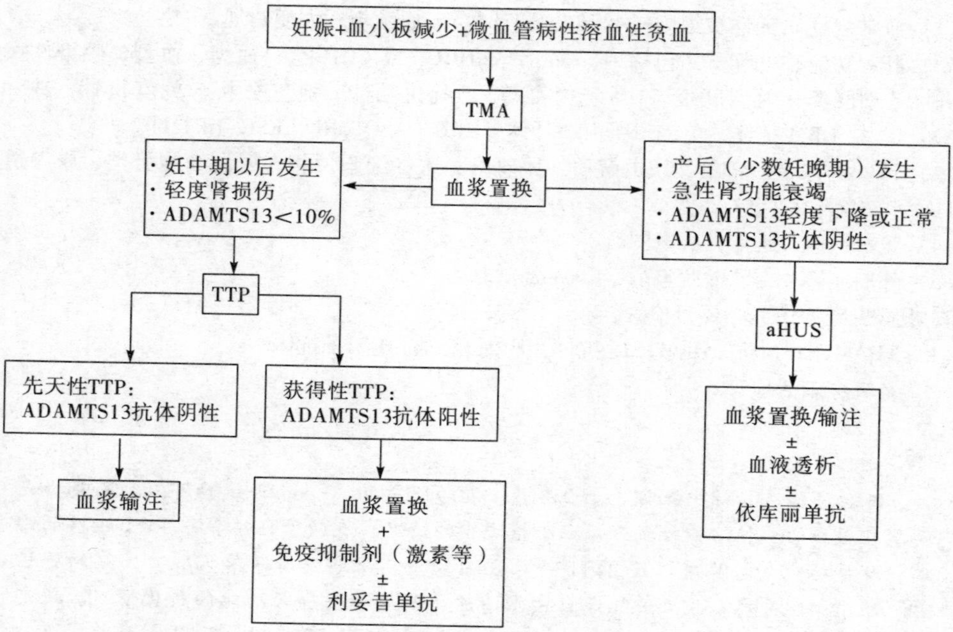

【用药选择】

1. 妊娠期患者发生血小板减少，同时具有微血管病性溶血的证据，则可以明确诊断 TMA。其首选治疗是血浆置换，初次置换血浆量为患者血浆容量的 1.5 倍、之后每日置换血浆量为患者血浆容量的 1 倍，当患者临床症状改善、血小板计数恢复正常后可逐渐延长血浆置换时间。

2. 在诊断 TMA 时或 TMA 治疗过程中，如果患者临床症状加重或出现胎儿窘迫，应及时终止妊娠，首选剖宫产。

3. 在拟诊 TMA 时，进行血浆置换治疗前应送检 ADAMTS13 活性及抗体测定，尽快鉴别妊娠期常见的几种 TMA 类型、及时调整治疗方案。

4. 妊娠期 TTP 患者 ADAMTS13 活性一般<10%。如果抗 ADAMTS13 抗体阴性，考虑为先天性 TTP，反之则诊断获得性 TTP。对 2 种类型 TTP 的治疗方案调整如下：

（1）先天性 TTP：停止血浆置换，改为血浆输注治疗，初期可输注血浆 10~15ml/(kg·d)，患者临床症状改善、血小板计数恢复正常后可逐渐延长血浆输注时间或减少血浆输注剂量。

（2）获得性 TTP：继续血浆置换，加用糖皮质激素和（或）环磷酰胺。激素的用法有 2 种：大剂量甲泼尼龙 10mg/(kg·d)［3 天后减量为 2.5mg/(kg·d)］，或标准剂量甲泼尼龙或泼尼松 1mg/(kg·d)，足量应用 3 周后逐渐减量。如果效果不佳，可以给予利妥昔单抗（375mg/m^2 体表面积，1 次/周）。其他免疫抑制剂如环磷酰胺、长春新碱、硫唑嘌呤、环孢素 A 等也可用于难治性获得性 TTP 的治疗。

5. 妊娠期 HUS 的治疗：如果能够证实患者存在抗因子 H 抗体（获得性 HUS），应继续血浆置换；如果证实患者存在因子 H 点突变，可改为血浆输注（先天性）。由于患者伴有严重肾功能衰竭，当血浆置换或血浆输注治疗不能改善肾功能时，可能需要进行血液透析治疗。如果有条件，可给予补体 C5 抑制剂（依库丽单抗）治疗。

【药学提示】

1. 血浆置换是治疗妊娠相关性 TMA 的主要手段，个别患者可能会发生过敏反应。因此，进行血浆置换前可给予抗过敏药（苯海拉明、异丙嗪或糖皮质激素）。
2. 获得性 TTP 患者可能需要较长时间使用免疫抑制剂或利妥昔单抗治疗，用药前应除外活动性感染，必要时给予相应的抗感染治疗。
3. 患者应用激素以外的免疫抑制剂治疗（环磷酰胺等）前，需检查血常规，肝肾功能等，如有严重异常，应慎重使用。使用激素及免疫抑制剂治疗的患者，应关注患者血糖、血压等信息，根据情况给予必要的治疗。
4. 获得性 TTP 应用利妥昔单抗治疗时，需严格按照药品说明书用药，用药过程中需进行心电监护，注意发热、过敏反应、心律失常等不良反应，并及时给予对症处理。

【注意事项】

1. 在使用糖皮质激素过程中，应监测患者的血糖、血压等，并注意、白内障、青光眼等不良反应。如果发生血压升高、血糖升高、骨质疏松等并发症，应积极对症治疗。激素应在适当情况下逐渐减量和停用。如有眼部不适症状，建议患者眼科会诊治疗。
2. 在使用糖皮质激素过程中，还应注意观察患者胃溃疡、消化道出血的发生，必要时给予质子泵抑制剂。
3. 患者使用环孢素、环磷酰胺等免疫抑制剂时，要定期检查血常规、肝肾功能、尿常规等，监测药物对血液系统、肝肾功是否造成损害，以便早期调整治疗；警惕环磷酰胺可能引起的出血性膀胱炎；注意长春新碱引起的周围神经症状。出现上述情况，可停用或换用其他药物治疗，并于相应专科诊治。
4. 患者使用激素、免疫抑制药物治疗期间应避免接种活疫苗及减活疫苗。
5. 伴有活动性肝炎患者禁用利妥昔单抗。患者在输注利妥昔单抗期间，应警惕药物相关性不良反应（发热、过敏、心律失常等），必要时暂停治疗、给予对症处理。
6. 患者进行血液透析治疗时，应注意观察生命体征，监测血常规、肝功能，透析前、后肾功能和电解质变化。

五、推荐表单

（一）医师表单

妊娠相关性血栓性微血管病的诊断临床路径医师表单

适用对象：第一诊断为妊娠相关性血栓性微血管病（ICD-10：N17）

住院完成妊娠相关性血栓性微血管病的诊断、确定治疗方案

患者姓名：	性别： 年龄： 门诊号：	住院号：
住院日期： 年 月 日	**出院日期：** 年 月 日	**标准住院日：7~21天**

时间	住院第1天	住院第2天
主要诊疗工作	□ 询问病史及体格检查 □ 完成病历书写 □ 上级医师查房 □ 及时处理各种临床危重情况（如严重水、电解质、酸碱失衡等） □ 初步确定是否需要肾脏替代，并制订诊疗方案 □ 向患方交代病情	□ 上级医师查房 □ 完成必要的相关科室会诊 □ 确定是否需要肾活检 □ 签署各种必要的知情同意书、自费用品协议书、输血同意书、临时中心静脉置管同意书、肾脏替代同意书等（根据情况） □ 观察病情变化，及时与患方沟通 □ 对症支持治疗
重点医嘱	**长期医嘱：** □ 肾脏病护理常规 □ 一级或二级护理 □ 优质蛋白饮食 □ 记出入液量 **临时医嘱：** □ 急查肾功能和电解质，必要时血气分析 □ 血常规（嗜酸性粒细胞和网织细胞计数）、尿常规、大便常规 □ 肝肾功能、电解质、血糖、血型、凝血功能、血气分析、免疫指标、外周血涂片，乳酸脱氢酶，Coombs试验 □ 24小时尿蛋白定量、尿电解质、尿肌酐、尿红细胞位相、尿白细胞分类、尿渗透压或自由水清除率 □ 超声、胸片、心电图 □ 双肾超声检查	**长期医嘱：** □ 肾脏病护理常规 □ 一级或二级护理 □ 患者既往基础用药 □ 记出入量 □ 药物治疗 **临时医嘱：** □ 开具血浆置换医嘱（根据情况） □ 开具肾脏替代医嘱（根据情况） □ 监测肾功能、电解质 □ 其他特殊医嘱 □ 必要时查ADAMTS13，抗ADAMTS13抗体，H因子，抗H因子抗体等
病情变异记录	□ 无 □ 有，原因： 1. 2.	□ 无 □ 有，原因： 1. 2.
医师签名		

时间	住院第 3~6 天	住院第 7~21 天 （出院日）
主要诊疗工作	□ 继续对症支持治疗 □ 必要时肾脏穿刺 □ 必要时使用其他药物等 □ 必要时继续肾脏替代治疗，每次治疗前后评估是否可停止 □ 肾外合并症、并发症的治疗	□ 上级医师查房，评估一般情况、肾功能，明确是否出院 □ 病情稳定后可出院 □ 完成出院记录、病案首页、出院证明书等 □ 向患者交代出院后的注意事项
重点医嘱	**长期医嘱：** □ 肾脏病护理常规 □ 一级或二级护理 □ 患者既往基础用药 □ 记出入液量 □ 药物治疗 **临时医嘱：** □ 监测电解质、肾功能 □ 其他特殊医嘱	**出院医嘱：** □ 出院带药 □ 门诊随诊
病情变异记录	□ 无　□ 有，原因： 1. 2.	□ 无　□ 有，原因： 1. 2.
医师签名		

（二）护士表单

妊娠相关性血栓性微血管病的诊断临床路径护士表单

适用对象：第一诊断为妊娠相关性血栓性微血管病（ICD-10：N17）

住院完成妊娠相关性血栓性微血管病的诊断、确定治疗方案

患者姓名：	性别： 年龄： 门诊号：	住院号：
住院日期： 年 月 日	出院日期： 年 月 日	标准住院日：7~21天

时间	住院第1天	住院第2天
健康宣教	入院宣教 □ 介绍主管医师、护士 □ 介绍病房环境、设施和设备 □ 介绍住院注意事项 □ 饮食指导 □ 医疗流程 □ 患者安全	□ 主管护士与患者沟通，了解并进行心理疏导 □ 饮食指导 □ 出入量管理的宣教 □ 疾病知识宣教 □ 有关肾活检，透析及血浆置换的注意事项宣教
护理处置	□ 核对患者，佩戴腕带 □ 建立入院护理病历 □ 卫生处置：剪指（趾）甲、会阴部清洁，必要时备皮，沐浴更换病号服 □ 测量生命体征 □ 静脉取血	□ 静脉取血 □ 遵医嘱用药，严密观察药物疗效及不良反应 □ 指导孕妇到相关科室行辅助检查 □ 指导左侧卧位，数胎动一日3次，吸氧一日2次
基础护理	□ 入院护理评估 □ 一级护理 □ 晨晚间护理 □ 患者安全管理	□ 一级护理 □ 晨晚间护理 □ 患者安全管理
专科护理	□ 观察患者病情变化 □ 测体温，2次/日 □ 测血压，3~4次/日 □ 观察患者皮肤有无青紫淤斑，牙龈出血情况 □ 出入量计量	□ 观察患者病情变化 □ 测体温，2次/日 □ 测血压，3~4次/日 □ 观察患者皮肤有无青紫淤斑，牙龈出血情况 □ 出入量计量
重点医嘱	□ 详见医嘱执行单	□ 详见医嘱执行单
病情变异记录	□ 无 □ 有，原因： 1. 2.	□ 无 □ 有，原因： 1. 2.
护士签名		

时间	住院第 3~6 天	住院第 7~21 天 （包括出院日）
健康宣教	□ 主管护士与患者沟通，了解并进行心理疏导 □ 饮食指导 □ 出入量管理的宣教 □ 疾病知识宣教 □ 有关肾活检，透析及血浆置换，剖宫产的术前、术后注意事项宣教	□ 主管护士与患者沟通，了解并进行心理疏导 □ 饮食指导 □ 下床活动及术后指导 □ 出院后指导
护理处置	□ 介绍各种术前准备的内容、目的，麻醉的方式 □ 术前术后的健康及饮食指导 □ 静脉抽血 □ 遵医嘱用药，严密观察药物疗效及不良反应 □ 指导孕妇到相关科室行辅助检查 □ 指导左侧卧位，数胎动 3 次/日，吸氧 2 次/日	□ 根据医嘱测密切观察病情变化，包括血压，出入量等 □ 遵医嘱用药，严密观察药物疗效及不良反应 □ 指导患者办理出院手续
基础护理	□ 手术前健康教育 □ 术前提醒患者禁食、禁水 □ 一级护理 □ 晨晚间护理 □ 患者安全管理 □ 术后心电监护、根据病情监测心率血压氧饱和度，密切观察病情变化 □ 术后根据病情给氧 □ 遵医嘱用药，严密观察药物疗效及不良反应 □ 剖宫产术后会阴护理保持外阴清洁 □ 剖宫产术后根据病情进行母乳喂养指导或挤奶方法指导	□ 晨晚间护理、夜间巡视 □ 保持环境安静，留陪客 □ 观察病情变化
专科护理	□ 观察患者病情变化 □ 测体温，2 次/日 □ 测血压，3~4 次/日 □ 观察患者皮肤有无青紫淤斑，牙龈出血情况 □ 出入量计量	□ 会阴护理保持外阴清洁 □ 母乳喂养指导 □ 指导并协助患者下床活动 □ 手术伤口护理
重点医嘱	□ 详见医嘱执行单	□ 详见医嘱执行单
病情变异记录	□ 无 □ 有，原因： 1. 2.	□ 无 □ 有，原因： 1. 2.
护士签名		

（三）患者表单

妊娠相关性血栓性微血管病的诊断临床路径患者表单

适用对象：第一诊断为妊娠相关性血栓性微血管病（ICD-10：N17）

住院完成妊娠相关性血栓性微血管病的诊断、确定治疗方案

患者姓名：	性别： 年龄： 门诊号：	住院号：
住院日期： 年 月 日	出院日期： 年 月 日	标准住院日：7~21 天

时间	住院第 1 天	住院第 2~6 天	住院第 7~21 天（出院日）
医患配合	□ 配合询问病史、收集资料，请务必详细告知既往史、用药史、过敏史 □ 配合进行体格检查 □ 有任何不适请告知医师 □ 配合医院探视制度	□ 配合完成各项检查及会诊 □ 配合治疗 □ 术后配合伤口观察 □ 剖宫产术后配合母乳喂养 □ 需要时，配合拔除导尿管 □ 术后配合伤口拆线	□ 接受出院前指导 □ 知道复诊程序 □ 获取出院诊断书
护患配合	□ 配合测量体温、脉搏、呼吸、血压，体重 □ 配合完成入院护理评估（简单询问病史、过敏史、用药史） □ 在护士协助下完成 24 小时出入量计量 □ 接受入院宣教（环境介绍、病室规定、订餐制度、贵重物品保管等） □ 有任何不适请告知护士 □ 准备好必要用物 □ 数胎动	□ 配合检查阴道出血情况 □ 有任何不适请告知护士 □ 配合定时测量生命体征、每日询问排便 □ 接受输液、服药等治疗 □ 接受进食、进水、排便等生活护理 □ 剖宫产术后配合产后及早下床活动 □ 注意活动安全，避免坠床或跌倒 □ 配合执行探视及陪伴	□ 接受出院宣教 □ 办理出院手续 □ 获取出院带药 □ 知道服药方法、作用、注意事项 □ 知道护理伤口方法 □ 知道复印病历方法
饮食	□ 正常普食 □ 根据病情必要时胃肠外营养补充	□ 符合围术期饮食管理的要求 □ 术后逐步恢复正常饮食	□ 正常普食
排泄	□ 正常排尿便，需计 24 小时出入量	□ 术后正常排尿便 □ 避免便秘及尿潴留	□ 正常排尿便 □ 避免便秘
活动	□ 根据病情绝对卧床或轻微活动	□ 注意安全的前提下逐步下床活动	□ 正常适度活动，避免疲劳

附：原表单（2016 年版）

妊娠相关性血栓性微血管病的诊断临床路径表单

适用对象：第一诊断为妊娠相关性血栓性微血管病（ICD-10：N17）

住院完成妊娠相关性血栓性微血管病的诊断、确定治疗方案

患者姓名：	性别： 年龄： 门诊号：	住院号：
住院日期： 年 月 日	**出院日期：** 年 月 日	**标准住院日：7~21 天**

时间	住院第 1 天	住院第 2 天
主要诊疗工作	□ 询问病史及体格检查 □ 完成病历书写 □ 上级医师查房 □ 及时处理各种临床危重情况（如严重水、电解质、酸碱失衡等） □ 初步确定是否需要肾脏替代，并制订诊疗方案 □ 向患方交代病情	□ 上级医师查房 □ 完成必要的相关科室会诊 □ 确定是否需要肾活检 □ 签署各种必要的知情同意书、自费用品协议书、输血同意书、临时中心静脉置管同意书、肾脏替代同意书等（根据情况） □ 观察病情变化，及时与患方沟通 □ 对症支持治疗
重点医嘱	**长期医嘱：** □ 肾脏病护理常规 □ 一级或二级护理 □ 优质蛋白饮食 □ 记出入液量 **临时医嘱：** □ 急查肾功能和电解质，必要时血气分析 □ 血常规（嗜酸和网织细胞计数）、尿常规、大便常规 □ 肝肾功能、电解质、血糖、血型、凝血功能、血气分析、免疫指标、外周血涂片，乳酸脱氢酶，Coombs 试验 □ 24 小时尿蛋白定量、尿电解质、尿肌酐、尿红细胞位相、尿白细胞分类、尿渗透压或自由水清除率 □ 超声、胸片、心电图 □ 双肾超声检查	**长期医嘱：** □ 肾脏病护理常规 □ 一级或二级护理 □ 患者既往基础用药 □ 记出入量 □ 药物治疗 **临时医嘱：** □ 开具血浆置换医嘱（根据情况） □ 开具肾脏替代医嘱（根据情况） □ 监测肾功能、电解质 □ 其他特殊医嘱 □ 必要时查 ADAMTS13，抗 ADAMTS13 抗体，H 因子，抗 H 因子抗体等
主要护理工作	□ 入院宣教 □ 介绍病房环境、设施和设备 □ 入院护理评估	□ 宣教
病情变异记录	□ 无 □ 有，原因： 1. 2.	□ 无 □ 有，原因： 1. 2.
护士签名		
医师签名		

时间	住院第 3~6 天	住院第 7~21 天 （出院日）
主要诊疗工作	□ 继续对症支持治疗 □ 必要时肾脏穿刺 □ 必要时使用其他药物等 □ 必要时继续肾脏替代治疗，每次治疗前后评估是否可停止 □ 肾外合并症、并发症的治疗	□ 上级医师查房，评估一般情况、肾功能，明确是否出院 □ 病情稳定后可出院 □ 完成出院记录、病案首页、出院证明书等 □ 向患者交代出院后的注意事项
重点医嘱	**长期医嘱：** □ 肾脏病护理常规 □ 一级或二级护理 □ 患者既往基础用药 □ 记出入液量 □ 药物治疗 **临时医嘱：** □ 监测电解质、肾功能 □ 其他特殊医嘱	**出院医嘱：** □ 出院带药 □ 门诊随诊
主要护理工作	□ 观察患者病情变化 □ 心理与生活护理	□ 指导患者办理出院手续
病情变异记录	□ 无 □ 有，原因： 1. 2.	□ 无 □ 有，原因： 1. 2.
护士签名		
医师签名		

第八章

中期妊娠引产临床路径释义

一、中期妊娠引产编码

1. 卫计委原编码：

疾病名称与编码：中期人工流产（ICD-10：O04.901）

2. 修改编码：

疾病名称与编码：中期人工流产（ICD-10：O04.901）

手术操作名称及编码：利凡诺羊膜腔内注射终止妊娠（ICD-9-CM-3：75.0x02）

二、临床路径检索方法

O04.901 伴 75.0x02

三、中期妊娠引产临床路径标准住院流程

（一）适用对象

第一诊断为中期妊娠（ICD-10：O04.901）要求终止妊娠，通过利凡诺方式引产，并引产成功者。

释义

■ 利凡诺羊膜腔引产适用于13~27周不宜或不能妊娠的终止，以注射后3天胎儿娩出为治疗成功。

（二）诊断依据

根据《临床诊疗指南·计划生育分册》（中华医学会编著，人民卫生出版社）和《妇产科学（第八版）》（高等医学院校统编教材，人民卫生出版社）。

孕周达到或超过13周（91日）不足27周要求终止妊娠者。

释义

■ 因为各种原因不宜继续妊娠并要求终止妊娠者。

■ 行利凡诺中期引产孕妇应无使用利凡诺禁忌证，如急、慢性肝肾疾病和肝肾功能不全，凝血功能障碍，全身状况不良，急性感染性疾病或慢性疾病的急性发作期，生殖道炎症。注药前24小时内相隔6小时2次体温在37.5℃以上者。

（三）选择治疗方案的依据

根据《临床技术操作规范·计划生育学分册》（中华医学会编著，人民军医出版社）。

利凡诺引产术。

（四）标准住院日4~8天

释义

■ 利凡诺羊膜腔注射多在注射后2天分娩，分娩后如无并发症可于产后24小时出院。

（五）进入路径标准

1. 第一诊断符合（ICD-10：O04.901）中期妊娠引产疾病编码。
2. 当患者合并其他疾病，但住院期间不需要特殊处理也不影响第一诊断的临床路径流程实施时，可以进入路径。
3. 如引产72小时未发动宫缩则退出路径。

释义

■ 本路径适合妊娠13~27周，不宜或不愿妊娠的产妇。单胎、双胎均适合。

■ 剖宫产史患者在评估前次剖宫产切口后，也可进入路径。

■ 胎膜早破产妇不进入路径。

■ 胎盘前置状态或可疑胎盘植入产妇不进入路径。

■ 患者同时合并其他疾病诊断时，如住院期间无需特殊处理可进入路径。如妊娠期糖尿病，甲状腺功能亢进或低减，控制稳定的部分结缔组织疾病，无特殊治疗可进入本路径。

（六）术前准备1~2天

1. 必需的检查项目：
（1）血常规、尿常规。
（2）肝肾功能、凝血功能、血糖、血型。
（3）感染性疾病筛查（乙型肝炎、丙型肝炎、艾滋病、梅毒等）。
（4）心电图。
（5）B超。
2. 根据患者病情可选择项目：肝炎标志物、胸片、24小时心电图等。

释义

■ 术前评估主要是排除有无使用利凡诺的禁忌情况，如在评估时发现有使用禁忌，则退出路径。有条件的医院可做阴道细菌培养。

（七）引产及分娩1~3天

1. 引产方式为利凡诺引产术。
2. 酌情预防性抗菌药物，按照《抗菌药物临床应用指导原则》（2015版）执行。

释义

■ 超声引导下选择羊水最深平面进行穿刺，盲穿一般选择下腹正中，宫底下2~3指腹中线上为穿刺点，或是在中线两侧选择囊性感最明显处为穿刺点。

■ 如孕周小定位困难，可经阴道上推子宫出盆腔，并在超声引导下穿刺。如操作仍困难，可退出路径。

■ 每次穿刺不得超过2次，以避免胎盘损伤而导致胎盘早剥。

■ 抽吸有羊水后，将利凡诺50~100mg注入，期间回抽少量羊水后再全部注入。

■ 分娩多出现在注药后24~48小时，如宫缩发动后欠佳或是胎膜早破可阴道放置米索前列醇或是静脉滴注缩宫素。

（八）分娩后住院恢复1~3天

1. 必须复查的检查项目：超声。
2. 产后用药：酌情使用促进子宫复旧药物。
3. 必要时行清宫术。

释义

■ 胎儿娩出后常规肌内注射或静脉使用缩宫素，如发现宫腔胎盘或胎膜残留，可行清宫术。因大部分利凡诺引产术蜕膜有残留，故也可产后常规清宫。

■ 产后1~2天复查血常规，以了解有无贫血及感染，并给予相应处理。复查超声，以除外宫腔残留。

■ 产后退奶治疗。

（九）出院标准

1. 一般状况良好。
2. 子宫复旧良好。
3. 无感染征象。

释义

■ 产后无发热，子宫复旧好，恶露正常即可出院。

（十）变异及原因分析

1. 因化验检查异常需要复查，导致术前住院时间延长。
2. 有影响手术的合并症，需要进行相关的诊断和治疗。
3. 因手术并发症需进一步处理。
4. 子宫复旧不良，出现阴道流血过多、感染等并发症，导致住院时间延长。
5. 引产后宫内残留，需清宫，导致住院时间延长。

释义

■ 引产前如发现化验异常，需要进一步复查或请相关科室会诊，可延长住院时间。如因合并症或并发症构成利凡诺引产禁忌情况，则退出路径。

■ 产后出现感染或出血等并发症，要积极寻找病因并针对性治疗，可适当延长住院时间。如产后发现胎盘残留或植入者退出本路径。

四、推荐表单

（一）医师表单

中期妊娠引产临床路径医师表单

适用对象：第一诊断为中期妊娠引产（ICD-10：O04.901）

患者姓名：	性别：　　年龄：　　门诊号：	住院号：	
住院日期：　　年　月　日	**出院日期：**　　年　月　日	**标准住院日：4~8天**	

时间	住院第1天	住院第2~4天 （引产及分娩1~3天）
主要诊疗工作	□ 询问病史及体格检查 □ 完成病历书写 □ 开医嘱及检查单 □ 上级医师查房与术前评估 □ 初步确定终止妊娠方式和日期	□ 医师查房 □ 完成日常病程记录和上级医师查房记录等病历书写 □ 确定引产方案 □ 向患者及家属交代病情、引产前后注意事项、签署手术知情同意书等相关医疗文书 □ 引产用药 □ 观察生命体征，病情变化，注意宫缩，阴道流血流液等 □ 胎儿胎盘娩出后检查胎盘胎膜是否完整，检查软产道是否裂伤，并做相应处理；死胎处置 □ 完成手术，手术记录及术后病程记录 □ 向患者及家属交代病情、术中情况及术后注意事项
重点医嘱	**长期医嘱：** □ 二级护理常规 □ 饮食 □ 患者既往基础用药 **临时医嘱：** □ 必要检查	**长期医嘱：** □ 一级护理常规 □ 饮食 □ 患者既往基础用药 **临时医嘱：** □ 引产用药医嘱 □ 手术医嘱
病情变异记录	□ 无　□ 有，原因： 1. 2.	□ 无　□ 有，原因： 1. 2.
医师签名		

时间	住院第 5~7 天 （分娩后 1~3 天）	住院第 8 天 （出院日）
主要诊疗工作	□ 医师查房 □ 观察生命体征，病情变化，注意宫缩，阴道流血流液以及乳房情况等 □ 完成常规病历书写 □ 必要时抗菌药预防感染 □ 必要时 B 超了解有无宫腔残留	□ 上级医师查房，进行评估，明确能否出院 □ 完成出院记录、病案首页、出院证明书等 □ 向患者交代出院后的注意事项
重点医嘱	**长期医嘱：** □ 一级/二级护理常规 □ 普食 □ 会阴护理 **临时医嘱：** □ 促进子宫收缩：缩宫素、中成药等 □ 必要时使用抗菌药 □ 必要时回奶	**出院医嘱：** □ 禁性生活及盆浴 1 个月 □ 定期复查，出院后如有发热、腹痛不规则或大量阴道流血等异常情况，及时来院就诊 □ 落实避孕措施 □ 出院带药
病情变异记录	□ 无　□ 有，原因： 1. 2.	□ 无　□ 有，原因： 1. 2.
医师签名		

（二）护士表单

中期妊娠引产临床路径护士表单

适用对象：第一诊断为中期妊娠引产（ICD-10：O04.901）

患者姓名：	性别：　　年龄：　　门诊号：	住院号：
住院日期：　　年　月　日	**出院日期：**　　年　月　日	**标准住院日：4~8天**

日期	住院第1天	住院第2~4天 （引产及分娩1~3天）
健康宣教	□入院宣教 介绍主管医师、护士 介绍环境、设施 介绍住院注意事项 分娩过程中及产后相关用物准备	□告知饮食、活动等注意事项 □告知药物注射后，分娩前可能出现的情况及应对方式 □告知药物注射时、分娩过程中如何与医护配合 □责任护士与患者沟通，了解并指导心理应对
护理处置	□核对患者，佩戴腕带 □引导患者至病床，协助更换病号服、整理用物 □测量生命体征 □建立入院护理病历	□宫缩发动后，协助患者活动及排泄 □配合医师完成药物注射、接生及产后刮宫 □鼓励并协助患者产后及早排尿
基础护理	□二级护理 □普食 □晨晚间护理 □患者安全管理	□一级护理 □普食 □晨晚间护理 □协助患者下床活动及排泄
专科护理	□有针对性的心理护理，给予患者心理慰藉 □引产前体温的监测 □会阴、阴道清洁	□测量体温3次/日 □会阴、阴道清洁1次/日，直至见红或胎膜早破 □药物注射后观察患者子宫收缩情况，及时了解产程进展 □患者分娩后，观察患者产后宫缩、阴道出血及关注患者的主诉
重点医嘱	□详见医嘱执行单	□详见医嘱执行单
病情变异记录	□无　□有，原因： 1. 2.	□无　□有，原因： 1. 2.
护士签名		

日期	住院第5~7天 （分娩后1~3天）	住院第8天 （出院日）
健康宣教	□ 产后宣教 退奶的方法及退奶期间乳房的护理，子宫收缩情况及阴道出血的观察方法等 □ 告知产后饮食、活动及探视注意事项 □ 告知产后可能出现的情况及应对方式 □ 责任护士与患者沟通，了解并指导心理应对	□ 出院宣教 复查时间 服药方法 活动休息 指导饮食 指导办理出院手续
护理处置	□ 协助医师完成产后患者的恢复工作 □ 协助患者下床活动	□ 办理出院手续 □ 书写出院小结
基础护理	□ 一/二级护理 □ 普食 □ 协助患者活动及排泄 □ 协助患者进食、进水 □ 协助患者更衣 □ 晨晚间护理 □ 患者安全管理	□ 二级护理 □ 普食 □ 晨晚间护理 □ 患者安全管理
专科护理	□ 产后心理护理 □ 测量体温3次/日 □ 观察子宫收缩、阴道出血量及性状 □ 协助患者保持会阴清洁 □ 指导患者退奶及乳房护理	□ 产后恢复观察 □ 乳房护理 □ 心理护理
重点医嘱	□ 详见医嘱执行单	□ 详见医嘱执行单
病情变异记录	□ 无 □ 有，原因： 1. 2.	□ 无 □ 有，原因： 1. 2.
护士签名		

（三）患者表单

中期妊娠引产临床路径患者表单

适用对象：第一诊断为中期妊娠引产（ICD-10：O04.901）

患者姓名：	性别： 年龄： 门诊号：	住院号：
住院日期： 年 月 日	出院日期： 年 月 日	标准住院日：4~8天

时间	住院第1天	住院第2~4天（引产及分娩1~3天）
医患配合	□ 配合询问病史、收集资料，请务必详细告知既往史、用药史、过敏史 □ 如服用抗凝血药，请明确告知 □ 配合进行体格检查 □ 有任何不适请告知医师 □ 配合医院探视制度	□ 配合观察宫缩及阴道出血情况 □ 配合观察破水的发生 □ 配合适当活动
护患配合	□ 配合测量体温、脉搏、呼吸、血压、体重 □ 配合完成入院护理评估（简单询问病史、过敏史、用药史） □ 接受入院宣教（环境介绍、病室规定、订餐制度、贵重物品保管等） □ 有任何不适请告知护士 □ 接受会阴、阴道清洁 □ 准备好必要用物	□ 接受引产及产程宣教 □ 协助完成核对，配合完成药物注射及分娩和产后刮宫 □ 配合检查产程进展情况 □ 有任何不适请告知护士 □ 配合定时测量生命体征 □ 接受会阴、阴道清洁 □ 接受进食、进水、排便等生活护理 □ 配合药物注射后下床活动 □ 配合产后及早排尿 □ 注意活动安全，避免坠床或跌倒 □ 配合执行探视及陪伴
饮食	□ 普食	□ 普食
排泄	□ 正常排尿便	□ 正常排尿便，避免便秘和尿潴留
活动	□ 正常适度活动	□ 正常适度活动，宫缩发动后卧床和活动相结合，避免摔倒

时间	住院第5~7天（分娩后1~3天）	住院第8天（出院日）
医患配合	□ 配合控制饮食，服用退奶药，芒硝乳房外敷，避免乳房胀痛 □ 观察阴道出血情况，及时汇报异常出血 □ 需要时，配合拔除导尿管	□ 接受出院前指导 □ 知道复诊程序 □ 获取出院诊断书
护患配合	□ 接受产后宣教 □ 配合产后退奶及乳房护理 □ 配合检查宫缩及阴道出血情况 □ 有任何不适请告知护士 □ 配合定时测量生命体征 □ 接受输液、服药等治疗 □ 接受进食、进水、排便等生活护理 □ 注意活动安全，避免坠床或跌倒 □ 配合执行探视及陪伴	□ 接受出院宣教 □ 办理出院手续 □ 获取出院带药 □ 知道服药方法、作用、注意事项 □ 知道复印病历方法
饮食	□ 普食	□ 普食
排泄	□ 正常排尿便，避免便秘和尿潴留	□ 正常排尿便
活动	□ 正常适度活动，宫缩发动后卧床和活动相结合，避免摔倒	□ 正常适度活动

附：原表单（2016年版）

中期妊娠引产临床路径表单

适用对象：第一诊断为中期妊娠引产（ICD-10：O04.901）

患者姓名：	性别： 年龄： 门诊号：		住院号：
住院日期： 年 月 日	**出院日期：** 年 月 日		**标准住院日：4~8天**

时间	住院第1天	住院第2~4天 （引产及分娩1~3天）
主要诊疗工作	□ 询问病史及体格检查 □ 完成病历书写 □ 开医嘱及检查单 □ 上级医师查房与术前评估 □ 初步确定终止妊娠方式和日期	□ 医师查房 □ 完成日常病程记录和上级医师查房记录等病历书写 □ 确定引产方案 □ 向患者及家属交代病情、引产前后注意事项、签署手术知情同意书等相关医疗文书 □ 引产用药 □ 观察生命体征，病情变化，注意宫缩，阴道流血流液等 □ 胎儿胎盘娩出后检查胎盘胎膜是否完整，检查软产道是否裂伤，并做相应处理；死胎处置 □ 完成手术，手术记录及术后病程记录 □ 向患者及家属交代病情、术中情况及术后注意事项
重点医嘱	**长期医嘱：** □ 三级护理常规 □ 饮食 □ 患者既往基础用药 **临时医嘱：** □ 必要检查	**长期医嘱：** □ 二级护理常规 □ 饮食 □ 患者既往基础用药 **临时医嘱：** □ 引产用药医嘱 □ 手术医嘱
主要护理工作	□ 入院宣教，介绍医院规章制度 □ 介绍病房环境、设施和设备 □ 介绍相关医师和护士 □ 入院护理评估，书写入院病史	□ 引产用药宣教，告知用药后可能反应 □ 注意主诉，宫缩，阴道流血排液及阴道排出物等情况 □ 分娩前注意观察宫缩及阴道流血排液情况 □ 胎儿娩出后注射缩宫素 □ 处理死婴，测量体重、身长、足底 □ 观察患者阴道出血及胎盘排出时间并记录，检查胎盘胎膜是否完整 □ 分娩后注意阴道流血情况 □ 术中术后心理与生活护理

续 表

时间	住院第1天			住院第2~4天 （引产及分娩1~3天）		
病情变异记录	□无 □有，原因： 1. 2.			□无 □有，原因： 1. 2.		
护士签名	白班	小夜	大夜	白班	小夜	大夜
医师签名						

<table>
<tr><th>时间</th><th colspan="3">住院第 5~7 天
（分娩后 1~3 天）</th><th colspan="3">住院第 8 天
（出院日）</th></tr>
<tr><td>主要诊疗工作</td><td colspan="3">□ 医师查房
□ 观察生命体征，病情变化，注意宫缩，阴道流血流液以及乳房情况等
□ 完成常规病历书写
□ 必要时抗菌药预防感染
□ 必要时 B 超了解有无宫腔残留</td><td colspan="3">□ 上级医师查房，进行评估，明确能否出院
□ 完成出院记录、病案首页、出院证明书等
□ 向患者交代出院后的注意事项</td></tr>
<tr><td>重点医嘱</td><td colspan="3">长期医嘱：
□ 二级护理
□ 普食
□ 会阴护理
临时医嘱：
□ 促进子宫收缩：缩宫素、中成药等
□ 必要时使用抗菌药
□ 必要时回奶</td><td colspan="3">出院医嘱
□ 禁性生活及盆浴 1 个月
□ 定期复查，出院后如有发热、腹痛不规则或大量阴道流血等异常情况，及时来院就诊
□ 落实避孕措施
□ 出院带药</td></tr>
<tr><td>主要护理工作</td><td colspan="3">□ 观察患者情况，包括生命体征，宫缩，阴道流血流液，乳房胀痛等
□ 术后心理与生活护理</td><td colspan="3">□ 指导患者术后注意事项等
□ 出院宣教
□ 协助患者办理出院手续</td></tr>
<tr><td>病情变异记录</td><td colspan="3">□ 无　□ 有，原因：
1.
2.</td><td colspan="3">□ 无　□ 有，原因：
1.
2.</td></tr>
<tr><td rowspan="2">护理签名</td><td>白班</td><td>小夜</td><td>大夜</td><td>白班</td><td>小夜</td><td>大夜</td></tr>
<tr><td></td><td></td><td></td><td></td><td></td><td></td></tr>
<tr><td>医师签名</td><td colspan="3"></td><td colspan="3"></td></tr>
</table>

第九章

阴道胎头吸引术助产临床路径释义

一、阴道胎头吸引术助产编码

1. 卫计委原编码：

疾病名称与编码：阴道胎头吸引术助产（ICD-10：O62.0-O62.2/O63.1/O68）

手术操作名称及编码：阴道胎头吸引助产术（ICD-9-CM-3：72.0-O72.2）

2. 修改编码：

疾病名称与编码：第二产程延长（ICD-10：O63.1）
急性胎心型胎儿宫内窘迫（ICD-10：O68.0）
急性羊水型胎儿宫内窘迫（ICD-10：O68.1）
急性混合型胎儿宫内窘迫（ICD-10：O68.2）
产程和分娩并发胎儿应激反应的生物化学证据（ICD-10：O68.3）
产程和分娩并发胎儿应激反应的其他证据（ICD-10：O68.8）
急性胎儿宫内窘迫（ICD-10：O68.9）
单胎活产（ICD-10：Z37.0）
单胎死产（ICD-10：Z37.1）

手术操作名称及编码：真空吸引术伴外阴切开术（ICD-9-CM-3：72.71）
其他真空吸引术（ICD-9-CM-3：72.79）

二、临床路径检索方法

（O63.1/O68）伴（Z37.0/Z37.1）伴72.7且孕龄≥37周

三、阴道胎头吸引术助产临床路径标准住院流程

（一）适用对象

第一诊断符合ICD-10：O62.0-O62.2/O63.1/O68。

第一诊断符合第二产程延长和胎儿窘迫。

行阴道胎头吸引助产术（ICD-9-CM-3：72.0-O72.2）。

释义

■ 本路径适用对象为妊娠满37周以后，头位、自然临产或引产成功且无阴道分娩禁忌证的，并符合第二产程延长和胎儿窘迫的产妇。

■ 本路径原则上仅适用于单胎妊娠的产妇，双胎妊娠或3胎以上的多胎妊娠不进入本路径。

（二）诊断依据

1.《临床诊疗指南·妇产科学分册》（中华医学会编著，人民卫生出版社）。

2. RCOG Green-top Guideline No.26：Operative vaginal delivery. January 2011。

释义

■ 本路径仅适用于孕足月产妇，故仅孕龄≥37 周者适用。

■ 只有符合第二产程延长和胎儿窘迫的产妇进入本路径。

■ 本路径只适用于胎先露为头位的产妇。进入路径前需确认胎位。

■ 本路径原则上只适用于单胎妊娠的产妇，双胎妊娠或三胎以上的多胎妊娠不进入本路径。

（三）选择治疗方案的依据

《临床诊疗指南·妇产科学分册》（中华医学会编著，人民卫生出版社）、RCOG Green-top Guideline No. 26：Operative vaginal delivery. January 2011。

1. 足月妊娠。
2. 第二产程延长。
3. 胎儿窘迫。
4. 患者及家属知情同意。

释义

■ 本路径仅适用于孕足月产妇，故仅孕龄≥37 周者适用。

■ 只有符合第二产程延长和胎儿窘迫的产妇进入本路径。

■ 本路径只适用于胎先露为头位的产妇。进入路径前需确认胎位。

■ 本路径原则上只适用于单胎妊娠的产妇，双胎妊娠或三胎以上的多胎妊娠不进入本路径。

■ 实施阴道胎头吸引助产术需遵循知情同意原则。

（四）标准住院日为≤5 天

释义

■ 产妇已行会阴侧切缝合术，根据有无贫血可于产后 72 小时或 96 小时拆线，恢复好出院。

（五）进入路径标准

1. 第一诊断符合 ICD-10：O62.0-O62.2/O63.1/O68，行胎头吸引助产术 ICD-9-CM-3：72.0-072.2。

2. 当患者合并其他疾病，但住院期间不需要特殊处理也不影响第一诊断的临床路径流程实施时，可以进入路径。

释义

■ 本路径仅适用于孕足月产妇，故仅孕龄≥37 周者适用。

■ 只有符合第二产程延长和胎儿窘迫的产妇进入本路径。

■ 如有阴道分娩的禁忌证或有剖宫产指征者应进入剖宫产路径。

■ 本路径只适用于胎先露为头位的产妇。进入路径前需确认胎位。

■ 本路径原则上只适用于单胎妊娠的产妇，双胎妊娠或三胎以上的多胎妊娠不进入本路径。

■ 患者同时患有其他疾病诊断时，需判断该疾病在住院期间是否需要特殊处理或是否影响路径实施。如妊娠期糖尿病、甲状腺功能亢进、甲状腺功能减退、控制稳定的部分结缔组织病等如不需特殊治疗，并且发生第二产程延长和胎儿窘迫者可进入本路径。

■ 实施阴道胎头吸引助产术需遵循知情同意原则。

（六）术前准备

1. 必需的检查项目：

（1）血常规、尿常规、凝血功能。

（2）血型、感染性疾病筛查（乙型肝炎、丙型肝炎、艾滋病、梅毒等，孕期未做者）。

2. 根据患者病情可选择项目：肝肾功能、电解质、心电图、B 超等。

释义

■ 必需检查的项目是确保孕妇、胎儿安全及评估监测病情的基础，入院第一天必须要有结果。根据患者病情需要可行肝肾功能、电解质，心电图、B 超等检查。

■ 有条件的单位应行胎心监护。

（七）选择用药

1. 抗菌药物：按照《抗菌药物临床应用指导原则》并根据患者的病情决定抗菌药物的选择与使用时间。

2. 宫缩剂。

释义

■ 会阴侧切缝合术或会阴裂伤缝合术属Ⅲ类切口，术中有经阴道操作，因此存在感染可能性，如果术中可能出现宫缩乏力等原因导致的产后出血，则感染可能性增加，而一旦感染可导致严重后果。因此可按规定适当预防性和术后应用抗菌药，可根据手术具体情况酌情选用头孢类抗菌药。如产妇对青霉素类或头孢类抗菌药过敏，则根据《抗菌药物临床应用指导原则》（卫医发〔2004〕285 号）酌情选择其他合适的抗菌药。

■ 孕妇临产后如因宫缩乏力导致产程延长应使用宫缩诱导药物，如缩宫素静脉滴注加强宫缩。

■ 胎儿娩出后酌情使用促宫缩药物减少产后出血。胎儿娩出后建议给予缩宫素以减少产后出血，也可酌情使用其他促宫缩药物。

（八）手术日为分娩时施行

1. 麻醉：阴部神经阻滞麻醉。
2. 输血：必要时。

释义

■ 本路径规定的会阴侧切缝合术均是在阴部神经阻滞麻醉下实施。

■ 孕妇临产后如因宫缩乏力导致产程延长应使用宫缩诱导药物，如缩宫素静脉滴注加强宫缩。

■ 胎儿娩出后酌情使用促宫缩药物减少产后出血。胎儿娩出后建议给予缩宫素以减少产后出血，也可酌情使用其他促宫缩药物。

■ 如出血多，诊断产后出血，则需进入其他相应路径。

（九）术后住院恢复3~5天

1. 必须复查的检查项目：血常规。
2. 根据患者病情选择的检查项目：尿常规等。
3. 术后用药：抗菌药物按照《抗菌药物临床应用指导原则》，并根据患者的病情决定抗菌药的选择与使用时间。

释义

■ 必需检查的项目是确保孕妇安全及评估监测病情的基础，产后1~3天应复查血常规了解有无贫血及感染并给予相应处理，术后必须复查血常规。

■ 产后因有血性恶露的影响一般不需常规复查尿常规。有泌尿系统症状者可以复查尿常规，但应留清洁中段尿。

■ 术后可根据患者恢复情况做必须复查的检查项目，并根据病情变化增加检查的频次。

■ 会阴侧切缝合或会阴裂伤缝合的产妇，可每日会阴冲洗进行护理，减少感染发生。

■ 会阴侧切缝合术或会阴裂伤缝合术属Ⅲ类切口，术中有经阴道操作，因此存在感染可能性，如果由于术中可能出现宫缩乏力等原因导致的产后出血，则感染可能性增加，而一旦感染可导致严重后果。因此可按规定适当预防性和术后应用抗菌药，可根据手术具体情况酌情选用头孢类抗菌药。如产妇对青霉素类或头孢类抗菌药过敏，则根据《抗菌药物临床应用指导原则》（卫医发〔2004〕285号）酌情选择其他合适的抗菌药。

（十）出院标准

1. 一般情况良好，体温正常。
2. 子宫复旧良好。
3. 会阴切口无红肿。
4. 阴道流血量少。

释义

■ 产后无发热，子宫复旧好，恶露正常者可以出院。

■ 会阴侧切缝合或会阴裂伤缝合患者伤口拆线愈合良好或可吸收线缝合无需拆线愈合良好者可以出院。

（十一）变异及原因分析

1. 本路径以阴道分娩方式终止妊娠，若为剖宫产或产钳出本临床路径。
2. 因手术并发症需要进一步治疗。

释义

■ 本路径为阴道胎儿吸引术助产临床路径，产程中出现剖宫产指征者应退出本路径，进入剖宫产临床路径。

四、阴道胎头吸引术助产临床路径给药方案

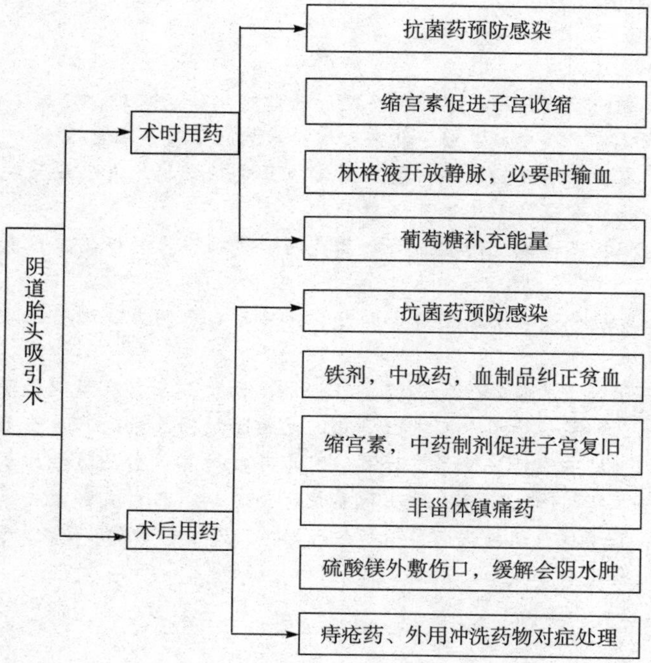

【用药选择】

1. 抗菌药选择按照《抗菌药物临床应用指导原则》（卫医发〔2004〕285 号）执行，并根据患者的病情决定抗菌药物的选择与使用时间。
2. 术时促进子宫收缩一线用药为缩宫素，术后可根据宫缩及产后出血情况选择其他前列腺素制剂或长效缩宫素。

3. 为预防产后出血，开放静脉时选择林格液等晶体液。如产程中能量供应不足，给予葡萄糖补充能量。
4. 产后纠正贫血，根据血红蛋白的情况选择口服补铁、静脉补铁或输血对症治疗。
5. 产后镇痛不是所有患者均需要，只在有需要时给予。

【药学提示】

1. 缩宫素应用相对安全，但大剂量应用时可引起高血压、水中毒和心血管系统不良反应；快速静脉注射未稀释的缩宫素，可导致低血压、心动过速和（或）心律失常，禁忌使用。因缩宫素有受体饱和现象，无限制加大用量反而效果不佳，并可出现不良反应，故 24 小时总量应控制在 60 U 内。
2. 相对于缩宫素，其他几种促宫缩药物的作用时间长，由此而产生的子宫收缩就不能简单地通过终止给药而停止。所以在婴儿娩出前，不论任何原因都不能给予另外这几种促宫缩药物，包括选择性或药物诱导的生产。
3. 头孢类抗菌药一般溶于生理盐水液 100ml 中，静脉点滴。大环内酯类抗菌药使用时必须首先以注射用水完全溶解，加入生理盐水或 5%葡萄糖溶液中，药物浓度不宜超过 0.5%，缓慢静脉滴注。
4. 使用铁剂主要不良反应为胃肠道反应和口腔金属感，第 1 次使用静脉铁剂要注意是否有过敏反应。
5. 中药，不良反应不详。

【注意事项】

抗菌药类药物可通过乳汁，可能对新生儿有一定的影响，要根据选用药物的种类，在规定的时间内暂停哺乳。

五、推荐表单

（一）医师表单

阴道胎头吸引术助产临床路径医师表单

适用对象：第一诊断为 ICD-10：O62.0-O62.2/O63.1/O68

行胎头吸引助产术（ICD-9-CM-3：72.0-O72.2）

患者姓名：	性别： 年龄： 门诊号：	住院号：
住院日期： 年 月 日	出院日期： 年 月 日	标准住院日：≤5 天

时间	住院第 1 天	手术当日
主要诊疗工作	□ 询问孕期情况、病史及体格检查 □ 完成产科入院记录 □ 开出常规检查、化验单 □ 上级医师查房及分娩方式评估 □ 完成上级医师查房记录 □ 签署分娩知情同意书 □ 进行产程观察及记录	□ 完成上级医师查房记录 □ 确定诊断及手术时间 □ 签署手术知情同意书 □ 向孕妇及家属交代术前注意事项 □ 完成手术准备 □ 手术 □ 完成分娩记录及手术操作记录 □ 完成手术日病程记录 □ 向孕妇及家属交代术后注意事项 □ 评估有无手术并发症 □ 评估有无产后出血、产道血肿、产后感染和尿潴留
重点医嘱	**长期医嘱：** □ 产前护理常规 □ 二级护理 □ 饮食 □ 左侧卧位 □ 自数胎动 □ 其他医嘱 **临时医嘱：** □ 血常规、尿常规 □ 血型、Rh 因子 □ 凝血功能 □ 肝功能、肾功能、电解质 □ 感染性疾病筛查（孕期未做者） □ 胎儿超声、脐动脉血流比值、胎心监护（必要时） □ 抗菌药物皮试 □ 其他医嘱	**长期医嘱：** □ 产时护理常规 □ 一级护理 □ 饮食 □ 其他医嘱 **临时医嘱：** □ 今日行阴道胎头吸引助产术 □ 接生费 □ 导尿 □ 会阴区域麻醉阻滞术 □ 侧切术或会阴裂伤缝合术 □ 预防性抗菌药应用 □ 其他医嘱
病情变异记录	□ 无 □ 有，原因： 1. 2.	□ 无 □ 有，原因： 1. 2.
医师签名		

时间	术后第 1 日	术后第 2~4 日	出院日
主要诊疗工作	□ 上级医师查房 □ 观察乳房、子宫复旧、恶露及会阴情况 □ 完成常规病历书写 □ 注意进食及排尿、排便情况 □ 注意观察生命体征等	□ 上级医师查房 □ 观察乳房、子宫复旧、恶露及会阴情况 □ 完成常规病历书写 □ 注意进食及排尿、排便情况 □ 注意观察生命体征等	□ 上级医师查房 □ 观察乳房、子宫复旧、恶露及会阴情况，重点评估会阴切口有无感染，是否具备出院条件 □ 伤口拆线 □ 填写母子健康手册 □ 完成出院记录、病案首页、产假证明 □ 向患者交代出院后的注意事项及后续治疗方案
重点医嘱	**长期医嘱：** □ 二级护理 □ 普食 □ 抗菌药 □ 会阴擦洗 **临时医嘱：** □ 血常规 □ 其他特殊医嘱	**长期医嘱：** □ 二级护理 □ 普食 □ 抗菌药 □ 会阴擦洗 **临时医嘱：** □ 其他特殊医嘱	**出院医嘱：** □ 休正常产假或难产假 □ 指导母乳喂养 □ 禁性生活及盆浴 6 周 □ 出院带药 □ 产后 42 天门诊复查
病情变异记录	□ 无 □ 有，原因： 1. 2.	□ 无 □ 有，原因： 1. 2.	□ 无 □ 有，原因： 1. 2.
医师签名			

（二）护士表单

阴道胎头吸引术助产临床路径护士表单

适用对象：第一诊断为ICD-10：O62.0-O62.2/O63.1/O68
行胎头吸引助产术（ICD-9-CM-3：72.0-O72.2）

患者姓名：	性别：　年龄：　门诊号：	住院号：
住院日期：　年　月　日	出院日期：　年　月　日	标准住院日：≤5天

时间	手术前	手术当天
健康宣教	□入院宣教 介绍主管医师、护士 介绍环境、设施 介绍住院注意事项 探视制度、查房制度、订餐制度、卫生间的使用 专科宣教（妊娠合并症并发症的评估、分娩方式的选择等）	□介绍产房环境 □指导产妇呼吸及进食、排尿 □指导家属如何配合产妇减痛 □给予患者及家属心理支持，再次明确探视陪伴须知 □指导及帮助产妇早开奶、早吸吮 □指导产后饮食及产妇术后活动
护理处置	□核对孕妇、办理入院手续、佩戴腕带、安排床位、入院护理评估 □静脉取血 □入院疼痛评估 □指导孕妇进行各项产前辅助检查	□遵医嘱开放静脉 □观察产程进展 □观察产妇进食及排尿情况
基础护理	□二级护理 □患者安全管理	□一级护理 □患者安全管理
专科护理	□入院护理评估 □意识评估 □填写跌倒及压疮防范表（需要时） □请家属陪伴（需要时）	□病情观察，写护理记录 □观察宫底、阴道出血及排尿情况 □遵医嘱给予治疗及护理
重点医嘱	□详见医嘱执行单	□详见医嘱执行单
病情变异记录	□无　□有，原因： 1. 2.	□无　□有，原因： 1. 2.
护士签名		

时间	术后第1天	术后第2~5天	出院当天
健康宣教	□ 术后宣教 饮食、活动指导 术后用药的作用 子宫复旧情况的观察 阴道出血的观察 乳房护理 指导哺乳 个人卫生护理 会阴局部护理 新生儿护理、喂养指导	□ 术后宣教 饮食、活动指导 术后用药的作用 子宫复旧情况的观察 阴道出血的观察 乳房护理 指导哺乳 个人卫生护理、会阴局部护理 新生儿护理、喂养指导 新生儿疾病筛查相关知识	□ 出院宣教 □ 复查时间 □ 服药方法 □ 活动休息 □ 指导饮食 □ 伤口及阴道出血的观察 □ 沐浴及禁性生活时间 □ 指导办理出院手续 □ 新生儿护理及喂养指导
护理处置	□ 遵医嘱完成相关检查 □ 遵医嘱完成治疗及护理 □ 观察会阴伤口愈合情况 □ 观察宫底、乳房及阴道出血情况 □ 观察排尿情况	□ 遵医嘱完成相关检查 □ 遵医嘱完成治疗及护理 □ 观察会阴伤口愈合情况 □ 观察宫底、乳房及阴道出血情况 □ 观察排尿情况	□ 办理出院手续 □ 通知患者家属办理出院手续
基础护理	□ 二级护理 □ 患者安全管理	□ 二级护理 □ 患者安全管理	□ 二级护理
专科护理	□ 病情观察，写术后评估 □ 观察会阴伤口愈合情况 □ 观察宫底、乳房及阴道出血情况 □ 会阴擦洗 □ 观察母乳喂养情况 □ 新生儿一般护理及异常情况的识别 □ 观察排尿情况	□ 病情观察 □ 观察会阴伤口愈合情况 □ 观察宫底、乳房及阴道出血情况 □ 会阴擦洗 □ 观察母乳喂养情况 □ 新生儿一般护理及异常情况的识别 □ 观察排尿情况 □ 72小时后新生儿取足跟血，进行新生儿疾病筛查	□ 病情观察
重点医嘱	□ 详见医嘱执行单	□ 详见医嘱执行单	□ 详见医嘱执行单
病情变异记录	□ 无 □ 有，原因： 1. 2.	□ 无 □ 有，原因： 1. 2.	□ 无 □ 有，原因： 1. 2.
护士签名			

（三）患者表单

阴道胎头吸引术助产临床路径患者表单

适用对象：第一诊断为 ICD-10：O62.0-O62.2/O63.1/O68
行胎头吸引助产术（ICD-9-CM-3：72.0-O72.2）

患者姓名：	性别： 年龄： 门诊号：		住院号：
住院日期： 年 月 日	出院日期： 年 月 日		标准住院日：≤5 天

时间	入院	手术当天
医患配合	□ 询问孕期情况、既往病史、过敏史，产科检查 □ 配合入院化验检查 □ 上交孕期检查资料单及化验单 □ 了解病情及分娩方式，签入院知情同意书	□ 了解手术原因及手术可能的并发症 □ 手术前谈话、签字
护患配合	□ 护士行入院护理评估（简单询问病史） □ 接受入院宣教（环境介绍、病室规定、订餐制度、贵重物品保管、查房制度） □ 测量体温、脉搏、呼吸、血压、体重 1 次 □ 二级护理	□ 分娩相关知识宣教 □ 术前准备（皮肤准备） □ 宣教术后注意事项 □ 宣教早开奶、早吸吮 □ 宣教术后可能发生的情况及应对方式 □ 产后多饮水，尽早排尿 □ 注意阴道出血情况
饮食	□ 遵医嘱	□ 遵医嘱
排泄	□ 正常排泄	□ 正常排泄
活动	□ 正常活动	□ 正常活动

时间	手术后	出院
医患配合	□ 正确哺乳 □ 遵医嘱使用药物 □ 配合医师检查乳房、子宫复旧及阴道出血及会阴情况 □ 填写母子保健手册	□ 配合医师检查乳房、子宫复旧及阴道出血及会阴情况 □ 伤口拆线 □ 开出院医嘱 □ 预约复诊日期 □ 出院诊断书 □ 出院带药
护患配合	□ 每天测量体温、脉搏、呼吸 1~3 次，根据病情测量血压 □ 静脉点滴或口服等 □ 指导哺乳 □ 会阴冲洗 3 天（如留置尿管、引流管者每日冲洗） □ 术后宣教 □ 配合完成相关化验检查	□ 二级护理 □ 普食 □ 出院宣教
饮食	□ 普食	□ 普食
排泄	□ 正常排泄	□ 正常排泄
活动	□ 正常活动	□ 正常活动

附：原表单（2016年版）

经阴胎头吸引助产临床路径表单

适用对象：第一诊断为 ICD-10：O62.0-O62.2/O63.1/O68

行胎头吸引助产术（ICD-9-CM-3：72.0-O72.2）

患者姓名：	性别： 年龄： 门诊号：		住院号：
住院日期： 年 月 日	**出院日期：** 年 月 日		**标准住院日：≤5天**

时间	住院第1天	手术当天
主要诊疗工作	□ 询问孕期情况、病史及体格检查 □ 完成产科入院记录 □ 开出常规检查、化验单 □ 上级医师查房及分娩方式评估 □ 签署分娩及手术知情同意书 □ 完成上级医师查房记录	□ 确定诊断及决定采用经阴道胎头吸引助产时进入本路径 □ 向孕妇及家属交代术前注意事项 □ 完成手术准备 □ 手术 □ 完成分娩记录 □ 完成手术记录 □ 向产妇及家属交代术后注意事项 □ 评估有无手术并发症
重点医嘱	**长期医嘱：** □ 产前护理常规 □ 二级护理 □ 饮食 □ 其他医嘱 **临时医嘱：** □ 血常规、尿常规 □ 大便常规（必要时） □ 血型 □ 凝血功能 □ 肝、肾功能、电解质 □ 感染性疾病筛查（孕期未做者） □ 胎儿超声、胎心监护 □ 抗菌药物皮试（必要时） □ 其他医嘱	**长期医嘱：** □ 产后护理常规 □ 二级护理 □ 饮食 □ 保留导尿管（必要时） □ 观察宫底及阴道流血情况 □ 会阴护理 □ 口服或静滴抗菌药物 □ 其他医嘱 **临时医嘱：** □ 今行胎头吸引助产术 □ 术前准备 □ 其他医嘱
主要护理工作	□ 入院介绍（介绍病房环境、设施及设备） □ 入院护理评估 □ 静脉取血 □ 指导孕妇进行各项产前辅助检查	□ 产妇术前准备 □ 术前心理护理 □ 术后心理护理及生活护理 □ 观察产妇情况 □ 指导及帮助产妇早开奶、早吸吮 □ 健康教育包括饮食等指导产妇术后活动
病情变异记录	□ 无 □ 有，原因： 1. 2.	□ 无 □ 有，原因： 1. 2.

续 表

时间	住院第 1 天	手术当天
护士签名		
医师签名		

时间	术后第 1~4 天	出院日
主要诊疗工作	□ 医师查房，术后评估：观察有无尿潴留，产后子宫复旧、恶露、会阴切口、乳房等评估，确定有无手术并发症及切口感染 □ 完成病程记录	□ 医师查房，进行产后子宫复旧、恶露、会阴切口、乳房等评估，重点评估会阴切口有无感染、血肿等并发症情况，明确是否出院 □ 拆线（必要时） □ 完成出院记录、病案首页、产假证明、填写围产期保健卡等 □ 向产妇及家属交代出院后的注意事项，如返院复诊的时间、地点、发生紧急情况时的处理等
重点医嘱	**长期医嘱：** □ 产后护理常规 □ 新生儿护理 □ 二级护理 □ 饮食 □ 会阴护理 □ 口服或静滴抗菌药物 □ 其他医嘱 **临时医嘱：** □ 血常规 □ 尿常规（必要时） □ 其他医嘱	**出院医嘱：** □ 出院带药 □ 定期门诊随诊
主要护理工作	□ 术后心理护理及生活护理 □ 观察产妇情况 □ 指导及帮助产妇早开奶、早吸吮 □ 健康教育包括饮食等指导产妇术后活动	□ 指导患者办理出院手续
病情变异记录	□ 无 □ 有，原因： 1. 2.	□ 无 □ 有，原因： 1. 2.
护士签名		
医师签名		

第十章

异位妊娠甲氨蝶呤药物保守治疗临床路径释义

一、异位妊娠编码

疾病名称及编码：腹腔妊娠（ICD-10：O00.0）
输卵管妊娠（ICD-10：O00.100）
输卵管壶腹部妊娠（ICD-10：O00.104）
输卵管间质部妊娠（ICD-10：O00.107）
输卵管伞部妊娠（ICD-10：O00.110）
输卵管峡部妊娠（ICD-10：O00.113）
输卵管复合妊娠（ICD-10：O00.117）
卵巢妊娠（ICD-10：O00.200）
残角子宫妊娠（ICD-10：O00.801）

手术操作名称及编码：肌内注射化疗药（ICD-9-CM-3：99.2504）

二、临床路径检索方法

O00 除外（O00.801-O00.803 和 O00.807-O00.809）合并 99.2504

三、异位妊娠甲氨蝶呤药物保守治疗临床路径标准住院流程

（一）适用对象

第一诊断为异位妊娠，行 MTX（甲氨蝶呤）保守治疗。

释义

■ 对于生命体征稳定而诊断明确的异位妊娠，早期未破裂且无活跃腹腔内出血，未接受过其他相关治疗，且有随诊条件者可适用该法。

（二）诊断依据

根据《临床诊疗指南·妇产科学分册》（中华医学会编著，人民卫生出版社）。

1. 症状：停经或伴腹痛、阴道流血等。
2. 体征：可有宫颈举痛、附件区压痛、包块。
3. 辅助检查：尿 HCG 阳性或血 HCG 值升高，超声提示，必要时血孕酮检测。

释义

■ 异位妊娠存在临床表现的异质性，上述症状体征可能具备一项或同时具备多项，故不能仅根据症状体征就做出诊断。更重要的是进行宫内早孕与宫外孕的鉴别。动态观察血 HCG 和超声检查（提示附件区包块）更有利于此鉴别诊断。必要时可行诊断性刮宫来除外宫内孕。

（三）治疗方案的选择

1. 甲氨蝶呤（MTX）药物保守适应证：

（1）一般情况良好，无活动性腹腔内出血。

（2）盆腔包块最大直径<3cm。

（3）血 β-HCG<2000U/L。

（4）B 型超声未见胚胎原始血管搏动。

（5）肝、肾功能及血红细胞、白细胞、血小板计数正常。

（6）无 MTX 禁忌证。

2. 根据病情决定 MTX 单剂量或多剂量治疗方案。

释义

■ 明确诊断异位妊娠后，如患者具备随诊条件且符合以上所有条件者，可选择甲氨蝶呤治疗。

■ MTX 单剂量方案：$50mg/m^2$ 体表面积，体表面积 = 身高（m）/体重（kg）^{2}。MTX 总量小于 100mg，可不使用四氢叶酸解救治疗。但应嘱患者增加每日液体摄入。

■ MTX 多剂量方案：MTX 0.4mg/(kg·d)，5 天为一疗程。

（四）标准住院日≤14 天

释义

■ 住院日的范围较大是因为：治疗前的诊断及治疗后的随诊都可以在门急诊或住院部完成。而 MTX 注射日必须在住院部完成。

（五）进入路径标准

1. 第一诊断符合异位妊娠疾病编码。

2. 符合保守治疗适应证，无保守治疗禁忌证。

3. 当患者同时具有其他疾病诊断，但在住院期间不需要特殊处理也不影响第一诊断的临床路径流程实施时，可以进入路径。

释义

■ 异位妊娠为广义的概念，泛指所有非宫腔内着床的早期异位妊娠。如明确诊断的宫角妊娠，剖宫产瘢痕妊娠，宫颈妊娠，肌壁间妊娠等均不进入路径。

■ 治疗方案的选择除了有相应的适应证和无禁忌证外，也需结合患者随诊情况，并知情选择。

（六）保守治疗前准备

1~3 天。

1. 所必需的检查项目：

（1）血常规、尿常规、大便常规。
（2）肝肾功能、电解质、血糖、血型、凝血功能。
（3）血 β-HCG 和尿 HCG。
（4）感染性疾病筛查（乙型肝炎、丙型肝炎、艾滋病、梅毒等）。
（5）盆、腹腔 B 超，心电图，胸部 X 线片（除外合并宫内妊娠）。
2. 根据患者情况选择：阴道后穹隆穿刺或腹腔穿刺。

释义

■ 治疗前的化验检查涉及三个问题。一是明确异位妊娠的诊断，二是 MTX 药物治疗的指征，三是 MTX 使用禁忌证的排查。三方面缺一不可。

（七）预防性抗菌药物选择与使用时机

抗菌药物使用：按照《抗菌药物临床应用指导原则（2015 年版）》（国卫办医发〔2015〕43 号）执行，并根据患者的病情决定抗菌药物的选择与使用时间。

释义

■ 因异位妊娠 MTX 治疗为杀胚化疗，无手术干预，故如使用时无感染迹象者，无预防性抗菌药使用指征。

（八）给药时间（入院 2~7 天）

1. 根据病情给予 MTX 单剂量或多剂量治疗。
2. 必要时应用补液和止吐药物。

释义

■ 用药当日测量身高，及排便后净体重（单衣光脚）。

（九）监测生命体征和辅助检查（入院 3~14 天）

1. 必须复查的检查项目：血常规、血 β-HCG、妇科超声等。
2. 抗菌药物使用：按照《抗菌药物临床应用指导原则（2015 年版）》（国卫办医发〔2015〕43 号）执行，并根据患者的病情决定抗菌药物的选择与使用时间。

释义

■ 血 HCG 在用药后 1 周复查，下降超过 15%，为治疗有效，下一步可继续每周复查 HCG，直至正常为止。如下降程度不足或有上升，需退出路径，可根据患者具体情况选择再次用药或手术治疗。如在 MTX 治疗 1 周之内，复查 HCG 出现上升，而患者无临床症状，可不予处理，继续观察。

■ 超声检查并不是用药后必须要做的，但对有较重腹痛患者应进行超声检查，了解妊娠包块有无增大及子宫直肠窝积液深度，以估计出血量。同时应行血常规检查，了解血红蛋白情况。

■ MTX 使用后有少数人可能出现肝肾功能受损、骨髓抑制、消化道反应、药物性皮疹或口腔溃疡，随诊中应检查肝肾功能及血常规。

（十）出院标准

1. 药物治疗有效，患者一般情况良好，体温正常，完成复查项目。
2. 没有需要住院处理的并发症和（或）合并症。

释义

■ 异位妊娠 MTX 治疗周期长，要达到血 HCG 恢复正常，盆腔包块消失，可能需要数月的时间，故只要无需住院处理的药物并发症或是疾病进展，且生命体征平稳，均可达到出院标准，不必等到辅助检查结果均恢复正常。

（十一）变异及原因分析

1. 药物保守治疗无效，需手术治疗或追加药物治疗。
2. 因诊断不明确，导致治疗前住院时间延长。
3. 有影响保守治疗合并症，需要进行相关的诊断和治疗。
4. 因保守治疗副反应需要进一步治疗。

释义

■ 确诊异位妊娠初次治疗中30%~40%的患者符合药物治疗指征，但是也存在着患者的主观选择及随诊条件限制问题，另外由于无手术病理标本确定，所以药物治疗的患者均为临床诊断。建议门急诊明确诊断后入院治疗。

■ 药物治疗的成功率在90%左右，但治疗周期长，需严密随诊。

四、推荐表单

（一）医师表单

异位妊娠甲氨蝶呤药物保守治疗临床路径医师表单

适用对象：第一诊断为异位妊娠（ICD-10：000.900）

患者姓名：	性别：　　年龄：　　门诊号：	住院号：
住院日期：　　年　月　日	出院日期：　　年　月　日	标准住院日：≤14 天

时间	住院第 1~3 天	住院第 2~7 天（用药日）
主要诊疗工作	□ 询问病史及体格检查 □ 完成病历书写 □ 开检查单 □ 上级医师查房 □ 完成用药前准备与评估 □ 确定用药方案 □ 完成上级医师查房记录等病历书写 □ 签署药物保守知情同意书、自费用品协议书、输血同意书 □ 交代药物保守治疗注意事项	□ 开用药医嘱 □ 上级医师查房 □ 注意腹痛、阴道流血情况 □ 注意观察生命体征 □ 向患者及家属交代药物治疗后注意事项
重点医嘱	**长期医嘱：** □ 妇科二级护理常规 □ 饮食 **临时医嘱：** □ 血常规、尿常规 □ 血 β-HCG、尿 HCG、肝肾功能、电解质、血糖、凝血功能、血型、输血感染性疾病筛查 □ 妇科超声、心电图、胸部 X 线片（需除外合并宫内妊娠） □ 备血 □ 必要时，行后穹隆穿刺或腹腔穿刺术	**长期医嘱：** □ 二级护理 □ 饮食 **临时医嘱：** □ MTX 给药医嘱 □ 血 β-HCG □ 妇科超声 □ 必要时补液、止吐等对症治疗 □ 其他特殊医嘱
病情变异记录	□ 无　□ 有，原因： 1. 2.	□ 无　□ 有，原因： 1. 2.
医师签名		

时间	住院第 3~13 天（观察日）	住院第 4~14 天（出院日）
主要诊疗工作	□ 上级医师查房，进行药物疗效和不良反应评估，确定有无进一步手术指征和药物治疗并发症 □ 注意腹痛、阴道流血情况 □ 注意观察生命体征	□ 上级医师查房，明确是否出院 □ 完成出院记录、病案首页、出院证明书等，向患者交代出院后的注意事项和健康宣教，如返院复诊的时间、地点、内容，发生紧急情况时的处理等
重点医嘱	**长期医嘱：** □ 二级护理 □ 饮食 **临时医嘱：** □ 血 β-HCG □ 血常规 □ 妇科超声 □ 必要时补液、止吐等对症治疗 □ 其他特殊医嘱	**出院医嘱：** □ 正规、定期复查血 β-HCG 及妇科超声至正常 □ 禁盆浴和性生活 1 个月 □ 避孕指导 □ 酌情出院带药
病情变异记录	□ 无 □ 有，原因： 1. 2.	□ 无 □ 有，原因： 1. 2.
医师签名		

（二）护士表单

异位妊娠甲氨蝶呤药物保守治疗临床路径护士表单

适用对象：第一诊断为异位妊娠（ICD-10：000.900）

患者姓名：	性别： 年龄： 门诊号：	住院号：
住院日期： 年 月 日	**出院日期：** 年 月 日	**标准住院日：≤14 天**

日期	住院第 1~3 天	住院第 2~7 天（用药日）
健康宣教	□ 入院宣教 介绍主管医师、护士 介绍环境、设施 介绍住院注意事项 介绍异位妊娠的诊断、治疗等相关知识	□ 告知饮食、活动等注意事项 □ 告知患者药物注射后的相关注意事项及应对方法 □ 责任护士与患者沟通，了解并指导心理应对
护理处置	□ 核对患者，佩戴腕带 □ 引导患者至病床，协助更换病号服、整理用物 □ 测量生命体征 □ 建立入院护理病历 □ 配合医师完成排除宫内孕、确诊异位妊娠的相关穿刺及检查	□ 准确为患者测量身高、体重 □ 准确配置药物，核对患者身份，规范注射 □ 测量生命体征 □ 遵医嘱抽血化验 β-HCG
基础护理	□ 二级护理 □ 普食 □ 晨晚间护理 □ 患者安全管理	□ 二级护理 □ 普食 □ 晨晚间护理 □ 患者安全管理
专科护理	□ 有针对性的心理护理，给予患者心理慰藉 □ 密切注意患者有无腹痛及阴道出血，随时关注异位妊娠进展情况	□ 密切关注血 β-HCG 化验值变化情况 □ 密切注意患者有无腹痛及阴道出血，随时关注异位妊娠进展情况
重点医嘱	□ 详见医嘱执行单	□ 详见医嘱执行单
病情变异记录	□ 无 □ 有，原因： 1. 2.	□ 无 □ 有，原因： 1. 2.
护士签名		

日期	住院第3~13天（观察日）	住院第4~14天（出院日）
健康宣教	□ 告知药物注射后饮食、活动等方面的注意事项 □ 告知患者药物注射后，可能出现的药物不良反应及应对方法 □ 责任护士与患者沟通，了解并指导心理应对	□ 出院宣教 复查时间 服药方法 活动休息 指导饮食 指导办理出院手续
护理处置	□ 遵医嘱抽血化验β-HCG □ 测量生命体征 □ 必要时遵医嘱给予补液、止吐药等治疗	□ 办理出院手续 □ 书写出院小结
基础护理	□ 二级护理 □ 普食 □ 晨晚间护理 □ 患者安全管理	□ 二级护理 □ 普食 □ 晨晚间护理 □ 患者安全管理
专科护理	□ 密切关注血β-HCG化验值变化情况 □ 密切注意患者有无腹痛及阴道出血，随时关注异位妊娠进展情况 □ 密切关注药物可能出现的不良反应，及时应对	□ 心理护理 □ 避孕指导 □ 定期复查血β-HCG及妇科超声至正常
重点医嘱	□ 详见医嘱执行单	□ 详见医嘱执行单
病情变异记录	□ 无 □ 有，原因： 1. 2.	□ 无 □ 有，原因： 1. 2.
护士签名		

（三）患者表单

异位妊娠甲氨蝶呤药物保守治疗临床路径患者表单

适用对象：第一诊断为异位妊娠（ICD-10：000.900）

患者姓名：	性别：　年龄：　门诊号：		住院号：
住院日期：　年　月　日	**出院日期：**　年　月　日		**标准住院日：≤14 天**

时间	住院第 1~3 天	住院第 2~7 天（用药日）
医患配合	□ 配合询问病史、收集资料，请务必详细告知既往史、用药史、过敏史 □ 配合进行血液化验和影像学检查 □ 配合进行体格检查 □ 有任何不适请告知医师 □ 配合医院探视制度	□ 配合测量身高体重 □ 了解病情，签署用药治疗知情同意书 □ 配合饮食，多饮水，多排尿
护患配合	□ 配合测量体温、脉搏、呼吸、血压，体重 □ 配合完成入院护理评估（简单询问病史、过敏史、用药史） □ 接受入院宣教（环境介绍、病室规定、订餐制度、贵重物品保管等） □ 有任何不适请告知护士 □ 了解异位妊娠的诊断、治疗等相关知识	□ 配合测量身高体重 □ 接受药物治疗 □ 配合定期抽取化验 □ 配合饮食、活动 □ 配合定时测量生命体征 □ 配合有任何不适请告知护士 □ 注意活动安全，避免坠床或跌倒 □ 配合执行探视及陪伴
饮食	□ 普食	□ 普食，大量饮水
排泄	□ 正常尿便	□ 正常尿便
活动	□ 正常活动	□ 正常活动

时间	住院第3~13天 （观察日）	住院第4~14天 （出院日）
医患配合	□ 配合勤漱口，多饮水，多排尿 □ 配合进行病情的监测，抽血和超声检查 □ 配合记录并汇报用药过程的不适感觉，包括阴道出血和腹痛情况	□ 接受出院前指导 □ 知道复诊程序 □ 获取出院诊断书
护患配合	□ 配合定期抽取化验 □ 配合饮食、活动 □ 配合定时测量生命体征 □ 配合有任何不适请告知护士 □ 必要时，配合各种减轻药物不良反应的治疗 □ 注意活动安全，避免坠床或跌倒 □ 配合执行探视及陪护	□ 接受出院宣教 □ 办理出院手续 □ 获取出院带药 □ 知道服药方法、作用、注意事项 □ 知道定期复查血β-HCG及妇科超声至正常 □ 了解避孕的方法 □ 知道复印病历方法
饮食	□ 普食，大量饮水	□ 普食
排泄	□ 大量排尿	□ 正常尿便
活动	□ 正常活动	□ 正常活动

附：原表单（2016 年版）

异位妊娠甲氨蝶呤药物保守治疗临床路径表单

适用对象：第一诊断为异位妊娠（ICD-10：000.900）

患者姓名：	性别：　　年龄：　　门诊号：		住院号：
住院日期：　　年　月　日	出院日期：　　年　月　日		标准住院日：≤14 天

时间	住院第 1~3 天	住院第 2~7 天（用药日）
主要诊疗工作	□ 询问病史及体格检查 □ 完成病历书写 □ 开检查单 □ 上级医师查房 □ 完成用药前准备与评估 □ 确定用药方案 □ 完成上级医师查房记录等病历书写 □ 签署药物保守知情同意书、自费用品协议书、输血同意书 □ 交代药物保守治疗注意事项	□ 开用药医嘱 □ 上级医师查房 □ 注意腹痛、阴道流血情况 □ 注意观察生命体征 □ 向患者及家属交代药物治疗后注意事项
重点医嘱	**长期医嘱：** □ 妇科二级护理常规 □ 饮食 **临时医嘱：** □ 血常规、尿常规 □ 血 β-HCG、尿 HCG、肝肾功能、电解质、血糖、凝血功能、血型、输血感染性疾病筛查 □ 妇科超声、心电图、胸部 X 线片（需除外合并宫内妊娠） □ 备血 □ 必要时行后穹隆穿刺或腹腔穿刺术	**长期医嘱：** □ 二级护理 □ 饮食 **临时医嘱：** □ MTX 给药医嘱 □ 血 β-HCG □ 妇科超声 □ 必要时补液、止吐等对症治疗 □ 其他特殊医嘱
主要护理工作	□ 入院宣教 □ 介绍病房环境、设施和设备 □ 入院护理评估	□ 观察患者病情变化 □ 用药后心理与生活护理
病情变异记录	□ 无　□ 有，原因： 1. 2.	□ 无　□ 有，原因： 1. 2.
护士签名		
医师签名		

时间	住院第 3~13 天 （观察日）	住院第 4~14 天 （出院日）
主要诊疗工作	□ 上级医师查房，进行药物疗效和不良反应评估，确定有无进一步手术指征和药物治疗并发症 □ 注意腹痛、阴道流血情况 □ 注意观察生命体征	□ 上级医师查房，明确是否出院 □ 完成出院记录、病案首页、出院证明书等，向患者交代出院后的注意事项和健康宣教，如：返院复诊的时间、地点、内容，发生紧急情况时的处理等
重点医嘱	**长期医嘱：** □ 二级护理 □ 饮食 **临时医嘱：** □ 血 β-HCG □ 血常规 □ 妇科超声 □ 必要时补液、止吐等对症治疗 □ 其他特殊医嘱	**出院医嘱：** □ 正规、定期复查血 β-HCG 及妇科超声至正常 □ 禁盆浴和性生活 1 个月 □ 避孕指导 □ 酌情出院带药
主要护理工作	□ 观察患者病情变化 □ 用药后心理与生活护理	□ 指导患者术后康复 □ 出院宣教 □ 协助患者办理出院手续
病情变异记录	□ 无 □ 有，原因： 1. 2.	□ 无 □ 有，原因： 1. 2.
护士签名		
医师签名		

第十一章

无痛人流术日间手术临床路径释义

一、无痛人流术编码

1. 卫计委原编码：

疾病名称及编码：早期人工流产

手术操作名称及编码：人工流产术（ICD-9-CM-3：69.01001）

2. 修改编码：

疾病名称及编码：早期人工流产（ICD-10：O04.905）

手术操作名称及编码：扩张和刮宫术，用于终止妊娠（ICD-9-CM-3：69.01）

抽吸刮宫术，用于终止妊娠（ICD-9-CM-3：69.51）

注：妊娠10周内、无痛人流术无法用编码表示

二、临床路径检索方法

O04.905伴（69.01/69.51）

三、无痛人流术临床路径标准住院流程

（一）适用对象

第一诊断为早期人工流产。

行人工流产术（ICD-9-CM-3：69.01001）。

释义

■ 针对宫内妊娠10周内，要求终止妊娠而无禁忌证者。

（二）诊断依据

根据《妇产科学》（第七版，人民卫生出版社）。

1. 症状：停经史。

2. 体征：子宫大小与停经周数相符。

3. 辅助检查：妇科超声、妊娠试验。

释义

■ 针对宫内妊娠10周内，胎儿仍存活，但因个人或社会因素不宜继续妊娠，并要求终止妊娠而无禁忌证者。

（三）选择治疗方案的依据

根据《临床技术操作规范·妇产科分册》（中华医学会编著，人民军医出版社）。

1. 符合手术适应证。
2. 能够耐受手术。

释义

■ 无手术禁忌证：各种疾病的急性期；生殖器急性炎症；全身状况不良，不能耐受手术，需经治疗好转后再终止妊娠；术前 24 小时内体温 2 次在 37.5℃以上者，暂缓手术。

（四）标准住院日为≤1 天

释义

■ 已完成术前检查及合并疾病的必要评估可以耐受手术者，手术住院日≤1 日。

（五）进入路径标准

1. 第一诊断必须符合早孕疾病编码。
2. 当患者合并其他疾病，但住院期间不需要特殊处理也不影响第一诊断的临床路径流程实施时，可以进入路径。

释义

■ 本路径适合妊娠 10 周内，不宜或不愿继续妊娠的妇女。单胎、双胎均适合。

■ 患者同时合并其他疾病诊断时，如住院期间无需特殊处理可进入路径。如控制稳定的高血压、糖尿病、甲状腺功能亢进或低减，部分结缔组织疾病等，无特殊治疗可进入本路径。

（六）术前准备（入院前）

术前必须检查的项目：
1. 血常规、尿常规。
2. 空腹血糖、肝肾功能、血型、凝血功能（可考虑取消）、血 HCG（如超声明确可取消）。
3. 感染性疾病筛查［乙型肝炎（定性即可无需定量或者仅化验乙型肝炎表面抗原一项即可，减低费用）、丙型肝炎、艾滋病、梅毒等］。
4. 妇科超声，阴道分泌物常规检查，心电图，胸部 X 线片。

释义

■ 宫内早孕的诊断、术前检查及必要的合并疾病评估应在门诊完成，入院后主要完成术前评估，评估有无手术禁忌证。

（七）预防性抗菌药物选择与使用时机

按照《抗菌药物临床应用指导原则（2015年版）》（国卫办医发〔2015〕43号）执行，并结合患者的病情决定抗菌药物的选择与使用时间。一般不建议静脉点滴抗菌药物。

释义

■ 术前阴道清洁度检查和术中严格无菌操作对于防止术后感染发生至关重要。术后结合患者具体病情，可适当使用预防性抗菌药进一步降低感染风险。一般不建议静点抗菌药，可加用口服抗菌药，可选用口服如第一、二代头孢菌素，甲硝唑或喹诺酮类等。

（八）手术日为入院当天

1. 麻醉方式：静脉复合麻醉。
2. 手术方式：人工终止妊娠术。
3. 术中用药：麻醉用药等。
4. 输血：必要时。

释义

■ 人工终止妊娠术的麻醉方式为静脉全麻。

■ 术中为了增加子宫收缩减少出血，可选择使用缩宫药物，如缩宫素、卡前列甲酯栓。

■ 应常规检视术中的标本，是否有绒毛及其大小，以排除异常妊娠，如滋养细胞肿瘤，必要时应送病理。

■ 术前为了软化宫颈，可以术前半小时阴道放置米索前列醇湿片一片软化宫颈。

（九）术后住院恢复≤1天

1. 必须复查的检查项目：无。
2. 根据患者病情变化可选择相应的检查项目。
3. 术后用药：

（1）促进子宫收缩的药物。

（2）必要时镇痛药物。

释义

■ 术后主要注意观察子宫缩复情况，通过阴道出血量及血常规来评估术中及术后出血量，必要时予以缩宫药物，如缩宫素。

■ 贫血患者可给予静脉或口服补铁药物。

■ 术后麻醉恢复期无法进食时应适当给以液体和能量补充。

（十）出院标准

1. 一般情况良好。
2. 阴道流血少量，无剧烈腹痛。

释义

■ 无人工流产手术并发症，如无感染，子宫收缩好，阴道出血不多，就符合出院标准。

（十一）变异及原因分析——需导致退出日间手术路径

1. 术中、术后出现并发症，需要进一步诊治，导致住院时间延长、费用增加。
2. 术后原伴随疾病控制不佳，需请相关科室会诊，进一步诊治。
3. 住院后出现其他内、外科疾病需进一步明确诊断。

释义

■ 在门诊完成术前检查，特别是生殖道感染的情况，如有阴道炎，可选用相应药物进行治疗，复查正常再入院。

■ 手术短期并发症，如子宫穿孔，清宫不全，术中及术后出血需输血治疗，术后急性盆腔感染，均应离开路径。如术后病理合并特殊情况为葡萄胎或部分性葡萄胎者，应退出路径。

四、无痛人流术日间手术临床路径给药方案

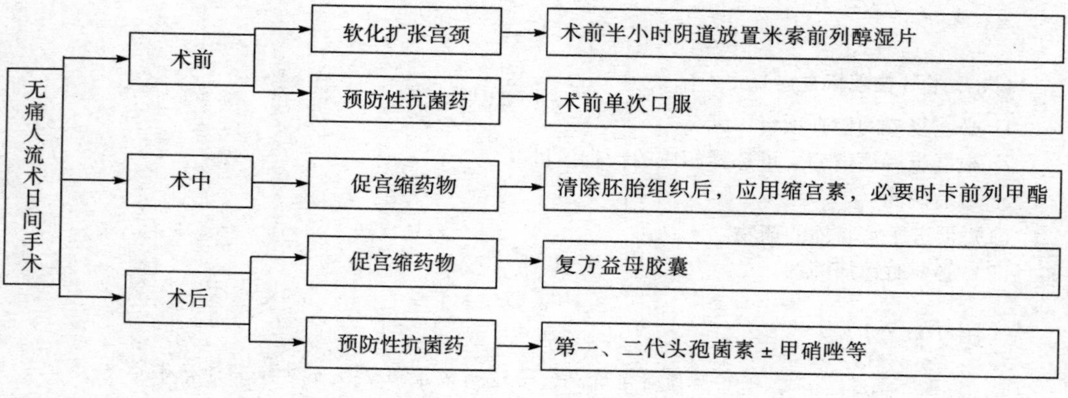

【用药选择】

1. 软化扩张宫颈：米索前列醇。
2. 预防性抗菌药：第一、第二代头孢菌素±甲硝唑、硝呋太尔阴道片。
3. 促宫缩药物：缩宫素、卡前列甲酯、复方益母胶囊。

【药学提示】

1. 术前半小时阴道穹隆内放置米索前列醇湿片，200μg。

2. 预防性抗菌药为术前单次使用，一般不建议静脉用药，可口服。如头孢呋辛 500mg，或阿奇霉素 1g。术后结合患者具体病情，可适当使用口服抗菌药，亦可外用硝呋太尔阴道片 250mg。

3. 术中清除胚胎组织后，应用缩宫素 10U 入壶+10U 静脉滴注，必要时术后继续静脉滴注。若术中出血多，必要时置肛卡前列甲酯栓剂 1~2 枚。术后开始口服复方益母胶囊，一次 2~3 粒，一日 2 次。

【注意事项】

1. 米索前列醇：患有哮喘、青光眼、胃溃疡、严重过敏体质及严重肝肾功能不全的患者不宜应用前列腺素制剂。

2. 头孢呋辛：禁用于对任何一种头孢菌素类抗菌药物有过敏史及有青霉素过敏性休克史的患者。

五、推荐表单

（一）医师表单

无痛人流术日间手术临床路径医师表单

适用对象：第一诊断为早期人工流产

行无痛人流术（ICD-9-CM-3：69.01001）

患者姓名：	性别：　　年龄：　　门诊号：	住院号：
住院日期：　　年　月　日	出院日期：　　年　月　日	标准住院日：≤1 天

日期	住院前 （门诊）	住院第 1 天 （手术日）	住院第 2 天 （术后第 1 天，出院日）	出院第 1 天 （术后第 2 天）
主要诊疗工作	□ 开术前化验 □ 开术前检查 □ 开住院单 □ 通知住院处 □ 通知病房	□ 询问病史，体格检查 □ 完成病历及上级医师查房 完成医嘱 □ 向患者及家属交代围术期注意事项 □ 签署手术知情同意书 □ 手术 □ 术后向患者及家属交代病情及注意事项 □ 完成术后病程记录及手术记录	□ 观察病情 □ 上级医师查房 □ 完成病程记录 □ 嘱患者下地活动 □ 向患者及家属交代出院后注意事项 □ 完成出院病程记录 □ 出院 □ 定期复查	□ 术后护士电话随访 □ 医师手机开机
重点医嘱	□ 血常规、血型、尿常规 □ 生化全项、血 HCG □ 感染性疾病筛查，凝血功能 □ 妇科彩超、心电图、胸部 X 片 □ 阴道分泌物检查	**长期医嘱：** □ 妇科护理常规 □ 一级/二级护理 □ 饮食术前 4~6 小时禁食、禁水 □ 人流术后护理常规 □ 手术麻醉清醒后恢复 □ 普食 **临时医嘱：** □ 血常规、血型、尿常规 □ 生化全项、血 HCG □ 感染性疾病筛查，凝血功能 □ 妇科彩超、心电图、胸部 X 片 □ 阴道分泌物检查 □ 手术医嘱 □ 补液	**长期医嘱：** □ 妇科护理常规 □ 二级护理 □ 普通饮食 **临时医嘱：** **出院医嘱：** □ 出院	

续　表

日期	住院前 （门诊）	住院第 1 天 （手术日）	住院第 2 天 （术后第 1 天，出院日）	出院第 1 天 （术后第 2 天）
病情变异记录	□无　□有，原因： 1. 2.	□无　□有，原因： 1. 2.	□无　□有，原因： 1. 2.	
医师签名				

（二）护士表单

无痛人流术日间手术临床路径护士表单

适用对象：第一诊断为早期人工流产

行无痛人流术（ICD-9-CM-3：69.01001）

患者姓名：	性别： 年龄： 门诊号：	住院号：
住院日期： 年 月 日	**出院日期：** 年 月 日	**标准住院日：≤1 天**

时间	入院	术后	出院
健康宣教	□ 入院宣教 介绍主管医师、护士 介绍环境、设施 介绍住院注意事项 相关用物的准备 □ 介绍术前阴道放药的原因，及如何配合 □ 介绍手术过程	□ 告知子宫收缩情况及阴道出血的观察方法 □ 告知手术后饮食、活动及探视注意事项 □ 告知手术后可能出现的情况及应对方式 □ 责任护士与患者沟通，了解并指导心理应对	□ 出院宣教 复查时间 服药方法 活动休息 指导饮食 术后性生活指导 □ 指导办理出院手续
护理处置	□ 核对患者，佩戴腕带 □ 引导患者至病床，协助更换病号服、整理用物 □ 测量生命体征 □ 建立入院护理病历	□ 协助医师完成手术后患者的恢复工作	□ 办理出院手续 书写出院小结
基础护理	□ 二级护理 □ 术前禁食、禁水 4~6 小时 □ 晨晚间护理 □ 患者安全管理	□ 一级护理 □ 手术麻醉清醒后进普食 □ 协助患者活动及排尿 □ 协助患者进食、进水 □ 协助患者更衣 □ 晨晚间护理 □ 患者安全管理	□ 二级护理 □ 普食 □ 晨晚间护理 □ 患者安全管理
专科护理	□ 有针对性的心理护理，给予患者心理慰藉 □ 必要时协助医师为患者阴道放药	□ 手术后心理护理 □ 测量体温 3 次/日 □ 观察子宫收缩、阴道出血量及性状 □ 协助患者保持会阴清洁	□ 手术后恢复观察 □ 心理护理
重点医嘱	□ 详见医嘱执行单	□ 详见医嘱执行单	□ 详见医嘱执行单
病情变异记录	□ 无 □ 有，原因： 1. 2.	□ 无 □ 有，原因： 1. 2.	□ 无 □ 有，原因： 1. 2.
护士签名			

（三）患者表单

无痛人流术日间手术临床路径患者表单

适用对象：第一诊断为早期人工流产

行无痛人流术（ICD-9-CM-3：69.01001）

患者姓名：	**性别：** 年龄： 门诊号：	**住院号：**
住院日期： 年 月 日	**出院日期：** 年 月 日	**标准住院日：≤1 天**

时间	入院	术后	出院
医患配合	□ 配合询问病史、收集资料，请务必详细告知既往史、用药史、过敏史 □ 如服用抗凝血药，请明确告知 □ 配合进行体格检查 □ 有任何不适请告知医师 □ 配合医院探视制度	□ 配合检查子宫收缩、出血情况 □ 需要时，配合拔除导尿管	□ 接受出院前指导 □ 知道复诊程序 □ 获取出院诊断书
护患配合	□ 配合测量体温、脉搏、呼吸、血压，体重 □ 配合完成入院护理评估（简单询问病史、过敏史、用药史） □ 接受入院宣教（环境介绍、病室规定、订餐制度、贵重物品保管等） □ 有任何不适请告知护士 □ 准备好必要用物，卫生巾等	□ 返回病房后，协助完成核对，配合转入病床 □ 配合测量生命体征 □ 配合检查阴道出血情况 □ 遵医嘱采取正确体位 □ 接受手术后宣教 □ 有任何不适请告知护士 □ 接受输液等治疗 □ 配合手术后尽早排尿 □ 接受进食、进水、排尿等生活护理 □ 注意活动安全，避免坠床或跌倒 □ 配合执行探视及陪伴	□ 接受出院宣教 □ 办理出院手续 □ 获取出院带药 □ 知道服药方法、作用、注意事项 □ 知道复印病历方法
饮食	□ 术前禁食、禁水 4~6 小时	□ 手术麻醉清醒后进普食	□ 正常普食
排泄	□ 正常排尿便	□ 正常排尿便 □ 避免便秘及尿潴留	□ 正常排尿便 □ 避免便秘
活动	□ 正常适度活动	□ 正常适度活动，避免疲劳，注意安全	□ 正常适度活动，避免疲劳

附：原表单（2016年版）

无痛人流术日间手术临床路径表单

适用对象：第一诊断为早期人工流产

行无痛人流术（ICD-9-CM-3：69.01001）

患者姓名：	性别： 年龄： 门诊号：	住院号：	
住院日期： 年 月 日	**出院日期：** 年 月 日	**标准住院日：≤1天**	

日期	住院前 （门诊）	住院第1天 （手术日）	住院第2天 （术后第1天，出院日）	出院第1天 （术后第2天）
主要诊疗工作	□ 开术前化验 □ 开术前检查 □ 开住院单 □ 通知住院处 □ 通知病房	□ 询问病史，体格检查 □ 完成病历及上级医师查房 □ 完成医嘱 □ 向患者及家属交代围术期注意事项 □ 签署手术知情同意书 □ 手术 □ 术后向患者及家属交代病情及注意事项 □ 完成术后病程记录及手术记录	□ 观察病情 □ 上级医师查房 □ 完成病程记录 □ 嘱患者下地活动 □ 向患者及家属交代出院后注意事项 □ 完成出院病程记录 □ 出院 □ 定期复查	□ 术后护士电话随访 □ 医师手机开机
重点医嘱	□ 血常规、血型、尿常规 □ 生化全项、血HCG □ 感染性疾病筛查，凝血功能 □ 妇科彩超、心电图、胸部X片 □ 阴道分泌物检查	**长期医嘱：** □ 妇科护理常规 □ 二级护理 □ 饮食◎术前8小时禁食、禁水 □ 人流术后护理常规 □ 6小时后恢复普食 **临时医嘱：** □ 血常规、血型、尿常规 □ 生化全项、血HCG □ 感染性疾病筛查，凝血功能 □ 妇科彩超、心电图、胸部X片 □ 阴道分泌物检查 □ 手术医嘱 □ 补液	**长期医嘱：** □ 妇科护理常规 □ 二级护理 □ 普通饮食 **临时医嘱：** **出院医嘱：** □ 出院	

续　表

日期	住院前 （门诊）	住院第 1 天 （手术日）	住院第 2 天 （术后第 1 天，出院日）	出院第 1 天 （术后第 2 天）
主要护理工作	□ 入院介绍 □ 术前相关检查指导 □ 术前常规准备及注意事项 □ 麻醉后注意事项 □ 术后饮食注意事项 □ 术后活动指导	□ 术后饮食注意事项 □ 术后性生活指导 □ 指导介绍出院手续遵医嘱定期复查		
病情变异记录	□ 无　□ 有，原因： 1. 2.	□ 无　□ 有，原因： 1. 2.	□ 无　□ 有，原因： 1. 2.	
护士签名				
医师签名				

第十二章

无痛刮宫术日间手术临床路径释义

一、无痛刮宫术编码

手术操作名称及编码：子宫扩张和刮宫（ICD-9-CM-3：69.0）
抽吸刮宫术（ICD-9-CM-3：69.5）

二、临床路径检索方法

69.0/69.5

三、无痛刮宫术临床路径标准住院流程

（一）适用对象

适应证：①异常子宫出血的诊治；②异位妊娠的诊断；③流产刮宫；④葡萄胎诊治。行无痛刮宫术治疗。

释义

■ 目的是获取宫腔内容物（子宫内膜和其他组织）做病理检查协助诊断。若同时疑有宫颈管病变，需对宫颈管及宫腔分步进行刮宫，先刮宫颈管，后刮宫腔，分别送病理，简称“分段诊刮”。

（二）选择治疗方案的依据

根据《妇产科学》（第七版，人民卫生出版社）。

1. 符合手术适应证。
2. 能够耐受手术。

释义

■ 无禁忌证：急性阴道炎、宫颈炎；急性或亚急性盆腔炎；急性严重全身性疾病；手术前体温>37.5℃。

（三）标准住院日为≤1天

释义

■ 已完成术前检查及合并疾病的必要评估可以耐受手术者，手术住院日≤1日。

（四）进入路径标准

1. 第一诊断必须符合适应证。
2. 当患者合并其他疾病，但住院期间不需要特殊处理也不影响第一诊断的临床路径流程实施时，可以进入路径。

释义

■ 患者同时合并其他疾病诊断，如住院期间无需特殊处理可进入路径。如控制稳定的高血压、糖尿病、甲状腺功能亢进或低减，部分结缔组织疾病，无特殊治疗可进入本路径。

（五）术前准备（入院前）

术前必须检查的项目：
1. 血常规、尿常规。
2. 血型、凝血功能、肝肾功能。
3. 感染性疾病筛查（乙型肝炎、丙型肝炎、艾滋病、梅毒等）。
4. 妇科超声，阴道分泌物常规检查，心电图，胸部X片。

释义

■ 刮宫适应证、术前检查及必要的合并疾病评估应在门诊完成，入院后主要完成术前评估，评估有无手术禁忌证。

（六）预防性抗菌药物选择与使用时机

按照《抗菌药物临床应用指导原则（2015年版）》（国卫办医发〔2015〕43号）执行，并结合患者的病情决定抗菌药物的选择与使用时间。

释义

■ 术前阴道清洁度检查和术中严格无菌操作对于防止术后感染发生至关重要。结合患者具体病情，围术期可适当使用预防性抗菌药进一步降低感染风险。

（七）手术日为入院当天

1. 麻醉方式：静脉复合麻醉。
2. 手术方式：刮宫术。
3. 术中用药：麻醉用药等。
4. 输血：必要时。

释义

■ 刮宫手术的麻醉方式为静脉全麻。

■ 对宫颈内口较紧者，可用宫颈扩张器扩张至小刮匙能进入为止。

（八）术后住院恢复≤1天

1. 必须复查的检查项目：血常规。
2. 根据患者病情变化可选择相应的检查项目。
3. 术后用药：
（1）根据术中情况选用抗菌药物。
（2）必要时镇痛药物。

释义

■ 术后主要注意观察阴道出血量及血常规来评估术中出血量。

■ 贫血患者可给予静脉或口服补铁药物。

■ 术后麻醉恢复期无法进食时应适当给以液体和能量补充。

（九）出院标准

1. 一般情况良好。
2. 阴道流血少量，无剧烈腹痛。

释义

■ 无刮宫手术中并发症，如感染、子宫穿孔、出血多等，就符合出院标准。

（十）变异及原因分析——需导致退出日间手术路径

1. 术中、术后出现并发症，需要进一步诊治，导致住院时间延长、费用增加。
2. 术后原伴随疾病控制不佳，需请相关科室会诊，进一步诊治。
3. 住院后出现其他内、外科疾病需进一步明确诊断。

释义

■ 在门急诊完成术前检查，特别是生殖道感染的情况，如阴道炎，应在门诊完成治疗并复查正常再入院。

■ 手术短期并发症，如子宫穿孔，出血多需输血治疗，术后急性盆腔感染，均应离开路径。

四、无痛刮宫术日间手术临床路径给药方案

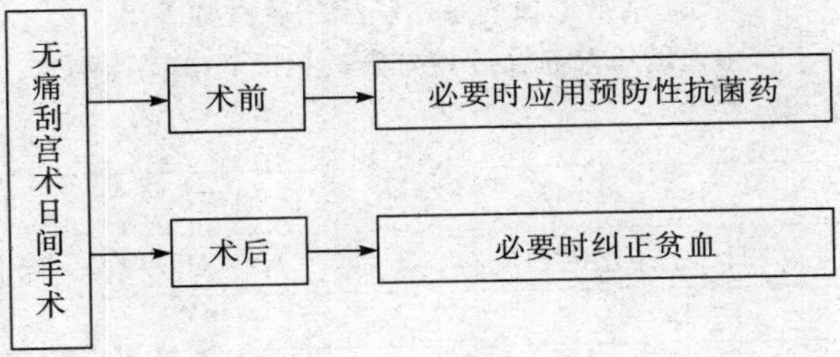

【用药选择】

1. 预防性抗菌药：目前没有数据支持对接受诊断性刮宫的患者常规使用预防性抗菌药。对于考虑操作困难、时间较长、感染风险高的刮宫手术，必要时可考虑加用预防性抗菌药。

2. 纠正贫血：若患者合并贫血或术中出血多发生贫血，首选铁剂补血，但对于特殊类型贫血孕妇应特殊治疗。贫血严重有输血指征者需考虑输血。

五、推荐表单

（一）医师表单

无痛刮宫术日间手术临床路径医师表单

适用对象：①异常子宫出血的诊治；②异位妊娠的诊断；③流产刮宫；④葡萄胎诊治行无痛刮宫术

患者姓名：	性别：　年龄：　门诊号：		住院号：
住院日期：　年　月　日	**出院日期：**　年　月　日		**标准住院日：≤1 天**

日期	住院前（门诊）	住院第 1 天（手术日）	住院第 2 天（术后第 1 天，出院日）	住院第 3 天（术后第 2 天）
主要诊疗工作	□ 开术前化验 □ 开术前检查 □ 开住院单 □ 通知住院处 □ 通知病房	□ 询问病史，体格检查 □ 完成病历及上级医师查房 □ 完成医嘱 □ 向患者及家属交代围术期注意事项 □ 签署手术知情同意书手术 □ 术后向患者及家属交代病情及注意事项 □ 完成术后病程记录及手术记录	□ 观察病情 □ 上级医师查房 □ 完成病程记录 □ 嘱患者下地活动 □ 观察阴道流血及腹痛情况 □ 向患者及家属交代出院后注意事项 □ 完成出院病程记录 □ 出院 □ 定期复查	□ 术后护士电话随访 □ 医师手机开机
重点医嘱	□ 血常规、血型、尿常规 □ 感染性疾病筛查、凝血功能、肝肾功能 □ 妇科彩超、心电图、胸部 X 片 □ 阴道分泌物检查	**长期医嘱：** □ 妇科护理常规 □ 一/二级护理 □ 饮食：术前 4~6 小时禁食、禁水 □ 刮宫术后护理常规 □ 手术麻醉清醒后恢复普食 **临时医嘱：** □ 手术医嘱 □ 输液 □ 必要时术前预防用抗菌药物	**长期医嘱：** □ 术后护理常规 □ 二级护理 **临时医嘱：** **出院医嘱：** □ 今日出院	
病情变异记录	□ 无　□ 有，原因： 1. 2.	□ 无　□ 有，原因： 1. 2.	□ 无　□ 有，原因： 1. 2.	
医师签名				

（二）护士表单

无痛刮宫术日间手术临床路径护士表单

适用对象：①异常子宫出血的诊治；②异位妊娠的诊断；③流产刮宫；④葡萄胎诊治行无痛刮宫术

患者姓名：	性别： 年龄： 门诊号：	住院号：
住院日期： 年 月 日	**出院日期：** 年 月 日	**标准住院日：≤1 天**

时间	入院	术后	出院
健康宣教	□ 入院宣教 介绍主管医师、护士 介绍环境、设施 介绍住院注意事项 相关用物的准备 □ 介绍手术过程	□ 告知子宫收缩情况及阴道出血的观察方法 □ 告知手术后饮食、活动及探视注意事项 □ 告知手术后可能出现的情况及应对方式 □ 责任护士与患者沟通，了解并指导心理应对	□ 出院宣教 复查时间 服药方法 活动休息 指导饮食 术后性生活指导 □ 指导办理出院手续
护理处置	□ 核对患者，佩戴腕带 □ 引导患者至病床，协助更换病号服、整理用物 □ 测量生命体征 □ 建立入院护理病历	□ 协助医师完成手术后患者的恢复工作	□ 办理出院手续 书写出院小结
基础护理	□ 二级护理 □ 术前禁食、禁水 4~6 小时 □ 晨晚间护理 □ 患者安全管理	□ 一级护理 □ 手术麻醉清醒后进普食 □ 协助患者活动及排尿 □ 协助患者进食、进水 □ 协助患者更衣 □ 晨晚间护理 □ 患者安全管理	□ 二级护理 □ 普食 □ 晨晚间护理 □ 患者安全管理
专科护理	□ 有针对性的心理护理，给予患者心理慰藉	□ 手术后心理护理 □ 测量体温 3 次/日 □ 观察子宫收缩、阴道出血量及性状 □ 协助患者保持会阴清洁	□ 手术后恢复观察 □ 心理护理
重点医嘱	□ 详见医嘱执行单	□ 详见医嘱执行单	□ 详见医嘱执行单
病情变异记录	□ 无 □ 有，原因： 1. 2.	□ 无 □ 有，原因： 1. 2.	□ 无 □ 有，原因： 1. 2.
护士签名			

（三）患者表单

无痛刮宫术日间手术临床路径患者表单

适用对象：①异常子宫出血的诊治；②异位妊娠的诊断；③流产刮宫；④葡萄胎诊治行无痛刮宫术

患者姓名：	性别：　年龄：　门诊号：		住院号：
住院日期：　年　月　日	出院日期：　年　月　日		标准住院日：≤1天

时间	入院	术后	出院
医患配合	□配合询问病史、收集资料，请务必详细告知既往史、用药史、过敏史 □如服用抗凝血药或抗血小板药，请明确告知 □配合进行体格检查 □有任何不适请告知医师 □配合医院探视制度	□配合检查出血情况 □需要时，配合拔除导尿管	□接受出院前指导 □知道复诊程序 □获取出院诊断书
护患配合	□配合测量体温、脉搏、呼吸、血压、体重 □配合完成入院护理评估（简单询问病史、过敏史、用药史） □接受入院宣教（环境介绍、病室规定、订餐制度、贵重物品保管等） □接受输液、服药等治疗 □有任何不适请告知护士 □准备好必要用物，卫生巾等	□返回病房后，协助完成核对，配合转入病床 □配合测量生命体征 □配合检查阴道出血情况 □遵医嘱采取正确体位 □接受手术后宣教 □有任何不适请告知护士 □接受输液等治疗 □配合手术后尽早排尿 □接受进食、进水、排尿等生活护理 □注意活动安全，避免坠床或跌倒 □配合执行探视及陪伴	□接受出院宣教 □办理出院手续 □获取出院带药 □知道服药方法、作用、注意事项 □知道复印病历方法
饮食	□术前禁食、禁水4~6小时	□手术麻醉清醒后进普食	□正常普食
排泄	□正常排尿便	□正常排尿便 □避免便秘及尿潴留	□正常排尿便 □避免便秘
活动	□正常适度活动	□正常适度活动，避免疲劳。注意安全	□正常适度活动，避免疲劳

附：原表单（2016年版）

无痛刮宫术临床路径表单

适用对象：①异常子宫出血的诊治；②异位妊娠的诊断；③流产刮宫；④葡萄胎诊治行无痛刮宫术

患者姓名：	性别：　　年龄：　　门诊号：	住院号：
住院日期：　　年　月　日	出院日期：　　年　月　日	标准住院日：≤1天

日期	住院前（门诊）	住院第1天（手术日）	住院第2天（术后第1天，出院日）	住院第3天（术后第2天）
主要诊疗工作	□开术前化验 □开术前检查 □开住院单 □通知住院处 □通知病房	□询问病史，体格检查 □完成病历及上级医师查房 □完成医嘱 □向患者及家属交代围术期注意事项 □签署手术知情同意书 □手术 □术后向患者及家属交代病情及注意事项 □完成术后病程记录及手术记录	□观察病情 □上级医师查房 □完成病程记录 □嘱患者下地活动 □观察阴道流血及腹痛情况 □向患者及家属交代出院后注意事项 □完成出院病程记录 □出院 □定期复查	□术后护士电话随访 □医师手机开机
重点医嘱	□血常规、血型、尿常规 □感染性疾病筛查、凝血功能、肝肾功能 □妇科彩超、心电图、胸部X片 □阴道分泌物检查	**长期医嘱：** □妇科护理常规 □二级护理 □饮食◎术前8小时禁食、禁水 □刮宫术后护理常规 □6小时后恢复普食 **临时医嘱：** □手术医嘱 □输液 □必要时术前预防用抗菌药物	**长期医嘱：** □术后护理常规 □二级护理 **临时医嘱：** **出院医嘱：** □今日出院	
主要护理工作	□入院介绍 □术前相关检查指导 □术前常规准备及注意事项 □麻醉后注意事项 □术后饮食注意事项 □术后活动指导	□术后饮食注意事项 □术后性生活指导 □指导介绍出院手续 □遵医嘱定期复查		

续 表

日期	住院前（门诊）	住院第 1 天（手术日）	住院第 2 天（术后第 1 天，出院日）	住院第 3 天（术后第 2 天）
病情变异记录	□无 □有，原因： 1. 2.	□无 □有，原因： 1. 2.	□无 □有，原因： 1. 2.	
护士签名				
医师签名				

第十三章

无痛宫腔镜检查日间手术临床路径释义

一、无痛宫腔镜检查编码

手术操作名称及编码：宫腔镜检查术（ICD-9-CM-3：68.12）

二、临床路径检索方法

68.12（无痛）

三、无痛宫腔镜检查临床路径标准住院流程

（一）适用对象

适应证：①异常子宫出血的诊治；②宫腔粘连的诊治；③宫内节育器的定位及取出；④评估超声检查的异常宫腔回声及占位性病变；⑤评估异常的子宫输卵管造影；⑥不孕症的宫内因素检查。

释义

■ 宫腔镜检查可以直观的了解宫腔情况，定位准确，子宫内膜定位活检，避免或减少盲目操作。大多数宫腔和宫颈管病变可以在宫腔镜检查的同时进行治疗。

（二）选择治疗方案的依据

根据《妇产科学》（第七版，人民卫生出版社）。

1. 符合手术适应证。
2. 能够耐受手术。

释义

■ 无手术禁忌证。绝对禁忌证包括：急性、亚急性生殖道炎症；严重心、肺功能不全。相对禁忌证：月经期及活动性子宫出血；宫颈恶性肿瘤；近期有子宫穿孔或子宫手术史。

（三）标准住院日为≤2 天

释义

■ 已完成术前检查及合并疾病的必要评估可以耐受手术者，手术住院日≤2 日。

（四）进入路径标准

1. 第一诊断必须符合适应证。
2. 当患者合并其他疾病，但住院期间不需要特殊处理也不影响第一诊断的临床路径流程实施时，可以进入路径。

释义

■ 患者同时合并其他疾病诊断时，如住院期间无须特殊处理可进入路径。如控制稳定的高血压、糖尿病、甲状腺功能亢进或低减、部分结缔组织疾病，无特殊治疗可进入本路径。

（五）术前准备（入院前）

术前必须检查的项目：

1. 血常规、尿常规。
2. 肝肾功能、血糖、电解质。
3. 血型、凝血功能。
4. 输血相关感染性疾病筛查（乙型肝炎、丙型肝炎、艾滋病、梅毒等）。
5. 妇科超声。
6. 阴道感染常规检查。
7. 宫颈癌筛查。
8. 心电图。

释义

■ 宫腔镜检查术适应证、术前检查及必要的合并疾病评估应在门诊完成，入院后主要完成术前评估，评估有无手术禁忌证。

（六）预防性抗菌药物选择与使用时机

按照《抗菌药物临床应用指导原则》（卫医发〔2004〕285号）执行，并结合患者的病情决定抗菌药物的选择与使用时间。

释义

■ 术前阴道清洁度检查和术中严格无菌操作对于防止术后感染发生至关重要。结合患者具体病情，可术前单次预防性应用抗菌药。

（七）手术日为入院当天

1. 麻醉方式：静脉复合麻醉。
2. 手术方式：宫腔镜检查术。
3. 术中用药：麻醉用药、膨宫液、止血、止吐药物等。

释义

■ 宫腔镜检查术检查时间：月经干净后1周以内，此时子宫内膜处于增殖早期，薄而不易出血，黏液分泌少，宫腔病变易见。

■ 膨宫介质：常用生理盐水、5%葡萄糖液，其选择取决于所选用能量种类。对于合并有糖尿病的患者可选用5%甘露醇膨宫。

■ 宫腔镜检查术时以最低有效膨宫压力为原则，行宫腔镜检查前，需排空灌流管内气体。术前可以提前1小时放置米索前列醇，软化扩张宫颈，减少手术并发症。

（八）术后住院恢复≤2天

1. 根据患者病情变化可选择相应的检查项目。
2. 术后用药：
（1）根据术中情况选用抗菌药物。
（2）必要时止吐、止血、镇痛药物。

释义

■ 术后主要注意观察阴道出血量及血常规来评估术中出血量。

■ 术后麻醉恢复期无法进食时应适当给以液体和能量补充。

（九）出院标准

1. 一般情况良好，无手术并发症。
2. 阴道流血少量，无剧烈腹痛。

释义

■ 无宫腔镜手术中并发症，如感染、子宫穿孔、出血多、低钠血症等，就符合出院标准。

（十）变异及原因分析——需导致退出日间手术路径

1. 术中、术后出现并发症，需要进一步诊治，导致住院时间延长、费用增加。
2. 合并症控制不佳，需请相关科室会诊，进一步诊治。
3. 住院后出现其他内、外科疾病需进一步诊治。
4. 需要输血。

释义

■ 在门急诊完成术前检查，特别是生殖道感染的情况，如阴道炎，应在门诊完成治疗并复查正常再入院。

■ 手术短期并发症，如子宫穿孔，出血多需输血治疗，术后急性盆腔感染，出现低钠血症均应离开路径。

四、无痛宫腔镜检查日间手术临床路径给药方案

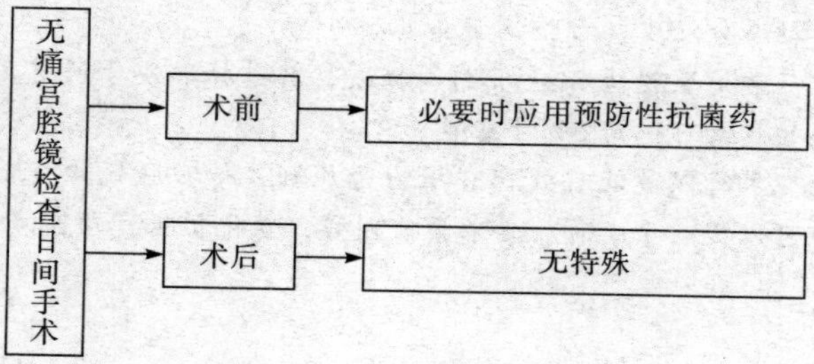

不推荐常规使用预防性抗菌药。对于有盆腔炎病史的患者可以考虑使用预防性抗菌药。

五、推荐表单

（一）医师表单

无痛宫腔镜检查日间手术临床路径医师表单

适用对象：①异常子宫出血的诊治；②宫腔粘连的诊治；③宫内节育器的定位及取出；④评估超声检查的异常宫腔回声及占位性病变；⑤评估异常的子宫输卵管造影；⑥不孕的宫内因素检查

行无痛宫腔镜检查

患者姓名：	性别：　年龄：　门诊号：	住院号：
住院日期：　　年　月　日	**出院日期：**　　年　月　日	**标准住院日：≤2 天**

日期	住院前 （门诊）	住院第 1 天 （术前 1 日～手术日）	住院第 1～2 天 （术后第 1～2 天，出院日）
主要诊疗工作	□ 开术前相关化验检查 □ 评估病情，开住院单 □ 通知住院处 □ 通知病房	□ 询问病史，体格检查 □ 完成病历及上级医师查房 □ 完成医嘱 □ 向患者及家属交代围术期注意事项 □ 签署手术知情同意书 □ 手术 □ 术后向患者及家属交代病情及注意事项 □ 完成术后病程记录及手术记录	□ 观察病情 □ 上级医师查房 □ 完成病程记录 □ 嘱患者下地活动 □ 观察阴道流血及腹痛情况 □ 向患者及家属交代出院后注意事项 □ 完成出院病程记录 □ 出院 □ 定期复查
重点医嘱	□ 血常规、尿常规 □ 肝肾功能、血糖、电解质 □ 血型、凝血功能 □ 输血相关感染性疾病筛查（乙型肝炎、丙型肝炎、艾滋病、梅毒等） □ 妇科超声 □ 阴道感染常规检查 □ 宫颈癌筛查 □ 心电图	**长期医嘱：** □ 妇科护理常规，根据病情决定护理级别 □ 术前 4～6 小时禁食、禁水 □ 宫腔镜术后护理常规手术麻醉清醒后恢复普食 **临时医嘱：** □ 手术医嘱，静脉复合麻醉下行宫腔镜检查术 □ 输液根据病情决定 □ 预防用抗菌药物 □ 镇痛、止吐、止血药物	**长期医嘱：** □ 妇科护理常规，根据病情决定护理级别 **临时医嘱：** **出院医嘱：** □ 今日出院 □ 出院带药
病情变异记录	□ 无　□ 有，原因： 1. 2.	□ 无　□ 有，原因： 1. 2.	□ 无　□ 有，原因： 1. 2.
医师签名			

（二）护士表单

无痛宫腔镜检查日间手术临床路径护士表单

适用对象：①异常子宫出血的诊治；②宫腔粘连的诊治；③宫内节育器的定位及取出；④评估超声检查的异常宫腔回声及占位性病变；⑤评估异常的子宫输卵管造影；⑥不孕的宫内因素检查

行无痛宫腔镜检查

患者姓名：	性别：　　年龄：　　门诊号：	住院号：
住院日期：　　年　月　日	出院日期：　　年　月　日	标准住院日：≤2 天

时间	入院	术后	出院
健康宣教	□ 入院宣教 介绍主管医师、护士 介绍环境、设施 介绍住院注意事项 相关用物的准备 □ 介绍手术过程	□ 告知子宫收缩情况及阴道出血的观察方法 □ 告知手术后饮食、活动及探视注意事项 □ 告知手术后可能出现的情况及应对方式 □ 责任护士与患者沟通，了解并指导心理应对	□ 出院宣教 复查时间 服药方法 活动休息 指导饮食 术后性生活指导 □ 指导办理出院手续
护理处置	□ 核对患者，佩戴腕带 □ 引导患者至病床，协助更换病号服、整理用物 □ 测量生命体征 □ 建立入院护理病历	□ 协助医师完成手术后患者的恢复工作	□ 办理出院手续 □ 书写出院小结
基础护理	□ 二级护理 □ 术前禁食、禁水 4~6 小时 □ 晨晚间护理 □ 患者安全管理	□ 一级护理 □ 手术麻醉清醒后进普食 □ 协助患者活动及排尿 □ 协助患者进食、进水 □ 协助患者更衣 □ 晨晚间护理 □ 患者安全管理	□ 二级护理 □ 普食 □ 晨晚间护理 □ 患者安全管理
专科护理	□ 有针对性的心理护理，给予患者心理慰藉	□ 手术后心理护理 □ 测量体温 3 次/日 □ 观察子宫收缩、阴道出血量及性状 □ 协助患者保持会阴清洁	□ 手术后恢复观察 □ 心理护理
重点医嘱	□ 详见医嘱执行单	□ 详见医嘱执行单	□ 详见医嘱执行单
病情变异记录	□ 无　□ 有，原因： 1. 2.	□ 无　□ 有，原因： 1. 2.	□ 无　□ 有，原因： 1. 2.
护士签名			

（三）患者表单

无痛宫腔镜检查日间手术临床路径患者表单

适用对象：①异常子宫出血的诊治；②宫腔粘连的诊治；③宫内节育器的定位及取出；④评估超声检查的异常宫腔回声及占位性病变；⑤评估异常的子宫输卵管造影；⑥不孕的宫内因素检查

行无痛宫腔镜检查

患者姓名：	性别：　年龄：　门诊号：	住院号：
住院日期：　年　月　日	**出院日期：**　年　月　日	**标准住院日：≤2天**

时间	入院	术后	出院
医患配合	□ 配合询问病史、收集资料，请务必详细告知既往史、用药史、过敏史 □ 如服用抗凝血药或抗血小板药，请明确告知 □ 配合进行体格检查 □ 有任何不适请告知医师 □ 配合医院探视制度	□ 配合检查出血情况 □ 需要时，配合拔除导尿管	□ 接受出院前指导 □ 知道复诊程序 □ 获取出院诊断书
护患配合	□ 配合测量体温、脉搏、呼吸、血压、体重 □ 配合完成入院护理评估（简单询问病史、过敏史、用药史） □ 接受入院宣教（环境介绍、病室规定、订餐制度、贵重物品保管等） □ 接受输液、服药等治疗 □ 有任何不适请告知护士 □ 准备好必要用物，卫生巾等	□ 返回病房后，协助完成核对，配合转入病床 □ 配合测量生命体征 □ 配合检查阴道出血情况 □ 遵医嘱采取正确体位 □ 接受手术后宣教 □ 有任何不适请告知护士 □ 接受输液等治疗 □ 配合手术后尽早排尿 □ 接受进食、进水、排尿等生活护理 □ 注意活动安全，避免坠床或跌倒 □ 配合执行探视及陪护	□ 接受出院宣教 □ 办理出院手续 □ 获取出院带药 □ 知道服药方法、作用、注意事项 □ 知道复印病历方法
饮食	□ 术前禁食、禁水4~6小时	□ 手术麻醉清醒后进普食	□ 正常普食
排泄	□ 正常排尿便	□ 正常排尿便 □ 避免便秘及尿潴留	□ 正常排尿便 □ 避免便秘
活动	□ 正常适度活动	□ 正常适度活动，避免疲劳。注意安全	□ 正常适度活动，避免疲劳

附：原表单（2016年版）

无痛宫腔镜检查日间手术临床路径表单

适用对象：①异常子宫出血的诊治；②宫腔粘连的诊治；③宫内节育器的定位及取出；④评估超声检查的异常宫腔回声及占位性病变；⑤评估异常的子宫输卵管造影；⑥不孕的宫内因素检查
行无痛宫腔镜检查

患者姓名：	性别： 年龄： 门诊号：		住院号：
住院日期： 年 月 日	**出院日期：** 年 月 日		**标准住院日：≤2天**

日期	住院前 （门诊）	住院第1天 （术前1日~手术日）	住院第1~2天 （术后第1~2天，出院日）
主要诊疗工作	□ 开术前相关化验检查 □ 评估病情，开住院单 □ 通知住院处 □ 通知病房	□ 询问病史，体格检查 □ 完成病历及上级医师查房 □ 完成医嘱 □ 向患者及家属交代围术期注意事项 □ 签署手术知情同意书 □ 手术 □ 术后向患者及家属交代病情及注意事项 □ 完成术后病程记录及手术记录	□ 观察病情 □ 上级医师查房 □ 完成病程记录 □ 嘱患者下地活动 □ 观察阴道流血及腹痛情况 □ 向患者及家属交代出院后注意事项 □ 完成出院病程记录 □ 出院 □ 定期复查
重点医嘱	□ 血常规、尿常规 □ 肝肾功能、血糖、电解质 □ 血型、凝血功能 □ 输血相关感染性疾病筛查（乙型肝炎、丙型肝炎、艾滋病、梅毒等） □ 妇科超声 □ 阴道感染常规检查 □ 宫颈癌筛查 □ 心电图	**长期医嘱：** □ 妇科护理常规，根据病情决定护理级别 □ 饮食◎术前8小时禁食、禁水 □ 术后6小时禁食、禁水 **临时医嘱：** □ 手术医嘱，静脉复合麻醉下行宫腔镜检查术 □ 输液根据病情决定 □ 预防用抗菌药物 □ 镇痛、止吐、止血药物	**长期医嘱：** □ 妇科护理常规，根据病情决定护理级别 **临时医嘱：** **出院医嘱：** □ 今日出院 □ 出院带药
主要护理工作	□ 入院介绍 □ 术前相关检查指导 □ 术前常规准备及注意事项 □ 麻醉后注意事项 □ 术后饮食注意事项 □ 术后活动指导	□ 术后饮食注意事项 □ 术后性生活指导 □ 指导介绍出院手续 □ 遵医嘱定期复查	

续　表

日期	住院前 （门诊）	住院第 1 天 （术前 1 日 ~ 手术日）	住院第 1~2 天 （术后第 1~2 天，出院日）
病情变异记录	□ 无　□ 有，原因： 1. 2.	□ 无　□ 有，原因： 1. 2.	□ 无　□ 有，原因： 1. 2.
护士签名			
医师签名			

第十四章

卵巢子宫内膜异位囊肿临床路径释义

一、卵巢子宫内膜异位囊肿编码

疾病名称及编码：卵巢子宫内膜异位囊肿（ICD-10：N80.1）

手术操作名称及编码：卵巢手术（ICD-9-CM-3：65.2-65.6）

子宫手术（ICD-9-CM-3：68.3-68.7）

二、临床路径检索方法

第一诊断 N80.1 伴（65.2-65.6）伴（68.3-68.7）

三、卵巢子宫内膜异位囊肿临床路径标准住院流程

（一）适用对象

第一诊断为卵巢子宫内膜异位囊肿，需要行经腹或腹腔镜下卵巢囊肿剥除术、卵巢囊肿剥除+全子宫/次全子宫切除术、全子宫+双附件切除术。

释义

■ 本路径适用对象为卵巢子宫内膜异位囊肿、并需行开腹或者腹腔镜下卵巢囊肿剥除术、卵巢囊肿剥除+全子宫/次子宫切除术、全子宫+双附件切除术为治疗手段的患者。

■ 卵巢子宫内膜异位囊肿行囊肿穿刺术患者不进入本路径。

（二）诊断依据

根据《临床诊疗指南·妇产科学分册》（中华医学会编著，人民卫生出版社）。

症状：继发性痛经并进行性加重。

体征：附件区扪及囊肿，并与子宫粘连。

辅助检查：超声检查，肿瘤标志物：CA125。

释义

■ 子宫内膜异位症的临床表现多样，最主要的两大症状：疼痛和不育。其中疼痛症状主要为痛经、慢性盆腔痛、性交痛。

■ 卵巢子宫内膜异位囊肿最典型的体征是附件区粘连囊肿，伴或不伴有三合诊骶韧带触痛结节。

■ 超声检查是卵巢囊肿最常用的影像学检查，充满细密点状回声的附件区囊肿是卵巢子宫内膜异位囊肿的典型超声征象。必要时可行盆腔磁共振检查，能更准确地判断囊肿性质以及是否合并深部浸润型病灶和子宫腺肌症。

■ 子宫内膜异位症目前没有满意的标志物，临床最常用的是血清 CA125 检测。

（三）进入路径标准

1. 第一诊断符合卵巢巧克力囊肿/卵巢子宫内膜异位症。
2. 当患者同时具有其他疾病诊断，但在住院期间不需特殊处理也不影响第一诊断的临床路径实施时，可以进入路径。

释义

■ 进入本路径的患者第一诊断为卵巢子宫内膜异位囊肿，且经腹或腹腔镜作为治疗手段。

■ 同时合并宫颈上皮内瘤变、子宫肌瘤、子宫肌腺症等住院期间不需特殊处理、不影响第一诊断、不影响术后恢复的妇科疾病时，可以进入路径。

■ 入院后检查发现以往未发现的疾病或既往有基础病（如高血压、冠状动脉粥样硬化性心脏病、糖尿病、肝肾功能不全等），经系统评估后对治疗无特殊影响，仅需要药物维持治疗者，可进入路径。但可能会增加医疗费用，延长住院时间。

（四）标准住院日≤10 天

释义

■ 住院治疗包括术前检查和准备、手术治疗、术后恢复三部分，总住院时间不超过 10 天符合本路径要求。

（五）住院期间的检查项目

1. 必需的检查项目：
（1）血常规、血型。
（2）尿常规。
（3）大便常规。
（4）生化检查（包括电解质、肝肾功能、血糖）。
（5）凝血功能。
（6）感染性疾病筛查（如乙型肝炎、丙型肝炎、艾滋病、梅毒）。
（7）心电图。
（8）胸部 X 线片。
（9）超声检查（子宫+双附件）。
（10）宫颈脱落细胞检查（TCT）及 HPV 检测。
（11）腹部 B 超（双肾+输尿管）。
（12）阴道清洁度检查。
（13）肿瘤标志物：CA125。
（14）血型鉴定。
2. 根据患者病情进行的检查项目：性激素六项、腹部 B 超（肝、胆、胰、脾、腹腔肠管粘连）、盆腔 MRI、结肠镜、经直肠超声。

释义

■ 血、尿、便常规是最基本的三大常规检查，每个进入路径的患者均需完成，术前发现的贫血应予纠正后再手术；肝肾功能、电解质、血糖、凝血功能、心电图、X线胸片主要是评估有无基础病及手术禁忌；血型、Rh因子、感染性疾病筛查主要是用于输血前准备。

■ 盆腔超声用于评估囊肿的侧别及性质，同时可排查有无子宫合并疾病。

■ 所有拟行子宫全切除术的患者，均应在术前一年内接受宫颈防癌筛查，主要包括液基细胞学检查，条件允许时可行宫颈HPV病毒学检查。以排查有无未发现的宫颈癌及宫颈癌前病变。

■ 年龄较大、围绝经期囊肿增大或围绝经期疼痛程度、节律加重，CA125明显升高的患者应警惕囊肿恶变的风险

■ 伴有心肺基础疾病者应在术前进行心肺功能检测，评估手术风险，必要时给予干预，保证围术期安全。

（六）治疗方案的选择

经腹或腹腔镜下卵巢囊肿剥除术、卵巢囊肿剥除+全子宫/次全子宫切除术、全子宫+双附件切除术。

释义

■ 治疗目的：减灭和消除病灶，减轻和消除疼痛，改善和促进生育，减少和避免复发。

■ 治疗的基本考虑：治疗方案要基于以下因素：①年龄；②生育要求；③症状的严重性；④既往治疗史；⑤病变范围；⑥患者的意愿。治疗措施应个体化。对盆腔疼痛、不孕及盆腔包块的治疗要分别对待。

■ 治疗方法：可分为手术治疗、药物治疗、介入治疗、中药治疗及辅助治疗（如辅助生殖技术治疗）等。

■ 手术方式包括：

1. 囊肿剥除术：即保守性手术。保留患者的生育功能，手术剔除卵巢子宫内膜异位囊肿以及分离粘连。适合于年龄较轻或需要保留生育功能者。保守性手术以腹腔镜作为首选。

2. 子宫及双侧附件切除术：切除全子宫、双侧附件以及所有肉眼可见的病灶。适合年龄较大、无生育要求、症状重或者复发经保守性手术或药物治疗无效者。

3. 卵巢囊肿剥除+子宫切除术：切除全子宫，剥除囊肿，保留卵巢。主要适合无生育要求、症状重或者复发经保守性手术或药物治疗无效，但年龄较轻希望保留卵巢内分泌功能者。

（七）预防性抗菌药物选择与使用时机

根据《抗菌药物临床应用指导原则（2015年版）》（国卫办医发〔2015〕43号）执行，并根据患者的病情决定抗菌药物的选择和使用时间。

释义

■ 经腹腔镜或经阴道或经腹子宫全切除术属于清洁-污染手术（Ⅱ类切口），手术野包括阴道等存在大量人体寄植菌群的部位，可能污染手术野引致感染，需要预防性应用抗菌药物。

■ 预防性抗菌药物的使用：预防用药从术前0.5小时或麻醉开始时给药，至术后24小时，必要时延长至48小时。预防性抗菌药物首选第二代头孢菌素，可与抗厌氧菌药物合用。

■ 治疗性抗菌药物的使用：术前卵巢巧囊合并感染者，应在术前取阴道拭子或术中取脓肿拭子送细菌培养，根据病原菌种类和药敏结果选用治疗性抗菌药物。在无法得到或者没有得到病原体培养和药敏结果前，经验性使用抗菌药时建议使用广谱抗菌药，如二代以上头孢菌素，并配合抗厌氧菌药物。疗程应根据体温、症状、血白细胞等酌情处理。

（八）手术日

1. 麻醉方式：麻醉医师制订。
2. 术中用药：酌情使用垂体后叶素。
3. 术中输血：视术中情况定。
4. 病理：有标本的术中、术后病理检查。

释义

■ 经腹腔镜或经阴道或经腹子宫全切除术，请麻醉科医师会诊，根据患者具体情况，选择麻醉方式。

■ 术中除麻醉药、常规补液外，高血压患者酌情给予降压药，术中出血较多者可酌情给予止血药物。

■ 术中不常规输血，在出血量较大，为保证术中循环稳定和术后恢复的情况下可根据出血量及术中血红蛋白浓度决定输血的量，提倡成分输血。

■ 术中必要时可送快速冷冻，必须仔细检视囊肿内壁是否有乳头。术中切除的所有标本术后常规进行石蜡切片组织病理学检查以明确诊断。

■ 可根据术中情况经腹或经阴道留置引流管。

（九）术后恢复

1. 必须复查的项目：血常规、尿常规、电解质。
2. 术后用药：根据情况补液、补充电解质、护胃等治疗。
3. 抗菌药使用：根据《抗菌药物临床应用指导原则（2015年版）》（国卫办医发〔2015〕43号）执行，并根据患者的病情决定抗菌药物的选择和使用时间。

释义

■ 术后必须复查的检查项目应在术后3日内完成，以了解患者术后身体状况，及时发现贫血、感染等常见的异常情况以便对症处理；有异常发现者治疗后应予复查。除必需的检查项目外，可根据病情需要增加，如怀疑肺栓塞需检查血气分析、出凝血功能等；怀疑肠梗阻应行下腹X线检查等。

■ 术后应常规观察患者生命体征、出入量及各脏器功能恢复情况，以确定对症治疗手段与出院时间；尤其应关注伤口愈合、肠道功能恢复、预防血栓栓塞等方面，鼓励患者尽早活动，减少卧床输液治疗；引流管的拔除时间根据术中情况和术后引流量决定。

■ 术后恢复正常无感染证据，应及时停用预防性抗菌药物。

（十）出院标准

1. 患者一般情况良好，体温正常，完成复查项目。
2. 伤口愈合好。
3. 没有需要住院处理的并发症和（或）合并症。

释义

■ 出院标准以患者无不适症状、无异常体征和血液生化复查结果正常为评判标准。患者出院前应达到生命体征平稳，无发热，无严重贫血和电解质异常，已排气、排便，肠道功能恢复等标准。

■ 伤口对合良好，无红肿、渗出，无脂肪液化或感染征象可出院。

■ 术后恢复正常无并发症，或出现并发症但无须住院治疗可出院（如尿潴留，除留置导尿管无其他治疗）。

（十一）变异及原因分析

1. 因辅助检验异常需要复查，导致术前及术后住院时间延长。
2. 有影响手术的合并症，需要进行相关的诊断和治疗。
3. 因手术并发症需要进一步治疗。
4. 术后病理提示为恶性，需要转入相应的路径进行治疗。

释义

■ 变异是指医疗不能按照预定的路径进行或不能达到预期的医疗目标。

■ 微小变异：由于某种原因，表单中的检查或操作提前或延后进行，但不影响总体治疗进程和康复，或者整体住院日有小的出入，不影响纳入路径。

■ 重大变异：是指入选临床路径的患者未能按路径流程完成医疗行为或未达到预期的医疗质量控制目标，需要终止执行路径；或者是因严重合并症或并发症导致治疗时间延长、治疗费用增加而无法按照规定完成路径。主管医师可决定退出临床路径，并需在表单中明确说明变异原因，包括以下情况：

（1）术前检查发现严重合并症，如血栓栓塞性疾病需抗凝、放置下腔静脉滤网；严重感染需要抗感染、无法控制的活跃出血需要介入治疗止血；合并未控制的高血压、糖尿病等需要时间治疗而影响住院时间和产生额外治疗费用等。对这些患者，主管医师均应进行变异原因的分析，并在临床路径的表单中予以说明。

（2）术中发现术前检查未能发现的病变，导致无法按照术前计划实施经腹腔镜或经阴道或经腹子宫全/次全切除术；例如，术中剖视发现囊肿内壁乳头，不除外内异症恶变的可能，需改变手术范围的情况等。

（3）术后组织病理学检查发现卵巢恶性肿瘤，需要再次手术或放化疗等辅助治疗，影响患者住院时间及治疗费用者。

（4）术中、术后出现严重并发症需进行相应诊断和治疗，导致住院时间明显延长和费用显著增加者，如肠梗阻需要手术治疗和肠道外营养支持；术中术后因严重出血、感染、肺栓塞等需转重症监护病房治疗；术中术后发生肠道损伤、肠瘘、输尿管瘘等并发症需要治疗等。

（5）因患者主观原因，如放弃手术改为药物治疗或随诊观察，导致本路径无法施行，也需医师在表单中予以说明。

四、卵巢子宫内膜异位囊肿临床路径给药方案

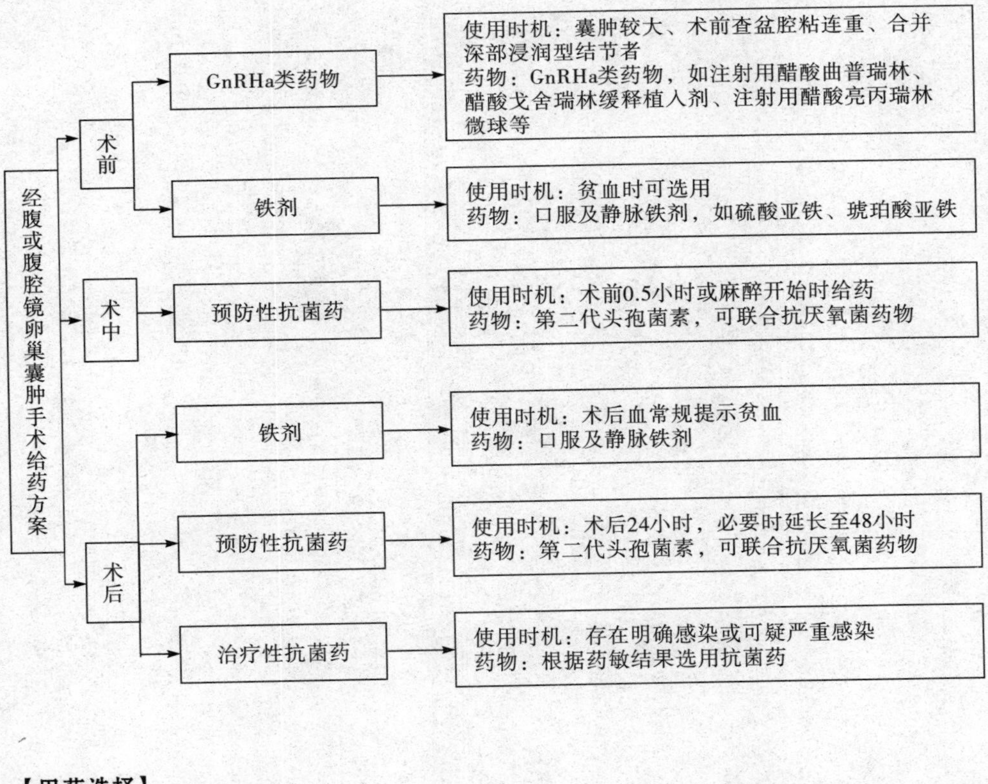

【用药选择】

1. 若术前囊肿较大、盆腔粘连重或合并深部浸润型结节、较大体积肌瘤或者腺肌症或者有贫血者，为减少术中出血、降低手术并发症的风险，术前可考虑使用 GnRHa 类药物。
2. 经腹的卵巢囊肿属于一类清洁手术，腹腔镜卵巢囊肿如果术中没有举宫则也属于一类清洁手术。如果术式中包括了子宫的次/全切除，或腹腔镜术中有举宫、输卵管通液等操作属

于Ⅱ类手术，预防用药从术前0.5小时或麻醉开始时给药，至术后24小时，必要时延长至48小时。预防性抗菌药物首选第二代头孢菌素，可与抗厌氧菌药物合用。

3. 治疗性抗菌药物的使用：术后明确有感染存在时使用，用药前送细菌培养，根据病原菌种类和药敏结果选用治疗性抗菌药物。在无法得到或者没有得到病原体培养和药敏结果前，经验性使用抗菌药时建议使用广谱抗菌药，如二代以上头孢菌素，并配合抗厌氧菌药物。疗程应根据体温、症状、血白细胞等酌情处理。

【药学提示】

1. GnRHa类药物应在月经周期的第1~5天开始应用。一次1支，每4周注射一次，第一次注射后第一个月可能出现不规则阴道出血，以后可能出现更年期症状如潮热盗汗，睡眠障碍，骨质丢失等。

2. 口服铁剂可致胃肠道不良反应，如恶心、呕吐、上腹疼痛、便秘，并可减少肠蠕动，引起便秘、黑便。宜在饭后或饭时服用，以减轻胃部刺激，与维生素C同服可提高口服铁剂的吸收效率。

【注意事项】

1. 术后如果需要3针以上的GnRHa类药物治疗，则在治疗中应该注意低雌激素的不良反应，应给予补钙、改善低雌激素症状等治疗，必要时给予反向添加。

2. 合并不孕的卵巢子宫内膜异位囊肿剔除术后应给予患者积极的助孕指导和治疗。

五、推荐表单

（一）医师表单

卵巢子宫内膜异位囊肿临床路径医师表单

适用对象：第一诊断为卵巢巧克力囊肿/卵巢子宫内膜异位症

行经腹或腹腔镜卵巢囊肿剥除术、卵巢囊肿剥除+全子宫/次全子宫切除术、全子宫+双侧附件切除术

患者姓名：	性别：　年龄：　门诊号：	住院号：
住院日期：　年　月　日	出院日期：　年　月　日	标准住院日：　天

时间	住院第1~3天	住院第1~3天	住院第1~3天
主要诊疗工作	□ 询问病史及体格检查 □ 完成病历书写 □ 开检查单 □ 上级医师查房及术前评估 □ 初步确定手术方式和日期	□ 上级医师查房 □ 向患者及家属交代病情、围术期注意事项	□ 完成术前准备与术前评估 □ 术前讨论，确定手术方案 □ 完成必要的相关科室会诊 □ 完成术前小结、术前讨论、上级医师查房记录等病历书写 □ 向患者及家属交代病情、围术期注意事项 □ 签署手术知情同意书、自费用品协议书、输血同意书、留置尿管同意书、冷冻病理同意书、委托书
重点医嘱	**长期医嘱：** □ 妇科常规护理 □ 二级护理 □ 自动体位 □ 普通饮食 □ 患者既往用药 **临时医嘱：** □ 血、尿、便常规 □ 肝肾功能、心肌酶、电解质、血糖、凝血功能、血型、感染性疾病筛查、血清肿瘤标志物 □ 宫颈TCT及HPV □ 妇科超声、腹部超声 □ 胸片、心电图 □ 必要时行盆腔CT或MRI，肠道及泌尿系造影，全结肠镜 □ 必要时心、肺功能测定	**长期医嘱：** □ 妇科护理常规 □ 二级护理 □ 自动体位 □ 普通饮食 □ 患者既往用药 **临时医嘱：** □ 相关科室会诊	**长期医嘱：** □ 妇科护理常规 □ 二级护理 □ 自动体位 □ 普通饮食 □ 患者既往用药 **临时医嘱：** □ 术前医嘱：常规准备明日在全麻下经腹或腹腔镜下卵巢囊肿剥除术、卵巢囊肿剥除+全子宫/次全子宫切除术、全子宫+双附件切除术 □ 手术野皮肤准备 □ 备血 □ 术前禁食、禁水 □ 阴道准备 □ 肠道准备 □ 抗菌药物 □ 其他特殊医嘱

续 表

时间	住院第 1~3 天	住院第 1~3 天	住院第 1~3 天
主要护理工作	□ 入院宣教 □ 介绍病房环境、设施和设备 □ 入院护理评估	□ 生命体征监测 □ 必要时血糖监测	□ 术前宣教 □ 术前准备 □ 通知患者晚 24 时后禁食、禁水
病情变异记录	□ 无 □ 有，原因： 1. 2.	□ 无 □ 有，原因： 1. 2.	□ 无 □ 有，原因： 1. 2.
医师签名			

时间	住院第 4 天（手术日） 术前术后		住院第 5 天 （手术后第 1 天）
主要诊疗工作	□ 酌情追加灌肠 □ 酌情补液	□ 手术标本常规送石蜡组织病理学检查 □ 术者完成手术记录 □ 术者或一助完成术后病程记录 □ 上级医师查房 □ 向患者及家属交代病情及术后注意事项	□ 上级医师查房 □ 观察病情变化 □ 完成病历书写 □ 注意腹腔引流液性质及引流量 □ 注意观察体温、血压等
重点医嘱	**长期医嘱：** □ 妇科常规护理 □ 二级护理 □ 禁食、禁水 **临时医嘱：** □ 酌情补液 □ 留置尿管、导尿包 □ 抗菌药物	**长期医嘱：** □ 妇科术后常规护理 □ 一级护理 □ 保留腹腔引流管，记引流量（酌情） □ 保留导尿、会阴擦洗 □ 术后饮食，酌情禁食、禁水/禁食可进水 □ 抗菌药物 **临时医嘱：** □ 今日在全麻下经腹或腹腔镜下卵巢囊肿剥除术、卵巢囊肿剥除+全子宫/次全子宫切除术、全子宫+双附件切除术 □ 心电监护、吸氧（必要时） □ 补液，维持水电解质平衡 □ 酌情使用止吐、镇痛药物 □ 其他特殊医嘱	**长期医嘱：** □ 妇科术后护理常规 □ 一级护理 □ 术后饮食 □ 抗菌药物 □ 可停保留导尿管、会阴擦洗 **临时医嘱：** □ 换药 □ 酌情使用止吐、镇痛药物 □ 补液、维持水电解质平衡 □ 复查血常规、尿常规、电解质 □ 其他特殊医嘱
主要护理工作	□ 术前抗菌药物准备	□ 观察患者病情变化 □ 术后心理与生活护理	□ 观察患者情况 □ 术后心理与生活护理 □ 指导术后患者功能锻炼
病情变异记录	□ 无　□ 有，原因： 1. 2.	□ 无　□ 有，原因： 1. 2.	□ 无　□ 有，原因： 1. 2.
医师签名			

时间	住院第6~10_天 (术后第2~7天)	住院第_6~10天 (术后第2~7天)	住院第_6~10_天 (术后第2~7天)
主要诊疗工作	□ 上级医师查房 □ 完成病历书写 □ 注意腹腔引流性质及引流量，酌情拔除腹腔引流管	□ 上级医师查房 □ 完成病历书写	□ 上级医师查房 □ 完成病历书写 □ 出院指导（出院日）
重点医嘱	**长期医嘱：** □ 妇科术后护理常规 □ 二级护理 □ 术后饮食（根据情况） □ 抗菌药物 □ 停保留腹腔引流管、记引流量 **临时医嘱：** □ 换药（酌情） □ 补液（根据饮食情况）、维持水电解质平衡	**长期医嘱：** □ 妇科术后护理常规 □ 二级护理 □ 术后饮食（根据情况） □ 抗菌药物（酌情） **临时医嘱：** □ 其他特殊医嘱	**长期医嘱：** □ 妇科术后护理常规 □ 二级护理 □ 术后饮食（根据情况） **临时医嘱：** □ 出院（出院日） □ 出院带药
主要护理工作	□ 观察患者情况 □ 术后心理与生活护理 □ 指导术后患者功能锻炼	□ 观察患者情况 □ 术后心理与生活护理 □ 指导术后患者功能锻炼	□ 观察患者情况 □ 术后心理与生活护理 □ 指导术后患者功能锻炼 □ 出院指导（出院日）
病情变异记录	□ 无 □ 有，原因： 1. 2.	□ 无 □ 有，原因： 1. 2.	□ 无 □ 有，原因： 1. 2.
医师签名			

（二）护士表单

卵巢子宫内膜异位囊肿临床路径护士表单

适用对象：第一诊断为卵巢巧克力囊肿/卵巢子宫内膜异位症

行经腹或腹腔镜卵巢囊肿剥除术、卵巢囊肿剥除+全子宫/次全子宫切除术、全子宫+双侧附件切除术

患者姓名：	性别： 年龄： 门诊号：	住院号：
住院日期： 年 月 日	出院日期： 年 月 日	标准住院日： 天

时间	住院第1~3天	住院第1~3天	住院第1~3天
健康宣教	□入院宣教 □介绍主管医师、护士 □介绍环境、设施 □介绍住院注意事项 □宣教术前准备注意事项	□介绍术前准备内容、目的和麻醉方式	□介绍术前准备内容、目的和麻醉方式 □指导患者正确排痰方法及床上排便法
护理处理	□核对患者，佩戴腕带 □建立入院护理病历 □卫生处置：剪指（趾）甲、会阴部清洁，必要时备皮，沐浴更换病号服 □测量生命体征	□测量生命体征	□测量生命体征
基础护理	□二级护理 □普食 □晨晚间护理 □患者安全管理	□二级护理 □普食 □晨晚间护理 □患者安全管理	□二级护理 □普食 □晨晚间护理 □患者安全管理 □保持夜间病房安静，患者口服镇静药入睡
专科护理	□讲解阴道准备的目的及方法 □术前阴道准备	□静脉抽血 □指导患者到相关科室进行检查并讲明各种检查的目的	□晚餐少量进食后禁食、禁水 □肠道准备 □提醒患者术晨禁食、禁水
重点医嘱	□详见医嘱执行单	□详见医嘱执行单	□详见医嘱执行单
病情变异记录	□无 □有，原因： 1. 2.	□无 □有，原因： 1. 2.	□无 □有，原因： 1. 2.
护士签名			

时间	住院第2~4日 （手术当日）	住院第3~5日 （术后第1日）	住院第4~6日 （术后第2日）
健康宣教	□ 术后健康教育 □ 术后饮食指导	□ 术后健康教育 □ 术后饮食指导	□ 术后健康教育 □ 术后饮食指导 □ 给患者讲解各项治疗及护理措施
护理处理	□ 测量生命体征	□ 测量生命体征	□ 测量生命体征
基础护理	□ 二级护理 □ 嘱患者术晨禁食、禁水 □ 晨晚间护理 □ 患者安全管理	□ 二级护理 □ 半流食 □ 晨晚间护理 □ 患者安全管理	□ 二级护理 □ 半流食 □ 晨晚间护理 □ 患者安全管理 □ 保持夜间病房安静，患者口服镇静药入睡
专科护理	□ 协助患者做好术前准备 □ 术毕回病房，交接患者，了解麻醉及术中情况 □ 按医嘱进行治疗 □ 随时观察患者情况 □ 术后6小时翻身 □ 手术后心理与生活护理	□ 保持尿管通畅，观察尿色、尿量并记录 □ 会阴擦洗保持外阴清洁 □ 取半卧位并告知患者半卧位的好处 □ 指导并协助患者按时床上翻身及下肢的屈膝运动，鼓励下地活动	□ 拔除尿管并协助患者排小便 □ 叩背及术后呼吸锻炼 □ 了解患者术后心理状态并给予正确的指导
重点医嘱	□ 详见医嘱执行单	□ 详见医嘱执行单	□ 详见医嘱执行单
病情变异记录	□ 无 □ 有，原因： 1. 2.	□ 无 □ 有，原因： 1. 2.	□ 无 □ 有，原因： 1. 2.
护士签名			

时间	住院第 5~7 日 （术后第 3 日）	住院第 9~11 日 （术后 7 日）
健康宣教	□ 术后健康教育 □ 术后饮食指导	□ 术后健康教育 □ 术后饮食指导
护理处理	□ 测量生命体征	□ 测量生命体征
基础护理	□ 二级护理 □ 普食 □ 晨晚间护理 □ 患者安全管理	□ 二级护理 □ 普食 □ 晨晚间护理 □ 患者安全管理
专科护理	□ 给患者讲解各项治疗及护理措施 □ 晨晚间护理、夜间巡视	□ 协助患者办理出院手续
重点医嘱	□ 详见医嘱执行单	□ 详见医嘱执行单
病情变异记录	□ 无　□ 有，原因： 1. 2.	□ 无　□ 有，原因： 1. 2.
护士签名		

（三）患者表单

卵巢子宫内膜异位囊肿临床路径患者表单

适用对象：第一诊断为卵巢巧克力囊肿/卵巢子宫内膜异位症

行经腹或腹腔镜卵巢囊肿剥除术、卵巢囊肿剥除+全子宫/次全子宫切除术、全子宫+双侧附件切除术

患者姓名：	性别： 年龄： 门诊号：	住院号：
住院日期： 年 月 日	**出院日期：** 年 月 日	**标准住院日：** 天

时间	住院第1~3天	手术及术后	出院
医患配合	□ 配合询问病史、收集资料，请务必详细告知既往史、用药史、过敏史 □ 如服用抗凝血药，请明确告知 □ 配合进行体格检查 □ 有任何不适请告知医师 □ 配合医院探视制度 □ 配合术前准备	□ 配合伤口观察 □ 需要时，配合拔除导尿管 □ 需要时，配合伤口拆线	□ 接受出院前指导 □ 知道复诊程序 □ 获取出院诊断书
护患配合	□ 配合测量体温、脉搏、呼吸、血压，体重1次 □ 配合完成入院护理评估（简单询问病史、过敏史、用药史） □ 接受入院宣教（环境介绍、病室规定、订餐制度、贵重物品保管等） □ 有任何不适请告知护士 □ 接受会阴备皮 □ 接受肠道准备	□ 接受术后健康宣教 □ 配合术后护理及术后恢复 □ 遵医嘱采取合理的活动 □ 有任何不适请告知护士 □ 配合定时测量生命体征、每日询问排便 □ 接受输液、服药等治疗 □ 接受进食、进水、排便等生活护理 □ 注意活动安全，避免坠床或跌倒 □ 配合执行探视及陪伴	□ 接受出院宣教 □ 办理出院手续 □ 获取出院带药 □ 知道服药方法、作用、注意事项 □ 知道护理伤口方法 □ 知道复印病历方法
饮食	□ 正常普食	□ 半流食	□ 正常普食
排泄	□ 正常排尿便	□ 导尿管过渡为正常排尿便 □ 避免便秘及尿潴留	□ 正常排尿便 □ 避免便秘
活动	□ 正常活动	□ 正常适度活动，避免疲劳	□ 正常适度活动，避免疲劳

附：原表单（2016 年版）

卵巢子宫内膜异位囊肿临床路径执行表单

适用对象：第一诊断为卵巢巧克力囊肿/卵巢子宫内膜异位症

行经腹或腹腔镜卵巢囊肿剥除术、卵巢囊肿剥除+全子宫/次全子宫切除术、全子宫+双侧附件切除术

患者姓名：	性别： 年龄： 门诊号：	住院号：	
住院日期： 年 月 日	**出院日期：** 年 月 日	**标准住院日：** 天	

时间	住院第 1~3 天	住院第 1~3 天	住院第 1~3 天
主要诊疗工作	□ 询问病史及体格检查 □ 完成病历书写 □ 开检查单 □ 上级医师查房及术前评估 □ 初步确定手术方式和日期	□ 上级医师查房 □ 向患者及家属交代病情、围术期注意事项	□ 完成术前准备与术前评估 □ 术前讨论，确定手术方案 □ 完成必要的相关科室会诊 □ 完成术前小结、术前讨论、上级医师查房记录等病历书写 □ 向患者及家属交代病情、围术期注意事项 □ 签署手术知情同意书、自费用品协议书、输血同意书、留置尿管同意书、冷冻病理同意书、委托书
重点医嘱	**长期医嘱：** □ 妇科常规护理 □ 二级护理 □ 自动体位 □ 普通饮食 □ 患者既往用药 **临时医嘱：** □ 血、尿、便常规 □ 肝肾功能、心肌酶、电解质、血糖、凝血功能、血型、感染性疾病筛查、血清肿瘤标志物 □ 宫颈 TCT 及 HPV □ 妇科超声、腹部超声 □ 胸片、心电图 □ 必要时行盆腔 CT 或 MRI，肠道及泌尿系造影，全结肠镜 □ 必要时心、肺功能测定	**长期医嘱：** □ 妇科护理常规 □ 二级护理 □ 自动体位 □ 普通饮食 □ 患者既往用药 **临时医嘱：** □ 相关科室会诊	**长期医嘱：** □ 妇科护理常规 □ 二级护理 □ 自动体位 □ 普通饮食 □ 患者既往用药 **临时医嘱：** □ 术前医嘱：常规准备明日在全麻下经腹或腹腔镜下卵巢囊肿剥除术、卵巢囊肿剥除+全子宫/次全子宫切除术、全子宫+双附件切除术 □ 手术野皮肤准备 □ 备血 □ 术前禁食、禁水 □ 阴道准备 □ 肠道准备 □ 抗菌药物 □ 其他特殊医嘱
主要护理工作	□ 入院宣教 □ 介绍病房环境、设施和设备 □ 入院护理评估	□ 生命体征监测 □ 必要时血糖监测	□ 术前宣教 □ 术前准备 □ 通知患者晚 24 时后禁食、禁水

续 表

时间	住院第 1~3 天	住院第 1~3 天	住院第 1~3 天
病情变异记录	□无 □有，原因： 1. 2.	□无 □有，原因： 1. 2.	□无 □有，原因： 1. 2.
护士签名			
医师签名			

<table>
<tr><td rowspan="2">时间</td><td colspan="2">住院第 4 天（手术日）</td><td rowspan="2">住院第 5 天
（手术后第 1 天）</td></tr>
<tr><td>术前</td><td>术后</td></tr>
<tr><td>主要诊疗工作</td><td>□ 酌情追加灌肠
□ 酌情补液</td><td>□ 手术标本常规送石蜡组织病理学检查
□ 术者完成手术记录
□ 术者或一助完成术后病程记录
□ 上级医师查房
□ 向患者及家属交代病情及术后注意事项</td><td>□ 上级医师查房
□ 观察病情变化
□ 完成病历书写
□ 注意腹腔引流液性质及引流量
□ 注意观察体温、血压等</td></tr>
<tr><td>重点医嘱</td><td>长期医嘱：
□ 妇科常规护理
□ 二级护理
□ 禁食、禁水
临时医嘱：
□ 酌情补液
□ 留置尿管、导尿包
□ 抗菌药物</td><td>长期医嘱：
□ 妇科术后常规护理
□ 一级护理
□ 保留腹腔引流管，记引流量（酌情）
□ 保留导尿、会阴擦洗
□ 术后饮食，酌情禁食、禁水/禁食可进水
□ 抗菌药物
临时医嘱：
□ 今日在全麻下经腹或腹腔镜下卵巢囊肿剥除术、卵巢囊肿剥除+全子宫/次全子宫切除术、全子宫+双附件切除术
□ 心电监护、吸氧（必要时）
□ 补液，维持水电解质平衡
□ 酌情使用止吐、镇痛药物
□ 其他特殊医嘱</td><td>长期医嘱：
□ 妇科术后护理常规
□ 一级护理
□ 术后饮食
□ 抗菌药物
□ 可停保留导尿管、会阴擦洗
临时医嘱：
□ 换药
□ 酌情使用止吐、镇痛药物
□ 补液、维持水电解质平衡
□ 复查血常规、尿常规、电解质
□ 其他特殊医嘱</td></tr>
<tr><td>主要护理工作</td><td>□ 术前抗菌药物准备</td><td>□ 观察患者病情变化
□ 术后心理与生活护理</td><td>□ 观察患者情况
□ 术后心理与生活护理
□ 指导术后患者功能锻炼</td></tr>
<tr><td>病情变异记录</td><td>□ 无 □ 有，原因：
1.
2.</td><td>□ 无 □ 有，原因：
1.
2.</td><td>□ 无 □ 有，原因：
1.
2.</td></tr>
<tr><td>护士签名</td><td></td><td></td><td></td></tr>
<tr><td>医师签名</td><td></td><td></td><td></td></tr>
</table>

时间	住院第 6~10 天 （术后第 2~7 天）	住院第 6~10 天 （术后第 2~7 天）	住院第 6~10 天 （术后第 2~7 天）
主要诊疗工作	□ 上级医师查房 □ 完成病历书写 □ 注意腹腔引流性质及引流量，酌情拔除腹腔引流管	□ 上级医师查房 □ 完成病历书写	□ 上级医师查房 □ 完成病历书写 □ 出院指导（出院日）
重点医嘱	**长期医嘱：** □ 妇科术后护理常规 □ 二级护理 □ 术后饮食（根据情况） □ 抗菌药物 □ 停保留腹腔引流管、记引流量 **临时医嘱：** □ 换药（酌情） □ 补液（根据饮食情况）、维持水电解质平衡	**长期医嘱：** □ 妇科术后护理常规 □ 二级护理 □ 术后饮食（根据情况） □ 抗菌药物（酌情） **临时医嘱：** □ 其他特殊医嘱	**长期医嘱：** □ 妇科术后护理常规 □ 二级护理 □ 术后饮食（根据情况） **临时医嘱：** □ 出院（出院日） □ 出院带药
主要护理工作	□ 观察患者情况 □ 术后心理与生活护理 □ 指导术后患者功能锻炼	□ 观察患者情况 □ 术后心理与生活护理 □ 指导术后患者功能锻炼	□ 观察患者情况 □ 术后心理与生活护理 □ 指导术后患者功能锻炼 □ 出院指导（出院日）
病情变异记录	□ 无 □ 有，原因： 1. 2.	□ 无 □ 有，原因： 1. 2.	□ 无 □ 有，原因： 1. 2.
护士签名			
医师签名			

第十五章

稽留流产临床路径释义

一、稽留流产编码

1. 卫计委原编码：

疾病名称与编码：稽留流产（ICD-10：O02.1）

2. 修改编码：

疾病名称与编码：稽留流产（ICD-10：O02.1）

手术操作名称及编码：子宫扩张和刮宫术（ICD-9-CM-3：69.0）

抽吸刮宫术（ICD-9-CM-3：69.5）

二、临床路径检索方法

O02.1 伴（69.0/69.5）

三、稽留流产临床路径标准住院流程

（一）适用对象

第一诊断为稽留流产，需要行清宫术。

释义

■ 凡胚胎已停止发育但未排出或未完全排出，需要清宫手术者。

（二）诊断依据

根据《临床诊疗指南·妇产科学分册》（中华医学会编著，人民卫生出版社）。

症状：停经史、不规则阴道流血。

体征：子宫大小符合或小于停经周数，质软。

辅助检查：超声检查。

释义

■ 稽留流产是指胚胎死亡而却未排出体外的情况，如果同时合并感染或是有凝血功能异常的情况应排除在本路径之外。

（三）进入路径标准

1. 第一诊断符合稽留流产（ICD-10：O02.100）。

2. 当患者同时具有其他疾病诊断时，但在住院期间不需特殊处理也不影响第一诊断的临床路径实施时，可以进入路径。

释义

■ 临床上可根据超声及 HCG 做出稽留流产的诊断。患者无影响手术的合并症，且无感染或是继发于胚胎停育的凝血功能异常，均可以进入本路径。

（四）标准住院日≤7 天

释义

■ 住院时间取决于术前评估及术后的恢复情况。

（五）住院期间的检查项目

1. 必需的检查项目：

（1）血常规、血型。

（2）尿常规。

（3）大便常规。

（4）生化检查（包括电解质、肝肾功能、血糖）。

（5）凝血功能。

（6）感染性疾病筛查（如乙型肝炎、丙型肝炎、艾滋病、梅毒）。

（7）心电图。

（8）胸部 X 线片。

（9）超声检查。

（10）阴道清洁度检查。

（11）血 β-HCG 定量。

2. 根据患者病情进行的检查项目：胸部 CT、腹部平片、腹部 B 超。

释义

■ 稽留流产的诊断应在门急诊完成，入院后主要完成术前评估，评估有无手术禁忌证，如凝血功能异常，急性全身或生殖道感染。

（六）治疗方案的选择

择期行清宫术。

释义

■ 稽留流产存在不全流产风险，故明确诊断后应建议择期行清宫手术。

（七）预防性抗菌药物选择与使用时机

根据《抗菌药物临床应用指导原则（2015 年版）》（国卫办医发〔2015〕43 号）执行，并根据患者的病情决定抗菌药物的选择和使用时间。

（八）手术日

1. 麻醉方式：基础麻醉。
2. 术中用药：缩宫素（酌情）。
3. 术中输血：视术中情况定。
4. 病理：术后病理检查。

释义

■ 术前为了软化宫颈，可以术前半小时阴道放置米索前列醇湿片一片。

■ 稽留流产的麻醉方式以各医院实际情况为准，可以静脉全麻，也可以局部麻醉。

■ 手术推荐在超声引导下进行，降低不全流产以及刮宫过度的风险。

■ 清宫完成后可使用缩宫药物，如缩宫素、卡前列甲酯栓等增加子宫收缩减少出血。

■ 手术清除物标本应常规送病理检查，以排除葡萄胎等异常妊娠情况。

■ 如需了解稽留流产的原因可建议患者同时送部分绒毛做染色体分析。

（九）术后恢复

1. 必须复查的项目：血常规、B 超、β-HCG。
2. 术后用药：根据情况补液、补充电解质等治疗。
3. 抗菌药使用：根据《抗菌药物临床应用指导原则（2015 年版）》（国卫办医发〔2015〕43 号）执行，并根据患者的病情决定抗菌药物的选择和使用时间。

释义

■ 术后主要注意观察子宫复旧情况，通过阴道出血量及血常规来评估术中及术后出血量，必要时予以缩宫药物，如缩宫素。

■ 贫血患者可给予静脉或口服补铁药物。

■ 术后麻醉恢复期无法进食时应适当给以液体和能量补充。

■ 出院前行超声，了解有无宫腔残留，必要时药物治疗或再次清宫。如出现此种情况应退出路径。

（十）出院标准

1. 患者一般情况良好，体温正常，完成复查项目。
2. B 超提示宫腔内无残留。
3. 没有需要住院处理的并发症和（或）合并症。

释义

■ 稽留流产手术中无并发症，术后无残留，无感染，子宫收缩好，阴道出血不多，就符合出院标准。

（十一）变异及原因分析

1. 因化验检验异常需要复查，导致术前住院时间延长。
2. 有影响手术的合并症，需要进行相关的诊断和治疗。
3. 因手术并发症需要进一步治疗。
4. 术后病理提示为恶性，需要转入相应的路径进行治疗。

释义

■ 稽留流产的诊断应在门急诊完成，特别是有生殖道感染的情况，如阴道炎，应在门诊完成治疗并复查正常再入院。

■ 手术短期并发症，如子宫穿孔，清宫不全，术中及术后出血需输血治疗，术后急性盆腔感染，均应退出路径。

■ 如术后病理为葡萄胎或部分性葡萄胎者，应退出路径。

四、推荐表单

（一）医师表单

稽留流产临床路径医师表单

适用对象：第一诊断为稽留流产（ICD-10：O02.100）
　　　　　行清宫术

患者姓名：	性别：　年龄：　门诊号：	住院号：
住院日期：　年　月　日	**出院日期：**　年　月　日	**标准住院日：≤7 天**

时间	住院第 1~3 天	住院第 1~3 天	住院第 1~3 天	住院第 4 天 （手术日） 术前
主要诊疗工作	□ 询问病史及体格检查 □ 完成病历书写 □ 开检查单 □ 上级医师查房及术前评估 □ 初步确定手术方式和日期	□ 上级医师查房 □ 完成术前准备与术前评估 □ 向患者及家属交代病情、围术期注意事项 □ 签署手术知情同意书、自费用品协议书	□ 完成术前准备与术前评估 □ 完成术前小结、上级医师查房记录等病历书写 □ 向患者及家属交代病情、围术期注意事项	□ 酌情补液 □ 术前辅助用药（酌情）
重点医嘱	**长期医嘱：** □ 妇科常规护理 □ 二级护理 □ 自动体位 □ 普通饮食 □ 患者既往用药 **临时医嘱：** □ 血、尿、便常规 □ 肝肾功能、电解质、血糖、凝血功能、血型、感染性疾病筛查、血 β-HCG □ 盆腔超声、胸片、心电图 □ 必要时行腹部超声，盆腔 CT 或 MRI，心、肺功能测定	**长期医嘱：** □ 妇科护理常规 □ 二级护理 □ 自动体位 □ 普通饮食 □ 患者既往用药 **临时医嘱：** □ 术前辅助用药	**长期医嘱：** □ 妇科护理常规 □ 二级护理 □ 自动体位 □ 普通饮食 □ 患者既往用药 **临时医嘱：** □ 术前辅助用药	**长期医嘱：** □ 妇科常规护理 □ 二级护理 □ 自动体位 □ 禁食、禁水 □ 患者既往用药 **临时医嘱：** □ 酌情补液 □ 抗菌药物 □ 术前辅助用药
病情变异记录	□ 无　□ 有，原因： 1. 2.	□ 无　□ 有，原因： 1. 2.	□ 无　□ 有，原因： 1. 2.	□ 无　□ 有，原因： 1. 2.
医师签名				

时间	住院第4天 （手术日） 术后	住院第5~6天 （手术后1~2天）	住院第5~6天 （手术后1~2天）	住院第7天 （出院日）
主要诊疗工作	□ 手术标本常规送石蜡组织病理学检查 □ 术者完成手术记录 □ 术者或一助完成术后病程记录 □ 上级医师查房 □ 向患者及家属交代病情及术后注意事项	□ 上级医师查房 □ 观察病情变化 □ 完成病历书写 □ 注意阴道流血量 □ 注意观察体温、血压等	□ 上级医师查房 □ 完成病历书写 □ 复查B超	□ 上级医师查房 □ 完成病历书写 □ 出院指导
重点医嘱	**长期医嘱：** □ 妇科术后常规护理 □ 一级护理 □ 自动体位 □ 术后饮食 □ 患者既往用药 **临时医嘱：** □ 酌情补液，维持水电解质平衡 □ 酌情使用促宫缩药物 □ 其他特殊医嘱	**长期医嘱：** □ 妇科术后护理常规 □ 二级护理 □ 普通饮食 □ 自动体位 **临时医嘱：** □ 补液、维持水电解质平衡 □ 复查血常规、血β-HCG □ 酌情使用促宫缩药物 □ 其他特殊医嘱	**长期医嘱：** □ 妇科术后护理常规 □ 二级护理 □ 普通饮食 **临时医嘱：** □ 复查B超 □ 其他特殊医嘱	**长期医嘱：** □ 妇科术后护理常规 □ 二级护理 □ 普通饮食 **临时医嘱：** □ 出院 □ 出院带药（必要时）
病情变异记录	□ 无 □ 有，原因： 1. 2.	□ 无 □ 有，原因： 1. 2.	□ 无 □ 有，原因： 1. 2.	□ 无 □ 有，原因： 1. 2.
医师签名				

（二）护士表单

稽留流产临床路径护士表单

适用对象：第一诊断为稽留流产（ICD-10：O02.100）
行清宫术

患者姓名：	性别： 年龄： 门诊号：		住院号：
住院日期： 年 月 日	**出院日期：** 年 月 日		**标准住院日：≤7 天**

时间	住院第 1~3 天	住院第 1~3 天	住院第 1~3 天	住院第 4 天 （手术日） 术前
健康宣教	□ 入院宣教 介绍主管医师、护士 介绍环境、设施 介绍住院注意事项	□ 介绍稽留流产的诊断、治疗等相关知识 □ 术前相关化验检查的介绍	□ 介绍稽留流产的诊断、治疗等相关知识 □ 术前相关化验检查的介绍	□ 告知患者禁食、禁水及憋尿或排空膀胱等的术前要求 □ 告知患者手术过程中如何与医护配合 □ 责任护士与患者沟通，了解并指导心理应对
护理处置	□ 核对患者，佩戴腕带 □ 引导患者至病床，协助更换病号服、整理用物 □ 测量生命体征 □ 建立入院护理病历	□ 配合医师完成相关化验检查，明确诊断 □ 测量生命体征	□ 配合医师完成相关化验检查，明确诊断 □ 测量生命体征	□ 核实患者身份、核查相关检查化验，准备配合医师进行手术操作
基础护理	□ 二级护理 □ 普食 □ 晨晚间护理 □ 患者安全管理	□ 二级护理 □ 普食 □ 晨晚间护理 □ 患者安全管理	□ 二级护理 □ 普食 □ 晨晚间护理 □ 患者安全管理	□ 二级护理 □ 根据麻醉要求禁食、禁水 □ 根据手术要求憋尿或排空膀胱 □ 晨晚间护理
专科护理	□ 有针对性的心理护理，给予患者心理慰藉 □ 密切注意患者阴道出血情况，随时关注病情变化	□ 有针对性的心理护理，给予患者心理慰藉 □ 密切注意患者阴道出血情况，随时关注病情变化	□ 有针对性的心理护理，给予患者心理慰藉 □ 密切注意患者阴道出血情况，随时关注病情变化	□ 有针对性的心理护理，给予患者心理慰藉 □ 根据麻醉要求禁食、禁水 □ 根据手术要求憋尿或排空膀胱
重点医嘱	□ 详见医嘱执行单	□ 详见医嘱执行单	□ 详见医嘱执行单	□ 详见医嘱执行单

续 表

时间	住院第1~3天	住院第1~3天	住院第1~3天	住院第4天 (手术日) 术前
病情变异记录	□无 □有，原因： 1. 2.	□无 □有，原因： 1. 2.	□无 □有，原因： 1. 2.	□无 □有，原因： 1. 2.
护士签名				

时间	住院第 4 天 （手术日） 术后	住院第 5~6 天 （手术后 1~2 天）	住院第 5~6 天 （手术后 1~2 天）	住院第 7 天 （出院日）
健康宣教	□ 责任护士与患者沟通，了解并指导心理应对 □ 告知饮食、活动等注意事项 □ 指导患者观察手术后阴道出血的方法	□ 指导患者观察手术后阴道出血的方法 □ 告知手术后饮食、活动等注意事项 □ 责任护士与患者沟通，了解并指导心理应对	□ 告知手术后饮食、活动等注意事项 □ 指导患者观察阴道出血的方法 □ 责任护士与患者沟通，了解并指导心理应对	□ 出院宣教 复查时间 服药方法 活动休息 指导饮食 指导办理出院手续
护理处置	□ 配合医师完成手术操作 □ 遵医嘱酌情给予促进子宫收缩的药物及补液 □ 测量生命体征 □ 协助患者手术后活动及排尿	□ 协助医师完成手术后患者的恢复工作 □ 协助患者下床活动	□ 协助医师完成手术后患者的恢复工作 □ 协助患者下床活动	□ 办理出院手续 书写出院小结
基础护理	□ 一级护理 □ 根据麻醉要求禁食、禁水 □ 晨晚间护理 □ 协助患者活动及排泄	□ 二级护理 □ 普食 □ 晨晚间护理 □ 患者安全管理	□ 二级护理 □ 普食 □ 晨晚间护理 □ 患者安全管理	□ 二级护理 □ 普食 □ 晨晚间护理 □ 患者安全管理
专科护理	□ 测量体温 3 次/日 □ 手术后，观察患者阴道出血及子宫收缩情况，关注患者的主诉	□ 密切注意患者有无腹痛及阴道出　血情况，随时关注病情变化 □ 协助患者保持外阴清洁 □ 测量体温 3 次/日	□ 密切注意患者有无腹痛及阴道出血情况，随时关注病情变化 □ 协助患者保持外阴清洁 □ 测量体温 3 次/日	□ 心理护理 □ 避孕指导
重点医嘱	□ 详见医嘱执行单	□ 详见医嘱执行单	□ 详见医嘱执行单	□ 详见医嘱执行单
病情变异记录	□ 无　□ 有，原因： 1. 2.	□ 无　□ 有，原因： 1. 2.	□ 无　□ 有，原因： 1. 2.	□ 无　□ 有，原因： 1. 2.
护士签名				

（三）患者表单

稽留流产临床路径患者表单

适用对象：第一诊断为稽留流产（ICD-10：O02.100）
行清宫术

患者姓名：	性别： 年龄： 门诊号：	住院号：
住院日期： 年 月 日	出院日期： 年 月 日	标准住院日：≤7天

时间	住院第1~3天	住院第1~3天	住院第1~3天	住院第4天 （手术日） 术前
医患配合	□配合询问病史、收集资料，请务必详细告知既往史、用药史、过敏史 □配合进行体格检查 □有任何不适请告知医师 □配合医院探视制度	□配合完善术前评估 □签署知情同意书	□配合完善术前评估 □签署知情同意书	□配合禁食、禁水 □术中如需行超声配合憋尿，否则术前排空膀胱
护患配合	□配合测量体温、脉搏、呼吸、血压、体重 □配合完成入院护理评估（简单询问病史、过敏史、用药史） □接受入院宣教（环境介绍、病室规定、订餐制度、贵重物品保管等） □有任何不适请告知护士 □注意活动安全，避免坠床或跌倒 □配合执行探视及陪护	□了解稽留流产的诊断、治疗等相关知识 □配合完成术前各项检查，以明确诊断 □有任何不适请告知护士 □注意活动安全，避免坠床或跌倒 □配合执行探视及陪护	□了解稽留流产的诊断、治疗等相关知识 □配合完成术前各项检查，以明确诊断 □有任何不适请告知护士 □注意活动安全，避免坠床或跌倒 □配合执行探视及陪护	□配合术前禁食、禁水、憋尿或排空膀胱的要求 □协助完成身份核对，准备完成手术操作
饮食	□普食	□普食	□普食	□禁食、禁水
排泄	□正常尿便	□正常尿便	□正常尿便	□根据情况憋尿或排尿
活动	□正常活动	□正常活动	□正常活动	□卧床休息

时间	住院第 4 天 （手术日） 术后	住院第 5~6 天 （手术后 1~2 天）	住院第 5~6 天 （手术后 1~2 天）	住院第 7 天 （出院日）
医患配合	□ 配合记录阴道出血情况	□ 配合采集生命体征 □ 配合观察阴道出血情况	□ 配合采集生命体征 □ 配合观察阴道出血情况	□ 接受出院前指导 □ 指导复诊程序 □ 获取出院诊断书
护患配合	□ 配合完成手术操作， □ 配合监测生命体征 □ 配合完成对阴道出血的观察 □ 有任何不适请告知护士 □ 接受进食、进水、排便等生活护理 □ 注意活动安全，避免坠床或跌倒 □ 配合执行探视及陪伴	□ 配合观察阴道出血情况 □ 配合保持外阴的清洁 □ 有任何不适请告知护士 □ 配合定时测量生命体征 □ 接受进食、进水、排便等生活护理 □ 注意活动安全，避免坠床或跌倒	□ 配合观察阴道出血情况 □ 配合保持外阴的清洁 □ 有任何不适请告知护士 □ 配合定时测量生命体征 □ 接受进食、进水、排便等生活护理 □ 注意活动安全，避免坠床或跌倒	□ 接受出院宣教 □ 办理出院手续 □ 获取出院带药 □ 知道服药方法、作用、注意事项 □ 了解避孕的方法 □ 知道复印病历方法
饮食	□ 根据麻醉要求禁食、禁水	□ 普食	□ 普食	□ 普食
排泄	□ 正常尿便	□ 正常尿便	□ 正常尿便	□ 正常尿便
活动	□ 卧床休息，避免跌倒	□ 适当活动	□ 适当活动	□ 正常活动

附：原表单（2016年版）

稽留流产临床路径临床路径执行表单

适用对象：第一诊断为稽留流产（ICD-10：O02.100）

行清宫术

患者姓名：	性别：　　年龄：　　门诊号：	住院号：	
住院日期：　年　月　日	出院日期：　年　月　日	标准住院日：　天	

时间	住院第1~3天	住院第1~3天	住院第1~3天	住院第4天 （手术日） 术前
诊疗工作	□ 询问病史及体格检查 □ 完成病历书写 □ 开检查单 □ 上级医师查房及术前评估 □ 初步确定手术方式和日期	□ 上级医师查房 □ 完成术前准备与术前评估 □ 向患者及家属交代病情、围术期注意事项 □ 签署手术知情同意书、自费用品协议书	□ 完成术前准备与术前评估 □ 完成术前小结、上级医师查房记录等病历书写 □ 向患者及家属交代病情、围术期注意事项	□ 酌情补液 □ 术前辅助用药（酌情）
重点医嘱	**长期医嘱：** □ 妇科常规护理 □ 二级护理 □ 自动体位 □ 普通饮食 □ 患者既往用药 **临时医嘱：** □ 血、尿、便常规 □ 肝肾功能、电解质、血糖、凝血功能、血型、感染性疾病筛查、血β-HCG □ 盆腔超声、胸片、心电图 □ 必要时行腹部超声，盆腔CT或MRI，心、肺功能测定	**长期医嘱：** □ 妇科护理常规 □ 二级护理 □ 自动体位 □ 普通饮食 □ 患者既往用药 **临时医嘱：** □ 术前辅助用药	**长期医嘱：** □ 妇科护理常规 □ 二级护理 □ 自动体位 □ 普通饮食 □ 患者既往用药 **临时医嘱：** □ 术前辅助用药	**长期医嘱：** □ 妇科常规护理 □ 二级护理 □ 自动体位 □ 禁食、禁水 □ 患者既往用药 **临时医嘱：** □ 酌情补液 □ 抗菌药物 □ 术前辅助用药
护理工作	□ 入院宣教 □ 介绍病房环境、设施和设备 □ 入院护理评估	□ 生命体征监测 □ 术前宣教等术前准备	□ 生命体征监测 □ 术前宣教等术前准备	□ 术前抗菌药物准备

续　表

时间	住院第 1~3 天	住院第 1~3 天	住院第 1~3 天	住院第 4 天 （手术日） 术前
病情变异记录	□无　□有，原因： 1. 2.	□无　□有，原因： 1. 2.	□无　□有，原因： 1. 2.	□无　□有，原因： 1. 2.
护士签名				
医师签名				

时间	住院第4天 （手术日） 术后	住院第5天 （手术后第1天）	住院第6~7天 （术后第2~3天）	住院第6~7天 （术后第2~3天）
诊疗工作	□ 手术标本常规送石蜡组织病理学检查 □ 术者完成手术记录 □ 术者或一助完成术后病程记录 □ 上级医师查房 □ 向患者及家属交代病情及术后注意事项	□ 上级医师查房 □ 观察病情变化 □ 完成病历书写 □ 注意阴道流血量 □ 注意观察体温、血压等	□ 上级医师查房 □ 完成病历书写 □ 复查B超	□ 上级医师查房 □ 完成病历书写 □ 出院指导
重点医嘱	**长期医嘱：** □ 妇科术后常规护理 □ 一级护理 □ 自动体位 □ 术后饮食 □ 患者既往用药 **临时医嘱：** □ 酌情补液，维持水电解质平衡 □ 酌情使用促宫缩药物 □ 其他特殊医嘱	**长期医嘱：** □ 妇科术后护理常规 □ 二级护理 □ 普通饮食 □ 自动体位 **临时医嘱：** □ 补液、维持水电解质平衡 □ 复查血常规、血β-HCG □ 酌情使用促宫缩药物 □ 其他特殊医嘱	**长期医嘱：** □ 妇科术后护理常规 □ 二级护理 □ 普通饮食 **临时医嘱：** □ 复查B超 □ 其他特殊医嘱	**长期医嘱：** □ 妇科术后护理常规 □ 二级护理 □ 普通饮食 **临时医嘱：** □ 出院 □ 出院带药（必要时）
护理工作	□ 观察患者病情变化 □ 术后心理与生活护理	□ 观察患者情况 □ 术后心理与生活护理	□ 观察患者情况 □ 术后心理与生活护理	□ 观察患者情况 □ 术后心理与生活护理 □ 出院指导
病情变异记录	□ 无 □ 有，原因： 1. 2.	□ 无 □ 有，原因： 1. 2.	□ 无 □ 有，原因： 1. 2.	□ 无 □ 有，原因： 1. 2.
护士签名				
医师签名				

第十六章

葡萄胎临床路径释义

一、葡萄胎编码

疾病名称及编码：典型葡萄胎（ICD-10：O01.0）
完全性葡萄胎（ICD-10：O01.0）
不完全和部分葡萄胎（ICD-10：O01.1）
葡萄胎（ICD-10：O01.9）

手术操作名称及编码：扩张和刮宫术，用于终止妊娠（ICD-9-CM-3：69.01）
抽吸刮宫术，用于终止妊娠（ICD-9-CM-3：69.51）

二、临床路径检索方法

O01 伴（69.01/69.51）

三、葡萄胎临床路径标准住院流程

（一）适用对象

第一诊断为葡萄胎，需要行葡萄胎清宫术。

释义

■ 本路径适用对象为初次诊断为葡萄胎、并拟行清宫术作为首要治疗手段者。

■ 侵蚀性葡萄胎需行化疗者不进入本路径。

（二）诊断依据

根据《临床诊疗指南·妇产科学分册》（中华医学会编著，人民卫生出版社）。

症状：停经史、不规则阴道流血。

体征：子宫常大于孕周，质软。

辅助检查：超声检查，血 β-HCG。

释义

■ 葡萄胎的主要表现为停经后不规则阴道出血，以及由于血清人绒毛膜促性腺激素（human chorionic gonadotrophin，HCG）明显高于正常妊娠而出现的继发表现，如妊娠剧吐、妊娠高血压综合征、甲状腺功能亢进等。

■ 因葡萄胎增长迅速，子宫通常会较正常停经孕周明显增大，且质地较正常妊娠更软。

■ 超声检查和血 β-HCG 是最为重要的辅助检查，但有时在早孕期行超声检查不一定能够发现典型的落雪征，而往往在超声影像学诊断为“胚胎停育”，清宫术后才能明确诊断。

（三）进入路径标准

1. 第一诊断符合 ICD-10：O01.900 葡萄胎的疾病编码。

2. 当患者同时具有其他疾病诊断时，但在住院期间不需特殊处理也不影响第一诊断的临床路径实施时，可以进入路径。

释义

■ 本路径适用对象为按照国内国际指南标准初次诊断为葡萄胎，并拟行清宫术作为首要治疗手段者。

■ 侵袭性葡萄胎需行化疗者不进入本路径。

■ 侵袭性葡萄胎此次住院不行化疗，仅行清宫术者可以进入本路径。

（四）标准住院日≤6天

释义

■ 住院治疗包括术前检查和准备、手术治疗、术后恢复三部分，总住院时间不超过6天符合本路径要求。

■ 部分患者在接受手术治疗前、后行预防性化疗不计算在本路径住院时间内。

（五）住院期间的检查项目

1. 必需的检查项目：

（1）血常规、血型。

（2）尿常规。

（3）大便常规。

（4）生化检查（包括电解质、肝肾功能、血糖）。

（5）凝血功能。

（6）感染性疾病筛查（如乙型肝炎、丙型肝炎、艾滋病、梅毒）。

（7）心电图。

（8）胸部X线片。

（9）超声检查。

（10）阴道清洁度检查。

（11）血 β-HCG 定量。

2. 根据患者病情进行的检查项目：胸部 CT、头颅 CT、腹部 X 线平片、腹部 B 超、甲状腺功能。

释义

■ 血、尿、便常规是最基本的三大常规检查，每个进入路径的患者均需完成，术前发现重度贫血应予输血纠正；肝肾功能、电解质、血糖、凝血功能、心电图、X线胸片主要是评估有无基础病及手术禁忌；血型、Rh 因子、感染性疾病筛查主要是用于输血前准备；血清 β-HCG 作为葡萄胎最敏感的标志物需要测定以了解疾病的程度。

■ 可疑侵袭性葡萄胎肺转移者需除外肺转移，如进行胸片检查有可能会漏诊约40%肺转移，因此，可选做胸部 CT 平扫进行肺部有无转移的评估；如果发现肺内多发转移，需要同时除外是否合并颅内转移者，可以选作头颅 CT 或 MRI 检查。

■ 对于血 β-HCG 水平较高者，可以选作甲状腺功能测定，了解是否合并甲状腺功能亢进。

■ 年龄较大及伴有心肺基础疾病者应在术前进行心肺功能检测，评估手术风险，必要时给予干预，保证围术期安全。

（六）治疗方案的选择

急诊或择期行葡萄胎清宫术。

释义

■ 如果患者一般情况好，没有大出血的情况，可以在完善各项检查的基础上择期行葡萄胎清宫术。

■ 对于葡萄胎难免流产、已经有大出血的患者，则需要急做各项术前检查、建立静脉通路补液，如出现大出血导致失血性休克则需要在抗休克治疗的同时急诊行葡萄胎清宫术，以控制出血。

（七）预防性抗菌药物选择与使用时机

根据《抗菌药物临床应用指导原则（2015 年版）》（国卫办医发〔2015〕43 号）执行，并根据患者的病情决定抗菌药物的选择和使用时间。

释义

■ 葡萄胎清宫术为经阴道手术，由于阴道为非无菌环境、有经阴道逆行感染的可能，且患者常常术前已经有长期不规则阴道流血、宫颈口扩张等情况，术前有可能已经合并感染，因此需要使用抗菌药预防或治疗感染。

■ 预防性抗菌药物的使用：预防用药从术前 0.5 小时或麻醉开始时给药，至术后 24 小时，必要时延长至 48 小时。预防性抗菌药物首选第二代头孢菌素，可与抗厌氧菌药物合用。

■ 治疗性抗菌药物的使用：术前已经发生长期阴道流血、宫颈扩张或已有部分葡萄胎组织排出、术前已经有体温升高或全血白细胞计数升高等可疑合并感染者，应在术前取阴道拭子送细菌培养，根据病原菌种类和药敏结果选用治疗性抗菌药物。在无法得到或者没有得到病原体培养和药敏结果前，经验性使用抗菌药时建议使用广谱抗菌药，如二代以上头孢菌素，并配合抗厌氧菌药物。疗程应根据体温、症状、血白细胞等酌情处理。

（八）手术日

1. 麻醉方式：基础麻醉。
2. 术中用药：缩宫素。
3. 术中输血：视术中情况定。
4. 病理：术后石蜡病理检查，流式细胞倍体分析，免疫组化染色。

释义

■ 葡萄胎清宫术不同于普通的清宫术，术中发生大出血的风险高，如果出现无法控制的大出血，可能需要子宫动脉栓塞、甚至子宫切除术，因此建议在静脉麻醉下施行手术，术前亦应完善相关谈话并签署手术、操作同意书，如：必要时子宫动脉栓塞及必要时子宫切除术等。

■ 缩宫素的使用时机应当注意：在手术开始前不建议使用，以免子宫过早收缩、挤压，导致葡萄胎进入血液而造成医源性血行播散；因此，应当在宫颈口充分扩张、大部分葡萄胎组织已经吸出后，再开始使用缩宫素，以减少术中出血。

■ 术中如果出现大出血的情况，需要及时输血治疗，因此，术前备血为必需。

■ 术后即使肉眼未见明显水泡状改变，亦应常规送病理检查，包括免疫组化P57染色，必要时通过流式细胞或FISH检查行倍体分析，以协助鉴别完全性亦或部分性葡萄胎。

（九）术后恢复

1. 必须复查的项目：血常规、B超、β-HCG。
2. 术后用药：根据情况补液、补充电解质、护胃等治疗。
3. 抗菌药使用：根据《抗菌药物临床应用指导原则（2015年版）》（国卫办医发〔2015〕43号）执行，并根据患者的病情决定抗菌药物的选择和使用时间。

释义

■ 葡萄胎清宫术中有可能会出现大出血，因此术后需要查血常规了解有无贫血、并根据结果决定是否需要抗贫血治疗及治疗的方式为输血或补铁治疗；术后第一天即行血β-HCG检查，并与清宫术前的数值进行比较，术后每周测定血β-HCG，以评估是否恶变为侵蚀性葡萄胎而需要进一步治疗；葡萄胎妊娠时子宫常常较大，因此，术后一周应常规复查超声，明确是否有宫腔残留，对于术前子宫超过妊娠12周大小的，发生残留的可能性尤其大，很可能在术后一周需要进行第二次清宫术。

■ 术后应常规观察患者生命体征、出入量及各脏器功能恢复情况，尤其是术中发生了大出血的患者，以确定对症治疗手段与时间；鼓励患者尽早活动，减少卧床输液治疗。

■ 术后恢复正常无感染证据，应及时停用预防性抗菌药物。

（十）出院标准

1. 患者一般情况良好，体温正常，完成复查项目。
2. B超提示宫腔内无残留。

3. 没有需要住院处理的并发症和（或）合并症。

释义

■ 出院标准以患者无不适症状、无异常体征和血液生化复查结果正常为评判标准。患者出院前应达到生命体征平稳，无发热，无严重贫血和电解质异常，已排气、排便，肠道功能恢复。

■ 术后1周复查超声，无宫腔残留者可以出院，如有残留则需要二次清宫术。

■ 术后恢复正常无并发症可出院。

（十一）变异及原因分析

1. 因化验检验异常需要复查，导致术前及术后住院时间延长。
2. 有影响手术的合并症，需要进行相关的诊断和治疗。
3. 因手术并发症需要进一步治疗。
4. 术后病理提示为恶性，需要转入相应的路径进行治疗。

释义

■ 变异是指医疗不能按照预定的路径进行或不能达到预期的医疗目标。

■ 微小变异：由于某种原因，表单中的检查或操作提前或延后进行，但不影响总体治疗进程和康复，或者整体住院日有小的出入，不影响纳入路径。

■ 重大变异：是指入选临床路径的患者未能按路径流程完成医疗行为或未达到预期的医疗质量控制目标，需要终止执行路径；或者是因严重合并症或并发症导致治疗时间延长、治疗费用增加而无法按照规定完成路径。主管医师可决定退出临床路径，并需在表单中明确说明变异原因，包括以下情况。

（1）术前检查发现严重合并症，如重度妊娠期高血压疾病、需要一定时间的解痉、降压等治疗，而影响住院时间和产生额外治疗费用；合并甲状腺功能亢进、甚至甲亢危象者，需转重症监护病房治疗；严重感染需要抗感染、甚至感染性休克需要转入重症监护病房治疗。对这些患者，主管医师均应进行变异原因的分析，并在临床路径的表单中予以说明。

（2）术中发生大出血需要子宫动脉栓塞介入治疗或需要行子宫切除术；术中发现葡萄胎已经侵袭子宫深肌层甚至浆膜层发生子宫穿孔，需要进一步手术治疗者。

（3）住院期间行肺CT、头颅CT等影像学检查发现已有全身多处转移者，需要按照侵袭性葡萄胎给予化疗等影响患者住院时间及治疗费用者。

（4）术中、术后出现严重并发症需进行相应诊断和治疗，导致住院时间明显延长和费用显著增加者，如：术中术后因严重出血导致失血性休克、感染性休克、肺部广泛转移病灶出血坏死导致呼吸衰竭等需转重症监护病房治疗；术中术后发生子宫穿孔、肠道损伤、肠瘘等并发症需要治疗等。

（5）因合并葡萄胎恶变的高危因素，如：年龄>40岁、子宫明显大于停经月份（超过实际孕周4周）、血清HCG值>5×10^5U/L、卵巢黄素化囊肿直径>6cm、重复性葡萄胎、无法严密随访等，在开始行葡萄胎清宫术前给予预防性化疗，导致住院时间明显延长和费用显著增加者。

四、葡萄胎临床路径给药方案

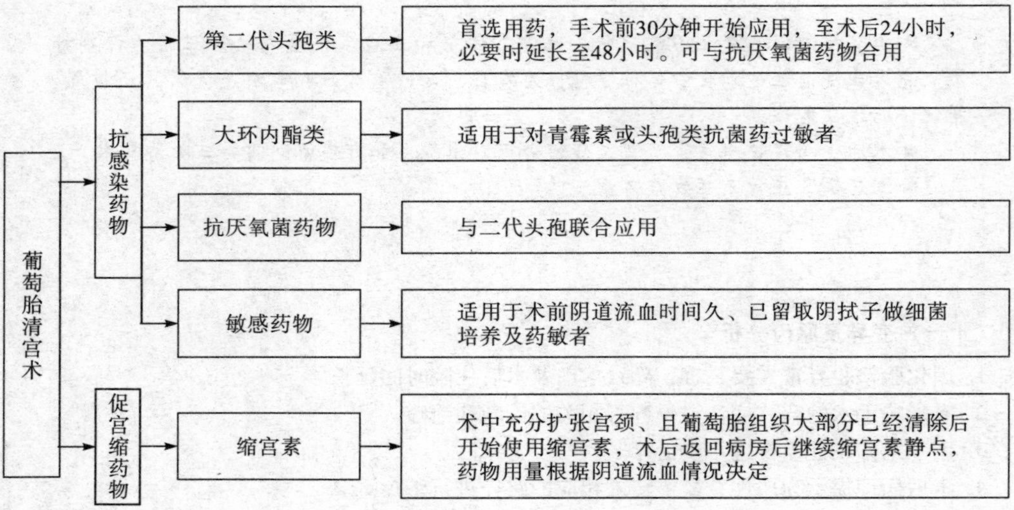

【用药选择】

1. 葡萄胎清宫术预防性应用抗菌药首选第二代头孢菌素，可与抗厌氧菌药物合用。术前已存在长期阴道出血或已有部分葡萄样组织排出，可疑合并感染者，应在术前留取阴道拭子送细菌培养，根据病原菌种类和药敏结果选用治疗性抗菌药物。

2. 缩宫素的使用：在葡萄胎组织尚未清除前使用缩宫素有可能会因子宫剧烈收缩而导致侵袭性葡萄胎的发生，因此强调在充分扩张宫颈、且大部分葡萄胎组织都已清出后方使用缩宫素，以减少大出血的发生。一般建议10U静脉点滴，出血较多时也可以同时予10U缓慢静脉推注，术后返回病房后可以重复用药，每日最高剂量不超过40U。

【药学提示】

使用大剂量缩宫素时有可能出现血压下降，此时应当立即停止缩宫素的使用，如仍有多量出血，可以考虑子宫动脉栓塞术止血。

【注意事项】

1. 头孢类抗菌药一般溶于生理盐水液100ml中，静脉滴注。大环内酯类抗菌药使用时必须首先以注射用水完全溶解，加入生理盐水或5%葡萄糖溶液中，药物浓度不宜超过0.1%~0.5%，缓慢静脉滴注。

2. 使用缩宫素时应采用缓慢静脉推注或静脉滴注给药，推注时速度不宜过快。

五、推荐表单

（一）医师表单

葡萄胎临床路径医师表单

适用对象：第一诊断为葡萄胎（ICD-10：O01.900）
行葡萄胎清宫术

患者姓名：	性别： 年龄： 门诊号：		住院号：
住院日期： 年 月 日	**出院日期：** 年 月 日		**标准住院日：≤6 天**

时间	住院第 1 天	住院第 2~4 天	住院第 3~5 天（手术日）	住院第 6 天（出院日）
主要诊疗工作	□ 询问病史及体格检查 □ 完成病历书写 □ 开检查单 □ 上级医师查房与术前评估 □ 初步确定手术方式和日期	□ 上级医师查房 □ 完成必要的相关科室会诊 □ 完成术前准备与术前评估 □ 术前讨论，确定手术方案 □ 完成术前小结、上级医师查房记录等病历书写 □ 向患者及家属交代病情、围术期注意事项 □ 签署手术知情同意书、自费用品协议书、输血同意书、介入栓塞治疗同意书	□ 手术 □ 手术标本常规送石蜡组织病理学检查 □ 术者完成手术记录 □ 完成术后病程记录 □ 上级医师查房 □ 向患者及家属交代病情、术中情况及术后注意事项	□ 上级医师查房，进行手术评估，明确是否出院 □ 完成出院记录、病案首页、出院证明书等 □ 向患者交代出院后的注意事项
重点医嘱	**长期医嘱：** □ 饮食 □ 患者既往基础用药 **临时医嘱：** □ 血、尿、便常规 □ 肝肾功能、电解质、血糖、血型、凝血功能，感染性疾病筛查 □ 盆腔超声、肺 CT、心电图 □ 根据病情需要而定：肿瘤标志物（血 HCG），盆腔 CT 或 MRI，心、肺功能测定，肺 CT、头颅 CT 等	**长期医嘱：** □ 饮食 □ 患者既往基础用药 **临时医嘱：** □ 术前医嘱：常规准备明日在全身麻醉下行清宫术 □ 配血 □ 术前禁食、禁水 □ 阴道准备 □ 肠道准备 □ 导尿包 □ 抗菌药 □ 其他特殊医嘱	**长期医嘱：** □ 饮食 □ 患者既往基础用药 **临时医嘱：** □ 今日在全身麻醉下行清宫术 □ 心电监护、吸氧（必要时） □ 补液、维持水电解质平衡 □ 酌情使用促进子宫收缩药物 □ 其他特殊医嘱（血 HCG、盆腔超声，必要时血常规、凝血功能检测等）	**出院医嘱：** □ 全休 2 周 □ 预约随诊血 HCG □ 禁盆浴和性生活指导 □ 出院带药 □ 随诊指导

续 表

时间	住院第1天	住院第2~4天	住院第3~5天（手术日）	住院第6天 （出院日）
病情变异记录	□无 □有，原因： 1. 2.	□无 □有，原因： 1. 2.	□无 □有，原因： 1. 2.	□无 □有，原因： 1. 2.
医师签名				

（二）护士表单

葡萄胎临床路径护士表单

适用对象：第一诊断为葡萄胎（ICD-10：O01.900）
　　　　　行葡萄胎清宫术

患者姓名：	性别：　　年龄：　　门诊号：		住院号：
住院日期：　　年　月　日	出院日期：　　年　月　日		标准住院日：≤6 天

时间	住院第 1 天	住院第 2~4 天	住院第 3~5 天（手术日）	住院第 6 天（出院日）
健康宣教	□ 入院宣教 介绍主管医师、护士 介绍环境、设施 介绍住院注意事项	□ 术前宣教 手术范围和可能的手术时间 术后早期活动的必要性 手术前肠道准备和阴道准备必要性	□ 术后宣教 告知床上活动 告知术后饮食及探视制度 告知术后可能出现的情况及应对方式 责任护士与产妇沟通，了解并指导心理应对 告知遵医嘱应用抗菌药，预防感染	□ 出院宣教 复查时间 服药方法 指导饮食 □ 出院全休 2 周 □ 禁盆浴及性生活 □ 出现异常情况随诊宣教 □ 妇科肿瘤门诊随诊宣教 □ 指导办理出院手续
护理处置	□ 核对患者，佩戴腕带 □ 建立入院护理病历 □ 卫生处置：剪指（趾）甲、腹部及会阴部清洁并备皮，更换病号服 □ 测量生命体征 □ 遵医嘱采血 □ 遵医嘱留取尿便送检 □ 影像、心肺功能检查	□ 配合完成术前检验 □ 遵医嘱完成各项术前准备 □ 遵医嘱采血，准备手术带药 □ 遵医嘱留取尿便送检 □ 影像、心肺功能检查	□ 患者送手术室前带药、治疗及交接 □ 患者从手术室返病室接诊和交接 □ 生命体征监测和出入量管理 □ 遵医嘱术后护理和治疗 □ 术后必要检查：如 HCG、血常规、凝血功能等 □ 其他特殊医嘱	□ 出院状态评估 □ 办理出院手续 □ 书写出院小结
基础护理	□ 二级护理 □ 晨晚间护理 □ 患者安全管理	□ 一/二级护理 □ 术前准备 □ 晨晚间护理 □ 患者安全管理	□ 妇科特/一级护理 □ 晨晚间护理 □ 患者安全管理 □ 生命体征监测	□ 二级护理 □ 普食 □ 观察患者情况 □ 心理护理

续　表

时间	住院第1天	住院第2~4天	住院第3~5天（手术日）	住院第6天（出院日）
专科护理	□ 妇科术前护理常规 □ 术前心理护理 □ 测体温，脉搏3次/日	□ 肠道准备：灌肠等 □ 阴道冲洗 □ 术野皮肤准备 □ 备血 □ 遵医嘱补液 □ 饮食：普食/禁食、禁水 □ 排便情况	□ 出入量监测 □ 禁食、禁水 □ 术后补液 □ 遵医嘱使用促宫缩、止血等药物 □ 遵医嘱使用静脉抗菌药	□ 出院带药 □ 心理护理
重点医嘱	□ 详见医嘱执行单	□ 详见医嘱执行单	□ 详见医嘱执行单	□ 详见医嘱执行单
病情变异记录	□ 无　□ 有，原因： 1. 2.	□ 无　□ 有，原因： 1. 2.	□ 无　□ 有，原因： 1. 2.	□ 无　□ 有，原因： 1. 2.
护士签名				

（三）患者表单

葡萄胎临床路径患者表单

适用对象：第一诊断为葡萄胎（ICD-10：O01.900）
　　　　　行葡萄胎清宫术

患者姓名：	性别：　　年龄：　　门诊号：	住院号：
住院日期：　　年　月　日	出院日期：　　年　月　日	标准住院日：≤6 天

时间	入院	术后	出院
医患配合	□ 配合询问病史、收集资料，请务必详细告知既往史、用药史、过敏史 □ 如服用抗凝血药，请明确告知 □ 配合进行体格检查 □ 有任何不适请告知医师 □ 配合完善术前检查与评估 □ 配合完成术前准备、肠道准备等 □ 配合确定手术方案，签署手术知情同意书等	□ 配合检查阴道流血情况 □ 配合记尿量等 □ 配合使用抗炎、促宫缩药物，配合抽血等化验检查 □ 配合饮食过渡 □ 遵医嘱采取正确体位及下地活动	□ 接受出院前指导 □ 知道复诊程序 □ 获取出院诊断书
护患配合	□ 配合测量体温、脉搏、呼吸、血压 □ 配合完成入院护理评估（简单询问病史、过敏史、用药史） □ 接受入院宣教（环境介绍、病室规定、订餐制度、贵重物品保管等） □ 有任何不适请告知护士 □ 接受腹部及会阴部皮肤准备 □ 准备好必要用物，便盆等 □ 配合完成术前准备、肠道准备等 □ 配合输液、留置导尿管等治疗	□ 接受术后宣教 □ 配合返病床 □ 配合检查阴道出血情况 □ 遵医嘱采取正确体位 □ 配合静脉输液、皮下及肌内注射用药等之类 □ 有任何不适请告知护士 □ 配合定时测量生命体征、每日询问尿便 □ 配合饮食过渡，配合出入量、大小便等计量 □ 配合留置针、引流管等护理 □ 配合术后及早下床活动 □ 注意活动安全，避免坠床或跌倒 □ 配合执行探视及陪伴	□ 接受出院宣教 □ 办理出院手续 □ 获取出院带药 □ 知道服药方法、作用、注意事项 □ 知道复印病历方法
饮食	□ 术前遵医嘱饮食过渡，并静脉补充营养	□ 术后遵医嘱进食，配合饮食过渡	□ 正常普食
排泄	□ 术前遵医嘱肠道准备，喝泻药	□ 正常排尿便，如医嘱需要计算出入量，则需尿便计量 □ 避免便秘	□ 正常排尿便 □ 避免便秘
活动	□ 正常活动	□ 遵医嘱适度活动，避免疲劳	□ 正常适度活动，避免疲劳

附：原表单（2016年版）

葡萄胎临床路径执行表单

适用对象：第一诊断为葡萄胎（ICD-10：O01.900）
行葡萄胎清宫术

患者姓名：	性别：　　年龄：　　门诊号：	住院号：
住院日期：　　年　月　日	出院日期：　　年　月　日	标准住院日：　　天

时间	住院第1天	住院第2天（手术日）术前	住院第2天（手术日）术后
主要诊疗工作	□ 询问病史及体格检查 □ 完成病历书写 □ 开检查单 □ 上级医师查房 □ 完成术前准备与术前评估 □ 完成必要的相关科室会诊 □ 完成术前小结、术前讨论、上级医师查房记录等病历书写 □ 向患者及家属交代病情、围术期注意事项 □ 签署手术知情同意书、自费用品协议书、输血同意书 □ 确定手术日期	□ 上级医师查房 □ 完成术前准备 □ 完成上级医师查房记录等病历书写 □ 向患者及家属交代病情、围术期注意事项	□ 手术标本常规送石蜡组织病理学检查 □ 术者完成手术记录 □ 术者或一助完成术后病程记录 □ 上级医师查房 □ 向患者及家属交代病情及术后注意事项
重点医嘱	**长期医嘱：** □ 妇科常规护理 □ 二级护理 □ 自动体位 □ 普通饮食 □ 患者既往用药 **临时医嘱：** □ 血、尿、便常规 □ 肝肾功能、电解质、血糖、凝血功能、血型、感染性疾病筛查、血β-HCG、甲状腺功能（必要时） □ 盆腔超声、胸片、心电图 □ 必要时行腹部超声，盆腔CT或MRI，胸部CT、头颅CT □ 心、肺功能测定（必要时）	**长期医嘱：** □ 妇科常规护理 □ 二级护理 □ 自动体位 □ 禁食、禁水 **临时医嘱：** □ 酌情补液 □ 抗菌药物 □ 术前辅助用药	**长期医嘱：** □ 妇科术后常规护理 □ 一级护理 □ 术后饮食 □ 保留导尿、会阴擦洗 **临时医嘱：** □ 补液，维持水电解质平衡 □ 酌情使用止吐药物 □ 酌情使用促宫缩药物 □ 其他特殊医嘱
主要护理工作	□ 入院宣教 □ 介绍病房环境、设施和设备 □ 入院护理评估	□ 术前抗菌药物准备	□ 观察患者病情变化 □ 术后心理与生活护理

续　表

时间	住院第1天	住院第2天（手术日） 术前	术后
病情变异记录	□无　□有，原因： 1. 2.	□无　□有，原因： 1. 2.	□无　□有，原因： 1. 2.
护士签名			
医师签名			

时间	住院第3天 （手术后第1天）	住院第4~6天 （术后第2~4天）	住院第4~6天 （术后第2~4天）
主要诊疗工作	□ 上级医师查房 □ 观察病情变化 □ 完成病历书写 □ 注意阴道流血量 □ 注意观察体温、血压等	□ 上级医师查房 □ 完成病历书写 □ 复查B超	□ 上级医师查房 □ 完成病历书写 □ 出院指导
重点医嘱	**长期医嘱：** □ 妇科术后护理常规 □ 二级护理 □ 术后饮食 □ 自动体位 □ 患者既往用药 □ 可停保留导尿、会阴擦洗 **临时医嘱：** □ 酌情使用促宫缩药物 □ 补液、维持水电解质平衡 □ 其他特殊医嘱 □ 复查血常规、血 β-HCG	**长期医嘱：** □ 妇科术后护理常规 □ 二级护理 □ 术后饮食 □ 患者既往用药 **临时医嘱：** □ 复查B超	**长期医嘱：** □ 妇科术后护理常规 □ 二级护理 □ 术后饮食 □ 患者既往用药 **临时医嘱：** □ 其他特殊医嘱 □ 出院
主要护理工作	□ 观察患者情况 □ 术后心理与生活护理	□ 观察患者情况 □ 术后心理与生活护理	□ 观察患者情况 □ 术后心理与生活护理 □ 出院指导
病情变异记录	□ 无 □ 有，原因： 1. 2.	□ 无 □ 有，原因： 1. 2.	□ 无 □ 有，原因： 1. 2.
护士签名			
医师签名			

第十七章

卵巢因素不孕症宫腹腔镜手术治疗临床路径释义

一、卵巢因素不孕症编码

1. 卫计委原编码：

疾病名称及编码：卵巢囊肿（ICD-10：N83.201）

卵巢巧克力样囊肿/卵巢良性肿瘤（ICD-10：D27.x00）

卵巢单纯囊肿/卵巢冠良性肿瘤/卵巢子宫内膜异位症/多囊卵巢综合征（ICD-10：E28.200）

子宫内膜异位症（ICD-10：N80.000）

2. 修改编码：

疾病名称及编码：与不排卵有关的女性不孕症（ICD-10：N97.0）

手术名称及编码：子宫镜检查（ICD-9-CM-3：68.12）

腹腔镜卵巢切开术（ICD-9-CM-3：65.0100-65.0105）

腹腔镜卵巢活组织检查（ICD-9-CM-3：65.1300）

腹腔镜卵巢的其他诊断性操作（ICD-9-CM-3：65.1400）

腹腔镜卵巢囊肿袋形缝合术［造袋术］（ICD-9-CM-3：65.2300）

腹腔镜卵巢楔形部分切除术（ICD-9-CM-3：65.2400）

其他腹腔镜卵巢局部切除术或破坏术（ICD-9-CM-3：65.25）

腹腔镜卵巢单纯缝合术（ICD-9-CM-3：65.74）

腹腔镜卵巢再植入（ICD-9-CM-3：65.75）

腹腔镜输卵管卵巢成形术（ICD-9-CM-3：65.76）

腹腔镜卵巢悬吊术（ICD-9-CM-3：65.7904）

腹腔镜卵巢成形术（ICD-9-CM-3：65.7905）

腹腔镜卵巢和输卵管粘连松解术（ICD-9-CM-3：65.8100）

腹腔镜卵巢粘连松解术（ICD-9-CM-3：65.8101）

腹腔镜卵巢穿刺抽吸术（ICD-9-CM-3：65.101）

腹腔镜卵巢打孔术（ICD-9-CM-3：65.9902）

二、临床路径检索方法

N97.0伴（68.12/65.0100-65.0105/65.1300/65.1400/65.2300/65.2400/65.25/65.74-65.76/65.7904/65.7905/65.8100/65.8101/65.101/65.9902）

三、卵巢因素不孕症临床路径标准住院流程

（一）适用对象

第一诊断为卵巢囊肿（ICD-10：N83.201）/卵巢巧克力样囊肿/卵巢良性肿瘤（ICD-10：D27.x00）/卵巢单纯囊肿/卵巢冠良性肿瘤/卵巢子宫内膜异位症/多囊卵巢综合征（ICD-10：E28.200）/子宫内膜异位症（ICD-10：N80.000）等行宫腹腔镜手术。

释义

■ 本路径适用于术前可疑上述卵巢囊肿同时诊断不孕症需手术的患者。

■ 患者符合不孕症诊断，且需手术检查或治疗者，推荐宫腹腔镜检查。

■ 术前影像学检查及查体发现或可疑附件区包块。

■ 患者诊断不孕症，但按照不孕症诊疗规范，尚不满足手术检查或治疗指征，但没有盆腔包或共存的盆腔包块没有达到手术探查指征的患者不在此列。

■ 患者诊断不孕症，但按照不孕症诊疗规范，尚不满足手术检查或治疗指征，但同时发现盆腔包块有手术指征的患者在此范围内。

（二）诊断依据

1. 根据《临床诊疗指南·妇产科学分册》（中华医学会编著，人民卫生出版社，2007）。
2. 症状：不孕症病史等。
3. 体征：可及附件区包块或子宫增大、活动不佳等。
4. 辅助检查：盆腔彩超提示附件区肿物。

释义

■ 查体可有阳性体征，也可无明显阳性体征。

■ 辅助检查一般包括盆腔超声，必要时包括血清肿瘤标志物检查和盆腔 CT 或 MRI。

（三）治疗方案的选择

根据《临床诊疗指南·妇产科学分册》（中华医学会编著，人民卫生出版社，2007）。
手术：宫腹腔镜手术。

释义

■ 手术包括宫腹腔镜联合检查，以及对于阳性病灶的处理，如宫腔镜息肉切除术、诊断性刮宫术、卵巢囊肿剔除术、盆腔粘连松解、通液术等。

（四）标准住院日为 2~5 天

释义

■ 宫腹腔镜术前适应证判断、术前检查及禁忌证排除应在门诊完成。

（五）进入路径标准

1. 第一诊断符合疾病：卵巢囊肿（ICD-10：N83.201）/卵巢巧克力样囊肿/卵巢良性肿瘤（ICD-10：D27.x00）/卵巢单纯囊肿/卵巢冠良性肿瘤/卵巢子宫内膜异位症/多囊卵巢综合征

（ICD-10：E28.200）/子宫内膜异位症（ICD-10：N80.000）等。
2. 当患者同时具有其他疾病诊断时，但在住院期间不需要特殊处理也不影响第一诊断的临床路径流程实施时，可以进入路径。
3. 卵巢因素不孕症病情严重，非单纯性良性病变时，可以排除在路径外。

释义

■ 卵巢因素不孕症，合并输卵管及子宫良性病变的患者，排除在路径以外。

■ 卵巢因素不孕症，合并卵巢、卵管、子宫或其他脏器恶性病变的患者，排除在路径以外。

（六）术前准备（术前评估）1~3 天

1. 所必需的检查项目：
（1）血常规、尿常规。
（2）血型。
（3）凝血功能。
（4）肝肾功能、电解质、血糖。
（5）感染性疾病筛查（乙型肝炎、丙型肝炎、艾滋病、梅毒等）。
（6）心电图。
（7）胸片。
（8）盆腔超声。
（9）宫颈细胞学筛查。
2. 其他根据病情需要而定：清洁肠道准备（根据盆腔粘连程度决定）。

释义

■ 包括宫腹腔镜手术适应证评估、术前检查、除外手术禁忌证，应在门诊完成。

■ 特殊术前准备，如清洁肠道准备等可入院于术前 1~3 天进行。

（七）预防性抗菌药物选择与使用时机

按照《抗菌药物临床应用指导原则（2015 年版）》（国卫办医发〔2015〕43 号）执行。

（八）手术日为入院 1~2 天

麻醉方式：全麻或腰硬联合麻醉。
手术内置物：宫颈扩张棒等。
术中用药：麻醉常规用药、止血药物、防粘连医用胶或纱布和其他必需用药。
输血：视术中情况而定。
病理：术后石蜡切片，酌情术中冷冻切片。

释义

■ 宫腹腔镜检查术时间选择：月经干净后 1 周以内，此时子宫内膜处于增殖早期，薄而不易出血，黏液分泌少，宫腔病变易见。

■ 绝对除外妊娠。

（九）术后住院恢复

1~5天。

必须复查的检查项目：血、尿常规。

术后用药：镇痛、止吐、补液、维持水电解质平衡。

预防性抗菌药物：按照《抗菌药物临床应用指导原则（2015年版）》（国卫办医发〔2015〕43号）执行。

释义

■ 术后主要观察体温、血象、排气、伤口愈合等一般情况。

■ 根据术中情况适当决定术后特殊处理，例如保留尿管、适当补液及肠外营养物质、保留引流管并观察引流物等。

（十）出院标准（围绕一般情况、切口情况、第一诊断转归）

1. 伤口愈合好：引流管拔除、伤口无感染。
2. 没有需要住院处理的并发症和（或）合并症。

释义

■ 术后体温血象正常、可正常排便、引流管拔除，无特殊不适，伤口拆线愈合良好，准予出院。

（十一）有无变异及原因分析

有影响手术的合并症，需要进行相关的诊断和治疗。

释义

■ 术中、术后出现严重并发症，术后观察时间较长或需要进一步诊治，导致住院时间延长、费用增加，如膀胱、输尿管、肠管、大血管损伤，退出路径。

■ 合并症控制不佳，需请相关科室会诊，进一步诊治，退出路径。

■ 住院后出现其他内、外科疾病需进一步诊治，退出路径。

■ 需要输血者，退出路径。

四、卵巢因素不孕症宫腹腔镜手术治疗给药方案

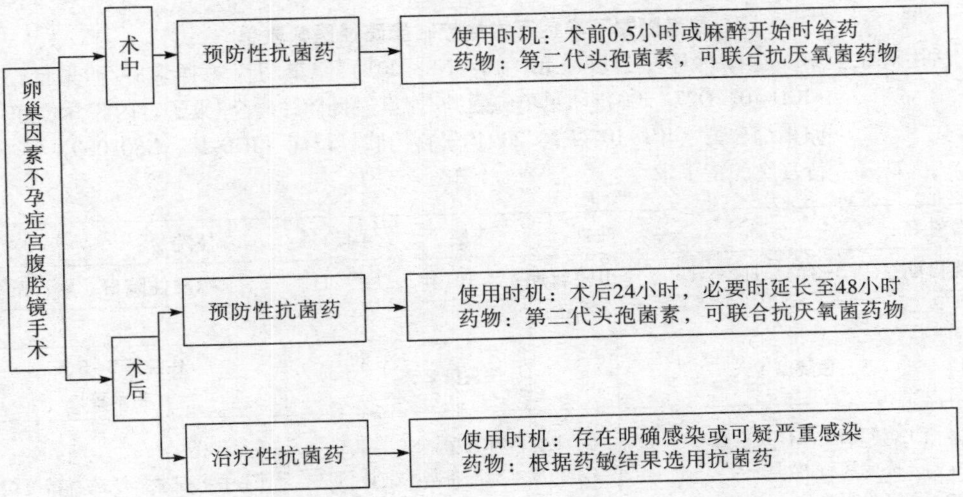

【用药选择】

1. 输卵管因素不孕症手术属于Ⅱ类手术（洁污手术），预防用药从术前 0.5 小时或麻醉开始时给药，至术后 24 小时，必要时延长至 48 小时。预防性抗菌药物首选第二代头孢菌素，可与抗厌氧菌药物合用。

2. 治疗性抗菌药物的使用：术后明确有感染存在时使用，用药前送细菌培养，根据病原菌种类和药敏结果选用治疗性抗菌药物。在无法得到或者没有得到病原体培养和药敏结果前，经验性使用抗菌药时建议使用广谱抗菌药，如二代以上头孢菌素，并配合抗厌氧菌药物。疗程应根据体温、症状、血白细胞等酌情处理。

【药学提示】

注意核查抗菌药过敏史及用药前皮试结果。

【注意事项】

1. 对于术中发现有感染病灶者，注意留取组织标本进行抗菌药药敏培养，以指导术后抗菌药应用。

2. 对于经验及常规药敏指导用药无法有效控制的术前及术后感染，必要时请感染科会诊指导调整抗菌药用药方案。

五、推荐表单

（一）医师表单

卵巢因素不孕症手术治疗临床路径医师表单

适用对象：第一诊断为卵巢囊肿（ICD-10：N83.201）/卵巢巧克力样囊肿/卵巢良性肿瘤（ICD-10：D27.x00）/卵巢单纯囊肿/卵巢冠良性肿瘤/卵巢子宫内膜异位症/多囊卵巢综合征（ICD-10：E28.200）/子宫内膜异位症（ICD-10：N80.000）等行宫腹腔镜手术

患者姓名：	性别：　　年龄：　　门诊号：	住院号：
住院日期：　　年　月　日	**出院日期：**　　年　月　日	**标准住院日：≤7天**

时间	住院第1天	住院第2天	住院第3~5天 （手术日）
主要诊疗工作	□ 询问病史及体格检查 □ 完成病历书写 □ 开检查单 □ 上级医师查房与术前评估 □ 初步确定手术方式和日期	□ 上级医师查房 □ 完成术前准备与术前评估 □ 术前讨论，确定手术方案 □ 完成必要的相关科室会诊 □ 完成术前小结、术前讨论、上级医师查房记录等病历书写 □ 向患者及家属交代病情、围术期注意事项 □ 签署手术知情同意书、自费用品协议书、输血同意书、留置尿管同意书、委托书	□ 手术 □ 手术标本常规送石蜡组织病理学检查 □ 术者完成手术记录 □ 术者或一助完成术后病程记录 □ 上级医师查房 □ 向患者及家属交代病情及术后注意事项
重点医嘱	**长期医嘱：** □ 妇科护理常规 □ 二级护理 □ 普通饮食 □ 患者既往基础用药 **临时医嘱：** □ 血、尿、便常规 □ 肝肾功能、电解质、血糖、凝血功能、血型、感染性疾病筛查、血清肿瘤标志物 □ 宫颈细胞学筛查 □ 盆腔超声、胸片、心电图 □ 必要时行腹部超声，盆腔CT或MRI，肠道及泌尿系造影，心、肺功能测定	**长期医嘱：** □ 妇科护理常规 □ 二级护理 □ 普通饮食 □ 患者既往基础用药 **临时医嘱：** □ 术前医嘱：常规准备明日在静脉全麻或腰硬联合麻醉下经宫腔镜手术或阴式手术 □ 手术野皮肤准备 □ 备血 □ 术前禁食、禁水 □ 阴道准备 □ 肠道准备 □ 抗菌药物 □ 导尿包 □ 其他特殊医嘱	**长期医嘱：** □ 妇科术后护理常规 □ 一级护理 □ 术后饮食 □ 保留宫腔或腹腔引流管，记引流量（酌情） □ 留置导尿 □ 会阴擦洗 **临时医嘱：** □ 今日在静脉全麻或腰硬联合麻醉下经宫腔镜手术或阴式手术 □ 心电监护、吸氧（必要时） □ 补液，维持水电平衡 □ 酌情使用止吐、镇痛药物 □ 其他特殊医嘱

续　表

时间	住院第 1 天	住院第 2 天	住院第 3~5 天 （手术日）
病情变异记录	□无　□有，原因： 1. 2.	□无　□有，原因： 1. 2.	□无　□有，原因： 1. 2.
医师签名			

时间	住院 4~6 日 （术后第 1 日）	住院 5~7 日 （术后第 2~3 日）	住院第 6~10 天 （出院日）
主要诊疗工作	□ 上级医师查房 □ 观察病情变化 □ 完成病历书写 □ 注意宫腔或腹腔引流量 □ 注意观察体温、血压等 □ 拔除导尿管	□ 上级医师查房 □ 完成病历书写 □ 注意宫腔或腹腔引流量，酌情拔除	□ 上级医师查房，进行手术及伤口评估，明确是否出院 □ 完成出院记录、病案首页、出院证明书等 □ 向患者交代出院后的注意事项
重点医嘱	**长期医嘱：** □ 妇科术后护理常规 □ 一级/二级护理 □ 术后饮食 □ 抗菌药物 □ 可停留置导尿管、会阴擦洗 **临时医嘱：** □ 酌情使用止吐、镇痛药物 □ 补液、维持水电解质平衡 □ 其他特殊医嘱 □ 复查血常规 □ 复查尿常规	**长期医嘱：** □ 妇科术后护理常规 □ 二级护理 □ 术后饮食 **临时医嘱：**	**出院医嘱：** □ 今日出院 □ 出院带药
病情变异记录	□ 无 □ 有，原因： 1. 2.	□ 无 □ 有，原因： 1. 2	□ 无 □ 有，原因： 1. 2.
医师签名			

（二）护士表单

卵巢因素不孕症手术治疗临床路径护士表单

适用对象：第一诊断为卵巢囊肿（ICD-10：N83.201）/卵巢巧克力样囊肿/卵巢良性肿瘤（ICD-10：D27.x00）/卵巢单纯囊肿/卵巢冠良性肿瘤/卵巢子宫内膜异位症/多囊卵巢综合征（ICD-10：E28.200）/子宫内膜异位症（ICD-10：N80.000）等行宫腹腔镜手术

患者姓名：	性别：　　年龄：　　门诊号：	住院号：
住院日期：　　年　月　日	出院日期：　　年　月　日	标准住院日：≤7天

时间	住院第1天	住院第2天	住院第3~5天 （手术日）
健康宣教	□ 入院宣教 介绍主管医师、护士 介绍环境、设施 介绍住院注意事项 □ 介绍术前相关化验检查	□ 术前准备宣教 介绍术前准备包含的内容及如何配合 介绍术前饮食 介绍皮肤清洁，特别是外阴、腹部及肚脐的清洁	□ 介绍手术大概流程 □ 告知手术后饮食、活动及探视注意事项 □ 告知手术后可能出现的情况及应对方法 □ 责任护士与患者沟通，了解并指导心理应对
护理处置	□ 核对患者，佩戴腕带 □ 引导患者至病床，协助更换病号服、整理用物 □ 测量生命体征 □ 建立入院护理病历 □ 配合医师完成相关化验检查，明确诊断	□ 药物过敏试验 □ 术前交叉配血 □ 手术野皮肤准备 □ 阴道准备 □ 肠道准备 □ 监测体温	□ 关注手术后疼痛，在疼痛评分的基础上，进行有效干预 □ 各种引流管妥善固定，保持通畅，记录引流量，观察引流颜色、性质 □ 尿管妥善固定，保持通畅，记录尿量，观察尿液颜色、性质 □ 观察阴道出血情况，保持会阴清洁 □ 根据医嘱补液，维持水电平衡 □ 测量生命体征
基础护理	□ 二级护理 □ 普食 □ 晨晚间护理 □ 患者安全管理	□ 二级护理 □ 术前10小时禁食、8小时禁水 □ 晨晚间护理 □ 患者安全管理	□ 一级护理 □ 禁食、禁水/麻醉清醒后可进普食 □ 卧床，协助患者床上活动及排泄 □ 晨晚间护理 □ 患者安全管理
专科护理	□ 有针对性的心理护理，给予患者心里慰藉	□ 有针对性的心理护理，给予患者心里慰藉 □ 术前阴道冲洗，保证手术中阴道的清洁，防止逆行感染	□ 手术后心理护理 □ 测量体温3~4次/日 □ 观察阴道出血量及性状 □ 保持会阴清洁

续　表

时间	住院第1天	住院第2天	住院第3~5天 （手术日）
重点医嘱	□ 详见医嘱执行单	□ 详见医嘱执行单	□ 详见医嘱执行单
病情变异记录	□ 无　□ 有，原因： 1. 2.	□ 无　□ 有，原因： 1. 2.	□ 无　□ 有，原因： 1. 2.
护士签名			

时间	住院4~6日 （术后第1日）	住院5~7日 （术后第2~3日）	住院第6~10天 （出院日）
健康宣教	□ 责任护士与患者沟通，了解并指导心理应对 □ 告知手术后饮食、活动等注意事项	□ 责任护士与患者沟通，了解并指导心理应对 □ 告知手术后饮食、活动等注意事项	□ 出院宣教 复查时间 服药方法 活动休息 指导饮食 术后性生活指导 □ 指导办理出院手续
护理处置	□ 关注手术后疼痛，在疼痛评分的基础上，进行有效干预 □ 各种引流管妥善固定，保持通畅，记录引流量，观察引流颜色、性质 □ 观察阴道出血情况，保持会阴清洁 □ 根据医嘱拔除尿管，追踪患者自行排尿情况 □ 根据医嘱补液，维持水电解质平衡 □ 根据医嘱进行相关化验检查 □ 监测体温	□ 协助医师拔除引流管，观察引流口愈合情况 □ 协助患者保持会阴清洁 □ 监测体温	□ 办理出院手续 □ 书写出院小结
基础护理	□ 一级/二级护理 □ 术后饮食 □ 晨晚间护理 □ 患者安全管理	□ 二级护理 □ 术后饮食 □ 晨晚间护理 □ 患者安全管理	□ 二级护理 □ 普食 □ 晨晚间护理 □ 患者安全管理
专科护理	□ 手术后心理护理 □ 指导患者术后功能锻炼 □ 测量体温3次/日 □ 观察阴道出血量及性状 □ 保持会阴清洁	□ 手术后心理护理 □ 指导患者术后功能锻炼 □ 测量体温3次/日 □ 观察阴道出血量及性状 □ 保持会阴清洁	□ 手术后恢复观察 □ 心理护理
重点医嘱	□ 详见医嘱执行单	□ 详见医嘱执行单	□ 详见医嘱执行单
病情变异记录	□ 无　□ 有，原因： 1. 2.	□ 无　□ 有，原因： 1. 2	□ 无　□ 有，原因： 1. 2.
护士签名			

（三）患者表单

卵巢因素不孕症手术治疗临床路径患者表单

适用对象：第一诊断为卵巢囊肿（ICD-10：N83.201）/卵巢巧克力样囊肿/卵巢良性肿瘤（ICD-10：D27.x00）/卵巢单纯囊肿/卵巢冠良性肿瘤/卵巢子宫内膜异位症/多囊卵巢综合征（ICD-10：E28.200）/子宫内膜异位症（ICD-10：N80.000）等行宫腹腔镜手术

患者姓名：	性别：　年龄：　门诊号：	住院号：	
住院日期：　年　月　日	**出院日期：**　年　月　日	**标准住院日：≤7天**	

时间	住院第1天	住院第2天	住院第3~5天 （手术日）
医患配合	□ 入院宣教 介绍主管医师、护士 介绍环境、设施 介绍住院注意事项 □ 介绍术前相关化验检查	□ 术前准备宣教 介绍术前准备包含的内容及如何配合 介绍术前饮食 介绍皮肤清洁，特别是外阴、腹部及肚脐的清洁	□ 介绍手术大概流程 □ 告知手术后饮食、活动及探视注意事项 □ 告知手术后可能出现的情况及应对方法 □ 责任护士与患者沟通，了解并指导心理应对
护患配合	□ 配合测量体温、脉搏、呼吸、血压、体重 □ 配合完成入院护理评估（简单询问病史、过敏史、用药史） □ 接受入院宣教（环境介绍、病室规定、订餐制度、贵重物品保管等） □ 配合完成术前各项检查，以明确诊断 □ 有任何不适请告知护士 □ 注意活动安全，避免坠床或跌倒 □ 配合执行探视及陪伴	□ 配合完成各种术前准备工作 □ 有任何不适请告知护士 □ 注意活动安全，避免坠床或跌倒 □ 配合执行探视及陪伴	□ 返回病房后，协助完成核对，配合转入病床 □ 遵医嘱采取正确体位 □ 接受输液等治疗 □ 配合缓解疼痛 □ 配合监测生命体征 □ 配合完成对阴道出血的观察 □ 配合会阴部的清洁 □ 有任何不适请告知护士 □ 接受基本生活护理（协助翻身、漱口、清理呕吐物等） □ 注意安全，避免坠床 □ 配合执行探视及陪伴
饮食	□ 正常普食	□ 术前10小时禁食、8小时禁水	□ 禁食、禁水/麻醉清醒后可进普食
排泄	□ 正常排尿便	□ 正常排尿 □ 因行肠道准备，排便次数增加，且为稀软便，甚至水样便	□ 留置导尿管
活动	□ 正常适度活动	□ 正常适度活动，避免疲劳，注意安全	□ 卧床休息

时间	住院4~6日 （术后第1日）	住院5~7日 （术后第2~3日）	住院第6~10天 （出院日）
医患配合	□ 需要时，配合拔除导尿管 □ 需要时，配合观察阴道出血 □ 有任何不适请告知医师 □ 配合医院探视制度	□ 需要时，配合拔除导尿管 □ 需要时，配合观察阴道出血 □ 有任何不适请告知医师 □ 配合医院探视制度	□ 接受出院前指导 □ 知道复诊程序 □ 获取出院诊断书
护患配合	□ 遵医嘱采取正确体位 □ 接受输液、服药等治疗 □ 配合缓解疼痛 □ 配合观察阴道出血情况 □ 配合保持外阴的清洁 □ 配合拔除尿管后，及早排尿 □ 有任何不适请告知护士 □ 配合定时测量体温 □ 接受进食、进水、排便等生活护理 □ 注意活动安全，避免坠床或跌倒 □ 配合执行探视及陪伴	□ 配合保持外阴的清洁 □ 有任何不适请告知护士 □ 配合定时测量体温 □ 接受生活护理 □ 注意活动安全，避免坠床或跌倒 □ 配合执行探视及陪伴	□ 接受出院宣教 □ 办理出院手续 □ 获取出院带药 □ 知道服药方法、作用、注意事项 □ 知道复印病历方法
饮食	□ 术后饮食	□ 术后饮食	□ 正常普食
排泄	□ 正常排尿便	□ 正常排尿便	□ 正常排尿便
活动	□ 卧床休息为主，适度活动，避免疲劳，注意安全	□ 正常适度活动，避免疲劳，注意安全	□ 正常适度活动

附：原表单（2016年版）

卵巢因素不孕症手术治疗临床路径表单

适用对象：第一诊断为卵巢囊肿（ICD-10：N83.201）/卵巢巧克力样囊肿/卵巢良性肿瘤（ICD-10：D27.x00）/卵巢单纯囊肿/卵巢冠良性肿瘤/卵巢子宫内膜异位症/多囊卵巢综合征（ICD-10：E28.200）/子宫内膜异位症（ICD-10：N80.000）等行宫腹腔镜手术

患者姓名：	性别： 年龄： 门诊号：		住院号：
住院日期： 年 月 日	**出院日期：** 年 月 日		**标准住院日：≤7天**

时间	住院第1天	住院第2天	住院第3~5天（手术日）
主要诊疗工作	□ 询问病史及体格检查 □ 完成病历书写 □ 开检查单 □ 上级医师查房与术前评估 □ 初步确定手术方式和日期	□ 上级医师查房 □ 完成术前准备与术前评估 □ 术前讨论，确定手术方案 □ 完成必要的相关科室会诊 □ 完成术前小结、术前讨论、上级医师查房记录等病历书写 □ 向患者及家属交代病情、围术期注意事项 □ 签署手术知情同意书、自费用品协议书、输血同意书、留置尿管同意书、委托书	□ 手术 □ 手术标本常规送石蜡组织病理学检查 □ 术者完成手术记录 □ 术者或一助完成术后病程记录 □ 上级医师查房 □ 向患者及家属交代病情及术后注意事项
重点医嘱	**长期医嘱：** □ 妇科护理常规 □ 二级护理 □ 普通饮食 □ 患者既往基础用药 **临时医嘱：** □ 血、尿、便常规 □ 肝肾功能、电解质、血糖、凝血功能、血型、感染性疾病筛查、血清肿瘤标志物 □ 宫颈细胞学筛查 □ 盆腔超声、胸片、心电图 □ 必要时行腹部超声，盆腔CT或MRI，肠道及泌尿系造影，心、肺功能测定	**长期医嘱：** □ 妇科护理常规 □ 二级护理 □ 普通饮食 □ 患者既往基础用药 **临时医嘱：** □ 术前医嘱：常规准备明日在静脉全麻或腰硬联合麻醉下经宫腔镜手术或阴式手术 □ 手术野皮肤准备 □ 备血 □ 术前禁食、禁水 □ 阴道准备 □ 肠道准备 □ 抗菌药物 □ 导尿包 □ 其他特殊医嘱	**长期医嘱：** □ 妇科术后护理常规 □ 一级护理 □ 术后饮食 □ 保留宫腔或腹腔引流管，记引流量（酌情） □ 留置导尿 □ 会阴擦洗 **临时医嘱：** □ 今日在静脉全麻或腰硬联合麻醉下经宫腔镜手术或阴式手术 □ 心电监护、吸氧（必要时） □ 补液，维持水电解质平衡 □ 酌情使用止吐、镇痛药物 □ 其他特殊医嘱
主要护理工作	□ 入院宣教 □ 介绍病房环境、设施和设备 □ 入院护理评估	□ 术前宣教、备皮等术前准备 □ 通知患者晚24时后禁食、禁水	□ 观察患者病情变化 □ 术后心理与生活护理

续　表

时间	住院第 1 天	住院第 2 天	住院第 3~5 天（手术日）
病情变异记录	□ 无　□ 有，原因： 1. 2.	□ 无　□ 有，原因： 1. 2.	□ 无　□ 有，原因： 1. 2.
护士签名			
医师签名			

时间	住院4~6日 （术后第1日）	住院5~7日 （术后第2~3日）	住院第6~10天 （出院日）
主要诊疗工作	□ 上级医师查房 □ 观察病情变化 □ 完成病历书写 □ 注意宫腔或腹腔引流量 □ 注意观察体温、血压等 □ 拔除导尿管	□ 上级医师查房 □ 完成病历书写 □ 注意宫腔或腹腔引流量，酌情拔除	□ 上级医师查房，进行手术及伤口评估，明确是否出院 □ 完成出院记录、病案首页、出院证明书等 □ 向患者交代出院后的注意事项
重点医嘱	**长期医嘱：** □ 妇科术后护理常规 □ 二级护理 □ 术后饮食 □ 抗菌药物 □ 可停留置导尿管、会阴擦洗 **临时医嘱：** □ 酌情使用止吐、镇痛药物 □ 补液、维持水电解质平衡 □ 其他特殊医嘱 □ 复查血常规 □ 复查尿常规	**长期医嘱：** □ 妇科术后护理常规 □ 二级护理 □ 术后饮食 **临时医嘱：**	**出院医嘱：** □ 今日出院 □ 出院带药
主要护理工作	□ 观察患者情况 □ 术后心理与生活护理 □ 指导术后患者功能锻炼	□ 观察患者情况 □ 术后心理与生活护理 □ 指导术后患者功能锻炼	□ 指导患者术后康复 □ 出院宣教 □ 指导患者办理出院手续
病情变异记录	□ 无 □ 有，原因： 1. 2.	□ 无 □ 有，原因： 1. 2	□ 无 □ 有，原因： 1. 2.
护士签名			
医师签名			

第十八章

子宫内膜恶性肿瘤手术治疗临床路径释义

一、子宫内膜恶性肿瘤手术治疗编码

1. 卫计委原编码：

疾病名称及编码：子宫内膜恶性肿瘤（ICD-10：C54.100）

2. 修改编码：

疾病名称及编码：子宫内膜恶性肿瘤（ICD-10：C54.1）

手术名称及编码：子宫切除术（ICD-9-CM-3：68.4-68.9）

二、临床路径检索方法

C54.1 伴（68.4-68.9）

三、子宫内膜恶性肿瘤手术治疗临床路径标准住院流程

（一）适用对象

第一诊断为子宫内膜恶性肿瘤（ICD-10：C54.100），行手术治疗。

释义

■ 本路径适用对象为子宫内膜的恶性肿瘤患者。

■ 包括：子宫内膜样癌、子宫内膜浆液性癌、子宫内膜透明细胞癌、子宫癌肉瘤等。

（二）诊断依据

根据中华医学会妇科肿瘤学组《妇科常见肿瘤诊治指南》、NCCN《子宫肿瘤临床实践指南》等。

1. 症状：异常子宫出血或分泌物异常。

2. 体征：妇科检查可触及正常或增大子宫。

3. 辅助检查：组织病理学诊断明确。

释义

■ 子宫内膜癌的主要表现为异常子宫出血（绝经后阴道出血、围绝经期月经紊乱、月经紊乱或经量增多）或分泌物异常等。

■ 子宫内膜癌的诊断必须为组织病理学诊断，可通过诊断性刮宫或宫腔镜手术获得。病理报告应明确子宫内膜样癌、子宫内膜浆液性癌、子宫内膜透明细胞癌、子宫癌肉瘤等或混合性肿瘤。

■ 病情需要可行腹盆腔 CT、盆腔 MRI、阴道超声及 CA125 检查。MRI、CT 对于淋巴结转移的诊断价值相当。MRI 对于肌层浸润深度以及宫颈受累的预测准确度优

于CT。阴道超声可用于评估肌层浸润深度以及宫颈受累情况。CA125水平明显升高者，应警惕子宫外病灶存在的可能性，并术后定期监测CA125。对可疑子宫外转移患者，也可考虑行PET/CT检查，明确病变的范围。

■ 子宫内膜癌的分期为手术病理分期，根据FIGO 2009年新分期（附FIGO分期表）。

（三）选择治疗方案的依据

根据中华医学会妇科肿瘤学组《妇科常见肿瘤诊治指南》、NCCN《子宫肿瘤临床实践指南》等。

1. 手术：根据组织学病理类型、肿瘤分化、子宫肌层浸润深度等行相应范围手术。
2. 手术路径：经腹或经腹腔镜手术。

释义

■ 子宫内膜癌分为Ⅰ型和Ⅱ型，Ⅰ型子宫内膜癌包括子宫内膜样癌。Ⅱ型子宫内膜癌包括：浆液性腺癌、透明细胞癌等。子宫癌肉瘤参照Ⅱ行子宫内膜癌处理。

■ Ⅰ型子宫内膜癌的手术为子宫内膜癌分期手术，手术步骤和范围包括：腹水/腹腔冲洗液的留取、筋膜外全子宫切除+双附件切除术、盆腔及腹主动脉旁淋巴结切除术。但是，是否盆腔及腹主动脉旁淋巴结切除存在争议，对于低危患者，如G1，Ⅰa期，也可免除盆腔及腹主动脉旁淋巴结切除。对于宫颈间质受累的患者，应行广泛性子宫切除术。

■ Ⅱ型子宫内膜癌的手术为全面分期手术，手术步骤和范围包括：腹水/腹腔冲洗液的留取、筋膜外全子宫切除+双附件切除术、盆腔及腹主动脉旁淋巴结切除术、大网膜切除、可疑部位的活检。

■ 手术方式和范围应根据患者个人意愿、身体状况、有无合并症和继往手术史，以及术者的经验，以保证医疗安全和减少手术创伤为目的选择开腹或者腹腔镜。

（四）临床路径标准住院日≤16天

释义

■ 住院治疗包括术前检查和准备、手术治疗、术后恢复三部分，总住院时间不超过16天符合本路径要求。

■ 部分患者在接受手术治疗后需行辅助放疗或化疗不计算在本路径住院时间内。

（五）进入路径标准

1. 第一诊断必须符合子宫内膜恶性肿瘤，疾病编码ICD-10：C54.100。
2. 当患者同时具有其他疾病诊断时，但在住院期间不需要特殊处理也不影响第一诊断的临床路径流程实施时，可以进入路径。

释义

■ 进入本路径的患者第一诊断为子宫内膜癌，组织学类型可以为子宫内膜样癌、子宫内膜浆液性癌、子宫内膜透明细胞癌、子宫癌肉瘤等。

■ 同时合并有子宫肌瘤、良性卵巢囊肿等其他妇科疾病，不影响手术方式及术后恢复可进入本路径。

■ 入院后检查发现以往未发现的疾病或既往有基础病（如高血压、冠状动脉粥样硬化性心脏病、糖尿病、肝肾功能不全等），经系统评估后对治疗无特殊影响，仅需要药物维持治疗者，可进入路径。但可能会增加医疗费用，延长住院时间。

（六）术前准备 3~8 天

1. 必需的检查项目：

（1）血常规。

（2）血型。

（3）尿常规。

（4）肝肾功能+血脂+空腹血糖+电解质。

（5）凝血功能。

（6）血 HIV。

（7）血梅毒检查。

（8）血乙型肝炎五项+血丙型肝炎检查。

（9）CA125。

（10）心电图。

（11）胸部 X 线检查。

（12）超声：腹部超声+妇科超声。

（13）盆腔 MRI 或 CT。

2. 根据病情需要而定：超声心动图、心、肺功能测定，排泄性尿路造影等。

释义

■ 血、尿、便常规是最基本的三大常规检查，每个进入路径的患者均需完成，术前发现重度贫血应予输血纠正；肝肾功能、电解质、血糖、凝血功能、心电图、X线胸片主要是评估有无基础病及手术禁忌；血型、Rh 因子、感染性疾病筛查主要是用于输血前准备。

■ 妇科超声（特别是阴道超声）可以评估子宫内膜癌病灶大小、有无肌层浸润或宫颈受累、有无附件肿物等，应作为必选检查。腹腔超声用于排除肝、胆、胰、脾、肾异常。腹部和盆腔 CT 或 MRI 检查，明确肿瘤浸润范围、腹膜后淋巴结（盆腔和腹主动脉旁）有无受累。盆腔 MRI 对于评估子宫内膜癌病灶大小、有无肌层浸润或宫颈受累的价值优于 CT 检查。对于可疑胸部转移者，选择胸部 CT 检查。可疑有肾及输尿管受累者可选择尿路造影等泌尿系统检查。

■ 对于Ⅰ型子宫内膜癌患者，肿瘤标志物血 CA125 应作为常规检查，如果出现 CA125 升高，难以用其他原因解释者，应警惕子宫外转移的可能。

■ 对于Ⅱ型子宫内膜癌及子宫癌肉瘤患者，肿瘤标志物血 CA125、CA199 等应作为常规检查。

■ 年龄较大及伴有心肺基础疾病者应在术前进行心肺功能检测，评估手术风险，必要时给予干预，保证围术期安全。

（七）抗菌药物选择与使用时间

抗菌药物使用：按照《抗菌药物临床应用指导原则（2015 年版）》（国卫办医发〔2015〕43 号）执行，并根据患者的病情决定抗菌药物的选择，用药时间为 3~7 天。

释义

■ 筋膜外全子宫切除+腹膜后淋巴结切除±大网膜切除手术属于清洁-污染手术（Ⅱ类切口），手术创面大，手术野包括阴道等存在大量人体寄殖菌群的部位，可能污染手术野引致感染，需要预防性应用抗菌药物。

■ 预防性抗菌药物的使用：预防用药从术前 0.5 小时或麻醉开始时给药，至术后 24 小时，必要时延长至 48 小时。预防性抗菌药物首选第二代头孢菌素，必要时可与抗厌氧菌药物合用。

■ 治疗性抗菌药物的使用：术前已存在长时间阴道出血，可疑合并感染者，应在术前取阴道拭子送细菌培养，根据病原菌种类和药敏结果选用治疗性抗菌药物。在无法得到或者没有得到病原体培养和药敏结果前，经验性使用抗菌药时建议使用广谱抗菌药，如二代以上头孢菌素，并配合抗厌氧菌药物。疗程应根据体温、症状、血白细胞等酌情处理。

（八）手术日为入院第 3~8 天

1. 麻醉方式：全麻或根据病情选择腰、硬联合麻醉。
2. 手术内置物：皮肤钉合器的应用，引流管等。
3. 术中用药：麻醉常规用药、术后镇痛泵的应用、抗菌药物。
4. 输血（包括所有血液制品）：视术中情况而定。
5. 病理：冷冻及石蜡切片，必要时免疫组化。

释义

■ 筋膜外全子宫切除+腹膜后淋巴结切除±大网膜切除手术，由于手术切口长、手术野暴露较大、手术时间较长、出血等手术风险较大，术中对肌松、循环等要求较高，建议首选全身麻醉。

■ 术中除麻醉药、常规补液外，高血压患者酌情给予降压药，术中出血较多者可酌情给予止血药物，可选择注射用尖吻蝮蛇血凝酶等蛇毒类血凝酶，缩短手术出血时间，减少手术部位出血量。

■ 术中不常规输血，在出血量较大，为保证术中循环稳定和术后恢复的情况下可根据出血量及术中血红蛋白决定输血的量，提倡成分输血。

■ 术中必要时可送快速冷冻，如明确子宫外有无病变（如卵巢等）。术中切除的所有标本，术后常规进行石蜡切片组织病理学检查以明确组织学类型、分化程度、肿瘤浸润深度、宫颈间质是否受累、淋巴血管间隙是否受累、淋巴结有无转移等，为术后是否施行辅助治疗提供依据。

■ 可根据术中情况经腹或经阴道留置引流管。

（九）术后住院恢复

5~8天。

1. 必须复查的检查项目：血、尿常规，电解质。

根据情况选择：凝血功能等。

2. 广泛子宫切除术拔除导尿管后需测残余尿量。

3. 术后用药：静脉营养、补液、镇痛、止吐、电解质等。

4. 预防性抗菌药物：按照《抗菌药物临床应用指导原则（2015年版）》（国卫办医发〔2015〕43号）执行，并根据患者的病情决定抗菌药物的选择，根据病情适当延长、更换。

释义

■ 术后必须复查的检查项目应在术后3日内完成，以了解患者术后身体状况，及时发现贫血、低钾血症等常见的异常情况以便对症处理；有异常发现者治疗后应予复查。除必需的检查项目外，可根据病情需要增加，如怀疑肺栓塞需检查血气分析、出凝血功能等；怀疑肠梗阻应行下腹X线检查等。

■ 术后应常规观察患者生命体征、出入量及各脏器功能恢复情况，以确定对症治疗手段与时间；尤其应关注伤口愈合、肠道功能恢复、预防血栓栓塞等方面，鼓励患者尽早活动，减少卧床输液治疗；应评估患者的血栓栓塞发生风险，根据不同的风险程度选择机械性压迫或者低分子肝素注射预防术后血栓栓塞的发生；引流管的拔除时间根据术中情况和术后引流量决定。

■ 术后恢复正常无感染证据，应及时停用预防性抗菌药物。

（十）出院标准

1. 伤口愈合好：引流管拔除、伤口无感染。

2. 没有需要住院处理的并发症和（或）合并症。

3. 不需要辅助放、化疗。

释义

■ 出院标准以患者无不适症状、无异常体征和血液生化复查结果正常为评判标准。患者出院前应达到生命体征平稳，无发热，无严重贫血和电解质异常，已排气、排便，肠道功能恢复。

■ 伤口对合良好，无红肿、渗出，无脂肪液化或感染征象可出院。

■ 术后恢复正常无并发症，或出现并发症但无须住院治疗可出院（如尿潴留，除留置导尿管无其他治疗)。

(十一) 变异及原因分析

1. 有影响手术的合并症，需要进行相关的诊断和治疗。
2. 术后根据病理需辅助放、化疗。
3. 出现手术并发症或合并症需对症处理。

释义

■ 变异是指医疗不能按照预定的路径进行或不能达到预期的医疗目标。

■ 微小变异：由于某种原因，表单中的检查或操作提前或延后进行，但不影响总体治疗进程和康复，或者整体住院日有小的出入，不影响纳入路径。

■ 重大变异：是指入选临床路径的患者未能按路径流程完成医疗行为或未达到预期的医疗质量控制目标，需要终止执行路径；或者是因严重合并症或并发症导致治疗时间延长、治疗费用增加而无法按照规定完成路径。主管医师可决定退出临床路径，并需在表单中明确说明变异原因，包括以下情况。

(1) 术前检查发现严重合并症，如血栓栓塞性疾病需抗凝、放置下腔静脉滤网；严重感染需要抗感染、无法控制的活跃出血需要介入治疗止血；合并未控制的高血压、糖尿病等需要时间治疗而影响住院时间和产生额外治疗费用等。对这些患者，主管医师均应进行变异原因的分析，并在临床路径的表单中予以说明。

(2) 术中发现术前检查未能发现的病变，导致无法按照术前计划实施手术。例如，严重的盆腹腔粘连无法完成手术；发现合并卵巢恶性肿瘤等需要改变手术范围及术后治疗的情况等。

(3) 术中、术后出现严重并发症需进行相应诊断和治疗，导致住院时间明显延长和费用显著增加者，如肠梗阻需要手术治疗和肠道外营养支持；术中术后因严重出血、感染、肺栓塞等需转重症监护病房治疗；术中术后发生肠道损伤、肠瘘、输尿管瘘等并发症需要治疗等。

(4) 因患者主观原因：如放弃手术，导致本路径无法施行，也需医师在表单中予以说明。

四、子宫内膜恶性肿瘤手术治疗给药方案

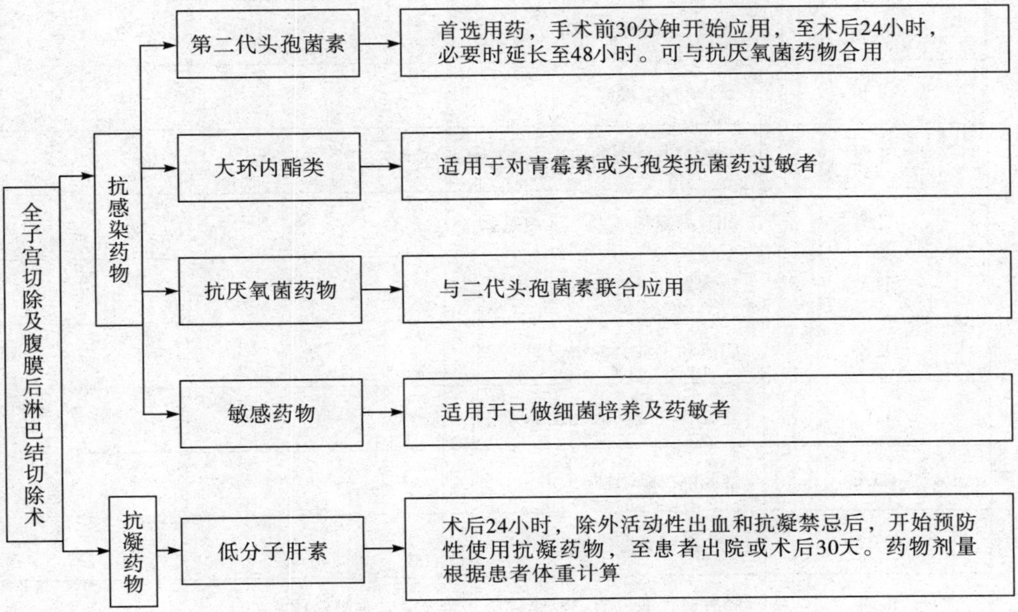

【用药选择】

1. 筋膜外全子宫切除+腹膜后淋巴结切除术±大网膜切除术，手术预防性应用抗菌药首选第二代头孢菌素，必要时可与抗厌氧菌药物合用。术前长期阴道出血、可疑合并感染者，应在术前取阴道拭子送细菌培养，根据病原菌种类和药敏结果选用治疗性抗菌药物。

2. 低分子肝素：药物剂量根据患者体重计算，使用频率根据病情而定。一般建议术后 24 小时后，除外活动性出血和抗凝禁忌后，开始预防性使用，药物剂量根据患者体重计算，至患者出院或术后 30 天。

【药学提示】

使用低分子肝素抗凝者有出血、血小板减少等风险。建议在使用低分子肝素治疗前进行血小板计数，并在治疗中进行常规血小板计数监测。止血障碍、肝肾功能不全、近期出血性脑卒中、糖尿病性视网膜病变等患者应小心使用并密切观察。

【注意事项】

1. 头孢类抗菌药一般溶于生理盐水液 100ml 中，静脉滴注。大环内酯类抗菌药使用时必须首先以注射用水完全溶解，加入生理盐水或 5%葡萄糖溶液中，药物浓度不宜超过 0.5%，缓慢静脉滴注。

2. 使用低分子肝素钠时应采用皮下注射给药，禁止肌内注射。

子宫内膜癌手术病理分期（FIGO，2009）

Ⅰ期	肿瘤局限于子宫体
ⅠA	无或<1/2肌层浸润
ⅠB	≥1/2肌层浸润
Ⅱ期	肿瘤累及宫颈间质，无宫体外蔓延
Ⅲ期	肿瘤局部和（或）区域播散
ⅢA	肿瘤累及子宫浆膜和（或）附件
ⅢB	阴道和（或）宫旁受累
ⅢC	盆腔和（或）腹主动脉旁淋巴结转移
ⅢC1	盆腔淋巴结阳性
ⅢC2	腹主动脉旁淋巴结阳性
Ⅳ期	膀胱和（或）直肠黏膜转移，和（或）远处转移
ⅣA	膀胱和（或）直肠黏膜转移
ⅣB	远隔转移，包括腹腔内转移和（或）腹股沟淋巴结转移

备注：肿瘤局限于内膜层和浅肌层合为Ⅰa期
深肌层浸润变为Ⅰb，取消Ⅰc期
仅宫颈管腺体受累为Ⅰ期，非Ⅱ期
腹腔冲洗液/腹水细胞学阳性不改变分期，但应单独报告

五、推荐表单

（一）医师表单

子宫内膜恶性肿瘤手术治疗临床路径医师表单

适用对象：第一诊断为子宫内膜恶性肿瘤（ICD-10：C54.100）
拟行手术治疗

患者姓名：	性别：　　年龄：　　门诊号：	住院号：
住院日期：　　年　月　日	**出院日期：**　　年　月　日	**标准住院日：≤16 天**

日期	住院第 1~2 天	住院第 1~6 天	住院第 3~8 天（手术日）
主要诊疗工作	□ 询问病史及体格检查 □ 完成病历书写 □ 制定辅助检查 □ 上级医师查房与术前评估 □ 初步确定手术方式和日期	□ 上级医师查房 □ 完成术前准备与术前评估 □ 根据体检、彩超、病理结果等，行术前讨论，确定手术方案 □ 完成必要的相关科室会诊 □ 住院医师完成术前小结、上级医师查房记录等病历书写 □ 签署手术知情同意书、自费用品协议书、输血同意书、授权委托书 □ 向患者及家属交代围术期注意事项	□ 手术 □ 术者完成手术记录 □ 住院医师完成术后病程记录 □ 上级医师查房 □ 向患者及家属交代病情、术中情况及术后注意事项
重点医嘱	**长期医嘱：** □ 妇科护理常规 □ 饮食 ◎普食 ◎糖尿病饮食 ◎其他 **临时医嘱：** □ 血常规、尿常规、大便常规+潜血 □ 凝血全项、输血前检查（血型、Rh 因子，可经输血传播的常见病相关指标） □ 电解质、肝肾功能、CA125 □ 胸部 X 线检查、心电图 □ 妇科超声+腹部超声 □ 肺功能、心功能、超声心动（视患者情况而定） □ 盆腔 MRI 检查腹部 CT 等 □ 其他相关科室会诊	**长期医嘱：** □ 患者既往用药 **临时医嘱：** □ 术前医嘱： ◎经腹 ◎腹腔镜下 ◎全麻 ◎连续硬膜外+腰麻下行 ◎手术范围依病情而定 □ 晚 24 时禁食、禁水，必要时予以补液治疗 □ 抗菌药物：根据病情及抗菌药物使用原则 □ 术前肠道准备 □ 术前阴道准备 □ 术前术野皮肤准备 □ 备血 □ 术前镇静药物 □ 其他特殊医嘱	**长期医嘱：** □ 妇科护理常规，Ⅰ级护理 □ 禁食、禁水 □ 留置导尿，必要时计尿量 □ 腹腔引流或淋巴引流：酌情处理 □ 静脉输液（视患者情况而定） □ 抗菌药物：根据病情及抗菌药物使用原则 **临时医嘱：** □ 今日在 ◎经腹 ◎腹腔镜下 ◎全麻 ◎连续硬膜外+腰麻下行 ◎根据具体实施手术名称定 □ 心电监护、吸氧（视患者情况而定） □ 静脉营养及补液（视患者情况而定） □ 止吐药物等（胃黏膜保护药物、抑制胃酸药物） □ 镇痛

续 表

日期	住院第1~2天	住院第1~6天	住院第3~8天（手术日）
			□其他特殊医嘱
病情变异记录	□无 □有，原因： 1. 2.	□无 □有，原因： 1. 2.	□无 □有，原因： 1. 2.
医师签名			

日期	住院第 4~9 天 （术后第 1~2 日）	住院第 6~12 天 （术后第 3~5 日）	住院第 8~16 天 （出院日）
主要诊疗工作	□ 注意观察生命体征、病情变化 □ 上级医师查房 □ 住院医师完成常规病程记录 □ 注意引流量、尿量 □ 查血常规、电解质等	□ 上级医师查房 □ 住院医师完成常规病程记录 □ 根据引流情况明确是否拔除引流管 □ 根据情况决定是否拔除尿管 □ 复查血、尿常规等	□ 上级医师查房，进行手术及伤口评估，确定有无手术并发症和切口愈合不良情况，明确是否出院 □ 完成出院记录、并案首页、出院证明书等，向患者交代出院后的注意事项，如返院复诊的时间、地点，发生紧急情况时的处理等
重点医嘱	**长期医嘱：** □ 妇科护理常规，Ⅰ级护理 □ 根据病情决定饮食 □ 留置导尿，必要时记尿量 □ 腹腔引流或淋巴引流：酌情处理 □ 静脉输液（视患者情况而定） □ 抗菌药物：根据病情及抗菌药物使用原则 **临时医嘱：** □ 换药 □ 止吐药物等（胃黏膜保护药物、抑制胃酸药物） □ 镇痛 □ 静脉输液（视患者情况而定） □ 抗菌药物：根据病情及抗菌药物使用原则 □ 查血常规、电解质等	**长期医嘱：** □ 妇科护理常规，根据情况改Ⅱ级护理 □ 根据病情决定饮食 □ 根据情况停记引流量 □ 根据情况停记尿量（广泛子宫切除者保留 7 天以上） **临时医嘱：** □ 换药 □ 止吐药物等（胃黏膜保护药物、抑制胃酸药物）根据情况停用 □ 镇痛，根据病情停用 □ 静脉输液（视患者情况而定） □ 抗菌药物：根据病情及抗菌药物使用原则，根据病情停用血、尿常规等	**出院医嘱：** □ 根据病情决定是否超声测残余尿 □ 出院带药 □ 根据术后病理决定术后是否需要放、化疗
病情变异记录	□ 无　□ 有，原因： 1. 2.	□ 无　□ 有，原因： 1. 2.	□ 无　□ 有，原因： 1. 2.
医师签名			

（二）护士表单

子宫内膜恶性肿瘤手术治疗临床路径护士表单

适用对象：第一诊断为子宫内膜恶性肿瘤（ICD-10：C54.100）

行筋膜外全子宫切除+腹膜后淋巴结切除术±大网膜切除术（ICD-9-CM-3：68.49/40.59/40.52/54.4）

患者姓名：	性别：　年龄：　门诊号：	住院号：	
住院日期：　年　月　日	**出院日期：**　年　月　日	**标准住院日：≤16 天**	

时间	住院第 1 天	住院第 2~4 天	住院第 3~5 天（手术日）
健康宣教	□ 入院宣教 介绍主管医师、护士 介绍环境、设施 介绍住院注意事项	□ 术前宣教 手术范围和可能的手术时间 术后早期活动的必要性 手术前肠道准备和阴道准备必要性	□ 术后宣教 告知床上活动 告知术后饮食及探视制度 告知术后可能出现的情况及应对方式 □ 责任护士与产妇沟通，了解并指导 心理应对 □ 告知遵医嘱应用抗菌药，预防感染
护理处置	□ 核对患者，佩戴腕带 □ 建立入院护理病历 □ 卫生处置：剪指（趾）甲、腹部及会阴部清洁并备皮，更换病号服 □ 测量生命体征 □ 遵医嘱采血 □ 遵医嘱留取尿便送检 □ 影像、心肺功能检查	□ 配合完成术前检验 □ 遵医嘱完成各项术前准备 □ 遵医嘱采血，准备手术带药 □ 遵医嘱留取尿便送检 □ 影像、心肺功能检查	□ 患者送手术室前带药、治疗及交接 □ 患者从手术室返病室接诊和交接 □ 生命体征监测和出入量管理 □ 遵医嘱术后护理和治疗 □ 术后必要检查：如血气、血红蛋白等 □ 其他特殊医嘱
基础护理	□ 二级护理 □ 晨晚间护理 □ 患者安全管理	□ 一级/二级护理 □ 术前准备 □ 晨晚间护理 □ 患者安全管理	□ 妇科特级/一级护理 □ 晨晚间护理 □ 患者安全管理 □ 生命体征监测
专科护理	□ 妇科术前护理常规 □ 术前心理护理 □ 测体温，脉搏 3 次/日	□ 肠道准备：灌肠等 □ 阴道冲洗 □ 术野皮肤准备 □ 备血 □ 遵医嘱补液 □ 饮食：普食/半流食/流食/禁食 □ 排便情况	□ 出入量监测 □ 禁食、禁水 □ 引流管接袋记引流量 □ 导尿管接袋记尿量 □ 伤口护理：腹带、沙袋等 □ 术后补液 □ 遵医嘱使用止吐、镇痛、止血等药物 □ 遵医嘱使用静脉抗菌药

续 表

时间	住院第1天	住院第2~4天	住院第3~5天（手术日）
重点医嘱	□ 详见医嘱执行单	□ 详见医嘱执行单	□ 详见医嘱执行单
病情变异记录	□ 无 □ 有，原因： 1. 2.	□ 无 □ 有，原因： 1. 2.	□ 无 □ 有，原因： 1. 2.
护士签名			

时间	住院第 4~6 天 （术后第 1 日）	住院第 5~14 天 （术后第 2~10 日）	住院第 15~16 天 （出院日）
健康宣教	□ 饮食宣教 □ 排痰预防肺部感染 □ 早下床预防肠梗阻及血栓	□ 饮食过渡 □ 增加活动促进肠道功能恢复 □ 预防血栓栓塞性疾病 □ 拔除尿管后的排尿	□ 出院宣教 复查时间 服药方法 指导饮食 □ 出院全休 6 周 □ 禁盆浴及性生活 □ 出现异常情况随诊宣教 □ 妇科肿瘤门诊随诊宣教 □ 指导办理出院手续
护理处置	□ 遵医嘱采血复查血常规、肝肾功能 □ 完成术后出血的病情观察 □ 完成各种管路的护理	□ 遵医嘱行术后必要检查 □ 遵医嘱采血复查血常规、肝肾功能 □ 完成术后出血的病情观察 □ 完成各种管路的护理	□ 出院状态评估 □ 办理出院手续 □ 书写出院小结
基础护理	□ 妇科一级护理 □ 观察患者情况 □ 遵医嘱术后饮食 □ 协助患者进食、进水 □ 协助患者活动及排泄 □ 晨晚间护理 □ 术后心理与生活护理 □ 指导术后患者功能锻炼	□ 妇科二级护理 □ 观察患者情况 □ 遵医嘱术后饮食 □ 协助患者进食、进水 □ 协助患者活动及排泄 □ 晨晚间护理 □ 术后心理与生活护理 □ 指导术后患者功能锻炼	□ 二级护理 □ 普食 □ 观察患者情况 □ 心理护理
专科护理	□ 妇科术后护理常规 □ 会阴部冲洗 □ 腹部伤口护理 □ 术后心理护理 □ 测生命体征 □ 引流液记量 □ 导尿管记量 □ 术后补液 □ 抗凝药物注射	□ 妇科术后护理常规 □ 会阴部冲洗 □ 腹部伤口护理 □ 术后心理护理 □ 测生命体征 □ 引流液记量至拔管 □ 导尿管记量至拔管 □ 抗凝药物注射	□ 出院带药 □ 心理护理 □ 腹部伤口护理
重点医嘱	□ 详见医嘱执行单	□ 详见医嘱执行单	□ 详见医嘱执行单
病情变异记录	□ 无　□ 有，原因： 1. 2.	□ 无　□ 有，原因： 1. 2.	□ 无　□ 有，原因： 1. 2.
护士签名			

（三）患者表单

子宫内膜恶性肿瘤手术治疗临床路径患者表单

适用对象：第一诊断为子宫内膜恶性肿瘤（ICD-10：C54.100）
行筋膜外全子宫切除+腹膜后淋巴结切除术±大网膜切除术（ICD-9-CM-3：68.49/40.59/40.52/54.4）

患者姓名：	性别：　年龄：　门诊号：	住院号：
住院日期：　年　月　日	出院日期：　年　月　日	标准住院日：≤16天

时间	入院	术后	出院
医患配合	□配合询问病史、收集资料，请务必详细告知既往史、用药史、过敏史 □如服用抗凝血药，请明确告知 □配合进行体格检查 □有任何不适请告知医师 □配合完善术前检查与评估 □配合完成术前准备、肠道准备等 □配合确定手术方案，签署手术知情同意书等	□配合检查腹部伤口 □配合记尿量、引流量等 □配合使用抗炎、抗凝血药物，配合抽血等化验检查 □配合饮食过渡 □配合伤口观察、换药 □配合拔除导尿管 □需要时配合伤口拆线 □配合膀胱功能锻炼 □配合引流管、尿管护理及拔除 □遵医嘱采取正确体位及下地活动	□接受出院前指导 □知道复诊程序 □获取出院诊断书
护患配合	□配合测量体温、脉搏、呼吸、血压 □配合完成入院护理评估（简单询问病史、过敏史、用药史） □接受入院宣教（环境介绍、病室规定、订餐制度、贵重物品保管等） □有任何不适请告知护士 □接受腹部及会阴部皮肤准备 □准备好必要用物，便盆等 □配合完成术前准备、肠道准备等 □配合输液、留置导尿管等治疗	□接受术后宣教 □配合返病床 □配合检查腹部伤口、阴道出血等情况 □遵医嘱采取正确体位 □配合静脉输液、皮下及肌内注射用药等之类 □有任何不适请告知护士 □配合定时测量生命体征、每日询问尿便 □配合饮食过渡，配合出入量、大小便等计量 □配合留置针、引流管等护理 □配合术后及早下床活动 □注意活动安全，避免坠床或跌倒 □配合执行探视及陪伴	□接受出院宣教 □办理出院手续 □获取出院带药 □知道服药方法、作用、注意事项 □知道护理伤口方法 □知道复印病历方法
饮食	□术前遵医嘱饮食过渡，并静脉补充营养	□术后遵医嘱进食，配合饮食过渡	□正常普食

续 表

时间	入院	术后	出院
排泄	□ 术前遵医嘱肠道准备，喝泻药	□ 正常排尿便，如医嘱需要计算出入量，则需大小便计量 □ 避免便秘	□ 正常排尿便 □ 避免便秘
活动	□ 正常活动	□ 遵医嘱适度活动，避免疲劳	□ 正常适度活动，避免疲劳

附：原表单（2016年版）

子宫内膜恶性肿瘤手术治疗临床路径表单

适用对象：第一诊断为子宫内膜恶性肿瘤（ICD-10：C54.100）
拟行手术治疗

患者姓名：	性别：　年龄：　门诊号：	住院号：
住院日期：　年　月　日	出院日期：　年　月　日	标准住院日：≤16天

日期	住院第1~2天	住院第1~6天	住院第3~8天（手术日）
主要诊疗工作	□ 询问病史及体格检查 □ 完成病历书写 □ 制定辅助检查 □ 上级医师查房与术前评估 □ 初步确定手术方式和日期	□ 上级医师查房 □ 完成术前准备与术前评估 □ 根据体检、彩超、病理结果等，行术前讨论，确定手术方案 □ 完成必要的相关科室会诊 □ 住院医师完成术前小结、上级医师查房记录等病历书写 □ 签署手术知情同意书、自费用品协议书、输血同意书、授权委托书 □ 向患者及家属交代围术期注意事项	□ 手术 □ 术者完成手术记录 □ 住院医师完成术后病程记录 □ 上级医师查房 □ 向患者及家属交代病情、术中情况及术后注意事项
重点医嘱	**长期医嘱：** □ 妇科护理常规 □ 饮食 ◎普食 ◎糖尿病饮食 ◎其他 **临时医嘱：** □ 血常规、尿常规、大便常规+潜血 □ 凝血全项、输血前检查（血型、Rh因子，可经输血传播的常见病相关指标） □ 电解质、肝肾功能、CA125 □ 胸部X线检查、心电图 □ 妇科超声+腹部超声 □ 肺功能、心功能、超声心动（视患者情况而定） □ 盆腔MRI检查腹部CT等 □ 其他相关科室会诊	**长期医嘱：** □ 患者既往用药 **临时医嘱：** □ 术前医嘱： ◎经腹 ◎腹腔镜下 ◎全麻 ◎连续硬膜外+腰麻下行 ◎手术范围依病情而定 □ 晚24时禁食、禁水，必要时予以补液治疗 □ 抗菌药物：根据病情及抗菌药物使用原则 □ 术前肠道准备 □ 术前阴道准备 □ 术前术野皮肤准备 □ 备血 □ 术前镇静药物 □ 其他特殊医嘱	**长期医嘱：** □ 妇科护理常规，Ⅰ级护理 □ 禁食、禁水 □ 留置导尿，必要时记尿量 □ 腹腔引流或淋巴引流：酌情处理 □ 静脉输液（视患者情况而定） □ 抗菌药物：根据病情及抗菌药物使用原则 **临时医嘱：** □ 今日在 ◎经腹 ◎腹腔镜下 ◎全麻 ◎连续硬膜外+腰麻下行 ◎根据具体实施手术名称定 □ 心电监护、吸氧（视患者情况而定） □ 静脉营养及补液（视患者情况而定） □ 止吐药物等（胃黏膜保护药物、抑制胃酸药物） □ 镇痛 □ 其他特殊医嘱

续 表

日期	住院第1~2天	住院第1~6天	住院第3~8天（手术日）
主要护理工作	□ 介绍病房环境、设施和制度 □ 入院护理评估	□ 术前宣教、备皮等术前准备 □ 通知患者晚24时后禁食、禁水	□ 随时观察患者病情变化 □ 术后心理与生活护理
病情变异记录	□ 无 □ 有，原因： 1. 2.	□ 无 □ 有，原因： 1. 2.	□ 无 □ 有，原因： 1. 2.
护士签名			
医师签名			

日期	住院第 4~9 天 （术后第 1~2 日）	住院第 6~12 天 （术后第 3~5 日）	住院第 8~16 天 （出院日）
主要诊疗工作	□ 注意观察生命体征、病情变化 □ 上级医师查房 □ 住院医师完成常规病程记录 □ 注意引流量、尿量 □ 查血常规、电解质等	□ 上级医师查房 □ 住院医师完成常规病程记录 □ 根据引流情况明确是否拔除引流管 □ 根据情况决定是否拔除尿管 □ 复查血、尿常规等	□ 上级医师查房，进行手术及伤口评估，确定有无手术并发症和切口愈合不良情况，明确是否出院 □ 完成出院记录、并案首页、出院证明书等，向患者交代出院后的注意事项，如返院复诊的时间、地点，发生紧急情况时的处理等
重点医嘱	**长期医嘱：** □ 妇科护理常规，Ⅰ级护理 □ 根据病情决定饮食 □ 留置导尿，必要时记尿量 □ 腹腔引流或淋巴引流：酌情处理 □ 静脉输液（视患者情况而定） □ 抗菌药物：根据病情及抗菌药物使用原则 **临时医嘱：** □ 换药 □ 止吐药物等（胃黏膜保护药物、抑制胃酸药物） □ 镇痛 □ 静脉输液（视患者情况而定） □ 抗菌药物：根据病情及抗菌药物使用原则 □ 查血常规、电解质等	**长期医嘱：** □ 妇科护理常规，根据情况改Ⅱ级护理 □ 根据病情决定饮食 □ 根据情况停记引流量 □ 根据情况停记尿量（广泛子宫切除者保留 7 天以上） **临时医嘱：** □ 换药 □ 止吐药物等（胃黏膜保护药物、抑制胃酸药物）根据情况停用 □ 镇痛，根据病情停用 □ 静脉输液（视患者情况而定） □ 抗菌药物：根据病情及抗菌药物使用原则，根据病情停用 □ 血、尿常规等	**出院医嘱：** □ 根据病情决定是否超声测残余尿 □ 出院带药 □ 根据术后病理决定术后是否需要放、化疗
主要护理工作	□ 随时观察患者情况 □ 术后心理与生活护理 □ 指导术后患者功能锻炼	□ 随时观察患者情况 □ 术后心理与生活护理 □ 指导术后患者功能锻炼	□ 出院宣教 □ 指导患者办理出院手续
病情变异记录	□ 无　□ 有，原因： 1. 2.	□ 无　□ 有，原因： 1. 2.	□ 无　□ 有，原因： 1. 2.
护士签名			
医师签名			

第十九章

初治的上皮性卵巢癌手术治疗临床路径释义

一、初治的上皮性卵巢癌编码

疾病名称及编码：卵巢癌（ICD-10：C56）

手术操作名称及编码：卵巢癌全面分期术（ICD-9-CM-3：68.8）

卵巢癌细胞减灭术（ICD-9-CM-3：68.8）

二、临床路径检索方法

C56. 伴 68.8

三、上皮性卵巢癌手术治疗（初治）临床路径标准住院流程

（一）适用对象

第一诊断为上皮性卵巢癌。

行卵巢肿瘤全面分期手术或肿瘤细胞减灭术。

（二）诊断依据

根据中华医学会妇科肿瘤学组《妇科常见肿瘤诊治指南》、NCCN《卵巢癌临床实践指南》等。

1. 症状：早期一般无症状。晚期主要症状为腹胀、盆腹部肿块、腹水、恶病质、下肢疼痛水肿等。

2. 体征：

（1）腹部检查可触及肿块或是大网膜饼，腹水征阳性。注意检查腹股沟、锁骨上、腋下等浅表淋巴结有无肿大。

（2）妇科检查（有性生活者行三合诊，无性生活者行肛诊）可触及盆腔肿块，可为一侧或双侧，多为囊实性，表面凹凸不平，活动受限，盆腔及道格拉氏窝可触及无痛质硬结节。

3. 辅助检查：

（1）影像学检查：妇科彩色多普勒超声、盆腔或腹腔 CT 或 MRI，有条件者可选择性行 PET/CT 检查。

（2）血清肿瘤标志物，包括 CA125、CEA、CA19-9、AFP、HE4 等。

（3）细胞学或组织学检查：腹水或胸水细胞学检查；腹腔镜检查活检或细针穿刺活检病理组织学检查。

释义

■ 对于不能排除盆腔肿物来源于胃肠道的患者，或者大便潜血两次阳性的患者，需要进行胃肠镜检查。

（三）选择治疗方案的依据

根据中华医学会妇科肿瘤学组《妇科常见肿瘤诊治指南》、NCCN《卵巢癌临床实践指

南》等。
1. 妇科超声、盆腔 CT 或 MRI 提示为卵巢肿瘤。
2. 腹水或胸水细胞学检查找到腺癌细胞。
3. 患者一般情况可耐受手术，无手术禁忌证。
4. 术前评估可行分期手术或满意的细胞减灭术。

（四）临床路径标准住院日为≤25 天

（五）进入路径标准

1. 第一诊断必须符合 ICD-10：上皮性卵巢癌（ICD-10：C56.02）编码。
2. 当患者同时具有其他疾病诊断时，但在住院期间不需特殊处理也不影响第一诊断的临床路径流程实施时，可以进入路径。

释义

■ 术前如果评估无法进行满意的肿瘤细胞减灭术，可考虑先期化疗，则患者需要先退出本路径。

（六）术前准备 1~7 天

1. 必需的检查项目：
（1）血常规、尿常规、大便常规。
（2）肝肾功能、电解质、血糖、血型、凝血功能。
（3）感染性疾病筛查（乙型肝炎、丙型肝炎、艾滋病、梅毒等）。
（4）盆、腹腔超声，泌尿系统超声，胸部 X 片或胸部 CT，心电图。
（5）肿瘤标志物（CA125、CEA、CA19-9、AFP、HE4 等）。
（6）盆腔 MRI 或 CT。
2. 根据病情需要而定：胃肠镜，超声心动图、心、肺功能测定，排泄性尿路造影、PET-CT 等。

（七）预防性抗菌药物选择与使用时机

抗菌药物使用：按照《抗菌药物临床应用指导原则（2015 年版）》（国卫办医发〔2015〕43 号）执行，并根据患者的病情决定抗菌药物的选择与使用时间。

（八）手术日为入院第 3~8 天

1. 麻醉方式：全麻或腰硬联合麻醉。
2. 手术方式：卵巢肿瘤全面分期手术或肿瘤细胞减灭术。
3. 手术内置物：肠管切除吻合者，可能使用吻合器，皮肤钉合器。
4. 术中用药：麻醉常规用药、止血药物、按规范使用抗菌药物，和其他必需用药（如化疗药等）。
5. 输血：非常规输血，视术中出血量而定。
6. 病理：切除标本部分送冷冻切片检查，全部送石蜡病理检查。

释义

■ 若有条件，首选全身麻醉，肌肉松弛的效果更好，患者痛苦更少。

■ 手术是卵巢癌最重要的治疗方法，根据病情轻重程度，手术方式分为以下几种：早期卵巢癌的全面的分期手术或再分期手术；晚期卵巢癌的肿瘤细胞减灭术，又分为初次肿瘤细胞减灭术和中间型肿瘤细胞减灭术。其他手术还包括卵巢癌保留生育功能的手术，晚期卵巢癌的姑息性手术。

■ 全面分期的手术，适合于早期卵巢癌，内容包括：做耻骨联合至脐上的大切口；留取腹水或腹腔冲洗液；进行包括盆腔至横膈的全面的腹腔探查；切除原发肿瘤，必要时送冷冻病理检查，切除时尽量保持肿瘤包膜的完整性；切除大网膜切除；切除子宫和双侧附件；对盆腔和腹主动脉旁淋巴结进行全面评估、活检或切除；对腹膜、肠系膜、双侧结肠旁、横膈等部位进行多点活检；处理阑尾（黏液性癌需要切除阑尾）。

■ 对转诊来的初次手术后患者，无精确手术分期，尚未开始或刚开始化疗，可行再分期手术，目的是准确分期，确定治疗方案，改善预后。

■ 肿瘤细胞减灭术，适合于晚期卵巢癌，目的是尽最大努力切除原发灶及一切肉眼可见的转移瘤。手术内容与全面分期手术相近，但手术难度更大，包括做耻骨联合至脐上的大切口；留取腹水或腹腔冲洗液；进行包括盆腔至横膈的全面的腹腔探查；切除原发肿瘤，必要时送冷冻病理检查，切除时尽量保持肿瘤包膜的完整性；切除大网膜切除；切除肉眼可见原发瘤、转移瘤，并切除子宫和双侧附件；进行盆腔和腹主动脉旁淋巴结的切除；盆腹腔的多点活检；阑尾的切除；必要时行肠切除或脾切除。

■ 中间型肿瘤细胞减灭术，指以下几种情况：晚期卵巢癌病灶估计手术难以切净，或有肺、肝等远处转移，而先用几个疗程（不满 6 个疗程）化疗，再行肿瘤细胞减灭术；初次手术时因病灶无法切除仅行开腹活检的患者，先用几个疗程化疗，再行肿瘤细胞减灭术；初次肿瘤细胞减灭术不满意患者（残余癌>2cm）先行 2~4 个疗程化疗，再进行二次肿瘤细胞减灭术；在彻底的肿瘤细胞减灭术前接受了不规范的化疗（6 个疗程以下），再进行手术，也可称为中间型肿瘤细胞减灭术。

■ 卵巢癌的手术记录必须包括以下内容：①描述减瘤术前盆腔，中腹部，上腹部原发疾病的范围；②描述减瘤术后残留病灶的数量；③描述完整或不完整切除，如果完整切除，记录病灶的大小和数目。如果不完整切除，记录是粟粒状病灶还是小病灶。

■ 肿瘤细胞减灭术的彻底性评价。肿瘤细胞减灭术的彻底性是影响患者预后的独立预后因素，分为理想的肿瘤细胞减灭术（Optimal debulking），即残存瘤直径<1cm 和次理想的肿瘤细胞减灭术（Suboptimal debulking），即残存瘤直径>1cm。

（九）术后住院恢复 8~17 天

1. 必须复查的检查项目：血常规、血电解质、凝血常规、生化全套、血清肿瘤标志物。
2. 术后用药：镇痛、止吐、补液、电解质，有化疗指征者予以化疗。
3. 适当的静脉营养支持治疗。
4. 抗菌药物使用：按照《抗菌药物临床应用指导原则（2015 年版）》（国卫办医发〔2015〕43 号）执行，并根据患者的病情决定抗菌药物的选择与使用时间。

释义

■ 初治卵巢癌的化疗。化疗是卵巢癌的主要辅助治疗方法，按与手术的时间关系分为先期化疗（也称新辅助化疗）和术后辅助化疗。先期化疗是指对前述需要进行中间型肿瘤细胞减灭术的患者进行的化疗。

■ 术后辅助化疗应尽早进行，一般在患者恢复正常饮食后即可开始化疗。

■ 关于化疗的总体原则。①鼓励卵巢癌、输卵管癌或腹膜癌患者在诊断和治疗时都参与临床试验；②在任何初始治疗之前，有生育要求需要行保留生育功能者必须转诊至合适的生殖专家，讨论系统治疗的目标；③开始化疗前，确保患者的一般状态和器官功能可耐受化疗；④应密切观察和随访化疗患者，及时处理化疗过程中出现的各种并发症。化疗期间监测患者的血常规及生化指标。根据化疗过程中出现的毒性反应和治疗目标对化疗方案及剂量进行调整；⑤化疗结束后，需要对治疗效果、后续治疗及远期并发症等进行评估；⑥不主张采用体外药敏试验方法来选择化疗药物。美国临床肿瘤协会同样不建议在临床试验以外的情况下使用体外药敏试验。

■ 初治卵巢癌的化疗原则。①如果患者需要化疗，须告知患者目前有多种化疗方式可供选择，包括静脉化疗、静脉联合腹腔化疗以及其他处于临床试验阶段的化疗方案（包括不同剂量和给药方案）。②选择联合静脉和腹腔化疗者，有必要告知患者：与单独进行静脉化疗相比，联合化疗的毒性反应如骨髓抑制、肾脏毒性、腹痛、神经毒性、消化道毒性、代谢系统毒性和肝脏毒性的发生率和（或）严重程度会更明显。③选择顺铂腹腔化疗和紫杉醇腹腔化疗/静脉化疗的患者肾功能必须正常，对腹腔/静脉化疗方案的后续毒性有良好的耐受性，同时不能有在化疗过程中会明显恶化的内科疾病（如既往存在神经病变）。④患者每次使用顺铂前后都必须进行水化，通过足够的静脉补液来减少肾毒性。每一疗程化疗结束后，必须对患者进行仔细检查以明确是否存在骨髓抑制、脱水、电解质紊乱、重要器官毒性反应（如肝脏和肾脏）和其他毒性反应。患者化疗结束后常需在门诊接受静脉补液以防止或治疗脱水。

（十）出院标准

1. 患者一般情况良好，体温正常，完成复查项目。
2. 伤口愈合好。
3. 没有需要住院处理的并发症和（或）合并症。

（十一）变异及原因分析

1. 有影响手术的合并症，需要进行相关的诊断和治疗。
2. 术中根据患者年龄、冷冻报告结果、Ⅰa或Ⅰc期有生育要求者可予保留生育功能，行患侧附件+大网膜+阑尾切除+盆腔淋巴结清扫术。
3. 术中病变涉及外科情况者应请外科医师会诊并共同手术。
4. 出现手术并发症需对症处理。

释义

■ 卵巢癌保留生育功能的手术。即手术中保留子宫和对侧附件，其余手术范围同分期手术。生殖细胞肿瘤的患者，不受临床期别的限制，都可以考虑保留生育功能；年轻的、临床期别早的性索间质肿瘤患者，年轻的、有生育要求的上皮性交界瘤也可考虑保留生育功能；Ⅰa 期、高分化（G1）、有生育要求的上皮癌患者可谨慎考虑保留生育功能。

四、推荐表单

（一）医师表单

卵巢上皮癌（初治）临床路径医师表单

适用对象：第一诊断为上皮性卵巢癌
　　　　　行卵巢肿瘤全面分期手术或肿瘤细胞减灭术

患者姓名：	性别：　　年龄：　　门诊号：	住院号：
住院日期：　　年　月　日	出院日期：　　年　月　日	标准住院日：≤25天

日期	住院第1~2天	住院第2~7天	住院第3~8天（手术日）
主要诊疗工作	□ 询问病史及体格检查 □ 完成病历书写 □ 开化验单 □ 上级医师查房与术前评估 □ 初步确定手术方式和日期	□ 上级医师查房 □ 完成术前准备与术前评估 □ 根据体检、超声、病理结果等，行术前讨论，确定手术方案 □ 完成必要的相关科室会诊 □ 住院医师完成术前小结、上级医师查房记录等病历书写 □ 签署手术知情同意书、自费用品协议书、输血同意书 □ 向患者及家属交代围术期注意事项	□ 手术 □ 术者完成手术记录 □ 住院医师完成术后病程记录 □ 上级医师查房 □ 向患者及家属交代病情、术中情况及术后注意事项
重点医嘱	**长期医嘱：** □ 妇科护理常规 □ 饮食 **临时医嘱：** □ 血常规、尿常规、大便常规 □ 肝肾功能、电解质、血糖、血型、凝血功能 □ 感染性疾病筛查（乙型肝炎、丙型肝炎、艾滋病、梅毒等） □ 盆、腹腔超声，泌尿系统超声，胸部X片或胸部CT，心电图 □ 肿瘤标志物（CA125、CEA、CA19-9、AFP、HE4等） □ 盆腔MRI或CT □ 必要时胃肠镜，超声心动图、心、肺功能测定，排泄性尿路造影、PET-CT等	**长期医嘱：** □ 妇科护理常规 □ 饮食 □ 患者既往基础用药 **临时医嘱：** □ 术前医嘱：常规准备明日在全麻下行开腹探查术（具体术式根据探查结果决定） □ 术区皮肤准备 □ 配血 □ 术前禁食、禁水 □ 阴道准备 □ 肠道准备 □ 导尿包 □ 抗菌药物 □ 胃肠减压 □ 其他特殊医嘱	**长期医嘱：** □ 妇科护理常规 □ 饮食（根据病情决定） □ 腹腔引流或淋巴引流：酌情处理 □ 留置导尿，记尿量 **临时医嘱：** □ 今日在全麻下行开腹探查术（具体术式根据手术具体范围决定） □ 心电监护、吸氧（必要时） □ 静脉营养、补液、维持水电解质平衡 □ 酌情使用止吐、镇痛药物 □ 其他特殊医嘱

续 表

日期	住院第 1~2 天	住院第 2~7 天	住院第 3~8 天（手术日）
主要护理工作	□ 介绍病房环境、设施和制度 □ 入院护理评估	□ 术前宣教、备皮等术前准备 □ 通知患者 24 时后禁食、禁水	□ 随时观察患者病情变化 □ 术后心理与生活护理
病情变异记录	□ 无 □ 有，原因： 1. 2.	□ 无 □ 有，原因： 1. 2.	□ 无 □ 有，原因： 1. 2.
医师签名			

日期	住院第 4~9 日 （术后第 1 日）	住院第 5~25 日 （术后第 2~17 日）	住院第 15~25 天 （出院日）
主要诊疗工作	□ 上级医师查房，注意生命体征及病情变化 □ 住院医师完成病程记录的书写 □ 注意引流量及尿量 □ 注意切口情况 □ 查血电解质	□ 上级医师查房 □ 住院医师完成病程记录书写 □ 根据引流情况明确是否拔除引流管 □ 根据情况拔除尿管 □ 复查血、尿常规、电解质 □ 根据病理结果回报及病情决定是否给予化疗	□ 上级医师查房，进行手术及伤口评估，确定有无手术并发症和切口愈合不良情况，明确是否出院 □ 完成出院记录、病案首页、出院证明书等，向患者交代出院后的注意事项，如返院复诊的时间、地点，发生紧急情况时的处理等 □ 根据术后病理及病情告知后续治疗方案
重点医嘱	**长期医嘱：** □ 妇科护理常规 □ I 级护理 □ 饮食（根据病情决定） □ 腹腔引流或淋巴引流：酌情处理 □ 留置导尿，记尿量 **临时医嘱：** □ 心电监护、吸氧（必要时） □ 静脉营养、补液、维持水电解质平衡 □ 酌情使用止吐、镇痛药物 □ 伤口换药 □ 其他特殊医嘱	**长期医嘱：** □ 妇科护理常规 □ 护理级别（根据病情决定） □ 饮食（根据病情决定） □ 腹腔引流或淋巴引流（根据病情拔除） □ 留置导尿，记尿量（根据病情拔除） **临时医嘱：** □ 心电监护、吸氧（必要时） □ 静脉营养、补液、维持水电解质平衡 □ 酌情使用止吐、镇痛药物 □ 伤口换药（酌情） □ 复查血、尿常规、电解质（必要时） □ 化疗药物（酌情） □ 其他特殊医嘱	**出院医嘱：** □ 出院带药
主要护理工作	□ 随时观察患者情况 □ 术后心理与生活护理 □ 指导术后患者功能锻炼	□ 随时观察患者情况 □ 术后心理与生活护理 □ 指导术后患者功能锻炼	□ 出院宣教 □ 指导患者办理出院手续
病情变异记录	□ 无 □ 有，原因： 1. 2.	□ 无 □ 有，原因： 1. 2.	□ 无 □ 有，原因： 1. 2.
医师签名			

（二）护士表单

卵巢上皮癌（初治）临床路径护士表单

适用对象：第一诊断为上皮性卵巢癌

行卵巢肿瘤全面分期手术或肿瘤细胞减灭术

患者姓名：	性别： 年龄： 门诊号：		住院号：
住院日期： 年 月 日	**出院日期：** 年 月 日		**标准住院日：≤25 天**

时间	住院第 1~2 天	住院第 2~7 天	住院第 3~8 天（手术日）
健康宣教	□ 入院宣教 介绍主管医师、责任护士 介绍病室环境、设施 介绍住院注意事项 介绍探视制度、查房制度、订餐制度、陪伴制度 介绍紧急呼叫器的使用、卫生间的使用 告知准备的住院物品、术前准备用物 告知患者病房"紧急疏散图"，了解紧急情况时疏散逃生路线 □ 安全宣教	□ 术前宣教 告知术前准备的目的及内容 告知术前饮食要求 告知肠道准备药物使用的注意事项 术前一天晚要求沐浴进行皮肤的清洁 □ 告知穿着弹力袜的方法 □ 讲解术后预防下肢静脉血栓的活动方法 □ 讲解术后早期活动的必要性 □ 讲解避免术后各种引流管脱落的注意事项	□ 术后宣教 告知术后饮食 告知用药的名称、作用 告知术后可能出现的情况及应对方式 告知患者床上翻身活动的时间及方法 □ 责任护士与患者、家属沟通，予心理支持 □ 再次明确探视陪伴制度，告知家属术后陪住的目的及注意事项 □ 告知并指导家属患者术后穿着弹力袜的方法 □ 讲解并指导家属预防患者下肢静脉血的方法 □ 讲解避免术后各种引流管脱落的注意事项
护理处置	□ 核对患者，佩戴腕带 □ 办理入院手续，测量生命体征、身高、体重，充分评估患者病情、生活自理能力、皮肤等，护士全面了解患者情况 □ 遵医嘱采血 □ 遵医嘱留取尿便送检 □ 卫生处置：剪指（趾）甲、卸指甲油，更换病号服	□ 遵医嘱完成各项术前准备 □ 遵医嘱配血 □ 再次询问患者过敏史，遵医嘱进行药物过敏试验 □ 遵医嘱准备手术带药	□ 患者术前正确穿着弹力袜 □ 手术室工作人员接患者，患者入手术室前进行核对交接，确认患者姓名、病历号，核对药物皮试结果、手术带药，戴腹带、沙袋，嘱患者摘除饰品、义齿、隐形眼镜，评估患者皮肤情况 □ 填写手术交接单，确认签字 □ 患者从手术室返回病室的接诊和交接 □ 遵医嘱进行治疗、护理，如氧气吸入、心电监护、静脉输液等 □ 密切观察生命体征（体温、脉搏、呼吸、血压） □ 密切观察患者病情变化，做好特护记录

续 表

时间	住院第 1~2 天	住院第 2~7 天	住院第 3~8 天（手术日）
			□ 出入量管理 □ 疼痛的评估 □ 遵医嘱采血，监测异常化验
基础护理	□ 二级护理 □ 晨晚间护理 □ 患者安全管理	□ 一级/二级护理 □ 术前准备 □ 晨晚间护理 □ 患者安全管理	□ 特级护理 □ 晨晚间护理 □ 术后生活护理 □ 患者安全管理
专科护理	□ 观察患者精神意识状态 □ 需要时填写跌倒及压疮防范表 □ 必要时请家属陪伴 □ 了解患者异常检查化验，做好病情观察	□ 术前心理护理 □ 肠道准备：口服泻药等 □ 会阴、阴道冲洗 □ 皮肤准备：消毒液擦拭腹部、会阴部皮肤，备皮，脐部清洁 □ 遵医嘱静脉补液 □ 饮食：普食/半流食/流食/禁食 □ 观察排便情况	□ 准确记录并观察出入量 □ 禁食、禁水 □ 各种引流管的护理：妥善固定，保持通畅，接袋记量，观察引流液的量、色、性质 □ 静脉通路的护理，包括：外周静脉、PICC、CVC、输液港 □ 伤口的护理：遵医嘱使用沙袋，观察伤口渗血情况 □ 阴道出血的观察 □ 遵医嘱使用止吐、镇痛、止血等药物，并观察用药效果 □ 预防皮肤压疮的护理：观察皮肤的情况，协助患者翻身、移动 □ 预防血栓的护理，遵医嘱使用间歇式充气压力泵
病情变异记录	□ 无 □ 有，原因： 1. 2.	□ 无 □ 有，原因： 1. 2.	□ 无 □ 有，原因： 1. 2.
护士签名			

时间	住院第 4~9 日 （术后第 1 日）	住院第 5~25 天 （术后第 2~17 日）	住院第 15~25 天 （出院日）
健康宣教	□ 饮食指导 □ 术后体位的宣教 □ 鼓励患者床上翻身及早期下床活动，预防皮肤压疮、肠梗阻的发生 □ 讲解避免管路滑脱的方法 □ 讲解预防下肢静脉血栓的活动方法 □ 鼓励患者如有痰液及时咳出，预防肺部感染 □ 进行安全宣教	□ 饮食指导 □ 术后体位的宣教 □ 鼓励患者较前逐渐增加活动量，预防皮肤压疮、肠梗阻的发生 □ 讲解避免管路滑脱的方法 □ 再次讲解预防下肢静脉血栓的活动方法 □ 鼓励患者如有痰液及时咳出，预防肺部感染 □ 强化安全宣教	□ 出院宣教 □ 遵医嘱时间进行复查 □ 服药方法 □ 饮食指导 □ 活动指导 □ 淋浴时间 □ 伤口及阴道出血的观察 □ 进行预防血栓、淋巴水肿等并发症的宣教 □ 遵医嘱时间进行休假，至少 6 周 □ 禁止盆浴及性生活 3 个月 □ 出现异常情况随时就诊 □ 指导办理出院手续
护理处置	□ 遵医嘱采血，复查血常规、肝肾功能等 □ 密切观察患者病情变化，做好护理记录 □ 评估患者疼痛 □ 遵医嘱进行术后治疗护理 □ 观察患者排气、排便及腹胀情况 □ 密切观察患者病情变化，做好护理记录 □ 遵医嘱测生命体征，每日测体温 3~4 次	□ 遵医嘱采血，复查血常规、肝肾功能等 □ 遵医嘱行术后必要检查，如下肢静脉彩超等 □ 密切观察患者病情变化，做好护理记录 □ 评估患者疼痛 □ 遵医嘱进行术后治疗护理 □ 观察患者排气、排便及腹胀情况 □ 遵医嘱拔除尿管后，观察排尿情况 □ 密切观察患者病情变化，做好护理记录 □ 遵医嘱测生命体征，每日测体温 1~4 次	□ 评估患者出院状态 □ 办理出院手续 □ 填写护理记录
基础护理	□ 一级护理 □ 遵术后饮食医嘱，协助进食、进水 □ 协助患者翻身、下床活动 □ 协助患者如厕 □ 安全管理 □ 心理护理 □ 晨晚间护理及生活护理	□ 一级/二级护理 □ 遵术后饮食医嘱，协助进食、进水 □ 协助患者翻身、下床活动 □ 协助患者如厕 □ 安全管理 □ 心理护理 □ 晨晚间护理及生活护理	□ 一级/二级护理 □ 半流食/普食 □ 观察患者情况 □ 心理护理

续　表

时间	住院第 4~9 日 （术后第 1 日）	住院第 5~25 天 （术后第 2~17 日）	住院第 15~25 天 （出院日）
专科护理	□ 妇科术后护理常规 □ 腹部伤口的护理 □ 观察阴道出血 □ 会阴擦洗 □ 遵医嘱准确记录出入量 □ 各种引流管的护理：妥善固定，保持通畅，接袋记量，观察引流液的量、色、性质 □ 静脉通路的护理，如外周静脉、PICC、CVC、输液港 □ 遵医嘱静脉抗炎、补液等治疗 □ 遵医嘱使用抗凝药物 □ 评估患者皮肤，预防压疮，需要时填写压疮防范表 □ 指导患者进行功能锻炼，预防下肢静脉血栓 □ 拍背咳痰，预防肺部感染 □ 填写防跌倒防范表	□ 妇科术后护理常规 □ 腹部伤口的护理 □ 观察阴道出血 □ 会阴擦洗 □ 遵医嘱准确记录出入量 □ 各种引流管的护理：妥善固定，保持通畅，接袋记量，观察引流液的量、色、性质 □ 静脉通路的护理，如外周静脉、PICC、CVC、输液港 □ 遵医嘱静脉抗炎、补液等治疗 □ 遵医嘱使用抗凝药物 □ 评估患者皮肤，预防压疮的护理，需要时填写压疮防范表 □ 指导患者进行功能锻炼，预防下肢静脉血栓 □ 拍背咳痰，预防肺部感染 □ 填写防跌倒防范表 □ 遵医嘱进行化疗护理	□ 出院带药 □ 腹部伤口的护理 □ 居家功能锻炼指导 □ 出院前拔除引流管，对于保留引流管出院患者进行居家护理指导 □ 出院前拔除 CVC，对于保留 PICC、输液港出院患者进行居家护理指导
病情变异记录	□ 无　□ 有，原因： 1. 2.	□ 无　□ 有，原因： 1. 2.	□ 无　□ 有，原因： 1. 2.
护士签名			

（三）患者表单

卵巢上皮癌（初治）临床路径患者表单

适用对象：第一诊断为上皮性卵巢癌

行卵巢肿瘤全面分期手术或肿瘤细胞减灭术

患者姓名：	性别： 年龄： 门诊号：	住院号：
住院日期： 年 月 日	出院日期： 年 月 日	标准住院日：≤25 天

时间	住院第 1~2 天	住院第 2~7 天	住院第 3~8 天（手术日）
医患配合	□ 配合询问病史、收集资料，请务必详细告知既往史、用药史、过敏史 □ 如服用抗凝药，请明确告知 □ 配合进行体格检查、妇科检查 □ 有任何不适请告知医师 □ 配合完善术前检查与评估，如心电图、胸部 X 线正位片、妇科超声检查、化验	□ 继续配合完善术前检查与评估，如心电图、胸部 X 线正位片、妇科超声检查、化验 □ 配合术前准备、肠道准备等 □ 配合麻醉科医师术前访视、会诊等 □ 配合手术前谈话，签署手术知情同意书等	□ 向家属交代手术情况 □ 配合检查腹部伤口 □ 配合记尿量、引流量等 □ 配合使用抗炎、抗凝血药物，配合抽血等化验检查
护患配合	□ 配合完成入院护理评估（询问病史、过敏史、用药史等） □ 配合测量体温、脉搏、呼吸、血压、体重、身高 □ 接受入院宣教（环境介绍、病室规定、订餐制度、贵重物品保管、查房制度、安全教育、陪伴制度、探视制度等） □ 有任何不适请告知护士 □ 准备住院用物 □ 配合执行探视及陪伴制度	□ 配合备好术前准备用物，便盆等 □ 配合接受腹部及会阴部皮肤准备 □ 配合完成术前准备、肠道准备、药物皮试等 □ 配合接受并掌握术前宣教、术后注意事项 □ 配合接受术前配血 □ 配合输液等治疗 □ 配合测量体温、呼吸、脉搏等 □ 配合并掌握弹力袜穿着方法，预防下肢静脉血栓的活动方法，避免引流管脱落等注意事项	□ 清晨测量体温、脉搏、呼吸 □ 配合术前穿弹力袜 □ 取下义齿、饰品等，贵重物品交家属保管 □ 等待手术室人员来接您 □ 核对患者手术带药 □ 接受术后宣教 □ 配合返病床 □ 配合检查腹部伤口、阴道出血等情况 □ 遵医嘱采取正确体位 □ 配合执行探视及陪伴制度 □ 家属配合并掌握弹力袜穿着方法，预防下肢静脉血栓的活动方法，避免引流管脱落等注意事项
排泄	□ 术前遵医嘱肠道准备，喝泻药	□ 术前遵医嘱肠道准备，喝泻药	□ 手术当天留置尿管
饮食	□ 术前遵医嘱饮食过渡，并静脉补充营养	□ 术前遵医嘱饮食过渡，并静脉补充营养	□ 手术当天禁食、禁水
活动	□ 正常活动	□ 正常活动	□ 卧床休息、翻身活动

时间	住院第 4~9 日 （术后第 1 日）	住院第 5~25 天 （术后第 2~17 日）	住院第 15~25 天 （出院日）
医患配合	□ 配合饮食过渡 □ 配合伤口观察、换药 □ 配合记尿量、引流量等 □ 配合拔除导尿管、引流管等 □ 配合使用抗炎、抗凝血药物等，配合抽血等化验检查 □ 遵医嘱采取正确体位及下地活动	□ 配合饮食过渡 □ 配合伤口观察、换药 □ 配合记尿量、引流量等 □ 配合使用抗炎、抗凝血药物等，配合抽血等化验检查 □ 配合伤口拆线 □ 配合拔除引流管、深静脉留置针等 □ 遵医嘱采取正确体位及下地活动	□ 接受出院前指导 □ 知道复诊程序 □ 获取出院诊断
护患配合	□ 配合静脉输液、皮下注射、雾化吸入、会阴冲洗等操作治疗 □ 有任何不适请告知护士 □ 配合进行疼痛评估 □ 配合定时测量生命体征、每日询问尿便 □ 配合饮食过渡 □ 配合出入量、大小便等计量 □ 配合留置针、引流管等护理 □ 采取正确卧位 □ 配合术后及早下床活动 □ 注意活动安全，避免坠床或跌倒 □ 配合执行探视及陪伴制度 □ 配合并掌握弹力袜穿着方法，预防下肢静脉血栓的活动方法，避免引流管脱落等注意事项	□ 配合静脉输液、皮下注射、雾化吸入、会阴冲洗等操作治疗 □ 有任何不适请告知护士 □ 配合进行疼痛评估 □ 配合定时测量生命体征、每日询问尿便 □ 配合饮食过渡 □ 配合出入量、大小便等计量 □ 配合留置针、引流管等护理 □ 采取正确卧位 □ 配合术后及早下床活动 □ 注意活动安全，避免坠床或跌倒 □ 配合执行探视及陪伴制度 □ 配合并掌握弹力袜穿着方法，预防下肢静脉血栓的活动方法，避免引流管脱落等注意事项 □ 配合进行化疗	□ 接受出院宣教 □ 办理出院手续 □ 获取出院带药 □ 知道服药方法、作用、注意事项 □ 知道护理伤口方法 □ 知道复印病历方法
排泄	□ 正常排尿便，如医嘱需要计算出入量，则需尿便计量 □ 避免便秘	□ 正常排尿便，如医嘱需要计算出入量，则需尿便计量 □ 避免便秘	□ 正常排尿便 □ 避免便秘
饮食	□ 术后遵医嘱进食，配合饮食过渡	□ 术后遵医嘱进食，配合饮食过渡	□ 术后遵医嘱进食/正常普食
活动	□ 遵医嘱适度活动，避免疲劳，注意安全	□ 遵医嘱适度活动，避免疲劳，注意安全	□ 正常适度活动，避免疲劳，注意安全

附：原表单（2016年版）

卵巢上皮癌（初治）临床路径表单

适用对象：第一诊断为上皮性卵巢癌

行卵巢肿瘤全面分期手术或肿瘤细胞减灭术

患者姓名：	性别： 年龄： 门诊号：		住院号：
住院日期： 年 月 日	出院日期： 年 月 日		标准住院日≤25天

日期	住院第1~2天	住院第2~7天	住院第3~8天（手术日）
主要诊疗工作	□ 询问病史及体格检查 □ 完成病历书写 □ 开化验单 □ 上级医师查房与术前评估 □ 初步确定手术方式和日期	□ 上级医师查房 □ 完成术前准备与术前评估 □ 根据体检、超声、病理结果等，行术前讨论，确定手术方案 □ 完成必要的相关科室会诊 □ 住院医师完成术前小结、上级医师查房记录等病历书写 □ 签署手术知情同意书、自费用品协议书、输血同意书 □ 向患者及家属交代围术期注意事项	□ 手术 □ 术者完成手术记录 □ 住院医师完成术后病程记录 □ 上级医师查房 □ 向患者及家属交代病情、术中情况及术后注意事项
重点医嘱	**长期医嘱：** □ 妇科护理常规 □ 饮食 **临时医嘱：** □ 血常规、尿常规、大便常规 □ 肝肾功能、电解质、血糖、血型、凝血功能 □ 感染性疾病筛查（乙型肝炎、丙型肝炎、艾滋病、梅毒等） □ 盆、腹腔超声，泌尿系统超声，胸部X片或胸部CT，心电图 □ 肿瘤标志物（CA125、CEA、CA19-9、AFP、HE4等） □ 盆腔MRI或CT □ 必要时胃肠镜，超声心动图、心、肺功能测定，排泄性尿路造影、PET-CT等	**长期医嘱：** □ 妇科护理常规 □ 饮食 □ 患者既往基础用药 **临时医嘱：** □ 术前医嘱：常规准备明日在全麻下行开腹探查术（具体术式根据探查结果决定） □ 术区皮肤准备 □ 配血 □ 术前禁食、禁水 □ 阴道准备 □ 肠道准备 □ 导尿包 □ 抗菌药物 □ 胃肠减压 □ 其他特殊医嘱	**长期医嘱：** □ 妇科护理常规 □ 饮食（根据病情决定） □ 腹腔引流或淋巴引流：酌情处理 □ 留置导尿，记尿量 **临时医嘱：** □ 今日在全麻下行开腹探查术（具体术式根据手术具体范围决定） □ 心电监护、吸氧（必要时） 静脉营养、补液、维持水电解质平衡 酌情使用止吐、镇痛药物 □ 其他特殊医嘱
主要护理工作	□ 介绍病房环境、设施和制度 □ 入院护理评估	□ 术前宣教、备皮等术前准备 □ 通知患者24时后禁食、禁水	□ 随时观察患者病情变化 □ 术后心理与生活护理

续 表

日期	住院第 1~2 天	住院第 2~7 天	住院第 3~8 天（手术日）
病情变异记录	□无 □有，原因： 1. 2.	□无 □有，原因： 1. 2.	□无 □有，原因： 1. 2.
护士签名			
医师签名			

日期	住院第 4~9 日 （术后第 1 日）	住院第 5~25 日 （术后第 2~17 日）	住院第 15~25 天 （出院日）
主要诊疗工作	□ 上级医师查房，注意生命体征及病情变化 □ 住院医师完成病程记录的书写 □ 注意引流量及尿量 □ 注意切口情况 □ 查血电解质	□ 上级医师查房 □ 住院医师完成病程记录书写 □ 根据引流情况明确是否拔除引流管 □ 根据情况拔除尿管 □ 复查血、尿常规、电解质 □ 根据病理结果回报及病情决定是否给予化疗	□ 上级医师查房，进行手术及伤口评估，确定有无手术并发症和切口愈合不良情况，明确是否出院 □ 完成出院记录、病案首页、出院证明书等，向患者交代出院后的注意事项，如返院复诊的时间、地点，发生紧急情况时的处理等 □ 根据术后病理及病情告知后续治疗方案
重点医嘱	**长期医嘱：** □ 妇科护理常规 □ I 级护理 □ 饮食（根据病情决定） □ 腹腔引流或淋巴引流：酌情处理 □ 留置导尿，记尿量 **临时医嘱：** □ 心电监护、吸氧（必要时） □ 静脉营养、补液、维持水电解质平衡 □ 酌情使用止吐、镇痛药物 □ 伤口换药 □ 其他特殊医嘱	**长期医嘱：** □ 妇科护理常规 □ 护理级别（根据病情决定） □ 饮食（根据病情决定） □ 腹腔引流或淋巴引流（根据病情拔除） □ 留置导尿，记尿量（根据病情拔除） **临时医嘱：** □ 心电监护、吸氧（必要时） □ 静脉营养、补液、维持水电解质平衡 □ 酌情使用止吐、镇痛药物 □ 伤口换药（酌情） □ 复查血、尿常规、电解质（必要时） □ 化疗药物（酌情） □ 其他特殊医嘱	**出院医嘱：** □ 出院带药
主要护理工作	□ 随时观察患者情况 □ 术后心理与生活护理 □ 指导术后患者功能锻炼	□ 随时观察患者情况 □ 术后心理与生活护理 □ 指导术后患者功能锻炼	□ 出院宣教 □ 指导患者办理出院手续
病情变异记录	□ 无 □ 有，原因： 1. 2.	□ 无 □ 有，原因： 1. 2.	□ 无 □ 有，原因： 1. 2.
护士签名			
医师签名			

第二十章

宫腔因素不孕症宫腹腔镜手术治疗临床路径释义

一、宫腔因素不孕症编码

1. 卫计委原编码：

疾病名称及编码：子宫腔粘连/子宫内膜息肉（ICD-10：N84.001）
子宫平滑肌瘤（ICD-10：D25.900）
子宫纵隔（ICD-10：Q51.202）

2. 修改编码：

疾病名称及编码：子宫起因的女性不孕症（ICD-10：N97.2）
宫颈起因的女性不孕症（ICD-10：N97.3）

手术名称及编码：宫腔镜子宫颈锥形切除术（ICD-9-CM-3：67.2X01）
宫腔镜子宫颈病损电切术（ICD-9-CM-3：67.3203）
宫腔镜子宫颈病损切除术（ICD-9-CM-3：67.3902）
腹腔镜子宫颈病损切除术（ICD-9-CM-3：67.3903）
子宫镜检查（ICD-9-CM-3：68.12）
宫腔镜子宫内膜粘连松解术（ICD-9-CM-3：68.2101）
腹腔镜或宫腔镜子宫隔膜切开术（ICD-9-CM-3：68.2203-68.2206）
宫腔镜子宫内膜切除术（ICD-9-CM-3：68.2302）
腹腔镜或宫腔镜子宫病损切除术（ICD-9-CM-3：68.2908-68.2918）
腹腔镜子宫楔形切除术（ICD-9-CM-3：68.3103）
腹腔镜残角子宫切除术（ICD-9-CM-3：68.3104）
腹腔镜双子宫单侧切除术（ICD-9-CM-3：68.3105）
宫腔镜诊断性刮宫术（ICD-9-CM-3：69.0902）

二、临床路径检索方法

（N97.2/N97.3）伴（67.2X01/67.3203/67.3902/67.3903/68.12/68.2101/68.2203-68.2206/68.2302/68.2908-68.2918/68.3103/68.3104/68.3105/69.0902）

三、宫腔因素不孕症临床路径标准住院流程

（一）适用对象

第一诊断为子宫腔粘连/子宫内膜息肉（ICD-10：N84.001）/子宫平滑肌瘤（ICD-10：D25.900）/子宫纵隔（ICD-10：Q51.202）/子宫畸形/子宫颈闭锁等不孕因素。

行宫腔镜手术或宫腹腔镜手术。

释义

■ 本路径适用于术前可疑上述宫腔或子宫内膜病变同时诊断不孕症需手术的患者。

■ 患者符合不孕症诊断，且需手术检查或治疗者，推荐宫腔镜或宫腹腔镜检查。

■ 术前影像学检查及查体发现或可疑上述子宫异常病变。

■ 子宫平滑肌瘤为黏膜下平滑肌瘤，合并或不合并肌壁间和（或）浆膜下肌瘤。

■ 子宫畸形为可矫治且评估矫治有可能改善不孕状态。

■ 患者诊断不孕症，但按照不孕症诊疗规范，尚不满足手术检查或治疗指征，但没有发现上述异常病变或异常病变考虑没有达到手术指征的患者不在此列。

■ 患者诊断不孕症，但按照不孕症诊疗规范，尚不满足手术检查或治疗指征，同时发现上述子宫病变且有手术指征的患者在此范围内。

（二）诊断依据

根据《临床诊疗指南·妇产科学分册》（中华医学会编著，人民卫生出版社，2007）。

1. 症状：不孕症病史，月经量异常，痛经病史等。
2. 体征：不特异。
3. 辅助检查：盆腔彩超提示阳性结果。

释义

■ 查体可有阳性体征，也可无明显阳性体征。

■ 辅助检查一般包括盆腔超声，必要时盆腔 MRI。

（三）治疗方案的选择

根据《临床诊疗指南·妇产科学分册》（中华医学会编著，人民卫生出版社，2007）。

手术：宫腔镜手术或宫腹腔镜手术。

释义

■ 手术包括宫腔镜或宫腹腔镜联合检查，以及对于阳性病灶的处理，如宫腔镜息肉电切术、宫腔粘连分离术、宫腔镜黏膜下肌瘤电切、子宫纵隔切除、宫腹腔镜子宫整形、腹腔镜监视下宫颈闭锁/粘连再通术、盆腔粘连松解、通液术等。

（四）标准住院日为 2~5 天

释义

■ 宫腹腔镜术前适应证判断、术前检查及禁忌证排除应在门诊完成。

（五）进入路径标准

1. 第一诊断符合疾病：子宫腔粘连/子宫内膜息肉/子宫平滑肌瘤/子宫纵隔/子宫畸形/子宫

颈闭锁等不孕因素。

2. 当患者同时具有其他疾病诊断时，但在住院期间不需要特殊处理也不影响第一诊断的临床路径流程实施时，可以进入路径。

3. 宫腔因素不孕症病情严重，非单纯性良性病变/畸形时，可以排除在路径外。

释义

■ 黏膜下肌瘤合并其他部位子宫肌瘤，术中需同时行腹腔镜肌瘤剔除患者，应纳入路径。

■ 宫腔因素不孕症，合并卵巢、子宫和输卵管其他良性病变需同时手术治疗的患者，应纳入路径。

■ 宫腔因素不孕症，合并卵巢、卵管、子宫或其他脏器恶性病变的患者，排除在路径以外。

（六）术前准备（术前评估）1~3 天

1. 所必需的检查项目：

（1）血常规、尿常规。

（2）血型。

（3）凝血功能。

（4）肝肾功能、电解质、血糖。

（5）感染性疾病筛查（乙型肝炎、丙型肝炎、艾滋病、梅毒等）。

（6）心电图。

（7）胸片。

（8）盆腔超声。

（9）宫颈细胞学筛查。

2. 其他根据病情需要而定：血肿瘤标志物（必要时）、清洁肠道准备（根据盆腔粘连程度决定）。

释义

■ 包括宫腹腔镜手术适应证评估、术前检查、除外手术禁忌证，应在门诊完成。

■ 特殊术前准备，如清洁肠道准备等可入院于术前 1~3 天进行。

（七）预防性抗菌药物选择与使用时机

按照《抗菌药物临床应用指导原则（2015 年版）》（国卫办医发〔2015〕43 号）执行。

（八）手术日为入院 1~2 天

1. 麻醉方式：全麻或腰硬联合麻醉。

2. 手术内置物：宫颈扩张棒等。

3. 术中用药：麻醉常规用药、止血药物和其他必需用药。

4. 输血：视术中情况而定。

5. 病理：术后石蜡切片、必要时术中冷冻切片。

释义

■ 宫腹腔镜检查术时间选择：月经干净后1周为内，此时子宫内膜处于增殖早期，薄而不易出血，黏液分泌少，宫腔病变易见。对于有内膜病变持续不规则出血的患者，尽量在月经前半期，阴道出血量少时手术。

■ 绝对除外妊娠。

（九）术后住院恢复1~5天

1. 必须复查的检查项目：血、尿常规。
2. 术后用药：镇痛、止吐、补液、维持水电解质平衡。
3. 预防性抗菌药物：按照《抗菌药物临床应用指导原则（2015年版）》（国卫办医发〔2015〕43号）执行。

释义

■ 术后主要注意观察阴道出血量及血常规来评估术中出血量。

■ 术后主要观察体温、血象、排气、伤口愈合等一般情况。

■ 根据术中情况适当决定术后特殊处理，例如保留尿管、适当补液及肠外营养物质、保留引流管并观察引流物等。

（十）出院标准（围绕一般情况、切口情况、第一诊断转归）

1. 伤口愈合好。
2. 没有需要住院处理的并发症和（或）合并症。

释义

■ 无宫腔镜手术中并发症，如感染，子宫穿孔，出血多，低钠血症等，就符合出院标准。

■ 腹腔镜术后体温血象正常、可正常排便、引流管拔除，无特殊不适，伤口拆线愈合良好，准予出院。

（十一）有无变异及原因分析

有影响手术的合并症，需要进行相关的诊断和治疗。

释义

■ 术中、术后出现严重并发症，术后观察时间较长或需要进一步诊治，导致住院时间延长、费用增加，如膀胱、输尿管、肠管、大血管损伤，退出路径。

■ 合并症控制不佳，需请相关科室会诊，进一步诊治，退出路径。

■ 住院后出现其他内、外科疾病需进一步诊治，退出路径。

■ 需要输血者，退出路径。

四、宫腔因素不孕症宫腹腔镜手术治疗给药方案

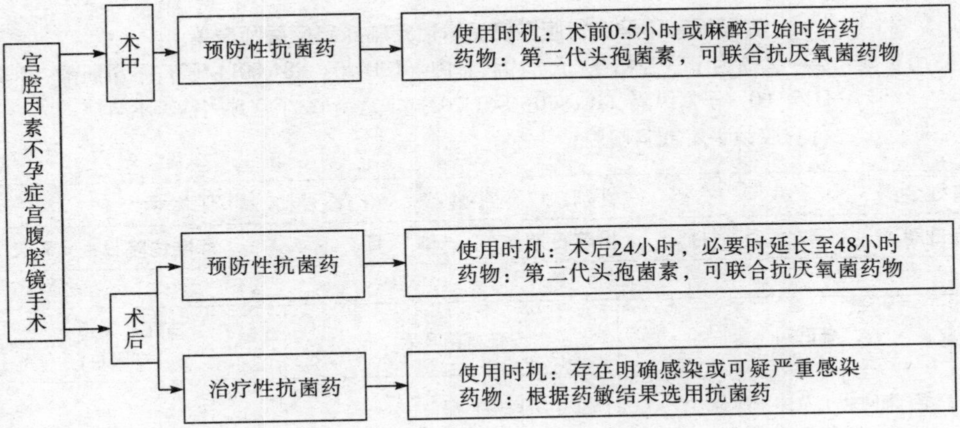

【用药选择】

1. 输卵管因素不孕症手术属于Ⅱ类手术（洁污手术），预防用药从术前 0.5 小时或麻醉开始时给药，至术后 24 小时，必要时延长至 48 小时。预防性抗菌药物首选第二代头孢菌素，可与抗厌氧菌药物合用。

2. 治疗性抗菌药物的使用：术后明确有感染存在时使用，用药前送细菌培养，根据病原菌种类和药敏结果选用治疗性抗菌药物。在无法得到或者没有得到病原体培养和药敏结果前，经验性使用抗菌药时建议使用广谱抗菌药，如二代以上头孢菌素，并配合抗厌氧菌药物。疗程应根据体温、症状、血白细胞等酌情处理。

【药学提示】

注意核查抗菌药过敏史及用药前皮试结果。

【注意事项】

1. 对于术中发现有感染病灶者，注意留取组织标本进行抗菌药药敏培养，以指导术后抗菌药应用。

2. 对于经验及常规药敏指导用药无法有效控制的术前及术后感染，必要时请感染科会诊指导调整抗菌药用药方案。

五、推荐表单

（一）医师表单

宫腔因素不孕症宫腹腔镜手术治疗临床路径医师表单

适用对象：第一诊断为子宫腔粘连/子宫内膜息肉（ICD-10：N84.001）/子宫平滑肌瘤（ICD-10：D25.900）/子宫纵隔（ICD-10：Q51.202）/子宫畸形/子宫颈闭锁等不孕症行宫腔镜手术或宫腹腔镜手术

患者姓名：	性别：　年龄：　门诊号：	住院号：
住院日期：　年　月　日	**出院日期：**　年　月　日	**标准住院日：≤7 天**

时间	住院第 1 天	住院第 2 天	住院第 3~5 天 （手术日）
主要诊疗工作	□ 询问病史及体格检查 □ 完成病历书写 □ 开检查单 □ 上级医师查房与术前评估 □ 初步确定手术方式和日期	□ 上级医师查房 □ 完成术前准备与术前评估 □ 术前讨论，确定手术方案 □ 完成必要的相关科室会诊 □ 完成术前小结、术前讨论、上级医师查房记录等病历书写 □ 向患者及家属交代病情、围术期注意事项 □ 签署手术知情同意书、自费用品协议书、输血同意书、留置尿管同意书、委托书	□ 手术 □ 手术标本常规送石蜡组织病理学检查 □ 术者完成手术记录 术者或一助完成术后病程记录 □ 上级医师查房 □ 向患者及家属交代病情及术后注意事项
重点医嘱	**长期医嘱：** □ 妇科护理常规 □ 二级护理 □ 普通饮食 □ 患者既往基础用药 **临时医嘱：** □ 血、尿、大便常规 □ 肝肾功能、电解质、血糖、凝血功能、血型、感染性疾病筛查、血清肿瘤标志物（必要时） □ 宫颈细胞学筛查 □ 盆腔超声、胸片、心电图 □ 必要时行腹部超声，盆腔CT 或 MRI，肠道及泌尿系造影，心、肺功能测定	**长期医嘱：** □ 妇科护理常规 □ 二级护理 □ 普通饮食 □ 患者既往基础用药 **临时医嘱：** □ 术前医嘱：常规准备明日在全麻或腰硬联合麻醉下经宫腔镜手术或宫腹腔镜手术 □ 手术野皮肤准备 □ 备血 □ 术前禁食、禁水 □ 阴道准备 □ 肠道准备 □ 抗菌药物 □ 导尿包 □ 其他特殊医嘱	**长期医嘱：** □ 妇科术后护理常规 □ 一级护理 □ 术后饮食 □ 保留宫腔引流管，记引流量（酌情） □ 留置导尿 □ 会阴擦洗 □ 抗菌药物 **临时医嘱：** □ 今日在全麻或腰硬联合麻醉下经宫腔镜手术或、宫腹腔镜手术手术 □ 心电监护、吸氧（必要时） □ 补液，维持水电解质平衡 □ 酌情使用止吐、镇痛药物 □ 其他特殊医嘱

续　表

时间	住院第 1 天	住院第 2 天	住院第 3~5 天 （手术日）
病情变异记录	□无　□有，原因： 1. 2.	□无　□有，原因： 1. 2.	□无　□有，原因： 1. 2.
医师签名			

时间	住院4~6日 （术后第1日）	住院5~7日 （术后第2~3日）	住院第6~8天 （出院日）
主要诊疗工作	□ 上级医师查房 □ 观察病情变化 □ 完成病历书写 □ 注意宫腔引流量 □ 注意观察体温、血压等 □ 拔除导尿管	□ 上级医师查房 □ 完成病历书写 □ 注意宫腔引流量，酌情拔除	□ 上级医师查房，进行手术及伤口评估，明确是否出院 □ 完成出院记录、病案首页、出院证明书等 □ 向患者交代出院后的注意事项
重点医嘱	**长期医嘱：** □ 妇科术后护理常规 □ 一级/二级护理 □ 术后饮食 □ 抗菌药物 □ 可停留置导尿管 □ 可停会阴擦洗 **临时医嘱：** □ 酌情使用止吐、镇痛药物 □ 补液、维持水电解质平衡 □ 其他特殊医嘱 □ 复查血常规 □ 复查尿常规	**长期医嘱：** □ 妇科术后护理常规 □ 二级护理 □ 术后饮食 □ 保留宫腔引流管（酌情停） **临时医嘱：**	**出院医嘱：** □ 出院 □ 出院带药
病情变异记录	□ 无 □ 有，原因： 1. 2.	□ 无 □ 有，原因： 1. 2	□ 无 □ 有，原因： 1. 2.
医师签名			

（二）护士表单

宫腔因素不孕症宫腹腔镜手术治疗临床路径护士表单

适用对象：第一诊断为子宫腔粘连/子宫内膜息肉（ICD-10：N84.001）/子宫平滑肌瘤（ICD-10：D25.900）/子宫纵隔（ICD-10：Q51.202）/子宫畸形/子宫颈闭锁等不孕症

行宫腔镜手术或宫腹腔镜手术

患者姓名：	**性别：　年龄：　门诊号：**	**住院号：**
住院日期：　年　月　日	**出院日期：**　年　月　日	**标准住院日：≤7天**

时间	住院第1天	住院第2天	住院第3~5天 （手术日）
健康宣教	□ 入院宣教 介绍主管医师、护士 介绍环境、设施 介绍住院注意事项 □ 介绍术前相关化验检查	□ 术前准备宣教 介绍术前准备包含的内　容及如何配合 介绍术前饮食 介绍皮肤清洁，特别是外阴、腹部及肚脐的清洁	□ 介绍手术大概流程 □ 告知手术后饮食、活动及探视注意事项 □ 告知手术后可能出现的情况及应对方法 □ 责任护士与患者沟通，了解并指导心理应对
护理处置	□ 核对患者，佩戴腕带 □ 引导患者至病床，协助更换病号服、整理用物 □ 测量生命体征 □ 建立入院护理病历 □ 配合医师完成相关化验检查，明确诊断	□ 药物过敏试验 □ 术前交叉配血 □ 手术野皮肤准备 □ 阴道准备 □ 肠道准备 □ 监测体温	□ 关注手术后疼痛，在疼痛评分的基础上，进行有效干预 □ 各种引流管妥善固定，保持通畅，记录引流量，观察引流颜色、性质 □ 尿管妥善固定，保持通畅，记录尿量，观察尿液颜色、性质 □ 观察阴道出血情况，保持会阴清洁 □ 根据医嘱补液，维持水电解质平衡 □ 测量生命体征
基础护理	□ 二级护理 □ 普食 □ 晨晚间护理 □ 患者安全管理	□ 二级护理 □ 术前10小时禁食、8小时禁水 □ 晨晚间护理 □ 患者安全管理	□ 一级护理 □ 禁食禁水/麻醉清醒后可进普食 □ 卧床，协助患者床上活动及排泄 □ 晨晚间护理 □ 患者安全管理
专科护理	□ 有针对性的心理护理，给予患者心理慰藉	□ 有针对性的心理护理，给予患者心里慰藉 □ 术前阴道冲洗，保证手术中阴道的清洁，防止逆行感染	□ 手术后心理护理 □ 测量体温3~4次/日 □ 观察阴道出血量及性状 □ 保持会阴清洁

续 表

时间	住院第 1 天	住院第 2 天	住院第 3~5 天 （手术日）
重点医嘱	□ 详见医嘱执行单	□ 详见医嘱执行单	□ 详见医嘱执行单
病情变异记录	□ 无 □ 有，原因： 1. 2.	□ 无 □ 有，原因： 1. 2.	□ 无 □ 有，原因： 1. 2.
护士签名			

时间	住院 4~6 日 （术后第 1 日）	住院 5~7 日 （术后第 2~3 日）	住院第 6~8 天 （出院日）
健康宣教	□ 责任护士与患者沟通，了解并指导心理应对 □ 告知手术后饮食、活动等注意事项	□ 责任护士与患者沟通，了解并指导心理应对 □ 告知手术后饮食、活动等注意事项	□ 出院宣教 复查时间 服药方法 活动休息 指导饮食 术后性生活指导 □ 指导办理出院手续
护理处置	□ 关注手术后疼痛，在疼痛评分的基础上，进行有效干预 □ 各种引流管妥善固定，保持通畅，记录引流量，观察引流颜色、性质 □ 观察阴道出血情况，保持会阴清洁 □ 根据医嘱拔除尿管，追踪患者自行排尿情况 □ 根据医嘱补液，维持水电解质平衡 □ 根据医嘱进行相关化验检查 □ 监测体温	□ 协助医师拔除引流管，观察引流口愈合情况 □ 协助患者保持会阴清洁 □ 监测体温	□ 办理出院手续 □ 书写出院小结
基础护理	□ 一级/二级护理 □ 术后饮食 □ 晨晚间护理 □ 患者安全管理	□ 二级护理 □ 术后饮食 □ 晨晚间护理 □ 患者安全管理	□ 二级护理 □ 普食 □ 晨晚间护理 □ 患者安全管理
专科护理	□ 手术后心理护理 □ 指导患者术后功能锻炼 □ 测量体温 3 次/日 □ 观察阴道出血量及性状 □ 保持会阴清洁	□ 手术后心理护理 □ 指导患者术后功能锻炼 □ 测量体温 3 次/日 □ 观察阴道出血量及性状 □ 保持会阴清洁	□ 手术后恢复观察 □ 心理护理
重点医嘱	□ 详见医嘱执行单	□ 详见医嘱执行单	□ 详见医嘱执行单
病情变异记录	□ 无　□ 有，原因： 1. 2.	□ 无　□ 有，原因： 1. 2	□ 无　□ 有，原因： 1. 2.
护士签名			

（三）患者表单

宫腔因素不孕症宫腹腔镜手术治疗临床路径患者表单

适用对象：第一诊断为子宫腔粘连/子宫内膜息肉（ICD-10：N84.001）/子宫平滑肌瘤（ICD-10：D25.900）/子宫纵隔（ICD-10：Q51.202）/子宫畸形/子宫颈闭锁等不孕症
行宫腔镜手术或宫腹腔镜手术

患者姓名：	性别：　年龄：　门诊号：	住院号：
住院日期：　年　月　日	出院日期：　年　月　日	标准住院日：≤7 天

时间	住院第 1 天	住院第 2 天	住院第 3~5 天 （手术日）
医患配合	□ 配合询问病史、收集资料，请务必详细告知既往史、用药史、过敏史 □ 如服用抗凝血药，请明确告知 □ 配合进行体格检查 □ 有任何不适请告知医师 □ 配合医院探视制度 □ 配合术前准备	□ 术前准备宣教 介绍术前准备包含的内容及如何 配合 介绍术前饮食 介绍皮肤清洁，特别是外阴、腹部及肚脐的清洁	□ 介绍手术大概流程 □ 告知手术后饮食、活动及探视注意事项 □ 告知手术后可能出现的情况及应对方法 □ 责任护士与患者沟通，了解并指导心理应对
护患配合	□ 配合测量体温、脉搏、呼吸、血压、体重 □ 配合完成入院护理评估（简单询问病史、过敏史、用药史） □ 接受入院宣教（环境介绍、病室规定、订餐制度、贵重物品保管等） □ 配合完成术前各项检查，以明确诊断 □ 有任何不适请告知护士 □ 注意活动安全，避免坠床或跌倒 □ 配合执行探视及陪护	□ 配合完成各种术前准备工作 □ 有任何不适请告知护士 □ 注意活动安全，避免坠床或跌倒 □ 配合执行探视及陪护	□ 返回病房后，协助完成核对，配合转入病床 □ 遵医嘱采取正确体位 □ 接受输液等治疗 □ 配合缓解疼痛 □ 配合监测生命体征 □ 配合完成对阴道出血的观察 □ 配合会阴部的清洁 □ 有任何不适请告知护士 □ 接受基本生活护理（协助翻身、漱口、清理呕吐物等） □ 注意安全，避免坠床 □ 配合执行探视及陪护
饮食	□ 正常普食	□ 术前 10 小时禁食、8 小时禁水	□ 禁食、禁水/麻醉清醒后可进普食
排泄	□ 正常排尿便	□ 正常排尿 □ 因行肠道准备，排便次数增加，且为稀软便，甚至水样便	□ 留置导尿管
活动	□ 正常适度活动	□ 正常适度活动，避免疲劳，注意安全	□ 卧床休息

时间	住院4~6日 （术后第1日）	住院5~7日 （术后第2~3日）	住院第6~8天 （出院日）
医患配合	□ 配合伤口观察 □ 有任何不适请告知医师 □ 配合医院探视制度	□ 配合伤口观察 □ 有任何不适请告知医师 □ 配合医院探视制度	□ 接受出院前指导 □ 知道复诊程序 □ 获取出院诊断书
护患配合	□ 遵医嘱采取正确体位 □ 接受输液、服药等治疗 □ 配合缓解疼痛 □ 配合观察阴道出血情况 □ 配合保持外阴的清洁 □ 配合拔除尿管后，及早排尿 □ 有任何不适请告知护士 □ 配合定时测量体温 □ 接受进食、进水、排便等生活护理 □ 注意活动安全，避免坠床或跌倒 □ 配合执行探视及陪护	□ 配合保持外阴的清洁 □ 有任何不适请告知护士 □ 配合定时测量体温 □ 接受生活护理 □ 注意活动安全，避免坠床或跌倒 □ 配合执行探视及陪护	□ 接受出院宣教 □ 办理出院手续 □ 获取出院带药 □ 知道服药方法、作用、注意事项 □ 知道复印病历方法
饮食	□ 术后饮食	□ 术后饮食	□ 正常普食
排泄	□ 正常排尿便	□ 正常排尿便	□ 正常排尿便
活动	□ 卧床休息为主，适度活动，避免疲劳，注意安全	□ 正常适度活动，避免疲劳，注意安全	□ 正常适度活动

附：原表单（2016 年版）

宫腔因素不孕症手术治疗临床路径表单

适用对象：第一诊断为子宫腔粘连/子宫内膜息肉（ICD-10：N84.001）/子宫平滑肌瘤（ICD-10：D25.900）/子宫纵隔（ICD-10：Q51.202）/子宫畸形/子宫颈闭锁等不孕症

行宫腔镜手术或宫腹腔镜手术。

患者姓名：	性别：　年龄：　门诊号：	住院号：
住院日期：　年　月　日	出院日期：　年　月　日	标准住院日：≤7 天

时间	住院第 1 天	住院第 2 天	住院第 3~5 天（手术日）
主要诊疗工作	□ 询问病史及体格检查 □ 完成病历书写 □ 开检查单 □ 上级医师查房与术前评估 □ 初步确定手术方式和日期	□ 上级医师查房 □ 完成术前准备与术前评估 □ 术前讨论，确定手术方案 □ 完成必要的相关科室会诊 □ 完成术前小结、术前讨论、上级医师查房记录等病历书写 □ 向患者及家属交代病情、围术期注意事项 □ 签署手术知情同意书、自费用品协议书、输血同意书、留置尿管同意书、委托书	□ 手术 □ 手术标本常规送石蜡组织病理学检查 □ 术者完成手术记录 术者或一助完成术后病程记录 □ 上级医师查房 □ 向患者及家属交代病情及术后注意事项
重点医嘱	**长期医嘱：** □ 妇科护理常规 □ 二级护理 □ 普通饮食 □ 患者既往基础用药 **临时医嘱：** □ 血、尿、大便常规 □ 肝肾功能、电解质、血糖、凝血功能、血型、感染性疾病筛查、血清肿瘤标志物（必要时） □ 宫颈细胞学筛查 □ 盆腔超声、胸片、心电图 □ 必要时行腹部超声，盆腔 CT 或 MRI，肠道及泌尿系造影，心、肺功能测定	**长期医嘱：** □ 妇科护理常规 □ 二级护理 □ 普通饮食 □ 患者既往基础用药 **临时医嘱：** □ 术前医嘱：常规准备明日在全麻或腰硬联合麻醉下经宫腔镜手术或宫腹腔镜手术 □ 手术野皮肤准备 □ 备血 □ 术前禁食、禁水 □ 阴道准备 □ 肠道准备 □ 抗菌药物 □ 导尿包 □ 其他特殊医嘱	**长期医嘱：** □ 妇科术后护理常规 □ 一级护理 □ 术后饮食 □ 保留宫腔引流管，记引流量（酌情） □ 留置导尿 □ 会阴擦洗 □ 抗菌药物 **临时医嘱：** □ 今日在全麻或腰硬联合麻醉下经宫腔镜手术或宫腹腔镜手术手术 □ 心电监护、吸氧（必要时） □ 补液，维持水电解质平衡 □ 酌情使用止吐、镇痛药物 □ 其他特殊医嘱
主要护理工作	□ 入院宣教 □ 介绍病房环境、设施和设备 □ 入院护理评估	□ 术前宣教、备皮等术前准备 □ 通知患者晚 24 时后禁食、禁水	□ 观察患者病情变化 □ 术后心理与生活护理

续　表

时间	住院第 1 天	住院第 2 天	住院第 3~5 天（手术日）
病情变异记录	□无　□有，原因： 1. 2.	□无　□有，原因： 1. 2.	□无　□有，原因： 1. 2.
护士签名			
医师签名			

时间	住院 4~6 日 （术后第 1 日）	住院 5~7 日 （术后第 2~3 日）	住院第 6~8 天 （出院日）
主要诊疗工作	□ 上级医师查房 □ 观察病情变化 □ 完成病历书写 □ 注意宫腔引流量 □ 注意观察体温、血压等 □ 拔除导尿管	□ 上级医师查房 □ 完成病历书写 □ 注意宫腔引流量，酌情拔除	□ 上级医师查房，进行手术及伤口评估，明确是否出院 □ 完成出院记录、病案首页、出院证明书等 □ 向患者交代出院后的注意事项
重点医嘱	**长期医嘱：** □ 妇科术后护理常规 □ 二级护理 □ 术后饮食 □ 抗菌药物 □ 可停留置导尿管 □ 可停会阴擦洗 **临时医嘱：** □ 酌情使用止吐、镇痛药物 □ 补液、维持水电解质平衡 □ 其他特殊医嘱 □ 复查血常规 □ 复查尿常规	**长期医嘱：** □ 妇科术后护理常规 □ 二级护理 □ 术后饮食 □ 保留宫腔引流管（酌情停） **临时医嘱：**	**出院医嘱：** □ 出院 □ 出院带药
主要护理工作	□ 观察患者情况 □ 术后心理与生活护理 □ 指导术后患者功能锻炼	□ 观察患者情况 □ 术后心理与生活护理 □ 指导术后患者功能锻炼	□ 指导患者术后康复 □ 出院宣教 □ 指导患者办理出院手续
病情变异记录	□ 无 □ 有，原因： 1. 2.	□ 无 □ 有，原因： 1. 2	□ 无 □ 有，原因： 1. 2.
护士签名			
医师签名			

第二十一章

输卵管因素不孕症手术治疗临床路径释义

一、输卵管因素不孕症编码

疾病名称及编码：输卵管起因的女性不孕症（ICD-10：N97.1）

手术操作名称及编码：子宫镜检查（ICD-9-CM-3：68.12）
腹腔镜输卵管卵巢探查术（ICD-9-CM-3：65.0101）
腹腔镜输卵管卵巢成形术（ICD-9-CM-3：65.76）
腹腔镜输卵管粘连松解术（ICD-9-CM-3：65.81）
腹腔镜输卵管探查术（ICD-9-CM-3：66.0101）
腹腔镜输卵管切开术（ICD-9-CM-3：66.0102）
腹腔镜输卵管造口术（ICD-9-CM-3：66.0202）
腹腔镜输卵管病损破坏术（ICD-9-CM-3：66.6103）
腹腔镜输卵管病损切除术（ICD-9-CM-3：66.6104）
腹腔镜双侧输卵管部分切除术（ICD-9-CM-3：66.6301）
腹腔镜单侧输卵管部分切除术（ICD-9-CM-3：66.6902）
腹腔镜输卵管输卵管吻合术（ICD-9-CM-3：66.7301）
腹腔镜输卵管成形术（ICD-9-CM-3：66.7905）
腹腔镜输卵管伞端成形术（ICD-9-CM-3：66.7906）
腹腔镜输卵管通液术（ICD-9-CM-3：66.8x02）
宫腔镜输卵管通液术（ICD-9-CM-3：66.8x03）
腹腔镜输卵管注药术（ICD-9-CM-3：66.9502）

二、临床路径检索方法

N97.1 伴（68.12/65.0101/65.76/65.81/66.0101/66.0102/66.0202/66.6103/66.6104/66.6301/66.6902/66.7301/66.7905/66.7906/66.8x02/66.8x03/66.9502）

三、输卵管因素不孕症临床路径标准住院流程

（一）适用对象

第一诊断为输卵管包裹性积液/输卵管积水/输卵管积脓/输卵管闭锁性不孕/输卵管狭窄性不孕/输卵管卵巢囊肿/输卵管梗阻性不孕行宫腹腔镜手术。

释义

■ 本路径适用于术前可疑上述输卵管病变同时诊断不孕症需手术的患者。

■ 患者符合不孕诊断，且需手术检查或治疗者，推荐宫腹腔镜检查。

■ 术前影像学检查及查体发现或可疑输卵管病变。

■ 患者诊断不孕，但按照不孕症诊疗规范，尚不满足手术检查或治疗指征，同时发现输卵管异常有手术探查指征的患者在此范围内。

（二）诊断依据

根据《临床诊疗指南·妇产科学分册》（中华医学会编著，人民卫生出版社，2007）。

1. 症状：不孕病史，慢性腹痛、盆腔炎症、手术史等。
2. 体征：腹部压痛、附件区压痛、包块等。
3. 辅助检查：盆腔彩超提示附件区包块。

释义

■ 查体可有阳性体征，也可无明显阳性体征。

■ 辅助检查一般包括盆腔超声，必要时盆腔CT与卵巢来源包块鉴别。

（三）治疗方案的选择

根据《临床诊疗指南·妇产科学分册》（中华医学会编著，人民卫生出版社，2007）。

手术：宫腹腔镜手术。

释义

■ 手术包括宫腔镜或宫腹腔镜联合检查，以及对于阳性病灶的处理，如卵管积水行卵管造口术、卵管包裹性积液行粘连松解必要时切除一侧卵管、卵管积脓行患侧卵管切除等，同时宫腔镜检查宫腔形态及卵管开口，并行通液术。

（四）标准住院日为2~5天

释义

■ 宫腹腔镜术前适应证判断、术前检查及禁忌证排除应在门诊完成。

（五）进入路径标准

1. 第一诊断符合疾病：输卵管包裹性积液/输卵管积水（ICD-10：N70.103）/输卵管积脓/输卵管闭锁性不孕/输卵管狭窄性不孕/输卵管卵巢囊肿/输卵管阻塞性不孕等。
2. 当患者同时具有其他疾病诊断时，但在住院期间不需要特殊处理也不影响第一诊断的临床路径流程实施时，可以进入路径。
3. 输卵管因素不孕病情严重，非单纯性盆腔良性病变时，可以排除在路径外。

释义

■ 上述输卵管异常合并卵巢及子宫良性肿瘤，术中需同时行腹腔镜治疗患者，应纳入路径。

■ 宫腔因素不孕，合并卵巢、输卵管其他良性病变的患者，排除在路径以外。

■ 宫腔因素不孕，合并卵巢、卵管、子宫或其他脏器恶性病变的患者，排除在路径以外。

（六）术前准备（术前评估）1~3 天

所必需的检查项目：

1. 血常规、尿常规。
2. 血型。
3. 凝血功能。
4. 肝肾功能、电解质、血糖。
5. 感染性疾病筛查（乙型肝炎、丙型肝炎、艾滋病、梅毒等）。
6. 心电图。
7. 胸片。
8. 盆腔超声。
9. 宫颈细胞学筛查。

其他根据病情需要而定：

1. 血肿瘤标志物（必要时）。
2. 清洁肠道准备（根据盆腔粘连程度决定）。

释义

■ 包括宫腹腔镜手术适应证评估、术前检查、除外手术禁忌证，应在门诊完成。

■ 特殊术前准备，如清洁肠道准备等可入院于术前 1~3 天进行。

（七）预防性抗菌药物选择与使用时机

按照《抗菌药物临床应用指导原则（2015 年版）》（国卫办医发〔2015〕43 号）执行。

（八）手术日为入院 1~2 天

麻醉方式：全麻或腰硬联合麻醉。

1. 手术内置物：宫颈扩张棒等。
2. 术中用药：麻醉常规用药、止血药物、防粘连医用胶或纱布和其他必需用药。
3. 输血：视术中情况而定。
4. 病理：术后石蜡切片，酌情术中冷冻切片。

释义

■ 宫腹腔镜检查术时间选择：月经干净后 1 周为内，此时子宫内膜处于增殖早期，薄而不易出血，黏液分泌少，宫腔病变易见。对于有内膜病变持续不规则出血的患者，尽量在月经前半期，阴道出血量少时手术。

■ 绝对除外妊娠。

（九）术后住院恢复 1~5 天

1. 必须复查的检查项目：血、尿常规。
2. 术后用药：镇痛、止吐、补液、维持水电解质平衡。
3. 预防性抗菌药物：按照《抗菌药物临床应用指导原则（2015 年版）》（国卫办医发〔2015〕43 号）执行。

释义

■ 术后主要注意观察阴道出血量及血常规来评估术中出血量。

■ 术后主要观察体温、血象、排气、伤口愈合等一般情况。

■ 根据术中情况适当决定术后特殊处理，例如保留尿管、适当补液及肠外营养物质、保留引流管并观察引流物等。

（十）出院标准（围绕一般情况、切口情况、第一诊断转归）

1. 伤口愈合好。
2. 没有需要住院处理的并发症和（或）合并症。

释义

■ 无宫腔镜手术中并发症，如感染、子宫穿孔、出血多、低钠血症等，就符合出院标准。

■ 腹腔镜术后体温血象正常、可正常排便、引流管拔除，无特殊不适，伤口拆线愈合良好，准予出院。

（十一）有无变异及原因分析

有影响手术的合并症，需要进行相关的诊断和治疗。

释义

■ 术中、术后出现严重并发症，术后观察时间较长或需要进一步诊治，导致住院时间延长、费用增加，如膀胱、输尿管、肠管、大血管损伤，退出路径。

■ 合并症控制不佳，需请相关科室会诊，进一步诊治，退出路径。

■ 住院后出现其他内、外科疾病需进一步诊治，退出路径。

■ 需要输血者，退出路径。

四、输卵管因素不孕症手术治疗给药方案

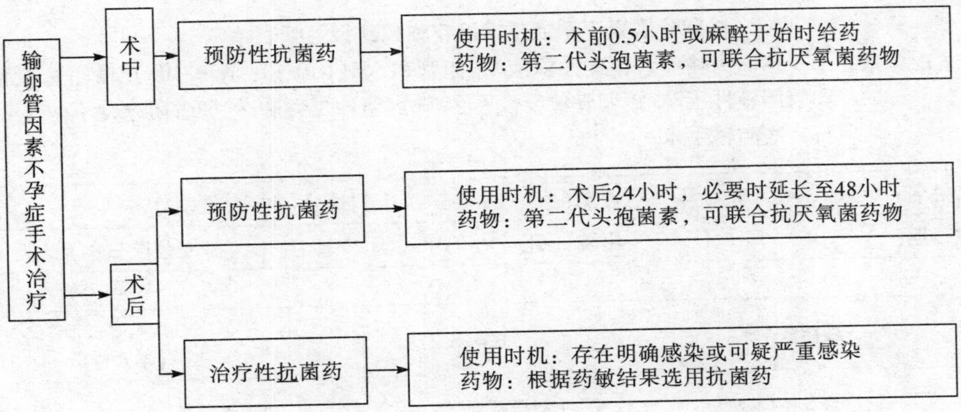

【用药选择】

1. 输卵管因素不孕手术属于Ⅱ类手术（洁污手术），预防用药从术前 0.5 小时或麻醉开始时给药，至术后 24 小时，必要时延长至 48 小时。预防性抗菌药物首选第二代头孢菌素，可与抗厌氧菌药物合用。

2. 治疗性抗菌药物的使用：术后明确有感染存在时使用，用药前送细菌培养，根据病原菌种类和药敏结果选用治疗性抗菌药物。在无法得到或者没有得到病原体培养和药敏结果前，经验性使用抗菌药时建议使用广谱抗菌药，如二代以上头孢菌素，并配合抗厌氧菌药物。疗程应根据体温、症状、血白细胞等酌情处理。

【药学提示】

注意核查抗菌药过敏史及用药前皮试结果。

【注意事项】

1. 对于术中发现有感染病灶者，注意留取组织标本进行抗菌药药敏培养，以指导术后抗菌药应用。

2. 对于经验及常规药敏指导用药无法有效控制的术前及术后感染，必要时请感染科会诊指导调整抗菌药用药方案。

五、推荐表单

（一）医师表单

输卵管因素不孕症手术治疗临床路径医师表单

适用对象：第一诊断为输卵管包裹性积液/输卵管积水（ICD-10：N70.103）/输卵管积脓/输卵管闭锁性不孕/输卵管狭窄性不孕/输卵管卵巢囊肿/输卵管阻塞性不孕等
行宫腹腔镜手术

患者姓名：	性别： 年龄： 门诊号：	住院号：
住院日期： 年 月 日	**出院日期：** 年 月 日	**标准住院日：≤7 天**

时间	住院第 1 天	住院第 2 天	住院第 3~5 天 （手术日）
主要诊疗工作	□ 询问病史及体格检查 □ 完成病历书写 □ 开检查单 □ 上级医师查房与术前评估 □ 初步确定手术方式和日期	□ 上级医师查房 □ 完成术前准备与术前评估 □ 术前讨论，确定手术方案 □ 完成必要的相关科室会诊 □ 完成术前小结、上级医师查房记录等病历书写 □ 向患者及家属交代病情、围术期注意事项 □ 签署手术知情同意书、自费用品协议书、输血同意书	□ 手术 □ 手术标本常规送石蜡组织病理学检查 □ 术者完成手术记录 □ 术者或一助完成术后病程记录 □ 上级医师查房 □ 向患者及家属交代病情及术后注意事项
重点医嘱	**长期医嘱：** □ 妇科护理常规 □ 二级护理 □ 普通饮食 □ 患者既往基础用药 **临时医嘱：** □ 血、尿、大便常规 □ 肝肾功能、电解质、血糖、凝血功能、血型、感染性疾病筛查、血清肿瘤标志物（必要时） □ 宫颈防癌筛查 □ 盆腔超声、胸片、心电图 □ 必要时行腹部超声，盆腔 CT 或 MRI，肠道及泌尿系造影，心、肺功能测定	**长期医嘱：** □ 妇科护理常规 □ 二级护理 □ 普通饮食 □ 患者既往基础用药 **临时医嘱：** □ 术前医嘱：常规准备明日在全麻或腰硬联合麻醉下经宫腹腔镜联合手术或开腹手术 □ 手术野皮肤准备 □ 备血 □ 术前禁食、禁水 □ 阴道准备 □ 肠道准备 □ 抗菌药物 □ 导尿包 □ 其他特殊医嘱	**长期医嘱：** □ 妇科术后护理常规 □ 一级护理 □ 术后饮食 □ 保留腹腔引流管，记引流量（酌情） □ 抗菌药物 □ 留置导尿，会阴擦洗 **临时医嘱：** □ 今日在全麻或腰硬联合麻醉下经腹腔镜或开腹行输卵管相关手术 □ 心电监护、吸氧（必要时） □ 补液，维持水电解质平衡 □ 酌情使用止吐、镇痛药物 □ 其他特殊医嘱
病情变异记录	□ 无 □ 有，原因： 1. 2.	□ 无 □ 有，原因： 1. 2.	□ 无 □ 有，原因： 1. 2.
医师签名			

时间	住院 4~6 日 （术后第 1 日）	住院 5~7 日 （术后第 2~3 日）	住院第 6~10 天 （出院日）
主要诊疗工作	□ 上级医师查房 □ 观察病情变化 □ 完成病历书写 □ 注意腹腔/宫腔引流量 □ 注意观察体温、血压等 □ 拔除导尿管	□ 上级医师查房 □ 完成病历书写 □ 拔除腹腔/宫腔引流管（酌情）	□ 上级医师查房，进行手术及伤口评估，明确是否出院 □ 完成出院记录、病案首页、出院证明书等 □ 向患者交代出院后的注意事项
重点医嘱	**长期医嘱：** □ 妇科术后护理常规 □ 二级护理 □ 术后饮食 □ 抗菌药物 □ 可停留置导尿管、会阴擦洗 **临时医嘱：** □ 换药 □ 酌情使用止吐、镇痛药物 □ 补液、维持水电解质平衡 □ 其他特殊医嘱 □ 复查血常规 □ 复查尿常规	**长期医嘱：** □ 妇科术后护理常规 □ 二级护理 □ 术后饮食 □ 停腹腔/宫腔引流记量 **临时医嘱：** □ 换药	**出院医嘱：** □ 出院 □ 出院带药
病情变异记录	□ 无 □ 有，原因： 1. 2.	□ 无 □ 有，原因： 1. 2	□ 无 □ 有，原因： 1. 2.
医师签名			

（二）护士表单

输卵管因素不孕症手术治疗临床路径护士表单

适用对象：第一诊断为输卵管包裹性积液/输卵管积水（ICD-10：N70.103）/输卵管积脓/输卵管闭锁性不孕/输卵管狭窄性不孕/输卵管卵巢囊肿/输卵管阻塞性不孕等行宫腹腔镜手术

患者姓名：	性别：　　年龄：　　门诊号：	住院号：
住院日期：　　年　月　日	出院日期：　　年　月　日	标准住院日：≤7天

时间	住院第1天	住院第2天	住院第3~5天 （手术日）
健康宣教	□ 入院宣教 介绍主管医师、护士 介绍环境、设施 介绍住院注意事项 □ 介绍术前相关化验检查	□ 术前准备宣教 介绍术前准备包含的内容及如何 配合 介绍术前饮食 介绍皮肤清洁，特别是外阴、腹部及肚脐的清洁	□ 介绍手术大概流程 □ 告知手术后饮食、活动及探视注意事项 □ 告知手术后可能出现的情况及应对方法 □ 责任护士与患者沟通，了解并指导心理应对
护理处置	□ 核对患者，佩戴腕带 □ 引导患者至病床，协助更换病号服、整理用物 □ 测量生命体征 □ 建立入院护理病历 □ 配合医师完成相关化验检查，明确诊断	□ 药物过敏试验 □ 术前交叉配血 □ 手术野皮肤准备 □ 阴道准备 □ 肠道准备 □ 监测体温	□ 关注手术后疼痛，在疼痛评分的基础上，进行有效干预 □ 各种引流管妥善固定，保持通畅，记录引流量，观察引流颜色、性质 □ 尿管妥善固定，保持通畅，记录尿量，观察尿液颜色、性质 □ 观察阴道出血情况，保持会阴清洁 □ 根据医嘱补液，维持水电解质平衡 □ 测量生命体征
基础护理	□ 二级护理 □ 普食 □ 晨晚间护理 □ 患者安全管理	□ 二级护理 □ 术前10小时禁食、8小时禁水 □ 晨晚间护理 □ 患者安全管理	□ 一级护理 □ 禁食、禁水/麻醉清醒后可进普食 □ 卧床，协助患者床上活动及排泄 □ 晨晚间护理 □ 患者安全管理
专科护理	□ 有针对性的心理护理，给予患者心里慰藉	□ 有针对性的心理护理，给予患者心里慰藉 □ 术前阴道冲洗，保证手术中阴道的清洁，防止逆行感染	□ 手术后心理护理 □ 测量体温3~4次/日 □ 观察阴道出血量及性状 □ 保持会阴清洁

续　表

时间	住院第 1 天	住院第 2 天	住院第 3~5 天 （手术日）
重点医嘱	□ 详见医嘱执行单	□ 详见医嘱执行单	□ 详见医嘱执行单
病情变异记录	□ 无　□ 有，原因： 1. 2.	□ 无　□ 有，原因： 1. 2.	□ 无　□ 有，原因： 1. 2.
护士签名			

时间	住院 4~6 日 （术后第 1 日）	住院 5~7 日 （术后第 2~3 日）	住院第 6~10 天 （出院日）
健康宣教	□ 责任护士与患者沟通，了解并指导心理应对 □ 告知手术后饮食、活动等注意事项	□ 责任护士与患者沟通，了解并指导心理应对 □ 告知手术后饮食、活动等注意事项	□ 出院宣教 复查时间 服药方法 活动休息 指导饮食 术后性生活指导 □ 指导办理出院手续
护理处置	□ 关注手术后疼痛，在疼痛评分的基础上，进行有效干预 □ 各种引流管妥善固定，保持通畅，记录引流量，观察引流颜色、性质。 □ 观察阴道出血情况，保持会阴清洁 □ 根据医嘱拔除尿管，追踪患者自行排尿情况 □ 根据医嘱补液，维持水、电解质平衡 □ 根据医嘱进行相关化验检查 □ 监测体温	□ 协助医师拔除引流管，观察引流口愈合情况 □ 协助患者保持会阴清洁 □ 监测体温	□ 办理出院手续 □ 书写出院小结
基础护理	□ 一级/二级护理 □ 术后饮食 □ 晨晚间护理 □ 患者安全管理	□ 二级护理 □ 术后饮食 □ 晨晚间护理 □ 患者安全管理	□ 二级护理 □ 普食 □ 晨晚间护理 □ 患者安全管理
专科护理	□ 手术后心理护理 □ 指导患者术后功能锻炼 □ 测量体温 3 次/日 □ 观察阴道出血量及性状 □ 保持会阴清洁	□ 手术后心理护理 □ 指导患者术后功能锻炼 □ 测量体温 3 次/日 □ 观察阴道出血量及性状 □ 保持会阴清洁	□ 手术后恢复观察 □ 心理护理
重点医嘱	□ 详见医嘱执行单	□ 详见医嘱执行单	□ 详见医嘱执行单
病情变异记录	□ 无 □ 有，原因： 1. 2.	□ 无 □ 有，原因： 1. 2	□ 无 □ 有，原因： 1. 2.
护士签名			

（三）患者表单

输卵管因素不孕症手术治疗临床路径患者表单

适用对象：第一诊断为输卵管包裹性积液/输卵管积水（ICD-10：N70.103）/输卵管积脓/输卵管闭锁性不孕/输卵管狭窄性不孕/输卵管卵巢囊肿/输卵管阻塞性不孕等
行宫腹腔镜手术

患者姓名：	性别：　　年龄：　　门诊号：	住院号：
住院日期：　　年　月　日	**出院日期：**　　年　月　日	**标准住院日：≤7天**

时间	住院第1天	住院第2天	住院第3~5天 （手术日）
医患配合	□ 配合询问病史、收集资料，请务必详细告知既往史、用药史、过敏史 □ 如服用抗凝血药，请明确告知 □ 配合进行体格检查	□ 术前准备宣教 介绍术前准备包含的内容及如何配合 介绍术前饮食 介绍皮肤清洁，特别是外阴、腹部及肚脐的清洁	□ 介绍手术大概流程 □ 告知手术后饮食、活动及探视注意事项 □ 告知手术后可能出现的情况及应对方法 □ 责任护士与患者沟通，了解并指导心理应对
护患配合	□ 配合测量体温、脉搏、呼吸、血压、体重 □ 配合完成入院护理评估（简单询问病史、过敏史、用药史） □ 接受入院宣教（环境介绍、病室规定、订餐制度、贵重物品保管等） □ 配合完成术前各项检查，以明确诊断 □ 有任何不适请告知护士 □ 注意活动安全，避免坠床或跌倒 □ 配合执行探视及陪护	□ 配合完成各种术前准备工作 □ 有任何不适请告知护士 □ 注意活动安全，避免坠床或跌倒 □ 配合执行探视及陪护	□ 返回病房后，协助完成核对，配合转入病床 □ 遵医嘱采取正确体位 □ 接受输液等治疗 □ 配合缓解疼痛 □ 配合监测生命体征 □ 配合完成对阴道出血的观察 □ 配合会阴部的清洁 □ 有任何不适请告知护士 □ 接受基本生活护理（协助翻身、漱口、清理呕吐物等） □ 注意安全，避免坠床 □ 配合执行探视及陪护
饮食	□ 正常普食	□ 术前10小时禁食、8小时禁水	□ 禁食、禁水/麻醉清醒后可进普食
排泄	□ 正常排尿便	□ 正常排尿 □ 因行肠道准备，排便次数增加，且为稀软便，甚至水样便	□ 留置导尿管
活动	□ 正常适度活动	□ 正常适度活动，避免疲劳，注意安全	□ 卧床休息

时间	住院 4~6 日 （术后第 1 日）	住院 5~7 日 （术后第 2~3 日）	住院第 6~10 天 （出院日）
医患配合	□ 配合伤口观察 □ 需要时，配合拔除导尿管 □ 需要时，配合伤口拆线	□ 配合伤口观察 □ 需要时，配合拔除导尿管 □ 需要时，配合伤口拆线	□ 接受出院前指导 □ 知道复诊程序 □ 获取出院诊断书
护患配合	□ 遵医嘱采取正确体位 □ 接受输液、服药等治疗 □ 配合缓解疼痛 □ 配合观察阴道出血情况 □ 配合保持外阴的清洁 □ 配合拔除尿管后，及早排尿 □ 有任何不适请告知护士 □ 配合定时测量体温 □ 接受进食、进水、排便等生活护理 □ 注意活动安全，避免坠床或跌倒 □ 配合执行探视及陪伴	□ 配合保持外阴的清洁 □ 有任何不适请告知护士 □ 配合定时测量体温 □ 接受生活护理 □ 注意活动安全，避免坠床或跌倒 □ 配合执行探视及陪伴	□ 接受出院宣教 □ 办理出院手续 □ 获取出院带药 □ 知道服药方法、作用、注意事项 □ 知道复印病历方法
饮食	□ 术后饮食	□ 术后饮食	□ 正常普食
排泄	□ 正常排尿便	□ 正常排尿便	□ 正常排尿便
活动	□ 卧床休息为主，适度活动，避免疲劳，注意安全	□ 正常适度活动，避免疲劳，注意安全	□ 正常适度活动

附：原表单（2016年版）

输卵管因素不孕症手术治疗临床路径表单

适用对象：第一诊断为输卵管包裹性积液/输卵管积水（ICD-10：N70.103）/输卵管积脓/输卵管闭锁性不孕/输卵管狭窄性不孕/输卵管卵巢囊肿/输卵管阻塞性不孕等行宫腹腔镜手术

患者姓名：	性别：　年龄：　门诊号：	住院号：
住院日期：　年　月　日	出院日期：　年　月　日	标准住院日：≤7天

时间	住院第1天	住院第2天	住院第3~5天（手术日）
主要诊疗工作	□ 询问病史及体格检查 □ 完成病历书写 □ 开检查单 □ 上级医师查房与术前评估 □ 初步确定手术方式和日期	□ 上级医师查房 □ 完成术前准备与术前评估 □ 术前讨论，确定手术方案 □ 完成必要的相关科室会诊 □ 完成术前小结、上级医师查房记录等病历书写 □ 向患者及家属交代病情、围术期注意事项 □ 签署手术知情同意书、自费用品协议书、输血同意书	□ 手术 □ 手术标本常规送石蜡组织病理学检查 □ 术者完成手术记录 □ 术者或一助完成术后病程记录 □ 上级医师查房 □ 向患者及家属交代病情及术后注意事项
重点医嘱	**长期医嘱：** □ 妇科护理常规 □ 二级护理 □ 普通饮食 □ 患者既往基础用药 **临时医嘱：** □ 血、尿、大便常规 □ 肝肾功能、电解质、血糖、凝血功能、血型、感染性疾病筛查、血清肿瘤标志物（必要时） □ 宫颈防癌筛查 □ 盆腔超声、胸片、心电图 □ 必要时行腹部超声，盆腔CT或MRI，肠道及泌尿系造影，心、肺功能测定	**长期医嘱：** □ 妇科护理常规 □ 二级护理 □ 普通饮食 □ 患者既往基础用药 **临时医嘱：** □ 术前医嘱：常规准备明日在全麻或腰硬联合麻醉下经宫腹腔镜联合手术或开腹手术 □ 手术野皮肤准备 □ 备血 □ 术前禁食、禁水 □ 阴道准备 □ 肠道准备 □ 抗菌药物 □ 导尿包 □ 其他特殊医嘱	**长期医嘱：** □ 妇科术后护理常规 □ 一级护理 □ 术后饮食 □ 保留腹腔引流管，记引流量（酌情） □ 抗菌药物 □ 留置导尿，会阴擦洗 **临时医嘱：** □ 今日在全麻或腰硬联合麻醉下经腹腔镜或开腹行输卵管相关手术 □ 心电监护、吸氧（必要时） □ 补液，维持水电解质平衡 □ 酌情使用止吐、镇痛药物 □ 其他特殊医嘱
主要护理工作	□ 入院宣教 □ 介绍病房环境、设施和设备 □ 入院护理评估	□ 术前宣教、备皮等术前准备 □ 通知患者晚24时后禁食、禁水	□ 观察患者病情变化 □ 术后心理与生活护理
病情变异记录	□ 无　□ 有，原因： 1. 2.	□ 无　□ 有，原因： 1. 2.	□ 无　□ 有，原因： 1. 2.

续 表

时间	住院第 1 天	住院第 2 天	住院第 3~5 天（手术日）
护士签名			
医师签名			

时间	住院 4~6 日 （术后第 1 日）	住院 5~7 日 （术后第 2~3 日）	住院第 6~10 天 （出院日）
主要诊疗工作	□ 上级医师查房 □ 观察病情变化 □ 完成病历书写 □ 注意腹腔/宫腔引流量 □ 注意观察体温、血压等 □ 拔除导尿管	□ 上级医师查房 □ 完成病历书写 □ 拔除腹腔/宫腔引流管（酌情）	□ 上级医师查房，进行手术及伤口评估，明确是否出院 □ 完成出院记录、病案首页、出院证明书等 □ 向患者交代出院后的注意事项
重点医嘱	**长期医嘱：** □ 妇科术后护理常规 □ 二级护理 □ 术后饮食 □ 抗菌药物 □ 可停留置导尿管、会阴擦洗 **临时医嘱：** □ 换药 □ 酌情使用止吐、镇痛药物 □ 补液、维持水电解质平衡 □ 其他特殊医嘱 □ 复查血常规 □ 复查尿常规	**长期医嘱：** □ 妇科术后护理常规 □ 二级护理 □ 术后饮食 □ 停腹腔/宫腔引流记量 **临时医嘱：** □ 换药	**出院医嘱：** □ 出院 □ 出院带药
主要护理工作	□ 观察患者情况 □ 术后心理与生活护理 □ 指导术后患者功能锻炼	□ 观察患者情况 □ 术后心理与生活护理 □ 指导术后患者功能锻炼	□ 指导患者术后康复 □ 出院宣教 □ 指导患者办理出院手续
病情变异记录	□ 无 □ 有，原因： 1. 2.	□ 无 □ 有，原因： 1. 2	□ 无 □ 有，原因： 1. 2.
护士签名			
医师签名			

第二十二章

子宫内膜良性病变宫腔镜手术临床路径释义

一、子宫内膜良性病变宫腔镜手术编码

1. 卫计委原编码：

疾病名称及编码：子宫内膜良性病变（ICD-10：N85.0/N85.1/N85.9）

手术操作名称及编码：宫腔镜手术（ICD-9-CM-3：68.12）

2. 修改编码：

疾病名称及编码：子宫出血（ICD-10：N93.801/N93.901）
子宫占位性病变（ICD-10：N85.901）
子宫内膜异位（ICD-10：N80）
子宫内膜息肉（ICD-10：N84.001）
子宫内膜腺性增生（ICD-10：N85.0）
子宫内膜腺瘤性增生（ICD-10：N85.1）
子宫内粘连（ICD-10：N85.6）
子宫内膜发育不全（ICD-10：N85.810）
子宫内膜囊肿（ICD-10：N85.811）
子宫内膜萎缩（ICD-10：N85.812）

手术操作名称及编码：子宫镜检查（ICD-9-CM-3：68.12）
宫腔镜子宫内膜粘连松解术（ICD-9-CM-3：68.2101）
宫腔镜子宫内膜切除术（ICD-9-CM-3：68.2302）
腹腔镜子宫内膜病损烧灼术（ICD-9-CM-3：68.2908）
宫腔镜子宫内膜病损切除术（ICD-9-CM-3：68.2915）
宫腔镜子宫内膜成形术（ICD-9-CM-3：68.2916）
宫腔镜诊断性刮宫术（ICD-9-CM-3：69.0902）

二、临床路径检索方法

（N93.801/N93.901/N85.901/N80/N84.001/N85.0/N85.1/N85.6/N85.810/N85.811/N85.812）伴（68.12/68.2101/68.2302/68.2908/68.2915/68.2916/69.0902）

三、子宫内膜良性病变宫腔镜手术临床路径标准住院流程

（一）适用对象

第一诊断为子宫内膜良性病变（ICD-10：N85.0/N85.1/N85.9）主要手术为宫腔镜手术（68.12）无宫腔镜手术的禁忌证。

释义

- 本路径适用于术前可疑子宫内膜良性病变需手术确诊及治疗的患者。
- 术前检查不能鉴别子宫内膜良恶性患者，在此路径范围。
- 术前已有病理确诊为子宫内膜恶性病变的患者，排除该路径以外。

（二）诊断依据

根据《临床诊疗指南·妇产科学分册》（中华医学会编著，人民卫生出版社）。

1. 症状：异常子宫出血，或无症状查体发现，无严重合并症。

2. 体征：子宫正常或子宫增大。

3. 辅助检查：超声检查。

释义

■ 查体可有阳性体征，也可无明显阳性体征。

■ 辅助检查一般包括盆腔超声，必要时盆腔 MRI。

（三）治疗方案的选择和依据

根据《临床诊疗指南·妇产科学分册》（中华医学会编著，人民卫生出版社）。

1. 考虑子宫内膜良性病变，有宫腔镜手术指征：

（1）异常子宫出血。

（2）超声发现宫腔占位。

2. 无手术和麻醉禁忌证。

3. 术前检查齐全。

4. 征得患者和家属的同意。

释义

■ 手术包括宫腔镜检查，以及对于阳性病灶的治疗，如宫腔镜息肉电切术、宫腔粘连分离术、宫腔镜黏膜下肌瘤电切、子宫纵隔切除等。

（四）临床路径标准住院日为≤7天

释义

■ 宫腔镜术前适应证判断、术前检查及禁忌证排除应在门诊完成。

（五）进入路径标准

1. 第一诊断必须符合 ICD-10：N85.901 子宫内膜病变疾病编码。

2. 当患者同时具有其他疾病诊断时，但在住院期间不需特殊处理也不影响第一诊断的临床路径流程实施时，可以进入路径。

释义

■ 黏膜下肌瘤合并其他部位子宫肌瘤，术中需同时行腹腔镜肌瘤剔除患者，排除在路径以外。

■ 宫腔因素不孕要求单纯检查，排除该路径以外。

■ 宫腔因素不孕，合并卵巢、卵管、子宫或其他脏器恶性病变的患者，排除在路径以外。

（六）术前准备 1~3 天

必需的检查项目：

1. 血常规、血型。
2. 尿常规。
3. 生化检查（电解质、肝肾功能、血糖）。
4. 凝血功能。
5. 输血相关感染性疾病筛查（如乙型肝炎、丙型肝炎、艾滋病、梅毒）。
6. 心电图。
7. 胸部 X 线检查。
8. 超声检查。
9. 宫颈癌筛查。
10. 阴道感染相关检查。
11. 其他情况根据病情需要而定（如血清 CA125、HCG 等）。

释义

■ 包括宫腔镜手术适应证评估、术前检查、除外手术禁忌证，应在门诊完成。

■ 特殊术前准备，如必须住院进行的术前会诊等可入院于术前 1~3 天进行。

（七）预防性抗菌药物选择与使用时机

1. 按《抗菌药临床应用指导原则》（国卫办医发〔2015〕43 号）应用预防性抗菌药物。
2. 术后 48 小时内停止使用预防性抗菌药物。

（八）手术日为入院第 1~3 天

1. 麻醉方式：静脉全麻。
2. 止血药物和其他必需用药（包括阿托品、呋塞米、缩宫素、垂体后叶素等）。
3. 术后标本送病理检查：石蜡切片，免疫组化。

释义

■ 宫腔镜检查术时间选择：月经干净后 1 周为内，此时子宫内膜处于增殖早期，薄而不易出血，黏液分泌少，宫腔病变易见。对于有内膜病变持续不规则出血的患者，尽量在月经前半期，阴道出血量少时手术。

■ 绝对除外妊娠。

（九）术后住院恢复 2~4 天

根据患者恢复情况及病理结果回报情况决定。

释义

■ 术后主要注意观察阴道出血量、腹痛症状、体温、血象等一般情况，根据具体情况决定术后住院天数。

■ 病理结果可以于门诊复诊时查看。

（十）出院标准

1. 患者一般情况良好，无腹痛，阴道出血不多。
2. 体温正常，血红蛋白≥80g/L。

释义

■ 无宫腔镜手术中并发症，如感染、子宫穿孔、出血多、低钠血症等，就符合出院标准。

■ 腹腔镜术后体温血象正常、阴道出血不多，无腹痛等不适，准予出院。

（十一）变异及原因分析

1. 因患者阴道出血多，不能进行宫腔镜手术。
2. 因患者合并症，导致住院时间延长。
3. 术后出血发热、阴道出血多、血红蛋白低等情况，需要治疗和住院观察，导致住院时间延长。
4. 病理结果回报为恶性。
5. 出现手术并发症。

释义

■ 术中、术后出现严重并发症，术后观察时间较长或需要进一步诊治，导致住院时间延长、费用增加，如大出血、脏器损伤、水中毒等，退出路径。

■ 合并症控制不佳，需请相关科室会诊，进一步诊治，退出路径。

■ 住院后出现其他内、外科疾病需进一步诊治，退出路径。

■ 需要输血者，退出路径。

四、子宫内膜良性病变宫腔镜手术给药方案

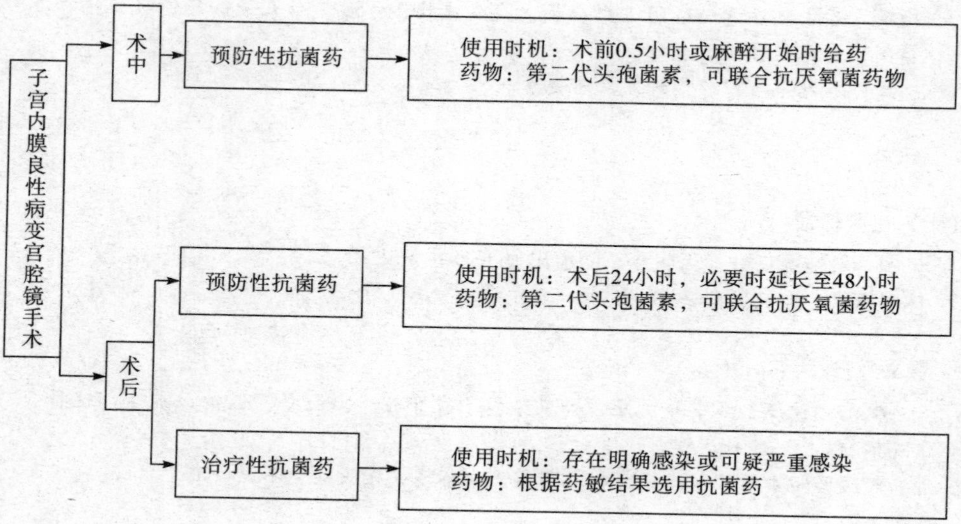

【用药选择】

1. 输卵管因素不孕手术属于Ⅱ类手术（洁污手术），预防用药从术前 0.5 小时或麻醉开始时给药，至术后 24 小时，必要时延长至 48 小时。预防性抗菌药物首选第二代头孢菌素，可与抗厌氧菌药物合用。

2. 治疗性抗菌药物的使用：术后明确有感染存在时使用，用药前送细菌培养，根据病原菌种类和药敏结果选用治疗性抗菌药物。在无法得到或者没有得到病原体培养和药敏结果前，经验性使用抗菌药时建议使用广谱抗菌药，如二代以上头孢菌素，并配合抗厌氧菌药物。疗程应根据体温、症状、血白细胞等酌情处理。

【药学提示】

注意核查抗菌药过敏史及用药前皮试结果。

【注意事项】

1. 对于术中发现有感染病灶者，注意留取组织标本进行抗菌药药敏培养，以指导术后抗菌药应用。

2. 对于经验及常规药敏指导用药无法有效控制的术前及术后感染，必要时请感染科会诊指导调整抗菌药用药方案。

五、推荐表单

（一）医师表单

子宫内膜良性病变宫腔镜手术临床路径医师表单

适用对象：第一诊断为子宫内膜良性病变（ICD-10：N85.0/N85.1/N85.9）

行宫腔镜手术（ICD-9-CM-3：68.12）

患者姓名：	**性别：　年龄：　门诊号：**	**住院号：**
住院日期：　年　月　日	**出院日期：**　年　月　日	**标准住院日：≤7天**

时间	住院第1~3天	住院第1~3天	住院第1~3天
主要诊疗工作	□ 询问病史、体格检查 □ 下达医嘱、完善各项检查 □ 完成首次病程记录 □ 完成入院记录 □ 完成初步诊断 □ 开始术前准备1~3天	□ 上级医师查房及病程记录 □ 继续术前准备	□ 上级医师查房及病程 □ 完成术前小结 □ 进行术前讨论 □ 向患者及家属交代病情及手术事项 □ 签署"手术知情同意书" □ 完成术前准备 □ 下达手术医嘱，提交手术通知单 □ 麻醉师签署麻醉知情同意书
重点医嘱	**长期医嘱：** □ 二级护理 □ 普食 **临时医嘱：** □ 阴道检查 □ 阴道上药	**长期医嘱：** □ 二级护理 □ 普食 □ 若合并内科系统疾病则给予相应治疗	**长期医嘱：** □ 二级护理 □ 普食 **临时医嘱：** □ 明日在全麻下行宫腔镜手术 □ 术前禁食、禁水
病情变异记录	□ 无　□ 有，原因： 1. 2.	□ 无　□ 有，原因： 1. 2.	□ 无　□ 有，原因： 1. 2.
医师签名			

时间	住院 1~4 日 （手术当日）	住院 2~5 日 （术后第 1~2 日）	住院 3~7 日 （术后第 3~4 日）
主要诊疗工作	□ 完成手术治疗 □ 抗菌药物预防感染 □ 24 小时内完成手术记录 □ 完成术后病程记录 □ 术后查房 □ 向患者及家属交代术中情况及术后注意事项	□ 医师查房及病程记录 □ 抗菌药物预防感染 □ 上级医师查房，明确是否出院 □ 完成有关出院相关记录 □ 向患者交代出院后注意事项	□ 医师查房及病程记录 □ 上级医师查房，明确是否出院 □ 完成有关出院相关记录 □ 向患者交代出院后注意事项
重点医嘱	**长期医嘱：** □ 一级护理 □ 普食 □ 有其他科室相关疾病继续其他科室相关治疗 **临时医嘱：** □ 预防应用抗菌药物 □ 按宫腔镜术后护理	**长期医嘱：** □ 二级护理 □ 普食 □ 有其他科室相关疾病继续其他科室相关治疗 **临时医嘱：** □ 预防应用抗菌药物 □ 出院 □ 出院日常评估 □ 出院带药	**长期医嘱：** □ 二级护理 □ 普食 □ 有其他科室相关疾病继续其他科室相关治疗 **临时医嘱：** □ 出院 □ 出院带药
病情变异记录	□ 无 □ 有，原因： 1. 2.	□ 无 □ 有，原因： 1. 2.	□ 无 □ 有，原因： 1. 2.
医师签名			

（二）护士表单

子宫内膜良性病变宫腔镜手术临床路径护士表单

适用对象：第一诊断为子宫内膜良性病变（ICD-10：N85.0/N85.1/N85.9）
行宫腔镜手术（ICD-9-CM-3：68.12）

患者姓名：	性别：　年龄：　门诊号：	住院号：
住院日期：　年　月　日	出院日期：　年　月　日	标准住院日：≤7天

时间	住院第1~3天	住院第1~4天 （手术当日）
健康宣教	□ 入院宣教 介绍主管医师、护士 介绍环境、设施 介绍住院注意事项 □ 介绍术前相关化验检查 □ 介绍术前准备的内容、目的及如何配合	□ 介绍手术大概流程 □ 告知手术后饮食、活动及探视注意事项 □ 告知手术后可能出现的情况及应对方法 □ 责任护士与患者沟通，了解并指导心理应对
护理处置	□ 核对患者，佩戴腕带 □ 引导患者至病床，协助更换病号服、整理用物 □ 测量生命体征 □ 建立入院护理病历 □ 配合医师完成相关化验检查，明确诊断 □ 遵医嘱为患者进行术前准备 药物过敏试验 术前交叉配血 阴道准备 肠道准备	□ 接、送手术，与接送人员共同完成核对 □ 术毕回病房，了解麻醉及术中情况 □ 关注手术后疼痛，在疼痛评分的基础上，进行有效干预 □ 观察阴道出血情况，保持会阴清洁 □ 根据医嘱使用抗菌药物，预防感染 □ 测量生命体征
基础护理	□ 二级护理 □ 普食/术前10小时禁食、8小时禁水 □ 晨晚间护理 □ 患者安全管理	□ 一级护理 □ 手术麻醉清醒后可进普食 □ 协助患者活动、及早排尿 □ 晨晚间护理 □ 患者安全管理
专科护理	□ 有针对性的心理护理，给予患者心理慰藉 □ 术前阴道冲洗，保证手术中阴道的清洁，防止逆行感染	□ 手术后心理护理 □ 测量体温3次/日 □ 观察阴道出血量及性状 □ 保持会阴清洁
重点医嘱	□ 详见医嘱执行单	□ 详见医嘱执行单
病情变异记录	□ 无　□ 有，原因： 1. 2.	□ 无　□ 有，原因： 1. 2.
护士签名		

时间	住院 2~5 日 （术后第 1~2 日）	住院 3~7 日 （术后第 3~4 日）
健康宣教	□ 责任护士与患者沟通，了解并指导心理应对 □ 告知手术后饮食、活动等注意事项	□ 出院宣教 复查时间 服药方法 活动休息 指导饮食 □ 指导办理出院手续
护理处置	□ 观察阴道出血情况，保持会阴清洁 □ 根据医嘱使用抗菌药物，预防感染 □ 根据医嘱进行相关化验检查 □ 监测体温	□ 办理出院手续 □ 书写出院小结
基础护理	□ 二级护理 □ 普食 □ 晨晚间护理 □ 患者安全管理	□ 二级护理 □ 普食 □ 晨晚间护理 □ 患者安全管理
专科护理	□ 手术后心理护理 □ 指导患者术后功能锻炼 □ 测量体温 3 次/日 □ 观察阴道出血量及性状 □ 保持会阴清洁	□ 手术后恢复观察 □ 心理护理
重点医嘱	□ 详见医嘱执行单	□ 详见医嘱执行单
病情变异记录	□ 无 □ 有，原因： 1. 2.	□ 无 □ 有，原因： 1. 2.
护士签名		

（三）患者表单

子宫内膜良性病变宫腔镜手术临床路径患者表单

适用对象：第一诊断为子宫内膜良性病变（ICD-10：N85.0/N85.1/N85.9）
行宫腔镜手术（ICD-9-CM-3：68.12）

患者姓名：	性别：　年龄：　门诊号：	住院号：
住院日期：　年　月　日	出院日期：　年　月　日	标准住院日：≤7 天

时间	住院第 1~3 天	住院第 1~4 天 （手术当日）
医患配合	□ 配合询问病史、收集资料，请务必详细告知既往史、用药史、过敏史 □ 如服用抗凝血药，请明确告知 □ 配合进行体格检查 □ 有任何不适请告知医师 □ 配合医院探视制度 □ 配合术前准备	□ 介绍手术大概流程 □ 告知手术后饮食、活动及探视注意事项 □ 告知手术后可能出现的情况及应对方法 □ 责任护士与患者沟通，了解并指导心理应对
护患配合	□ 配合测量体温、脉搏、呼吸、血压、体重 □ 配合完成入院护理评估（简单询问病史、过敏史、用药史） □ 接受入院宣教（环境介绍、病室规定、订餐制度、贵重物品保管等） □ 配合完成术前各项检查，以明确诊断 □ 配合完成各种术前准备工作 □ 有任何不适请告知护士 □ 注意活动安全，避免坠床或跌倒 □ 配合执行探视及陪伴	□ 术后返回病房后，协助完成核对，配合转入病床 □ 遵医嘱采取正确体位 □ 接受输液等治疗 □ 配合缓解疼痛 □ 配合监测生命体征 □ 配合完成对阴道出血的观察 □ 配合术后及早排尿 □ 配合会阴部的清洁 □ 有任何不适请告知护士 □ 接受基本生活护理 □ 注意安全，避免坠床或跌倒 □ 配合执行探视及陪伴
饮食	□ 正常普食/术前 10 小时禁食、8 小时禁水	□ 手术麻醉清醒后可进普食
排泄	□ 正常排尿便 □ 因行肠道准备，排便次数增加，且为稀软便，甚至水样便	□ 正常排尿便
活动	□ 正常适度活动，避免疲劳，注意安全	□ 卧床休息

时间	住院 2~5 日 （术后第 1~2 日）	住院 3~7 日 （术后第 3~4 日）
医患配合	□ 需要时，配合拔除导尿管 □ 需要时，配合观察阴道出血 □ 有任何不适请告知医师 □ 配合医院探视制度	□ 接受出院前指导 □ 知道复诊程序 □ 获取出院诊断书
护患配合	□ 接受输液、服药等治疗 □ 配合观察阴道出血情况 □ 配合保持外阴的清洁 □ 有任何不适请告知护士 □ 配合定时测量体温 □ 接受基本的生活护理 □ 注意活动安全，避免坠床或跌倒 □ 配合执行探视及陪伴	□ 接受出院宣教 □ 办理出院手续 □ 获取出院带药 □ 知道服药方法、作用、注意事项 □ 知道复印病历方法
饮食	□ 正常普食	□ 正常普食
排泄	□ 正常排尿便	□ 正常排尿便
活动	□ 卧床休息为主，适度活动，避免疲劳，注意安全	□ 正常适度活动

附：原表单（2016 年版）

子宫内膜良性病变宫腔镜手术临床路径表单

试用对象：第一诊断为子宫内膜良性病变（ICD-10：N85.0/N85.1/N85.9）
　　　　　行宫腔镜手术（ICD-9-CM-3：68.12）

患者姓名：	性别：　　年龄：　　门诊号：	住院号：
住院日期：　　年　月　日	出院日期：　　年　月　日	标准住院日：≤7 天

时间	住院第 1~3 天	住院第 1~3 天	住院第 1~3 天
主要诊疗工作	□ 询问病史、体格检查 □ 下达医嘱、完善各项检查 □ 完成首次病程记录 □ 完成入院记录 □ 完成初步诊断 □ 开始术前准备 1~3 天	□ 上级医师查房及病程记录 □ 继续术前准备	□ 上级医师查房及病程 □ 完成术前小结 □ 进行术前讨论 □ 向患者及家属交代病情及手术事项 □ 签署“手术知情同意书” □ 完成术前准备 □ 下达手术医嘱，提交手术通知单 □ 麻醉师签署麻醉知情同意书
重点医嘱	**长期医嘱：** □ 二级护理 □ 普食 **临时医嘱：** □ 阴道检查 □ 阴道上药	**长期医嘱：** □ 二级护理 □ 普食 □ 若合并内科系统疾病则给予相应治疗	**长期医嘱：** □ 二级护理 □ 普食 **临时医嘱：** □ 明日在全麻下行宫腔镜手术 □ 术前禁食、禁水
主要护理工作	□ 按入院流程做入院介绍 □ 入院评估 □ 进行入院宣教	□ 指导患者到相关进行检查并讲明各种检查的注意事项。	□ 介绍术前阴道准备内容、目的 □ 术前健康宣教 □ 提醒患者术前 6~12 小时禁食、禁水 □ 保持夜间病房安静，必要时患者口服镇静药入睡
病情变异记录	□ 无　□ 有，原因： 1. 2.	□ 无　□ 有，原因： 1. 2.	□ 无　□ 有，原因： 1. 2.
护士签名	白班　夜班　大夜班	白班　夜班　大夜班	白班　夜班　大夜班
医师签名			

时间	住院1~4日 （手术当日）			住院2~5日 （术后第1~2日）			住院3~7日 （术后第3~4日）		
主要诊疗工作	□ 完成手术治疗 □ 抗菌药物预防感染 □ 24小时内完成手术记录 □ 完成术后病程记录 □ 术后查房 □ 向患者及家属交代术中情况及术后注意事项			□ 医师查房及病程记录 □ 抗菌药物预防感染 □ 上级医师查房，明确是否出院 □ 完成有关出院相关记录 □ 向患者交代出院后注意事项			□ 医师查房及病程记录 □ 上级医师查房，明确是否出院 □ 完成有关出院相关记录 □ 向患者交代出院后注意事项		
重点医嘱	**长期医嘱：** □ 一级护理 □ 普食 □ 有其他科室相关疾病继续其他科室相关治疗 **临时医嘱：** □ 预防应用抗菌药物 □ 按宫腔镜术后护理			**长期医嘱：** □ 二级护理 □ 普食 □ 有其他科室相关疾病继续其他科室相关治疗 **临时医嘱：** □ 预防应用抗菌药物 □ 出院 □ 出院日常评估 □ 出院带药			**长期医嘱：** □ 二级护理 □ 普食 □ 有其他科室相关疾病继续其他科室相关治疗 **临时医嘱：** □ 出院 □ 出院带药		
主要护理工作	□ 嘱患者术前6~12小时禁食、禁水 □ 协助患者做好术前准备 □ 术毕回病房，交接患者，了解麻醉及术中情况 □ 按医嘱进行治疗 □ 随时观察患者病情变化 □ 术后心理与生活护理 □ 晨晚间护理、夜间巡视			□ 晨晚间护理、夜间巡视 □ 术后健康教育 □ 协助办理出院手续			□ 术后健康教育 □ 协助办理出院手续		
病情变异记录	□ 无 □ 有，原因： 1. 2.			□ 无 □ 有，原因： 1. 2.			□ 无 □ 有，原因： 1. 2.		
护士签名	白班	夜班	大夜班	白班	夜班	大夜班	白班	夜班	大夜班
医师签名									

第二十三章

重度子宫内膜异位症临床路径释义

一、重度子宫内膜异位症编码

1. 卫计委原编码：

疾病名称与编码：子宫内膜异位症（ICD-10：N80.001）

手术操作名称及编码：行卵巢肿瘤剥除术或盆腔病灶切除术或输卵管卵巢切除术或全子宫切除术和盆腔粘连松解术（ICD-9-CM-3：65.22/65.24/65.25/65.29/65.4/65.6/68.3/68.4/68.5/54.59/54.4）

2. 修改编码：

疾病名称与编码：子宫内膜异位症（ICD-10：N80）

手术操作名称及编码：卵巢手术（ICD-9-CM-3：65.2-65.6/65.8）

子宫手术（ICD-9-CM-3：68.3-68.7）

盆腔粘连松解术（ICD-9-CM-3：54.5）

二、临床路径检索方法

N80 除外 N80.6 伴（65.2-65.6/65.8/68.3-68.7/54.5）

三、重度子宫内膜异位症临床路径标准住院流程

（一）适用对象

第一诊断符合下列 3 项其中 2 项：

1. 第一诊断为子宫内膜异位症（ICD-10：N80.001）。
2. 术中根据美国生育学业会（AFS）制订的评分标准，诊断Ⅲ期以上子宫内膜异位症。
3. 深部浸润型子宫内膜异位症（DIE）。

行卵巢肿瘤剥除术或盆腔病灶切除术或输卵管卵巢切除术或全子宫切除术和盆腔粘连松解术（ICD-9-CM-3：65.22/65.24/65.25/65.29/65.4/65.6/68.3/68.4/68.5/54.59/54.4）。

释义

■ 本路径适用对象为第一诊断是子宫内膜异位症。分期按照美国生殖医学学会（American Society for Reproductive Medicine，ASRM）1996 年第 3 次修订的美国生育学会修订的内异症分期标准（r-AFS）进行 ASRM 分期的Ⅲ期、Ⅳ期患者以及深部浸润型子宫内膜异位症患者。ASRM 分期主要根据腹膜、卵巢病变的大小及深浅，卵巢、输卵管粘连的范围及程度，以及直肠子宫陷凹封闭的程度进行评分；共分为 4 期：Ⅰ期（微小病变）：1～5 分；Ⅱ期（轻度）：6～15 分；Ⅲ期（中度）：16～40 分；Ⅳ期（重度）：>40 分。

■ 深部浸润型子宫内膜异位症定义为：深部浸润型子宫内膜异位症（deep infiltrating endometriosis，DIE）指病灶浸润深度≥5mm，包括位于宫骶韧带、直肠子宫陷凹、阴道穹隆、阴道直肠隔、直肠或者结肠壁的内异症病灶，也可以侵犯至膀胱壁

和输尿管。

■ 并将经腹腔镜或经阴道或经腹子宫全/次全切除术作为首要治疗手段者。

（二）诊断依据

根据《临床诊疗指南·妇产科学分册》（中华医学会编著，人民卫生出版社，2007年）或根据全国高等学校五年制本科临床医学专业卫生部规划教材《妇产科学》（第8版，人民卫生出版社，2013年）诊断。

1. 症状：痛经、慢性盆腔痛、不孕、月经异常等。
2. 妇科检查：附件区包块、宫骶韧带有触痛性结节，活动度差。
3. 辅助检查：盆腔B超、阴道B超，盆腔CT或MRI、血CA125等提示。
4. 确诊依据：组织病理学。

释义

■ 内异症的临床症状具有多样性：最典型的临床症状是盆腔疼痛和不孕，70%~80%的患者有不同程度的盆腔疼痛，包括痛经、慢性盆腔痛（CPP）、性交痛、肛门坠痛等。痛经常是继发性，进行性加重。40%~50%的患者合并不孕。临床表现中也可有月经异常。

■ 侵犯特殊器官的重度内异症常伴有其他症状：肠道内异症常有消化道症状如便频、便秘、便血、排便痛或肠痉挛，严重时可出现肠梗阻。膀胱内异症常出现尿频、尿急、尿痛甚至血尿。输尿管内异症常发病隐匿，多以输尿管扩张或肾积水就诊，甚至出现肾萎缩、肾功能丧失。如果双侧输尿管及肾受累，可有高血压症状。

■ 妇科检查典型的体征是宫骶韧带痛性结节以及附件粘连包块。

■ 超声检查对卵巢子宫内膜异位囊肿的诊断的准确性超过90%。典型的卵巢子宫内膜异位囊肿的超声影像为无回声区内有密集光点；经阴道或直肠超声、CT及MRI检查对浸润直肠或阴道直肠隔的深部病变的诊断和评估有意义。

■ 血清CA125水平检测：CA125水平检测对早期内异症的诊断意义不大。CA125水平升高更多见于重度内异症、盆腔有明显炎症反应、合并子宫内膜异位囊肿破裂或子宫腺肌病者。

■ 重度子宫内膜异位症的术前诊断依据患者的病史、临床症状、妇科检查及影像学检查。病理检查作为术后诊断的依据。

（三）治疗方案的选择

1. 手术目的：减灭和去除病灶，减轻和控制疼痛，治疗和促进生育，预防和减少复发。
2. 手术方式：可选择开腹或腹腔镜。

（1）卵巢囊肿剔除术。
（2）盆腔子宫内膜异位病灶切除术。
（3）全子宫切除术或+双侧输卵管切除术。
（4）全子宫+双侧附件切除术。
（5）上述术式+粘连分离术。

3. 手术途径：经腹、经腹腔镜。

（四）进入路径标准

1. 第一诊断符合适应对象标准的子宫内膜异位症。
2. 符合手术适应证，无手术禁忌证。
3. 当患者同时具有其他疾病诊断，但在住院期间不需要特殊处理也不影响第一诊断的临床路径流程实施时，可以进入路径。

释义

■ 进入本路径的患者第一诊断为子宫内膜异位症，按照 ARSM 分期为Ⅲ期或Ⅳ的患者，以及深部浸润型子宫内膜异位症的患者，且经腹腔镜或经腹卵巢囊肿剔除、内异灶切除、全子宫切除+双侧卵管切除术、全子宫双附件切除术作为治疗手段。

■ 同时合并宫颈上皮内瘤变等住院期间不需特殊处理、不影响第一诊断、不影响术后恢复的妇科疾病时，可以进入路径。

■ 入院后检查发现以往未发现的疾病或既往有基础病（如高血压、冠状动脉粥样硬化性心脏病、糖尿病、肝肾功能不全等），经系统评估后对治疗无特殊影响，仅需要药物维持治疗者，可进入路径。但可能会增加医疗费用，延长住院时间。

（五）术前准备（术前评估）

术前准备（术前评估）：住院第 2~4 天。

1. 所必需的检查项目：

（1）血常规、尿常规、便常规。

（2）肝功能、肾功能、血生化、血糖、血型、凝血功能。

（3）感染性疾病筛查（乙型肝炎、丙型肝炎、艾滋病、梅毒等）。

（4）宫颈细胞学筛查。

（5）盆腔超声、心电图、胸部 X 线片。

2. 根据病情需要选择的检查项目：血清肿瘤标志物，心脏彩超、腹部超声，盆腔 CT 或 MRI 检查，肠镜、肠道造影、泌尿系 B 超或造影，膀胱镜、肾脏功能评估以及心、肺功能测定等。

释义

■ 血、尿、便常规是最基本的三大常规检查，每个进入路径的患者均需完成，术前发现贫血应予纠正；肝肾功能、电解质、血糖、凝血功能、心电图、X 线胸片主要是评估有无基础病及手术禁忌；血型、Rh 因子、感染性疾病筛查主要是用于输血前准备。

■ 盆腔超声用于评估卵巢囊肿的大小、有无内生乳头等，同时可排查有无子宫及附件的合并疾病。

■ 所有拟行子宫全切除术的患者，均应在术前一年内接受宫颈防癌筛查，主要包括液基细胞学检查，条件允许时可行宫颈 HPV 病毒学检查。以排查有无未发现的宫颈癌及宫颈癌前病变。

■ 年龄较大及伴有心肺基础疾病者应在术前进行心肺功能检测，评估手术风险，必要时给予干预，保证围术期安全。

■ 术前需要患者充分的理解、认知和知情同意手术的风险、手术损伤特别是泌尿系统以及肠道损伤的可能性。对 DIE 患者，应做好充分的肠道准备。

■ 阴道直肠隔内异症患者，术前应行影像学检查，必要时行肠镜检查及活检以除外肠道本身的病变。有明显宫旁深部浸润病灶者，术前要常规检查输尿管、肾是否有积水，如果有输尿管肾盂积水，要明确积水的部位及程度以及肾功能情况。

■ 建议术前用 GnRH-a 预处理 3 个月。

■ 必要时泌尿外科及普通外科协助。

（六）预防性抗菌药物选择与使用时机

抗菌药物使用：按照《抗菌药物临床应用指导原则》（卫医发〔2004〕285 号）执行，并根据患者的病情决定抗菌药物的选择与使用时间。

释义

■ 腹腔镜有举宫操作的或经腹腔镜或经腹子宫全切除术属于清洁-污染手术（Ⅱ类切口），手术野包括阴道等存在大量人体寄殖菌群的部位，可能污染手术野引致感染，需要预防性应用抗菌药物。

■ 预防性抗菌药物的使用：预防用药从术前 0.5 小时或麻醉开始时给药，至术后 24 小时，必要时延长至 48 小时。预防性抗菌药物首选第二代头孢菌素，可与抗厌氧菌药物合用。

■ 治疗性抗菌药物的使用：术前卵巢囊肿合并感染者，应在术中取脓液拭子送细菌培养，根据病原菌种类和药敏结果选用治疗性抗菌药物。在无法得到或者没有得到病原体培养和药敏结果前，经验性使用抗菌药时建议使用广谱抗菌药，如二代以上头孢菌素，并配合抗厌氧菌药物。疗程应根据体温、症状、血白细胞等酌情处理。

（七）手术日

手术日：住院第 2~5 天。

1. 麻醉方式：全麻或腰硬联合麻醉。
2. 术中用药：麻醉常规用药、止血药物和其他必需用药。
3. 输血：视术中情况而定。
4. 病理：术后石蜡切片，必要时术中冷冻切片。

释义

■ 经腹腔镜或经腹手术术前请麻醉科医师会诊，根据患者具体情况，选择腰麻或硬膜外麻醉或联合或全身麻醉。

■ 术中除麻醉药、常规补液外，高血压患者酌情给予降压药，术中出血较多者可酌情给予止血药物。

■ 术中不常规输血，在出血量较大，为保证术中循环稳定和术后恢复的情况下可根据出血量及术中血红蛋白决定输血的量，提倡成分输血。

■ 术中必要时可送快速冷冻，如囊肿有内生乳头时，术中切除的所有标本术后常规进行石蜡切片组织病理学检查以明确诊断。

■ 可根据术中情况经腹或经阴道留置引流管。

（八）术后恢复

术后恢复：住院第9~14天。

1. 必须复查的检查项目：血常规、尿常规等。
2. 术后用药：根据情况予镇痛、止吐、补液、维持水电解质平衡治疗以及其他支持治疗等。
3. 抗菌药物使用：按照《抗菌药物临床应用指导原则（2015年版）》（国卫办医发〔2015〕43号）执行，并根据患者的病情决定抗菌药物的选择与使用时间。

释义

■ 术后必须复查的检查项目应在术后3日内完成，以了解患者术后身体状况，及时发现贫血、感染等常见的异常情况以便对症处理；有异常发现者治疗后应予复查。除必需的检查项目外，可根据病情需要增加，如怀疑肺栓塞需检查血气分析、出凝血功能等；怀疑肠梗阻应行下腹X线检查等。

■ 术后应常规观察患者生命体征、出入量及各脏器功能恢复情况，以确定对症治疗手段与出院时间；尤其应关注伤口愈合、肠道功能恢复、预防血栓栓塞等方面，鼓励患者尽早活动，减少卧床输液治疗；引流管的拔除时间根据术中情况和术后引流量决定。

■ 术后恢复正常无感染证据，应及时停用预防性抗菌药物。

（九）出院标准

1. 患者一般情况良好，体温正常，完成复查项目。
2. 伤口愈合好。
3. 没有需要住院处理的并发症和（或）合并症。

释义

■ 出院标准以患者无不适症状、无异常体征和血液生化复查结果正常为评判标准。患者出院前应达到生命体征平稳，无发热，无严重贫血和电解质异常，已排气、排便，肠道功能恢复等标准。

■ 伤口对合良好，无红肿、渗出，无脂肪液化或感染征象可出院。

■ 术后恢复正常无并发症，或出现并发症但无需住院治疗可出院（如尿潴留，除留置导尿管无其他治疗）。

（十）标准住院日

标准住院日为≤14天。

释义

■ 住院治疗包括术前检查和准备、手术治疗、术后恢复3部分，总住院时间不超过14天符合本路径要求。

（十一）变异及原因分析

1. 因实验室检查异常需要复查，导致术前住院时间延长。
2. 有影响手术的合并症，需要进行相关的诊断和治疗。需要进行相关的诊断和治疗，或者病情复杂需要其他科室会诊协助治疗。
3. 因手术并发症需要进一步治疗。

释义

■ 变异是指医疗不能按照预定的路径进行或不能达到预期的医疗目标。

■ 微小变异：由于某种原因，表单中的检查或操作提前或延后进行，但不影响总体治疗进程和康复，或者整体住院日有小的出入，不影响纳入路径。

■ 重大变异：是指入选临床路径的患者未能按路径流程完成医疗行为或未达到预期的医疗质量控制目标，需要终止执行路径；或者是因严重合并症或并发症导致治疗时间延长、治疗费用增加而无法按照规定完成路径。主管医师可决定退出临床路径，并需在表单中明确说明变异原因，包括以下情况：

（1）术前检查发现严重合并症，如血栓栓塞性疾病需抗凝、放置下腔静脉滤网；严重感染需要抗感染、无法控制的活跃出血需要介入治疗止血；合并未控制的高血压、糖尿病等需要时间治疗而影响住院时间和产生额外治疗费用等。对这些患者，主管医师均应进行变异原因的分析，并在临床路径的表单中予以说明。

（2）术中发现术前检查未能发现的病变，导致无法按照术前计划实施经腹腔镜或经阴道或经腹子宫全/次全切除术；例如，术中剖视发现卵巢囊肿有内生乳头、术中冷冻病理提示卵巢恶性肿瘤，需改变手术范围的情况等。

（3）术后组织病理学检查发现并非重度子宫内膜异位症，而是卵巢恶性肿瘤疾病，需要再次手术或放化疗等辅助治疗，影响患者住院时间及治疗费用者。

（4）术中、术后出现严重并发症需进行相应诊断和治疗，导致住院时间明显延长和费用显著增加者，如肠梗阻需要手术治疗和肠道外营养支持；术中术后因严重出血、感染、肺栓塞等需转重症监护病房治疗；术中术后发生肠道损伤、肠瘘、输尿管瘘等并发症需要治疗等。

（5）因患者主观原因：如放弃手术改为药物治疗或随诊观察，导致本路径无法施行，也需医师在表单中予以说明。

四、重度子宫内膜异位症临床路径给药方案

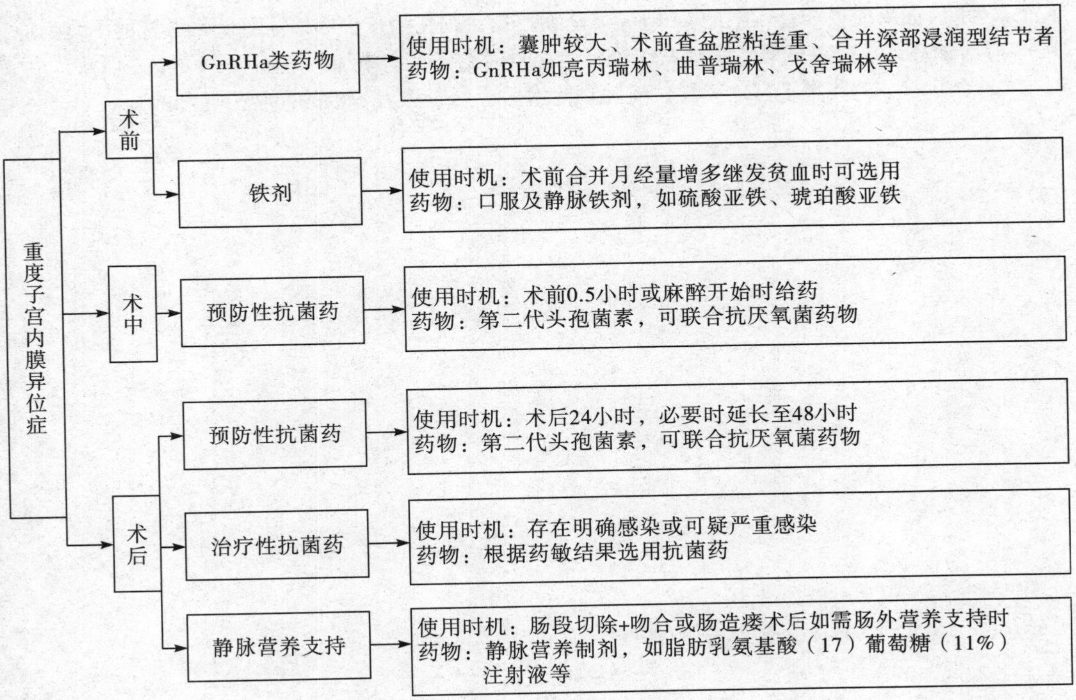

【用药选择】

1. 若术前深部浸润型结节较大、与肠道或输尿管关系密切、盆腔粘连重，为减少术中出血、降低手术副损伤的风险术前可考虑使用 GnRHa 类药物。

2. 经腹或经腹腔镜的深部浸润型结节切除或附件切除或全子宫切除，手术往往困难，术中需要举宫，因此基本不属于Ⅰ类清洁手术。术式中如果包括子宫的次/全切除，肠道手术等操作则属于Ⅱ类手术（洁污手术），预防用药从术前 0.5 小时或麻醉开始时给药，至术后 24 小时，必要时延长至 48 小时。预防性抗菌药物首选第二代头孢菌素，可与抗厌氧菌药物合用。

3. 治疗性抗菌药物的使用：术后明确有感染存在时使用，用药前送细菌培养，根据病原菌种类和药敏结果选用治疗性抗菌药物。在无法得到或者没有得到病原体培养和药敏结果前，经验性使用抗菌药时建议使用广谱抗菌药，如二代以上头孢菌素，并配合抗厌氧菌药物。疗程应根据体温、症状、血白细胞等酌情处理。

4. 若术中行病灶肠段切除或吻合或肠造瘘，术后根据术中情况给予肠外静脉营养支持，逐渐过渡恢复饮食。肠外营养支持期间应注意水、电解质的平衡。

【药学提示】

1. GnRHa 类药物应在月经周期的第 1~5 天开始应用。一次 1 支，每 4 周注射 1 次，第一次注射后 10 余天可因为“点火效应”出现阴道出血。以后的不良反应主要是低雌激素血症造成的潮热出汗，烦躁，骨质丢失。

2. 口服铁剂可致胃肠道不良反应，如恶心、呕吐、上腹疼痛、便秘，并可减少肠蠕动，引起便秘、黑便。宜在饭后或饭时服用，以减轻胃部刺激，与维生素 C 同服可提高口服铁剂的

吸收效率。

【注意事项】

1. 术后如果需要3针以上的GnRHa类药物治疗，则在治疗中应该注意低雌激素的不良反应，应给予补钙、改善低雌激素症状等治疗，必要时给予反向添加。
2. 合并不孕的卵巢子宫内膜异位囊肿剔除术后应给予患者积极的助孕指导和治疗。

五、推荐表单

（一）医师表单

重度子宫内膜异位症临床路径医师表单

适用对象：第一诊断为子宫内膜异位症（ICD-10：N80.001）
行卵巢肿瘤剥除术或盆腔病灶切除术或输卵管卵巢切除术或全子宫切除术和盆腔粘连松解术（ICD-9-CM-3：65.22/65.24/65.25/65.29/65.4/65.6/68.3/68.4/68.5/54.59/54.4）

患者姓名：	性别：　　年龄：　　门诊号：	住院号：
住院日期：　　年　月　日	**出院日期：**　　年　月　日	**标准住院日：≤14天**

时间	住院第1~3天	住院第1~3天	住院第1~3天
主要诊疗工作	□ 询问病史、体格检查 □ 下达医嘱、开出各项检查单 □ 完成首次病程记录 □ 完成入院记录 □ 完成初步诊断 □ 开始术前准备	□ 实施各项实验室检查和影像学检查 □ 上级医师查房及病程记录 □ 继续术前准备	□ 三级医师查房 □ 进行术前讨论 □ 向家属交代病情和有关手术事项 □ 签署"手术知情同意书" □ 签署"输血知情同意书" □ 完成术前准备 □ 下达手术医嘱，并提交手术通知单 □ 麻醉医师查看患者，签署"麻醉知情同意书" □ 完成术前小结、术前讨论
重点医嘱	**长期医嘱：** □ 妇科护理常规 □ 二级护理 □ 普食 □ 阴道冲洗（必要时） **临时医嘱：** □ 妇科检查 □ 静脉采血 □ 血常规+血型 □ 尿常规 □ 凝血功能 □ 生化检查 □ 感染性疾病筛查 □ 心电图 □ 胸部X光片 □ 超声检查（盆腔，必要时泌尿系超声检查） □ 必要时肠镜、膀胱镜检查 □ 必要时术前双侧输尿管导管置入	**长期医嘱：** □ 妇科护理常规 □ 二级护理 □ 普食 □ 阴道冲洗（必要时）	**术前医嘱：** □ 明日在腰麻或硬膜外麻醉或联合或全身麻醉下行经腹腔镜或经阴道或经腹子宫全/次全切除术 □ 术前禁食、禁水 □ 术区备皮 □ 静脉取血 □ 备血 □ 抗菌药物 □ 肠道准备 □ 留置尿管（必要时） □ 阴道准备

续　表

时间	住院第 1~3 天	住院第 1~3 天	住院第 1~3 天
病情变异记录	□无　□有，原因： 1. 2.	□无　□有，原因： 1. 2.	□无　□有，原因： 1. 2.
医师签名			

时间	住院第 2~4 日 （手术当日）	住院第 3~5 日 （术后第 1 日）	住院第 4~6 日 （术后第 2 日）
主要诊疗工作	□ 完成手术治疗 □ 24 小时内完成手术记录 □ 完成术后病程记录 □ 术后查房 □ 向患者家属交代术后注意事项	□ 医师查房及病程记录 □ 必要时复查血、尿常规及电解质 □ 抗菌药物治疗、预防感染 □ 必要时切口换药	□ 医师查房及病程记录 □ 抗菌药物治疗、预防感染 □ 必要时切口换药
重点医嘱	**长期医嘱：** □ 妇科术后护理常规 □ 一级护理 □ 禁食、禁水 □ 保留导尿、会阴擦洗 □ 保留引流管、记引流量（必要时） □ 抗菌药物 **临时医嘱：** □ 记录 24 小时出入量 □ 生命体征监测，必要时心电监护 □ 补液 □ 止血药物（必要时）	**长期医嘱：** □ 妇科术后护理常规 □ 二级护理 □ 术后饮食 □ 保留导尿、会阴擦洗 □ 抗菌药物 □ 补液 **临时医嘱：** □ 血、尿常规检查（术后 1~3 天内完成） □ 查电解质、凝血功能（必要时） □ 拔除尿管（必要时） □ 止血药物（必要时） □ 必要时静脉营养支持	**长期医嘱：** □ 妇科术后护理常规 □ 二级护理 □ 术后饮食 □ 保留导尿、会阴擦洗 □ 抗菌药物 **临时医嘱：** □ 拔除尿管 □ 切口换药（必要时） □ 必要时静脉营养支持 □ 逐步过渡至正常饮食
病情变异记录	□ 无　□ 有，原因： 1. 2.	□ 无　□ 有，原因： 1. 2.	□ 无　□ 有，原因： 1. 2.
医师签名			

时间	住院第5~7日 （术后第3日）	住院第9~14日 （术后10日）
主要诊疗工作	□ 医师查房 □ 停预防性静脉抗菌药物，必要时口服抗菌药物 □ 必要时切口换药	□ 检查切口愈合情况与拆线 □ 确定患者出院日期 □ 向患者交代出院注意事项及复查日期 □ 通知出院处 □ 开具出院诊断书 □ 完成出院记录
重点医嘱	**长期医嘱：** □ 妇科术后护理常规 □ 二级护理 □ 普食 □ 必要时抗菌药物治疗	**临时医嘱：** □ 通知出院
病情变异记录	□ 无 □ 有，原因： 1. 2.	□ 无 □ 有，原因： 1. 2.
医师签名		

（二）护士表单

重度子宫内膜异位症临床路径护士表单

适用对象：第一诊断为子宫内膜异位症（ICD-10：N80.001）

行卵巢肿瘤剥除术或盆腔病灶切除术或输卵管卵巢切除术或全子宫切除术和盆腔粘连松解术（ICD-9-CM-3：65.22/65.24/65.25/65.29/65.4/65.6/68.3/68.4/68.5/54.59/54.4）

患者姓名：	**性别：　　年龄：　　门诊号：**	**住院号：**
住院日期：　　年　月　日	**出院日期：**　　年　月　日	**标准住院日：≤14 天**

时间	住院第 1~3 天	住院第 1~3 天	住院第 1~3 天
健康宣教	□ 入院宣教 □ 介绍主管医师、护士 □ 介绍环境、设施 □ 介绍住院注意事项 □ 宣教术前准备注意事项	□ 介绍术前准备内容、目的和麻醉方式	□ 介绍术前准备内容、目的和麻醉方式 □ 指导患者正确排痰方法及床上排便法
护理处理	□ 核对患者，佩戴腕带 □ 建立入院护理病历 □ 卫生处置：剪指（趾）甲、会阴部清洁，必要时备皮，沐浴更换病号服 □ 测量生命体征	□ 测量生命体征	□ 测量生命体征
基础护理	□ 二级护理 □ 普食 □ 晨晚间护理 □ 患者安全管理	□ 二级护理 □ 普食 □ 晨晚间护理 □ 患者安全管理	□ 二级护理 □ 普食 □ 晨晚间护理 □ 患者安全管理 □ 保持夜间病房安静，患者口服镇静药入睡
专科护理	□ 讲解阴道准备的目的及方法 □ 术前阴道准备	□ 静脉抽血 □ 指导患者到相关科室进行检查并讲明各种检查的目的	□ 晚餐少量进食后禁食、禁水 □ 肠道准备 □ 提醒患者术晨禁食、禁水
重点医嘱	□ 详见医嘱执行单	□ 详见医嘱执行单	□ 详见医嘱执行单
病情变异记录	□ 无　□ 有，原因： 1. 2.	□ 无　□ 有，原因： 1. 2.	□ 无　□ 有，原因： 1. 2.
护士签名			

时间	住院第 2~4 日 （手术当日）	住院第 3~5 日 （术后第 1 日）	住院第 4~6 日 （术后第 2 日）
健康宣教	□ 术后健康教育 □ 术后饮食指导	□ 术后健康教育 □ 术后饮食指导	□ 术后健康教育 □ 术后饮食指导 □ 给患者讲解各项治疗及护理措施
护理处理	□ 测量生命体征	□ 测量生命体征	□ 测量生命体征
基础护理	□ 二级护理 □ 嘱患者术晨禁食、禁水 □ 晨晚间护理 □ 患者安全管理	□ 二级护理 □ 半流食 □ 晨晚间护理 □ 患者安全管理	□ 二级护理 □ 半流食 □ 晨晚间护理 □ 患者安全管理 □ 保持夜间病房安静，患者口服镇静药入睡
专科护理	□ 协助患者做好术前准备 □ 术毕回病房，交接患者，了解麻醉及术中情况 □ 按医嘱进行治疗 □ 随时观察患者情况 □ 术后 6 小时翻身 □ 手术后心理与生活护理	□ 保持尿管通畅，观察尿色、尿量并记录 □ 会阴擦洗保持外阴清洁 □ 取半卧位并告知患者半卧位的好处 □ 指导并协助患者按时床上翻身及下肢的屈膝运动，鼓励下地活动	□ 拔除尿管并协助患者排小便 □ 叩背及术后呼吸锻炼 □ 了解患者术后心理状态并给予正确的指导
重点医嘱	□ 详见医嘱执行单	□ 详见医嘱执行单	□ 详见医嘱执行单
病情变异记录	□ 无 □ 有，原因： 1. 2.	□ 无 □ 有，原因： 1. 2.	□ 无 □ 有，原因： 1. 2.
护士签名			

时间	住院第5~7日 （术后第3日）	住院第9~14日 （术后10日）
健康宣教	□ 术后健康教育 □ 术后饮食指导	□ 术后健康教育 □ 术后饮食指导
护理处理	□ 测量生命体征	□ 测量生命体征
基础护理	□ 二级护理 □ 普食 □ 晨晚间护理 □ 患者安全管理	□ 二级护理 □ 普食 □ 晨晚间护理 □ 患者安全管理
专科护理	□ 给患者讲解各项治疗及护理措施 □ 晨晚间护理、夜间巡视	□ 协助患者办理出院手续
重点医嘱	□ 详见医嘱执行单	□ 详见医嘱执行单
病情变异记录	□ 无 □ 有，原因： 1. 2.	□ 无 □ 有，原因： 1. 2.
护士签名		

（三）患者表单

重度子宫内膜异位症临床路径患者表单

适用对象：第一诊断为子宫内膜异位症（ICD-10：N80.001）

行卵巢肿瘤剥除术或盆腔病灶切除术或输卵管卵巢切除术或全子宫切除术和盆腔粘连松解术（ICD-9-CM-3：65.22/65.24/65.25/65.29/65.4/65.6/68.3/68.4/68.5/54.59/54.4）

患者姓名：	性别：　年龄：　门诊号：	住院号：
住院日期：　年　月　日	**出院日期：**　年　月　日	**标准住院日：≤14天**

时间	住院第1~3天	手术及术后	出院
医患配合	□配合询问病史、收集资料，请务必详细告知既往史、用药史、过敏史 □如服用抗凝血药，请明确告知 □配合进行体格检查 □有任何不适请告知医师 □配合医院探视制度 □配合术前准备及检查	□配合伤口观察 □需要时，配合拔除导尿管 □需要时，配合伤口拆线	□接受出院前指导 □知道复诊程序 □获取出院诊断书
护患配合	□配合测量体温、脉搏、呼吸、血压，体重1次 □配合完成入院护理评估（简单询问病史、过敏史、用药史） □接受入院宣教（环境介绍、病室规定、订餐制度、贵重物品保管等） □有任何不适请告知护士 □接受会阴备皮 □接受肠道准备	□接受术后健康宣教 □配合术后护理及术后恢复 □遵医嘱采取合理的活动 □有任何不适请告知护士 □配合定时测量生命体征、每日询问排便 □接受输液、服药等治疗 □接受进食、进水、排便等生活护理 □注意活动安全，避免坠床或跌倒 □配合执行探视及陪伴	□接受出院宣教 □办理出院手续 □获取出院带药 □知道服药方法、作用、注意事项 □知道护理伤口方法 □知道复印病历方法
饮食	□正常普食	□半流食	□正常普食
排泄	□正常排尿便	□导尿管过渡为正常排尿便 □避免便秘及尿潴留	□正常排尿便 □避免便秘
活动	□正常活动	□正常适度活动，避免疲劳	□正常适度活动，避免疲劳

附：原表单（2016 年版）

重度子宫内膜异位症临床路径表单

适用对象：第一诊断为子宫内膜异位症（ICD-10：N80.001）

行卵巢肿瘤剥除术或盆腔病灶切除术或输卵管卵巢切除术或全子宫切除术和盆腔粘连松解术（ICD-9-CM-3：65.22/65.24/65.25/65.29/65.4/65.6/68.3/68.4/68.5/54.59/54.4）

患者姓名：	性别：　年龄：　门诊号：	住院号：
住院日期：　年　月　日	**出院日期：**　年　月　日	**标准住院日：≤14 天**

时间	住院第 1 天	住院第 2~4 天	住院第 3~5 天（手术日）
主要诊疗工作	□ 询问病史及体格检查 □ 完成病历书写 □ 开检查单 □ 上级医师查房与术前评估 □ 初步确定手术方式和日期	□ 上级医师查房 □ 完成术前准备与术前评估 □ 术前讨论，确定手术方案 □ 完成必要的相关科室会诊 □ 完成术前小结、上级医师查房记录等病历书写 □ 向患者及家属交代病情、围术期注意事项 □ 签署手术知情同意书、自费用品协议书、输血同意书	□ 手术 □ 手术标本常规送石蜡组织病理学检查 □ 术者完成手术记录 □ 完成术后病程记录 □ 术中更改手术方式者，签署并请交代及更改手术同意书 □ 向患者及家属交代病情、术中情况及术后注意事项
重点医嘱	**长期医嘱：** □ 妇科二级护理常规 □ 普通饮食 □ 患者既往基础用药 **临时医嘱：** □ 血常规、尿常规、便常规、肝功能、肾功能、血生化、血糖、凝血功能、血型、感染性疾病筛查 □ 宫颈细胞学筛查 T □ 盆腔超声、胸部 X 线片、心电图 □ 必要时行血清肿瘤标志物，心脏彩超、腹部超声，盆腔 CT 或 MRI，肠道造影、泌尿系 B 超或造影，肠镜、膀胱镜、肾脏功能评估以及心、肺功能测定等	**长期医嘱：** □ 妇科二级护理常规 □ 普通饮食 □ 患者既往基础用药 **临时医嘱：** □ 术前医嘱：常规准备明日在全麻或腰硬联合麻醉下经腹腔镜或开腹行探查术 □ 手术野皮肤准备 □ 备血 □ 术前禁食、禁水 □ 阴道准备 □ 肠道准备 □ 抗菌药 □ 导尿包 □ 必要时术前输尿管插管 □ 其他特殊医嘱	**长期医嘱：** □ 禁食、禁水 □ 一级护理 □ 引流（酌情处理） □ 留置尿管 □ 留置引流管 □ 会阴冲洗 □ 抗菌药 **临时医嘱：** □ 今日在全身麻醉或腰硬联合麻醉下经腹腔镜或经开腹行探查术 □ 心电监护、吸氧（必要时） □ 补液、维持水电解质平衡 □ 酌情使用止吐、镇痛药物 □ 其他特殊医嘱
主要护理工作	□ 入院宣教 □ 介绍病房环境、设施和设备 □ 入院护理评估	□ 宣教、备皮等术前准备 □ 通知患者晚 22 时后禁食、禁水	□ 观察患者病情变化 □ 术后心理与生活护理

续 表

时间	住院第 1 天	住院第 2~4 天	住院第 3~5 天（手术日）
病情变异记录	□无 □有，原因： 1. 2.	□无 □有，原因： 1. 2.	□无 □有，原因： 1. 2.
护士签名			
医师签名			

时间	住院第 3~6 天 （术后第 1 日）	住院第 5~9 天 （术后第 2~4 日）	住院第 10~14 天 （出院日）
主要诊疗工作	□ 上级医师查房 □ 观察病情变化 □ 完成常规病历书写 □ 注意引流量 □ 注意观察生命体征等 □ 可拔除导尿管	□ 上级医师查房 □ 完成常规病历书写 □ 根据引流情况明确是否拔除引流管 □ 拔除导尿管	□ 上级医师查房，进行手术及伤口评估，明确是否出院 □ 完成出院记录、病案首页、出院证明书等 □ 向患者交代出院后的注意事项 □ 术后用药 □ 根据石蜡病理结果交代出院注意事项
重点医嘱	**长期医嘱：** □ 一级护理 □ 流质饮食 □ 抗菌药 □ 停留置导尿 **临时医嘱：** □ 换药 □ 酌情使用止吐、镇痛药物 □ 补液、维持水电解质平衡 □ 其他特殊医嘱 □ 复查相关检验（血、尿常规等）	**长期医嘱：** □ 二级护理 □ 半流质饮食或者普食（根据情况） □ 停引流记量 □ 停留置导尿，停抗菌药 **临时医嘱：** □ 换药 □ 复查相关检验（血、尿常规等）	**出院医嘱：** □ 全休 6 周 □ 禁性生活及盆浴 6 周 □ 出院带药 **临时医嘱：** □ 拆线、换药
主要护理工作	□ 观察患者情况 □ 术后心理与生活护理 □ 指导术后患者功能锻炼	□ 观察患者情况 □ 术后心理与生活护理 □ 指导术后患者功能锻炼	□ 指导患者术后康复 □ 出院宣教 □ 协助患者办理出院手续
病情变异记录	□ 无 □ 有，原因： 1. 2.	□ 无 □ 有，原因： 1. 2.	□ 无 □ 有，原因： 1. 2.
护士签名			
医师签名			

第二十四章

女性重度盆腔器官脱垂临床路径释义

一、女性重度盆腔器官脱垂编码

1. 卫计委原编码：

疾病名称及编码：POP-Q 分期Ⅲ~Ⅳ度、有症状的Ⅱ度阴道前壁膨出（膀胱膨出）（ICD-10：N81.101）

POP-Q 分期Ⅲ~Ⅳ度、有症状的Ⅱ度阴道后壁膨出（直肠膨出、肠膨出）（ICD-10：N81.601）

POP-Q 分期Ⅲ~Ⅳ度、有症状的Ⅱ度子宫脱垂（ICD-10：N81.252）及阴道穹隆脱垂（ICD-10：N99.351）

2. 修改编码：

疾病名称及编码：女性盆腔器官脱垂（ICD-10：N81）

子宫切除术后阴道穹隆脱垂（ICD-10：N99.3）

二、临床路径检索方法

N81/N99.3

三、女性重度盆腔器官脱垂临床路径标准住院流程

（一）适用对象

第一诊断符合下列三项其中之一：

1. POP-Q 分期Ⅲ~Ⅳ度、有症状的Ⅱ度阴道前壁膨出（膀胱膨出）（ICD-10：N81.101）。
2. POP-Q 分期Ⅲ~Ⅳ度、有症状的Ⅱ度阴道后壁膨出（直肠膨出、肠膨出）（ICD-10：N81.601）。
3. POP-Q 分期Ⅲ~Ⅳ度、有症状的Ⅱ度子宫脱垂（ICD-10：N81.252）及阴道穹隆脱垂（ICD-10：N99.351）。

释义

■ 本路径适用对象为保守治疗失败，或不愿意选择保守治疗的患者。

■ 患者第一诊断是重度盆腔器官脱垂，选择手术治疗的患者。除了手术治疗，还有生活方式调节、盆底肌肉锻炼、佩戴子宫托等治疗方式。

（二）诊断依据

根据全国高等学校五年制本科临床医学专业卫生部规划教材《妇产科学》（第8版，人民卫生出版社，2013）诊断。

1. 病史：腰骶部酸痛或下坠感、阴道脱出物、可伴有尿频、排尿困难及便秘，阴道血性分泌物及脓性分泌物。
2. 妇科检查提示阴道前后壁组织、子宫颈及宫体脱出阴道口外。

释义

■ 阴道有肿物脱出，可以是前盆腔的膀胱膨出，可以是中盆腔的子宫宫颈脱出或是子宫切除后的阴道穹隆膨出，也可以是后盆腔的直肠膨出。

■ 患者因阴道有肿物脱出，需要与黏膜下肌瘤、阴道壁囊肿等鉴别，有时因脱出物与衣裤摩擦而出现出血、溃疡等。

■ 脱垂患者常规行盆腔超声检查，盆底超声和盆腔 MRI 有指征有条件时可以做。

（三）选择治疗方案的依据

手术的主要目的是缓解症状，恢复正常的解剖位置和脏器功能，有满意的性功能并能够维持效果。根据患者不同年龄、生育要求及全身健康状况，治疗应个体化。

手术方式：

1. 阴道前壁修补术。
2. 阴道后壁修补术。
3. 经阴道子宫切除术。
4. 曼式手术（阴道前后壁修补术、主韧带缩短、宫颈部分截除术）。
5. 阴道全封闭术/阴道半封闭术。
6. 盆腔重建手术（子宫骶骨固定术、骶韧带悬吊术、骶棘韧带悬吊术、植入网片的盆底重建术等）。

释义

■ 必须明确：一般器官脱垂的手术都是患者完成生育后施行。

■ 手术方式应根据患者个人意愿、身体状况、有无合并症和既往手术史，以及术者的经验，以保证医疗安全和减少手术创伤为目的选择开腹、阴式或者腹腔镜。

■ 年轻患者，脱垂在二度、三度的，要求保留子宫的，尤其以宫颈延长为主的，可以行宫颈截除和宫骶韧带悬吊术。

■ 根据患者的年龄、脱垂的严重程度可以选择阴式子宫切除和骶棘韧带固定术或坐骨棘筋膜固定术。

■ 对于<60 岁，脱垂严重、肥胖以及脱垂复发的患者，可以选择骶前固定术，年轻患者，可以保留子宫，同时行宫颈截除。不要求保留子宫的行子宫切除术。根据术者经验，可以选择腹腔镜途径、阴道途径和开腹途径。

■ 对于年龄较大，脱垂严重以及脱垂复发的患者，可以选择经阴道放置网片（TVM）进行全盆底重建，但需要跟患者交代经阴道放置网片的相关并发症，如网片排异侵蚀及疼痛等问题，对于性生活活跃、年轻的患者不适合选择经阴道放置网片。

■ 对于年龄较大，脱垂严重、没有性生活的老年女性（>70 岁），可以选择阴道半封闭或全封闭手术，保留子宫的可以选择半封闭手术，不保留子宫的可以选择全封闭手术。尤其适合于有合并症不能耐受复杂手术的老年女性。

■ 施行骶前固定术、经阴道放置网片等手术，是盆底重建手术的四级和三级手术，需要熟悉盆底及盆腔解剖，熟练掌握盆底手术操作技术，经过专科培训的医师实施，以减少该类术式可能引起的并发症。

（四）标准住院日 7~14 天

释义

■ 住院治疗包括术前检查和准备、手术治疗、术后恢复三部分，总住院时间不超过 14 天符合本路径要求。

（五）进入路径标准

1. 第一诊断必须符合上述三项诊断之一。
2. 符合手术适应证，无手术禁忌证。
3. 当患者同时具有其他疾病诊断，但在住院期间不需要特殊处理、不影响第一诊断的临床路径流程实施时，可以进入路径。

释义

■ 各部位盆腔器官脱垂多合并存在，第一诊断符合上述三项之一就可以进入路径。

■ 患者同时合并妇科的其他疾患，如子宫肌瘤、子宫内膜息肉、卵巢囊肿等不影响第一诊断的临床路径实施时，可以进入路径。

■ 因脱垂患者多为老年女性，多合并心脑血管疾病及糖尿病等代谢障碍，经过内科会诊后，不影响手术的患者可以进入路径。

（六）术前准备（术前评估）

术前准备（术前评估）：住院第 2~4 天。

1. 必需的检查项目：

（1）血常规、尿常规，必要时大便常规检查。

（2）肝功能、肾功能、血生化、血型、凝血功能、感染性疾病筛查（乙型肝炎、丙型肝炎、梅毒、艾滋病等）。

（3）宫颈细胞学筛查。

（4）胸部 X 线片、心电图。

（5）妇科 B 超、必要时泌尿系 B 超。

释义

■ 血、尿常规是最基本的检查，每个进入路径的患者均需完成；肝肾功能、电解质、血糖、凝血功能、心电图、X 线胸片主要是评估有无基础病及手术禁忌；血型、Rh 因子、感染性疾病筛查主要是用于输血前准备。

■ 盆腔超声用于评估有无子宫及附件的合并疾病。

2. 根据患者年龄及病情可进行：
（1）1小时尿垫实验。
（2）尿动力学检查。
（3）肺功能检查，心脏彩超等。
（4）血气分析。
（5）腹腔其他器官超声检查。
（6）盆腔CT或MRI检查。
（7）直肠肛管侧压等。
（8）根据内科、外科并发症情况酌情相关科室会诊。

释义

■ 对于有漏尿的患者需要行1小时尿垫试验，明确是否同时处理尿失禁情况，1小时尿垫试验阳性，需要行尿动力学检查，明确是否是适合手术治疗的压力性尿失禁或以压力性尿失禁为主的混合性尿失禁。

■ 对于脱垂严重的患者需要还纳脱垂后行尿垫试验，测量隐匿性尿失禁的严重程度，有利于术前知情同意，术后正确对待和处理漏尿情况。

■ 年龄较大及伴有心肺基础疾病者应在术前进行心肺功能检测，如肺功能、心脏彩超或血气分析等，评估手术风险，必要时给予干预，保证围术期安全。

■ 术前依据病情必要时行腹部超声、盆腔CT或磁共振检查。

■ 对于合并排便功能障碍的患者，必要时行直肠肛管测压。

（七）预防性抗菌药物选择与使用时机

抗菌药物使用：按照《抗菌药物临床应用指导原则（2015年版）》（国卫办医发〔2015〕43号）执行，并根据患者的病情决定抗菌药物的选择与使用时间。

释义

■ 盆底重建手术是腹部手术（Ⅱ类切口）或经阴道手术属于污染手术（Ⅲ类切口），手术野包括腹部或阴道等存在大量人体寄殖菌群的部位，可能污染手术野引致感染，需要预防性应用抗菌药物。

■ 预防性抗菌药物的使用：预防用药从术前0.5小时或麻醉开始时给药，至术后72小时。

■ 治疗性抗菌药物的使用：对于术后出现血肿的患者，在无法得到或者没有得到病原体培养和药敏结果前，可经验性使用抗菌药。疗程应根据体温、症状、血白细胞等酌情处理。

（八）手术日

手术日：住院第3~5天，内科合并症未纠正者可酌情延长时间。
1. 麻醉方式：静吸复合全麻/硬膜外麻醉/腰麻。
2. 术中用药：麻醉常规用药。
3. 输血：视术中情况而定。

4. 病理：石蜡切片、免疫组化。

释义

■ 盆底重建手术，术中对肌松、循环等要求较高，建议首选全身麻醉。对于老年患者因心肺功能，经阴道手术也可以考虑选择硬膜外或腰部麻醉。

■ 术中除麻醉药、常规补液外，高血压患者酌情给予降压药，术中出血较多者可酌情给予止血药物，减少手术部位出血量。

■ 术中不常规输血，在出血量较大，为保证术中循环稳定和术后恢复的情况下可根据出血量及术中血红蛋白决定输血的量，提倡成分输血。

■ 术中必要时可送快速冷冻。

■ 可根据术中情况经腹或经阴道留置引流管。

（九）术后恢复

术后恢复：住院第6~14天，发生手术并发症者可酌情延长时间。

1. 必须复查的检查项目：血常规。必要时复查血生化、肝功能、肾功能等。
2. 术后用药：酌情镇痛、止吐、补液、维持水和电解质平衡治疗。
3. 拔除导尿管后了解患者排尿状况，必要时测残余尿量。
4. 若有阴道引流管，观察阴道引流量及性质，适时拔除。
5. 抗菌药物使用：按照《抗菌药物临床应用指导原则（2015年版）》（国卫办医发〔2004〕285号）执行，并根据患者的病情决定抗菌药物的选择与使用时间。
6. 围术期管理：术后抗感染治疗、术后伤口处理，手术并发症（出血、贫血、伤口愈合不良、感染、肠梗阻、应激性溃疡、下肢静脉血栓等）及内外科合并症（糖尿病、高血压、冠心病等）。

释义

■ 术后必须复查的检查项目应在术后3日内完成，以了解患者术后身体状况，及时发现贫血、低钾血症等常见的异常情况以便对症处理；有异常发现者治疗后应予复查。除必需的检查项目外，可根据病情需要增加，如怀疑下肢静脉血栓需检查下肢血管超声、出凝血功能等；怀疑有盆腔血肿，应行术后超声检查等。

■ 鼓励患者尽早活动，减少卧床输液治疗；引流管的拔除时间根据术中情况和术后引流量决定。

■ 根据患者情况及术中情况，可以在术后1~3天拔尿管。尿管撤除后应密切观察患者排尿情况，并通过测残余尿（导尿测定或超声测定）确认排尿功能的恢复。残余尿<100ml为正常。

■ 术后恢复正常无感染证据，应及时停用预防性抗菌药物。

■ 术后若出现贫血、血肿、感染等并发症，应积极对症处理。对于糖尿病、高血压、冠心病患者注意监测，控制血糖、血压在理想水平。

（十）出院标准

1. 患者一般情况良好，体温正常，完成复查项目。

2. 伤口愈合好。
3. 没有需要住院处理的并发症和（或）合并症。

释义

■ 出院标准以患者无不适症状、无异常体征和血液生化复查结果正常为评判标准。患者出院前应达到生命体征平稳，无发热，无严重贫血和电解质异常，已排气、排便，肠道功能恢复等标准。

■ 伤口对合良好，无红肿、渗出，无脂肪液化或感染征象可出院。

■ 术后恢复正常无并发症，或出现并发症但无需住院治疗可出院。

（十一）变异及原因分析

1. 有影响手术的合并症，需要进行相关的诊断和治疗，相应延长住院时间。
2. 术中、术后并发症需对症处理及进一步治疗。

释义

■ 变异是指医疗不能按照预定的路径进行或不能达到预期的医疗目标。

■ 微小变异：由于某种原因，表单中的检查或操作提前或延后进行，但不影响总体治疗进程和康复，或者整体住院日有小的出入，不影响纳入路径。

■ 重大变异：是指入选临床路径的患者未能按路径流程完成医疗行为或未达到预期的医疗质量控制目标，需要终止执行路径；或者是因严重合并症或并发症导致治疗时间延长、治疗费用增加而无法按照规定完成路径。主管医师可决定退出临床路径，并需在表单中明确说明变异原因，包括以下情况：

（1）术前检查发现严重合并症，如血栓栓塞性疾病需抗凝、放置下腔静脉滤网；合并未控制的高血压、糖尿病等需要时间治疗而影响住院时间和产生额外治疗费用等。

（2）术中发现术前检查未能发现的病变，导致无法按照术前计划实施手术；例如，严重的盆腹腔粘连无法完成手术；术中发生膀胱损伤，无法放置网片，需要更改术式；发现合并卵巢恶性肿瘤等需要改变手术范围及术后治疗的情况等。

（3）术中、术后出现严重并发症需进行相应诊断和治疗，导致住院时间明显延长和费用显著增加者，如肠梗阻需要手术治疗和肠道外营养支持；术中术后因严重出血、感染、肺栓塞等需转重症监护病房治疗；术中术后发生膀胱损伤、肠道损伤、输尿管瘘等并发症需要治疗等。

（4）因患者主观原因，如放弃手术导致本路径无法施行，也需医师在表单中予以说明。

四、女性重度盆腔器官脱垂临床路径给药方案

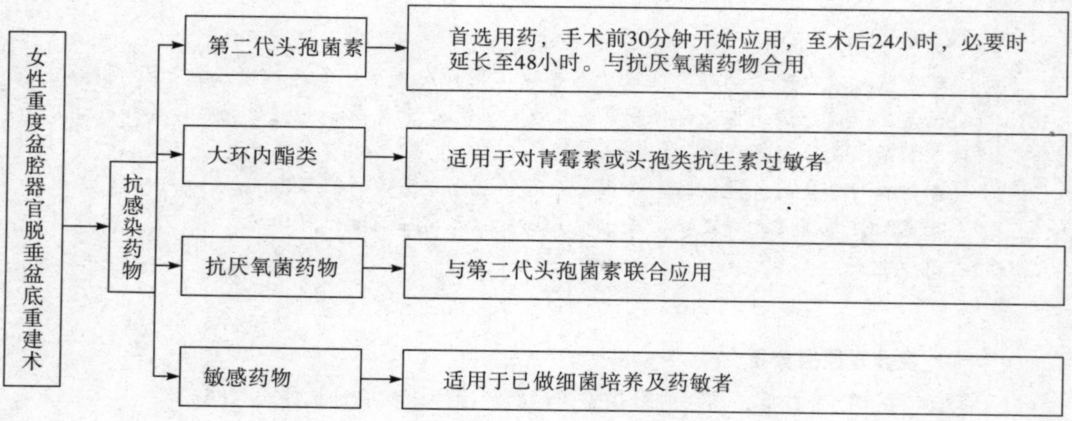

【用药选择】

重度盆腔器官脱垂手术预防性应用抗菌药首选第二代头孢菌素，可与抗厌氧菌药物合用。术后出现盆腔血肿发热，可疑合并感染者，应取阴道拭子送细菌培养，根据病原菌种类和药敏结果选用治疗性抗菌药物。

【注意事项】

头孢类抗菌药一般溶于生理盐水液 100ml 中，静脉滴注。大环内酯类抗菌药使用时必须首先以注射用水完全溶解，加入生理盐水或 5%葡萄糖葡萄糖溶液中，药物浓度不宜超过 0.5%，缓慢静脉滴注。

五、推荐表单

（一）医师表单

女性重度盆腔器官脱垂临床路径医师表单

适用对象：第一诊断为盆腔器官脱垂（ICD-10：N81.900）
行阴道前、后壁修补术/阴式子宫切除术/曼式手术/阴道封闭术 /盆底重建手术

患者姓名：	性别：　年龄：　门诊号：	住院号：
住院日期：　年　月　日	出院日期：　年　月　日	标准住院日：≤14 天

时间	住院第 1 天	住院第 2~4 天	住院第 3~5 天（手术日）
主要诊疗工作	□ 询问病史及体格检查 □ 完成病历书写 □ 开检查单 □ 上级医师查房与术前评估 □ 初步确定手术方式和日期	□ 上级医师查房 □ 完成术前准备与术前评估 □ 术前讨论，确定手术方案 □ 完成必要的相关科室会诊 □ 完成术前小结、上级医师查房记录等病历书写 □ 向患者及家属交代病情、围术期注意事项 □ 签署手术知情同意书、自费用品协议书、输血同意书，详细交代手术相关并发症，如植入网片需要患者知情同意	□ 手术 □ 手术标本常规送石蜡组织病理学检查 □ 术者完成手术记录 □ 完成术后病程记录 □ 术中更改手术方式者，签署并请交代及更改手术同意书 □ 向患者及家属交代病情、术中情况及术后注意事项
重点医嘱	**长期医嘱：** □ 妇科二级护理常规 □ 饮食 □ 患者既往基础用药 **临时医嘱：** □ 血、尿、便常规，肝功能，肾功能，血生化，凝血功能，血型，感染性疾病筛查 □ 宫颈细胞学筛查 □ 盆腔超声、胸部 X 线片、心电图 □ 必要时行肺功能测定、心脏彩超等、1 小时尿垫实验、尿流率、尿动力检查、盆腔 CT 或 MRI、腹腔其他器官超声检查、血气分析	**长期医嘱：** □ 妇科二级护理常规 □ 饮食 □ 患者既往基础用药 **临时医嘱：** □ 术前医嘱：常规准备明日在全麻下/硬膜外/腰麻下+具体术式 □ 手术野皮肤准备 □ 备血 □ 术前禁食、禁水 □ 阴道准备 □ 肠道准备 □ 抗菌药 □ 导尿包 □ 其他特殊医嘱	**长期医嘱：** □ 禁食、禁水 □ 一级护理 □ 引流（酌情处理） □ 留置尿管计量。 □ 会阴冲洗 **临时医嘱：** □ 今日全麻下/硬膜外/腰麻下+具体术式 □ 心电监护、吸氧（必要时） □ 补液、维持水电解质平衡 □ 酌情使用止吐、镇痛药物 □ 其他特殊医嘱 □ 抗菌药
病情变异记录	□ 无　□ 有，原因： 1. 2.	□ 无　□ 有，原因： 1. 2.	□ 无　□ 有，原因： 1. 2.
医师签名			

时间	住院第4~8天 （术后第1日）	住院第5~9天 （术后第2~4日）	住院第10~14天 （出院日）
主要诊疗工作	□ 上级医师查房 □ 观察病情变化 □ 完成常规病历书写 □ 注意观察生命体征等 □ 可拔除导尿管测残余尿	□ 上级医师查房 □ 完成常规病历书写 □ 拔除导尿管测残余尿 □ 拔除阴道引流 □ 必要时行盆腔血肿超声	□ 上级医师查房，进行手术及伤口评估，明确是否出院 □ 完成出院记录、病案首页、出院证明书等 □ 向患者交代出院后的注意事项
重点医嘱	**长期医嘱：** □ 一级护理 □ 流质饮食 □ 抗菌药 □ 可停留置导尿 **临时医嘱：** □ 换药 □ 酌情使用止吐、镇痛药物 □ 补液、维持水和电解质平衡 □ 测残余尿量 □ 其他特殊医嘱	**长期医嘱：** □ 二级护理 □ 半流质或者普食（根据情况） □ 停引流记量 □ 停留置导尿 **临时医嘱：** □ 换药 □ 测残余尿量 □ 复查相关检验（血常规、必要时血生化等） □ 必要时行盆腔血肿超声	**出院医嘱：** □ 全休6周 □ 禁性生活及盆浴3个月 □ 出院带药
病情变异记录	□ 无 □ 有，原因： 1. 2.	□ 无 □ 有，原因： 1. 2.	□ 无 □ 有，原因： 1. 2.
医师签名			

（二）护士表单

女性重度盆腔器官脱垂临床路径护士表单

适用对象：第一诊断为盆腔器官脱垂（ICD-10：N81.900）

行阴道前、后壁修补术/阴式子宫切除术/曼式手术/阴道封闭术/盆底重建手术

患者姓名：	性别：　年龄：　门诊号：	住院号：
住院日期：　年　月　日	出院日期：　年　月　日	标准住院日：≤14 天

时间	住院第 1 天	住院第 2~4 天	住院第 3~5 天（手术日）
健康宣教	□ 入院宣教 介绍主管医师、护士 介绍环境、设施 介绍住院注意事项	□ 术前宣教 手术范围和可能的手术时间 术后早期活动的必要性 手术前肠道准备和阴道准备必要性	□ 术后宣教 告知床上活动 告知术后饮食及探视制度 告知术后可能出现的情况及应对方式 责任护士与患者沟通，了解并指导心理应对 告知遵医嘱应用抗菌药，预防感染
护理处置	□ 核对患者，佩戴腕带 □ 建立入院护理病历 □ 卫生处置：剪指（趾）甲、腹部及会阴部清洁并备皮，更换病号服 □ 测量生命体征 □ 遵医嘱采血 □ 遵医嘱留取尿便送检 □ 影像、心肺功能检查 □ 必要时行 1 小时尿垫实验、尿流率、尿动力检查	□ 配合完成术前检验 □ 遵医嘱完成各项术前准备 □ 遵医嘱采血，准备手术带药 □ 遵医嘱留取尿便送检 □ 影像、心肺功能检查 □ 必要时行 1 小时尿垫实验、尿流率、尿动力检查	□ 患者送手术室前带药、治疗及交接 □ 患者从手术室返病室接诊和交接 □ 生命体征监测和出入量管理 □ 遵医嘱术后护理和治疗 □ 术后必要检查：如血气、血红蛋白等 □ 其他特殊医嘱
基础护理	□ 二级护理 □ 晨晚间护理 □ 患者安全管理	□ 一/二级护理 □ 术前准备 □ 晨晚间护理 □ 患者安全管理	□ 妇科特/一级护理 □ 晨晚间护理 □ 患者安全管理 □ 生命体征监测
专科护理	□ 妇科术前护理常规 □ 术前心理护理 □ 测体温，脉搏 3 次/日	□ 肠道准备：灌肠等 □ 阴道冲洗 □ 术野皮肤准备 □ 备血 □ 遵医嘱补液 □ 饮食：普食/半流食/流食/禁食 □ 排便情况	□ 出入量监测 □ 禁食、禁水 □ 引流管接袋计引流量 □ 导尿管接袋记尿量 □ 伤口护理：阴道内填塞纱布、腹带、沙袋等 □ 术后补液 □ 遵医嘱使用止吐、镇痛、止血等药物 □ 遵医嘱使用静脉抗菌药

续　表

时间	住院第 1 天	住院第 2~4 天	住院第 3~5 天（手术日）
重点医嘱	□ 详见医嘱执行单	□ 详见医嘱执行单	□ 详见医嘱执行单
病情变异记录	□ 无　□ 有，原因： 1. 2.	□ 无　□ 有，原因： 1. 2.	□ 无　□ 有，原因： 1. 2.
护士签名			

时间	住院第4~8天 （术后第1日）	住院第5~9天 （术后第2~10日）	住院第10~14天 （出院日）
健康宣教	□ 饮食宣教 □ 排痰预防肺部感染 □ 早下床预防肠梗阻及血栓 □ 及时排尿及测残余尿的配合	□ 饮食过渡 □ 增加活动促进肠道功能恢复 □ 预防血栓栓塞性疾病 □ 及时排尿及测残余尿的配合	□ 出院宣教 复查时间 服药方法 指导饮食 □ 出院全休6周 □ 禁盆浴及性生活 □ 出现异常情况随诊宣教 □ 妇科盆底门诊随诊宣教 □ 指导办理出院手续
护理处置	□ 遵医嘱必要时采血复查血常规、肝肾功能 □ 完成术后出血的病情观察 □ 完成各种管路的护理	□ 遵医嘱行术后必要检查 □ 遵医嘱采血复查血常规和（或）肝肾功能 □ 完成术后出血的病情观察 □ 完成各种管路的护理	□ 出院状态评估 □ 办理出院手续 □ 书写出院小结
基础护理	□ 妇科一级护理 □ 观察患者情况 □ 遵医嘱术后饮食 □ 协助患者进食、进水 □ 协助患者活动及排泄 □ 晨晚间护理 □ 术后心理与生活护理 □ 指导术后患者功能锻炼	□ 妇科二级护理 □ 观察患者情况 □ 遵医嘱术后饮食 □ 协助患者进食、进水 □ 协助患者活动及排泄 □ 晨晚间护理 □ 术后心理与生活护理 □ 指导术后患者功能锻炼	□ 二级护理 □ 普食 □ 观察患者情况 □ 心理护理
专科护理	□ 妇科术后护理常规 □ 会阴部冲洗 □ 腹部、会阴伤口护理 □ 术后心理护理 □ 测生命体征 □ 引流液记量 □ 导尿管记量 □ 术后补液 □ 测残余尿（拔除尿管后）	□ 妇科术后护理常规 □ 会阴部冲洗 □ 腹部、会阴伤口护理 □ 术后心理护理 □ 测生命体征 □ 引流液记量至拔管 □ 导尿管记量至拔管 □ 测残余尿（拔除尿管后）	□ 出院带药 □ 心理护理 □ 腹部、会阴伤口护理
重点医嘱	□ 详见医嘱执行单	□ 详见医嘱执行单	□ 详见医嘱执行单
病情变异记录	□ 无　□ 有，原因： 1. 2.	□ 无　□ 有，原因： 1. 2.	□ 无　□ 有，原因： 1. 2.
护士签名			

（三）患者表单

女性重度盆腔器官脱垂临床路径患者表单

适用对象：第一诊断为盆腔器官脱垂（ICD-10：N81.900）

行阴道前、后壁修补术/阴式子宫切除术/曼式手术/阴道封闭术/盆底重建手术

患者姓名：	性别：　年龄：　门诊号：	住院号：
住院日期：　年　月　日	出院日期：　年　月　日	标准住院日：≤14 天

时间	入院	术后	出院
医患配合	□ 配合询问病史、收集资料，请务必详细告知既往史、用药史、过敏史 □ 如服用抗凝血药，请明确告知 □ 配合进行体格检查 □ 有任何不适请告知医师 □ 配合完善术前检查与评估 □ 配合完成术前准备、肠道准备等 □ 配合确定手术方案，签署手术知情同意书等	□ 配合检查腹部伤口 □ 配合记尿量、引流量等 □ 配合使用抗炎、抗凝血药物，配合抽血等化验检查 □ 配合饮食过渡 □ 配合伤口观察、换药 □ 配合拔除导尿管 □ 需要时配合伤口拆线 □ 配合膀胱功能锻炼 □ 配合引流管、尿管护理及拔除 □ 遵医嘱采取正确体位及下地活动	□ 接受出院前指导 □ 知道复诊程序 □ 获取出院诊断书
护患配合	□ 配合测量体温、脉搏、呼吸、血压 □ 配合完成入院护理评估（简单询问病史、过敏史、用药史） □ 接受入院宣教（环境介绍、病室规定、订餐制度、贵重物品保管等） □ 有任何不适请告知护士 □ 接受腹部及会阴部皮肤准备 □ 准备好必要用物，便盆等 □ 配合完成术前准备、肠道准备等 □ 配合输液、留置导尿管等治疗	□ 接受术后宣教 □ 配合返病床 □ 配合检查腹部会阴伤口、阴道出血等情况 □ 遵医嘱采取正确体位 □ 配合静脉输液、皮下及肌内注射用药等之类 □ 有任何不适请告知护士 □ 配合定时测量生命体征、每日询问尿便 □ 配合饮食过渡，配合出入量、大小便等计量 □ 配合留置针、引流管等护理 □ 配合术后及早下床活动 □ 注意活动安全，避免坠床或跌倒 □ 配合执行探视及陪伴	□ 接受出院宣教 □ 办理出院手续 □ 获取出院带药 □ 知道服药方法、作用、注意事项 □ 知道护理伤口方法 □ 知道复印病历方法
饮食	□ 术前遵医嘱饮食过渡，必要时静脉补充营养	□ 术后遵医嘱进食，配合饮食过渡	□ 正常普食

续　表

时间	入院	术后	出院
排泄	□ 术前遵医嘱肠道准备，喝泻药	□ 正常排尿便，如医嘱需要计算出入量，则需大小便计量 □ 避免便秘	□ 正常排尿便 □ 避免便秘
活动及其他	□ 正常活动	□ 遵医嘱适度活动，避免疲劳	□ 正常适度活动，避免疲劳 □ 避免负重 □ 遵守医嘱是否阴道用药

附：原表单（2016 年版）

女性重度盆腔器官脱垂临床路径表单

适用对象：第一诊断为盆腔器官脱垂（ICD-10：N81.900）
行阴道前、后壁修补术/阴式子宫切除术/曼式手术/阴道封闭术/盆底重建手术

患者姓名：	性别：　年龄：　门诊号：	住院号：
住院日期：　年　月　日	**出院日期：**　年　月　日	**标准住院日：≤14 天**

时间	住院第 1 天	住院第 2~4 天	住院第 3~5 天（手术日）
主要诊疗工作	□ 询问病史及体格检查 □ 完成病历书写 □ 开检查单 □ 上级医师查房与术前评估 □ 初步确定手术方式和日期	□ 上级医师查房 □ 完成术前准备与术前评估 □ 术前讨论，确定手术方案 □ 完成必要的相关科室会诊 □ 完成术前小结、上级医师查房记录等病历书写 □ 向患者及家属交代病情、围术期注意事项 □ 签署手术知情同意书、自费用品协议书、输血同意书	□ 手术 □ 手术标本常规送石蜡组织病理学检查 □ 术者完成手术记录 □ 完成术后病程记录 □ 术中更改手术方式者，签署并请交待及更改手术同意书 □ 向患者及家属交代病情、术中情况及术后注意事项
重点医嘱	**长期医嘱：** □ 妇科二级护理常规 □ 饮食 □ 患者既往基础用药 **临时医嘱：** □ 血、尿、便常规，肝功能，肾功能，血生化，凝血功能，血型，感染性疾病筛查 □ 宫颈细胞学筛查 □ 盆腔超声、胸部 X 线片、心电图 □ 必要时行肺功能测定、心脏彩超等、1h 尿垫实验、尿动力检查、盆腔 CT 或 MRI、腹腔其他器官超声检查、血气分析	**长期医嘱：** □ 妇科二级护理常规 □ 饮食 □ 患者既往基础用药 **临时医嘱：** □ 术前医嘱：常规准备明日在全麻下/硬膜外/腰麻下+具体术式 □ 手术野皮肤准备 □ 备血 □ 术前禁食、禁水 □ 阴道准备 □ 肠道准备 □ 抗菌药 □ 导尿包 □ 其他特殊医嘱	**长期医嘱：** □ 禁食、禁水 □ 一级护理 □ 引流（酌情处理） □ 留置尿管计量 □ 会阴冲洗 **临时医嘱：** □ 今日全麻下/硬膜外/腰麻下+具体术式 □ 心电监护、吸氧（必要时） □ 补液、维持水电解质平衡 □ 酌情使用止吐、镇痛药物 □ 其他特殊医嘱 □ 抗菌药
主要护理工作	□ 入院宣教 □ 介绍病房环境、设施和设备 □ 入院护理评估	□ 宣教、备皮等术前准备 □ 通知患者晚 22 时后禁食、禁水	□ 观察患者病情变化 □ 术后心理与生活护理
病情变异记录	□ 无　□ 有，原因： 1. 2.	□ 无　□ 有，原因： 1. 2.	□ 无　□ 有，原因： 1. 2.

续　表

时间	住院第 1 天	住院第 2~4 天	住院第 3~5 天（手术日）
是否退出路径	□是　□否，原因： 1. 2.	□是　□否，原因： 1. 2.	□是　□否，原因： 1. 2.
护士签名			
医师签名			

时间	住院第4~8天 （术后第1日）	住院第5~9天 （术后第2~4日）	住院第10~14天 （出院日）
主要诊疗工作	□ 上级医师查房 □ 观察病情变化 □ 完成常规病历书写 □ 注意观察生命体征等 □ 可拔除导尿管	□ 上级医师查房 □ 完成常规病历书写 □ 拔除导尿管 □ 拔除阴道引流	□ 上级医师查房，进行手术及伤口评估，明确是否出院 □ 完成出院记录、病案首页、出院证明书等 □ 向患者交代出院后的注意事项
重点医嘱	**长期医嘱：** □ 一级护理 □ 流质饮食 □ 抗菌药 □ 可停留置导尿 **临时医嘱：** □ 换药 □ 酌情使用止吐、镇痛药物 □ 补液、维持水和电解质平衡 □ 测残余尿量 □ 其他特殊医嘱	**长期医嘱：** □ 二级护理 □ 半流质或者普食（根据情况） □ 停引流记量 □ 停留置导尿 **临时医嘱：** □ 换药 □ 测残余尿量 □ 复查相关检验（血常规、血生化等）	**出院医嘱：** □ 全休6周 □ 禁性生活及盆浴3个月 □ 出院带药
主要护理工作	□ 观察患者情况 □ 术后心理与生活护理 □ 指导术后患者功能锻炼	□ 观察患者情况 □ 观察排尿及排气情况 □ 术后心理与生活护理 □ 指导术后患者功能锻炼	□ 指导患者术后康复 □ 出院宣教 □ 协助患者办理出院手续
病情变异记录	□ 无 □ 有，原因： 1. 2.	□ 无 □ 有，原因： 1. 2.	□ 无 □ 有，原因： 1. 2.
是否退出路径	□ 是 □ 否，原因： 1. 2.	□ 是 □ 否，原因： 1. 2.	□ 是 □ 否，原因： 1. 2.
护士签名			
医师签名			

第二十五章

输卵管妊娠手术治疗临床路径释义

一、输卵管妊娠手术治疗编码

1. 卫计委原编码：

疾病名称及编码：输卵管妊娠（ICD-10：O00.100）

手术操作名称及编码：腹腔镜下或开腹输卵管切除术或输卵管切开取胚术或输卵管挤压术（ICD-9-CM-3：66.6201/66.6202/66.0101/66.0102/66.0201/66.0202）

2. 修改编码：

疾病名称及编码：输卵管妊娠（ICD-10：O00.1）

手术操作名称及编码：腹腔镜输卵管妊娠切开去除术（ICD-9-CM-3：66.0103）
输卵管造口去除输卵管妊娠术（ICD-9-CM-3：66.0201）
腹腔镜输卵管造口去除输卵管妊娠术（ICD-9-CM-3：66.0203）
内镜下双侧输卵管结扎术和挤压术（ICD-9-CM-3：66.2100）
腹腔镜双侧输卵管挤压术（ICD-9-CM-3：66.2101）
腹腔镜双侧输卵管结扎和挤压术（ICD-9-CM-3：66.2102）
双侧输卵管其他结扎术和挤压术（ICD-9-CM-3：66.3100）
输卵管切除术伴去除输卵管妊娠（ICD-9-CM-3：66.62）

二、临床路径检索方法

O00.1 伴（66.0103/66.0201/66.0203/66.2100/66.2101/66.2102/66.3100/66.62）

三、输卵管妊娠手术治疗临床路径标准住院流程

（一）适用对象

第一诊断为输卵管妊娠（ICD-10：O00.100）行腹腔镜下或开腹输卵管切除术或输卵管切开取胚术或输卵管挤压术（ICD-9-CM-3：66.6201/66.6202/66.0101/66.0102/66.0201/66.0202）。

释义

■ 本路径适用对象为输卵管妊娠，不包括宫颈妊娠、宫角妊娠、子宫瘢痕妊娠等其他异位妊娠。

■ 对于输卵管妊娠破裂发生失血性休克需要急诊手术的患者，也属本路径范畴。

■ 输卵管妊娠的治疗手段有多种，包括期待治疗和药物治疗等多种方法，本路径仅适用于行腹腔镜下或开腹输卵管切除术或输卵管切开取胚术或输卵管挤压术。

（二）诊断依据

根据《临床诊疗指南·妇产科学分册》（中华医学会编著，人民卫生出版社）。

1. 症状：停经或伴腹痛、阴道流血等。
2. 体征：可有宫颈举痛、附件区压痛、包块。
3. 辅助检查：尿 HCG 阳性或血 HCG 值升高，超声提示，必要时血孕酮检测。

释义

■ 输卵管妊娠的典型临床表现为停经、腹痛及阴道流血。输卵管壶腹部及峡部妊娠一般停经 6~8 周，间质部妊娠停经时间较长，但是约有 25% 无明显停经史。阴道流血常表现为短暂停经后不规则流血，量少，点滴状，但是仍有约 5% 患者表现为阴道大量流血。95% 以上的患者以腹痛为主诉就诊，输卵管妊娠未破裂时，患侧下腹表现为隐痛或胀痛；输卵管妊娠破裂时，突感患侧下腹撕裂样剧痛，疼痛为持续性或阵发性。根据出血量不同，可伴有肛门坠胀感，或全腹疼痛及恶心呕吐。部分患者由于腹腔内急性出血及剧烈腹痛出现休克。

■ 典型病例的妇科检查可见阴道少量血液，后穹隆饱满、触痛；宫颈举痛明显；子宫略增大、变软；子宫后方或患侧附件扪及压痛性包块，边界多不清楚，其大小、质地、形状随病变差异而不同。腹腔内出血量不多时患侧下腹明显压痛、反跳痛，轻度肌紧张；出血较多时全腹压痛及反跳痛，但压痛仍以输卵管妊娠侧为甚，移动性浊音可阳性。

■ 辅助检查：有条件的情况下应该常规行血-HCG 和超声检查，必要时可行经阴道超声检查，对于判断早期无症状的输卵管妊娠尤为重要，也能帮助选择适宜的治疗方案。急诊情况下可以做尿 HCG 和经腹盆腔超声检查。但尿 HCG 敏感性较低，尿 HCG 阴性不能除外输卵管妊娠。典型的输卵管妊娠的声像图为：子宫内无妊娠囊，宫旁一侧见混合性包块，有时包块内可见妊娠囊、胎芽及原始心管搏动，子宫直肠陷凹有积液。

■ 孕酮监测：血清孕酮水平仅用于辅助判断胚胎活性，对于明确妊娠部位没有意义。

（三）治疗方案的选择

根据《临床诊疗指南·妇产科学分册》（中华医学会编著，人民卫生出版社）。
1. 一般支持治疗：输液、输血（必要时）。
2. 手术方式：输卵管切除术或输卵管切开取胚术或输卵管挤压术。
3. 手术途径：经腹腔镜或开腹。

释义

■ 临床无内出血或仅有少量内出血、无休克、病情较轻的患者，根据血-HCG 和超声检查包块最大直径可选择药物治疗或手术治疗。对于有保守治疗指征的患者，特别是合并不育的患者，应向其解释不同治疗方法的利弊以共同制订治疗方案，履行医师的告知义务和患者对该病的知情权。对于内出血多出现休克的患者，应快速备血、建立静脉通道、输血、吸氧等抗休克治疗，并立即手术。有条件的情况下，符合以下条件可以考虑术中自体血回输：妊娠<12 孕周、出血时间<24 小时、血液未受污染。

■ 输卵管切除术适用于输卵管破坏严重，同侧的重复性输卵管妊娠，无生育要求的患者。输卵管间质部妊娠时可行宫角部切除及患侧输卵管切除术。输卵管切开取胚术适用于要求生育的年轻妇女，伞部妊娠可行挤压术排出胚胎。

■ 随着外科技术和麻醉技术的进步，各医疗机构应根据自身条件，开展安全、有效的治疗，可选择经腹腔镜或开腹手术。一般而言，输卵管妊娠是腹腔镜手术的适应证。开腹手术主要用于失血性休克，血流动力学不稳定的患者；对于盆腔粘连或者间质部妊娠患者，腹腔镜难以操作，也可选择开腹手术。

（四）标准住院日为≤10 天

释义

■ 输卵管妊娠患者入院后，必要的术前准备后，在入院第 1~2 天实施手术，术后恢复 7~8 天，总住院时间不超过 10 天的均符合本路径要求。

（五）进入路径标准

1. 第一诊断符合 ICD-10：O00. 100 输卵管妊娠疾病编码。
2. 符合手术适应证，无手术禁忌证。
3. 当患者同时具有其他疾病诊断，但在住院期间不需要特殊处理也不影响第一诊断的临床路径流程实施时，可以进入路径。

释义

■ 经入院常规检查发现以往所没有发现的疾病，而该疾病可能对患者健康影响更为严重，或者该疾病可能影响手术实施、提高手术和麻醉风险、影响预后，则不宜进入本路径。例如：高血压、糖尿病、心功能不全、肝肾功能不全、凝血功能障碍等。上述慢性疾病如果需要经治疗稳定后才能手术，术前准备过程先进入其他相应内科疾病的诊疗路径。

■ 若患者既往患有上述疾病，经合理治疗后达到稳定，抑或目前尚需要持续用药，经评估无手术及麻醉禁忌，可进入本路径。但可能会增加医疗费用，延长住院时间。

（六）术前准备（术前评估）1~3 天

1. 所必需的检查项目：

（1）血常规、尿常规、大便常规。

（2）肝肾功能、电解质、血糖、血型、凝血功能。

（3）血 β-HCG 和尿 HCG。

（4）输血相关感染性疾病筛查（乙型肝炎、丙型肝炎、艾滋病、梅毒等）。

（5）盆、腹腔 B 超，心电图，胸部 X 片（合并宫内妊娠者除外）。

2. 根据患者情况选择：阴道后穹隆穿刺或腹腔穿刺。

释义

■ 必查项目是确保手术治疗安全的基础，术前必须完成。相关人员应认真分析检查结果，以便及时发现异常情况并采取对应处置。三大常规和肝肾功能、凝血功能等可以判断有无慢性肝肾基础疾病，血常规还可以判断是否存在贫血以及贫血的程度。心电图和胸片是为了评价心脏、肺部基础疾病。由于本病的临床表现主要为腹痛，需要与其他引起腹痛的疾病相鉴别，如急性阑尾炎、卵巢囊肿扭转、卵巢子宫内膜异位囊肿破裂等，应行盆、腹部超声。盆腹腔超声还可大致估计腹腔内出血量。为缩短患者住院等待时间，检查项目可以急诊完成。如果患者腹腔内出血活跃，血流动力学不稳定，危及生命时则立即手术。

■ 尿 HCG 是定性检查，有一定的假阴性，有条件时必须留取血-HCG 作为诊断和监测治疗效果的依据。B 型超声检查已成为诊断输卵管妊娠的重要方法之一，特别是经阴道盆腔超声检查的准确率更高。血-HCG 水平和 B 型超声检查盆腔包块大小相结合，对于诊断无症状的早期输卵管妊娠以及选择治疗方法有重要的参考意义。

■ 有合并症患者，术前根据病情增加相关检查。有心肺功能异常患者，术前根据病情增加心脏彩超、肺功能、血气分析等检查。

■ 当可疑内出血时，血液积聚于直肠子宫陷凹，后穹隆穿刺可抽出陈旧性不凝血。当有血肿形成或粘连时，抽不出血液也不能否定输卵管妊娠的存在。当出血量多，移动性浊音阳性时，可直接经下腹壁一侧穿刺。这两种方法均是简单可靠的诊断腹腔内出血的方法，可根据病情需要选择性完成，并有助于鉴别诊断。

（七）预防性抗菌药物选择与使用时机

抗菌药物使用：按照《抗菌药物临床应用指导原则（2015 年版）》（国卫办医发〔2015〕43 号）执行，并根据患者的病情决定抗菌药物的选择与使用时间。

释义

■ 输卵管妊娠腹腔镜下或开腹输卵管切除术或输卵管切开取胚术属于Ⅱ类清洁~污染切口手术，可按规定适当预防性和术后应用抗菌药。盆腔空腔脏器的手术主要感染病原菌是革兰阴性杆菌，多使用第二代头孢菌素如头孢呋辛和抗厌氧菌药物。给药的时机应在切开皮肤前 30 分钟（麻醉诱导时）开始静脉给药，30 分钟内滴完，如果手术时间超过 3 小时，或失血量大（>1500ml），可手术中给予第 2 剂。抗菌药物总的预防用药时间为 24 小时，若病人有明显感染高危因素，如糖尿病、免疫功能低下、营养不良、严重贫血等可以延长到 48 小时。

（八）手术日为入院 1~3 天

1. 麻醉方式：全麻或腰硬联合麻醉。
2. 术中用药：麻醉常规用药。
3. 输血：视术中情况而定。
4. 病理：石蜡切片。

释义

■ 手术时机应根据病情缓急来判断。大量内出血时应在抗休克治疗同时立即手术。对于无内出血或仅有少量内出血，病情较轻的患者，可以安排入院后尽快手术。

■ 如果行腹腔镜下输卵管切除术或输卵管切开取胚术均在全身麻醉下实施。如果行开腹输卵管切除术或输卵管切开取胚术可以选择在全麻、硬膜外或腰硬联合麻醉下实施。

■ 围术期应监测失血量、重要脏器是否存在灌注或氧供不足（包括血压、心率、脉搏血氧饱和度、尿量、血乳酸等）、血红蛋白量或血细胞比容（HCT）和凝血功能（包括血小板计数、凝血酶时间、部分凝血活酶时间、国际标准化比值、纤维蛋白原水平等）以指导输血，如浓缩红细胞、浓缩血小板、新鲜冷冻血浆、冷沉淀、全血等。可根据医院条件采用自体血回输系统进行自身输血。

■ 病理：确切的病理检查结果需要石蜡切片。诊断输卵管妊娠应该在输卵管部位找到绒毛结构。如果手术同时行诊刮术，子宫内膜可见高度分泌反应或 Arial-Stella（A-S）反应。

（九）术后住院恢复 2~7 天

1. 必须复查的检查项目：血 β-HCG、血常规、尿常规。
2. 抗菌药物使用：按照《抗菌药物临床应用指导原则》（卫医发〔2004〕285 号）执行，并根据患者的病情决定抗菌药物的选择与使用时间。

释义

■ 术后可根据病情需要，开展相应的检查和治疗。检查内容不只限于路径中规定的必须复查项目，可根据需要增加凝血功能分析等，并根据病情变化增加检查的频次。如果出血量较多，建议手术当日或术后第 1 天复查血常规。输卵管切开取胚后有持续性宫外孕可能，应术后随诊。建议术后第 1 天复查血-HCG 了解输卵管妊娠病灶的清除情况，明确是否需要辅助药物治疗，并动态随访直至正常范围，警惕持续性宫外孕的发生。

■ 术后根据患者病情决定抗菌药物的选择和使用时间。预防性抗菌药应用遵上文即可。如果手术中发现已存在细菌性感染，手术后应继续用药直至感染消除。如果术后发生手术部位感染，则根据病原菌、感染部位、感染严重程度和患者的生理、病理情况制订抗菌药物治疗方案，包括抗菌药物的选用品种、剂量、给药次数、给药途径、疗程及联合用药等。

（十）出院标准

1. 病人一般情况良好，体温正常，完成复查项目。
2. 血 β-HCG 持续下降。
3. 伤口愈合好。
4. 没有需要住院处理的并发症和（或）合并症。

释义

■ 主治医师应在出院前，通过复查的各项检查并结合患者恢复情况决定能否出院。如果出现术后伤口愈合不良、持续性异位妊娠等需要继续留院治疗的情况，超出了路径所规定的时间，应先处理并发症并符合出院条件后再准许患者出院。

（十一）变异及原因分析

1. 因诊断不明确，导致术前住院时间延长。
2. 有影响手术的合并症，需要进行相关的诊断和治疗。
3. 因手术并发症需要进一步治疗。

释义

■ 变异是指入选临床路径的患者未能按路径流程完成医疗行为或未达到预期的医疗质量控制目标。这包含有三方面的情况：①按路径流程完成治疗，但出现非预期结果，可能需要后续进一步处理。如本路径治疗后持续性宫外孕等。②按路径流程完成治疗，但超出了路径规定的时限或限定的费用。如实际住院日超出标准住院日要求或未能在规定的手术日时间限定内实施手术等。③不能按路径流程完成治疗，患者需要中途退出路径。如治疗过程中出现严重并发症，导致必须终止路径或需要转入其他路径进行治疗等。对这些患者，主管医师均应进行变异原因的分析，并在临床路径的表单中予以说明。出现变异的原因很多，为便于总结和在工作中不断完善和修订路径，应将变异原因归纳、总结，以便重新修订路径时作为参考。

■ 如果患者有生育要求，早期部位不明的妊娠，需要结合经阴道超声和系列血-HCG 的结果来动态观察，明确诊断需要一定的时间（通常需要 1 周），导致住院时间延长。

■ 某些急诊情况如患者出现失血性休克时，为抢救患者生命争分夺秒，立即手术。没有足够的时间进行系统全面的检查，或者由于输血使治疗费用增加，导致临床路径的变异。

■ 因手术并发症需要终止或退出路径。腹腔镜手术或开腹手术可能出现的并发症有：持续性异位妊娠，继发性腹腔妊娠，手术中出现的大血管、输尿管、肠管损伤等并发症，以及切口感染、延迟愈合等。

■ 有影响手术的合并症，例如：高血压、糖尿病、心功能不全、肝肾功能不全、凝血功能障碍等，可能影响手术实施、提高手术和麻醉风险、影响预后，需要经治疗稳定后才能手术。或者患者既往患有上述疾病，治疗合理目前情况稳定，经评估无手术及麻醉禁忌，可以手术，但可能会增加医疗费用，延长住院时间。

四、输卵管妊娠手术治疗临床路径给药方案

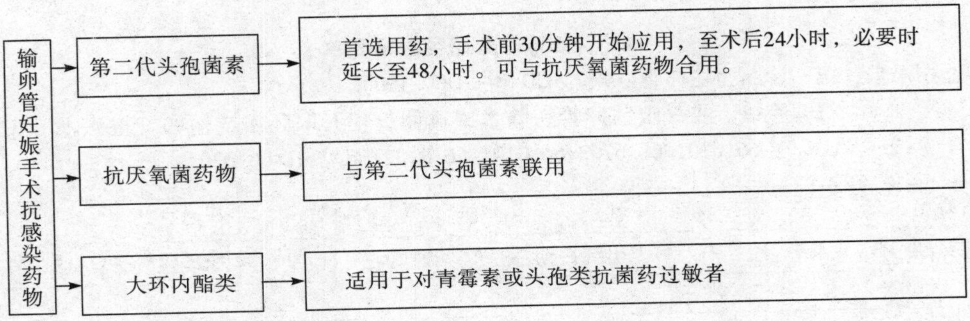

【用药选择】

预防性应用抗菌药首选第二代头孢菌素，可与抗厌氧菌药物合用。

【药学提示】

头孢类抗菌药一般溶于生理盐水液 100ml 中，静脉滴注。大环内酯类抗菌药使用时必须首先以注射用水完全溶解，加入生理盐水或 5%葡萄糖溶液中，药物浓度不宜超过 0. 1%～0. 5%，缓慢静脉滴注。

【注意事项】

用药期间注意药物不良反应。

五、推荐表单

（一）医师表单

输卵管妊娠临床路径医师表单

适用对象：第一诊断为输卵管妊娠（ICD-10：O00.100）

行腹腔镜下或开腹输卵管切除术或输卵管切开取胚术或输卵管挤压术（ICD-9-CM-3：66.6201/66.6202/66.0101/66.0102/66.0201/66.0202）

患者姓名：	性别：　　年龄：　　门诊号：	住院号：
住院日期：　　年　月　日	**出院日期：**　　年　月　日	**标准住院日：≤10 天**

时间	住院第 1~3 天 （术前准备）	住院第 1~4 天 （手术日）	住院第 2~5 天 （术后第 1 日）
主要诊疗工作	□ 询问病史及体格检查 □ 完成病历书写 □ 开检查单 □ 上级医师查房 □ 完成术前准备与术前评估 □ 根据检查结果行术前讨论，确定手术方案 □ 完成术前小结、上级医师查房记录等病历书写 □ 签署手术知情同意书、自费用品协议书、输血同意书 □ 向患者及家属交代围术期注意事项	□ 手术 □ 手术标本常规送石蜡组织病理学检查 □ 术者完成手术记录 □ 完成术后病程 □ 上级医师查房 □ 向患者及家属交代病情及术后注意事项	□ 上级医师查房，注意病情变化 □ 完成常规病历书写 □ 注意腹腔引流量，酌情拔除引流管 □ 注意观察体温、血压等 □ 复查血 β-HCG、血常规
重点医嘱	**长期医嘱：** □ 妇科二级护理常规 □ 饮食 **临时医嘱：** □ 血、尿、便常规 □ 血 β-HCG、尿 HCG、肝肾功能、电解质、血糖、凝血功能、血型、感染性疾病筛查 □ 盆、腹腔 B 超，心电图，胸部 X 片（需除外宫内妊娠） □ 备血 □ 必要时行后穹隆穿刺或腹腔穿刺术 □ 术前医嘱：常规准备在全麻或腰硬联合麻醉下经腹腔镜或开腹行输卵管切开取胚术或输卵管切除术或挤压术 □ 术前禁食、禁水	**长期医嘱：** □ 一级护理 □ 饮食 □ 患者既往基础用药 □ 保留腹腔引流管（酌情），记引流量 □ 留置导尿，记尿量 **临时医嘱：** □ 今日在全麻或腰硬联合麻醉下经腹腔镜或开腹行输卵管切开取胚术或输卵管切除术或挤压术 □ 心电监护、吸氧（必要时） □ 补液、维持水电解质平衡 □ 酌情使用止吐、镇痛药物 □ 其他特殊医嘱	**长期医嘱：** □ 饮食（根据情况） □ 拔除腹腔引流管（酌情） □ 停导尿管 **临时医嘱：** □ 换药 □ 血 β-HCG □ 酌情使用止吐、镇痛药物 □ 补液、维持水电解质平衡 □ 其他特殊医嘱

续　表

时间	住院第1~3天 （术前准备）	住院第1~4天 （手术日）	住院第2~5天 （术后第1日）
	□ 酌情抗菌药物 □ 心电监护、吸氧（必要时）		
病情变异记录	□ 无　□ 有，原因： 1. 2.	□ 无　□ 有，原因： 1. 2.	□ 无　□ 有，原因： 1. 2.
医师签名			

时间	住院3~9天 （术后第2~3天）	住院第4~10天 （出院日）
主要诊疗工作	□ 上级医师查房 □ 完成常规病历书写 □ 拔除腹腔引流管（酌情）	□ 上级医师查房，进行手术及伤口评估，确定有无手术并发症和切口愈合不良情况，明确是否出院 □ 完成出院记录、病案首页、出院证明书等 □ 向患者交代出院后的注意事项，特别是正规随访血β-HCG，发生紧急情况时的处理等
重点医嘱	**长期医嘱：** □ 普食 □ 拔除腹腔引流管、停引流计量（酌情） □ 改二级护理 **临时医嘱：** □ 换药 □ 血β-HCG	**出院医嘱：** □ 复查血β-HCG至正常 □ 全休4周 □ 禁盆浴和性生活1个月 □ 避孕指导 □ 酌情出院带药
病情变异记录	□ 无 □ 有，原因： 1. 2.	□ 无 □ 有，原因： 1. 2.
医师签名		

（二）护士表单

输卵管妊娠临床路径护士表单

适用对象：第一诊断为输卵管妊娠（ICD-10：O00.100）

行腹腔镜下或开腹输卵管切除术或输卵管切开取胚术或输卵管挤压术（ICD-9-CM-3：66.6201/66.6202/66.0101/66.0102/66.0201/66.0202）

患者姓名：	性别：　　年龄：　　门诊号：	住院号：
住院日期：　　年　月　日	出院日期：　　年　月　日	标准住院日：≤20 天

时间	住院第 1~3 天 （术前准备）	住院第 1~4 天 （手术日）	住院第 2~5 天 （术后第 1 日）
健康宣教	□ 入院宣教 介绍主管医师、护士 介绍环境、设施 介绍住院注意事项 □ 术前宣教 手术范围和可能的手术时间 术后早期活动的必要性 手术前肠道准备和阴道准备必要性	□ 术后宣教 告知床上活动 告知术后饮食及探视制度 告知术后可能出现的情况及应对方式 □ 责任护士与患者沟通，了解并指导心理应对 □ 告知遵医嘱应用抗菌药，预防感染	□ 饮食宣教 □ 排痰预防肺部感染 □ 早下床预防肠梗阻及血栓
护理处置	□ 核对患者，佩戴腕带 □ 建立入院护理病历 □ 卫生处置：剪指（趾）甲、腹部及会阴部清洁并备皮，更换病号服 □ 测量生命体征 □ 配合完成术前检验 □ 遵医嘱完成各项术前准备 □ 遵医嘱采血，准备手术带药 □ 遵医嘱留取尿便送检 □ 影像、心肺功能检查	□ 患者送手术室前带药、治疗及交接 □ 患者从手术室返病室接诊和交接 □ 生命体征监测和出入量管理 □ 遵医嘱术后护理和治疗 □ 术后必要检查：如血气、血红蛋白等 □ 其他特殊医嘱	□ 遵医嘱采血复查血常规、β-HCG □ 完成术后出血的病情观察 □ 完成各种管路的护理 □ 遵医嘱行术后必要检查
基础护理	□ 一级/二级护理 □ 术前准备 □ 晨晚间护理 □ 患者安全管理	□ 妇科特级/一级护理 □ 晨晚间护理 □ 患者安全管理 □ 生命体征监测	□ 妇科一级护理 □ 观察患者情况 □ 遵医嘱术后饮食 □ 协助患者进食、进水 □ 协助患者活动及排泄 □ 晨晚间护理 □ 术后心理与生活护理 □ 指导术后患者功能锻炼
重点医嘱	□ 详见医嘱执行单	□ 详见医嘱执行单	□ 详见医嘱执行单

续 表

时间	住院第 1~3 天 （术前准备）	住院第 1~4 天 （手术日）	住院第 2~5 天 （术后第 1 日）
病情变异记录	□ 无　□ 有，原因： 1. 2.	□ 无　□ 有，原因： 1. 2.	□ 无　□ 有，原因： 1. 2.
护士签名			

时间	住院3~9天（术后第2~3天）	住院第4~10天（出院日）
健康宣教	□ 饮食过渡 □ 增加活动促进肠道功能恢复 □ 预防血栓栓塞性疾病	□ 出院宣教 复查时间 服药方法 指导饮食 □ 出院全休4周 □ 禁盆浴及性生活 □ 出现异常情况随诊宣教 □ 指导办理出院手续
护理处置	□ 遵医嘱采血复查血常规、β-HCG □ 完成术后出血的病情观察 □ 完成各种管路的护理 □ 遵医嘱行术后必要检查	□ 出院状态评估 □ 办理出院手续 书写出院小结
基础护理	□ 妇科一级护理 □ 观察患者情况 □ 遵医嘱术后饮食 □ 协助患者进食、进水 □ 协助患者活动及排泄 □ 晨晚间护理 □ 术后心理与生活护理	□ 妇科二级护理 □ 观察患者情况 □ 遵医嘱术后饮食 □ 协助患者进食、进水 □ 协助患者活动及排泄 □ 晨晚间护理 □ 术后心理与生活护理
重点医嘱	□ 详见医嘱执行单	□ 详见医嘱执行单
病情变异记录	□ 无　□ 有，原因： 1. 2.	□ 无　□ 有，原因： 1. 2.
护士签名		

（三）患者表单

输卵管妊娠临床路径患者表单

适用对象：第一诊断为输卵管妊娠（ICD-10：O00.100）

行腹腔镜下或开腹输卵管切除术或输卵管切开取胚术或输卵管挤压术（ICD-9-CM-3：66.6201/66.6202/66.0101/66.0102/66.0201/66.0202）

患者姓名：	性别：　年龄：　门诊号：	住院号：
住院日期：　年　月　日	出院日期：　年　月　日	标准住院日：≤20天

时间	入院	术后	出院
医患配合	□ 配合询问病史、收集资料，请务必详细告知既往史、用药史、过敏史 □ 如服用抗凝血药，请明确告知 □ 配合进行体格检查 □ 有任何不适请告知医师 □ 配合完善术前检查与评估 □ 配合完成术前准备、肠道准备等 □ 配合确定手术方案，签署手术知情同意书等	□ 配合检查腹部伤口 □ 配合记尿量、引流量等 □ 配合使用抗炎药物，配合抽血等化验检查 □ 配合饮食过渡 □ 配合伤口观察、换药 □ 配合拔除导尿管 □ 需要时配合伤口拆线 □ 配合引流管、尿管护理及拔除 □ 遵医嘱采取正确体位及下地活动	□ 接受出院前指导 □ 知道复诊程序 □ 获取出院诊断书
护患配合	□ 配合测量体温、脉搏、呼吸、血压 □ 配合完成入院护理评估（简单询问病史、过敏史、用药史） □ 接受入院宣教（环境介绍、病室规定、订餐制度、贵重物品保管等） □ 有任何不适请告知护士 □ 接受腹部及会阴部皮肤准备 □ 准备好必要用物，便盆等 □ 配合完成术前准备、肠道准备等 □ 配合输液、留置导尿管等治疗	□ 接受术后宣教 □ 配合返病床 □ 配合检查腹部伤口、阴道出血等情况 □ 遵医嘱采取正确体位 □ 配合静脉输液、皮下及肌内注射用药等之类 □ 有任何不适请告知护士 □ 配合定时测量生命体征、每日询问尿便 □ 配合饮食过渡，配合出入量、大小便等计量 □ 配合留置针、引流管等护理 □ 配合术后及早下床活动 □ 注意活动安全，避免坠床或跌倒 □ 配合执行探视及陪伴	□ 接受出院宣教 □ 办理出院手续 □ 获取出院带药 □ 知道服药方法、作用、注意事项 □ 知道护理伤口方法 □ 知道复印病历方法
饮食	□ 术前遵医嘱饮食过渡，并静脉补充营养	□ 术后遵医嘱进食，配合饮食过渡	□ 正常普食

续　表

时间	入院	术后	出院
排泄	□ 术前遵医嘱肠道准备，喝泻药	□ 正常排尿便，如医嘱需要计算出入量，则需大小便计量 □ 避免便秘	□ 正常排尿便 □ 避免便秘
活动	□ 正常活动	□ 遵医嘱适度活动，避免疲劳	□ 正常适度活动，避免疲劳

附：原表单（2016 年版）

输卵管妊娠临床路径表单

适用对象：第一诊断为输卵管妊娠（ICD-10：O00.100）

行腹腔镜下或开腹输卵管切除术或输卵管切开取胚术（ICD-9-CM-3：66.6201/66.6202/66.0101/66.0102/66.0201/66.0202）

患者姓名：	性别：　年龄：　门诊号：	住院号：
住院日期：　年　月　日	出院日期：　年　月　日	标准住院日：≤10 天

时间	住院第 1~3 天 （术前准备）	住院第 1~4 天 （手术日）	住院第 2~5 天 （术后第 1 日）
主要诊疗工作	□ 询问病史及体格检查 □ 完成病历书写 □ 开检查单 □ 上级医师查房 □ 完成术前准备与术前评估 □ 根据检查结果行术前讨论，确定手术方案 □ 完成术前小结、上级医师查房记录等病历书写 □ 签署手术知情同意书、自费用品协议书、输血同意书 □ 向患者及家属交代围术期注意事项	□ 手术 □ 手术标本常规送石蜡组织病理学检查 □ 术者完成手术记录 □ 完成术后病程 □ 上级医师查房 □ 向患者及家属交代病情及术后注意事项	□ 上级医师查房，注意病情变化 □ 完成常规病历书写 □ 注意腹腔引流量，酌情拔除引流管 □ 注意观察体温、血压等 □ 复查血 β-HCG、血常规
重点医嘱	**长期医嘱：** □ 妇科二级护理常规 □ 饮食 **临时医嘱：** □ 血、尿、便常规 □ 血 β-HCG、尿 HCG、肝肾功能、电解质、血糖、凝血功能、血型、感染性疾病筛查 □ 盆、腹腔 B 超，心电图，胸部 X 片（需除外宫内妊娠） □ 备血 □ 必要时行后穹隆穿刺或腹腔穿刺术 □ 术前医嘱：常规准备在全麻或腰硬联合麻醉下经腹腔镜或开腹行输卵管切开取胚术或输卵管切除术或挤压术 □ 术前禁食、禁水 □ 酌情抗菌药物 □ 心电监护、吸氧（必要时）	**长期医嘱：** □ 一级护理 □ 饮食 □ 患者既往基础用药 □ 保留腹腔引流管（酌情），记引流量 □ 留置导尿，记尿量 **临时医嘱：** □ 今日在全麻或腰硬联合麻醉下经腹腔镜或开腹行输卵管切开取胚术或输卵管切除术或挤压术 □ 心电监护、吸氧（必要时） □ 补液、维持水电解质平衡 □ 酌情使用止吐、镇痛药物 □ 其他特殊医嘱	**长期医嘱：** □ 饮食（根据情况） □ 拔除腹腔引流管（酌情） □ 停导尿管 **临时医嘱：** □ 换药 □ 血 β-HCG □ 酌情使用止吐、镇痛药物 □ 补液、维持水电解质平衡 □ 其他特殊医嘱

续　表

时间	住院第 1~3 天 （术前准备）	住院第 1~4 天 （手术日）	住院第 2~5 天 （术后第 1 日）
主要护理工作	□ 入院宣教 □ 介绍病房环境、设施和设备 □ 入院护理评估	□ 宣教、备皮等术前准备 □ 通知患者禁食、禁水 □ 观察患者病情变化 □ 术后心理与生活护理	□ 观察患者情况 □ 术后心理与生活护理 □ 指导术后患者功能锻炼
病情变异记录	□ 无　□ 有，原因： 1. 2.	□ 无　□ 有，原因： 1. 2.	□ 无　□ 有，原因： 1. 2.
护士签名			
医师签名			

时间	住院 3~9 天 （术后第 2~3 天）	住院第 4~10 天 （出院日）
主要诊疗工作	□ 上级医师查房 □ 完成常规病历书写 □ 拔除腹腔引流管（酌情）	□ 上级医师查房，进行手术及伤口评估，确定有无手术并发症和切口愈合不良情况，明确是否出院 □ 完成出院记录、病案首页、出院证明书等 □ 向患者交代出院后的注意事项，特别是正规随访血 β-HCG，发生紧急情况时的处理等
重点医嘱	**长期医嘱：** □ 普食 □ 拔除腹腔引流管、停引流计量（酌情） □ 改二级护理 **临时医嘱：** □ 换药 □ 血 β-HCG	**出院医嘱：** □ 复查血 β-HCG 至正常 □ 全休 4 周 □ 禁盆浴和性生活 1 个月 □ 避孕指导 □ 酌情出院带药
主要护理工作	□ 观察患者情况 □ 术后心理与生活护理 □ 指导术后患者功能锻炼	□ 指导患者术后康复 □ 出院宣教 □ 协助患者办理出院手续
病情变异记录	□ 无 □ 有，原因： 1. 2.	□ 无 □ 有，原因： 1. 2.
护士签名		
医师签名		

第二十六章

子宫平滑肌瘤子宫切除手术临床路径释义

一、子宫平滑肌瘤编码

1. 卫计委原编码：

疾病名称及编码：子宫平滑肌瘤（ICD-10：D25.900）

手术操作名称及编码：经腹腔镜或经阴道或经腹子宫全/次全切除术（ICD-9-CM-3：68.39/68.49）

2. 修改编码：

疾病名称及编码：子宫平滑肌瘤（ICD-10：D25）

手术操作名称及编码：经腹子宫次全切除术（ICD-9-CM-3：68.3）

经腹子宫全切除术（ICD-9-CM-3：68.4）

阴道子宫切除术（ICD-9-CM-3：68.5）

二、临床路径检索方法

D25 并（68.3-68.4/68.5）

三、子宫平滑肌瘤子宫切除手术临床路径标准住院流程

（一）适用对象

第一诊断为子宫平滑肌瘤（ICD-10：D25.900），行经腹腔镜或经阴道或经腹子宫全/次全切除术（ICD-9-CM-3：68.39/68.49）。

释义

■ 本路径适用对象为子宫平滑肌瘤患者、并将经腹腔镜或经腹子宫全/次全切除术或经阴道全子宫切除作为首要治疗手段者。

■ 子宫平滑肌瘤行子宫肌瘤剔除术者不进入本路径。

（二）诊断依据

根据《临床诊疗指南·妇产科学分册》（中华医学会编著，人民卫生出版社）。

1. 症状：月经紊乱等。

2. 体征：子宫增大。

3. 辅助检查：超声检查［必要时需要行盆腔磁共振和（或）CT 检查］。

释义

■ 子宫肌瘤的临床表现多样，症状与肌瘤部位及有无变性相关，常见的临床症状有经量增多或经期延长、下腹包块、白带增多、压迫症状等。

■ 子宫肌瘤的体征与肌瘤大小、位置、数目及有无变性相关。肌壁间肌瘤在妇科检查时可扪及子宫增大，表面不规则单个或多个结节状突起。浆膜下肌瘤可扪及单个实质性肿物与子宫有蒂相连。黏膜下肌瘤位于宫腔内者子宫均匀增大，脱出于宫颈外口者，窥器检查可见宫颈口处有肿物，淡粉色、表面光滑、宫颈四周边缘清楚。

■ 超声检查是子宫肌瘤最主要的影像学检查，可区分子宫肌瘤及其他盆腔肿块。必要时可行盆腔磁共振和（或）CT 检查，能更准确地判断肌瘤大小、位置和数目。

■ 子宫肌瘤的术前诊断依据患者的病史、临床症状、妇科检查及影像学检查。病理检查作为术后诊断的依据。

（三）治疗方案的选择和依据

根据《临床诊疗指南·妇产科学分册》（中华医学会编著，人民卫生出版社）。

1. 子宫肌瘤诊断明确，有子宫切除的手术指征。
2. 无手术和麻醉禁忌证。
3. 术前检查齐全。
4. 征得患者和家属的同意。

释义

■ 子宫肌瘤的治疗应根据患者的症状、年龄和生育要求，以及肌瘤的类型、大小、数目全面考虑。而经腹腔镜或经腹子宫全/次全切除术或经阴道全子宫切除仅适用于子宫肌瘤诊断明确、有子宫切除指征的患者。

■ 子宫肌瘤手术的指征主要包括：月经过多继发贫血；子宫肌瘤体积大或引起膀胱、直肠等压迫症状；肌瘤可能是不孕或反复流产的原因；疑有肉瘤变者。

■ 子宫肌瘤的手术方式包括肌瘤剔除术和子宫全/次全切除术。肌瘤剔除术适用于希望保留生育功能的患者。子宫全/次全切除术适用于不要求保留生育功能的患者或疑有肉瘤变者。

■ 子宫肌瘤的子宫全/次全切除术可经不同路径完成，包括经腹腔镜、经阴道和经腹路径。

■ 子宫肌瘤无症状者一般不需治疗，特别是近绝经期妇女，每 3~6 个月随访 1 次，若出现症状可考虑进一步治疗。

■ 对于症状轻、近绝经年龄或全身情况不适宜手术的患者，宜采用药物治疗。

（四）标准住院日为≤11 天

释义

■ 住院治疗包括术前检查和准备、手术治疗、术后恢复 3 部分。总住院时间不超过 11 天符合本路径要求。

（五）进入路径标准

1. 第一诊断必须符合ICD10：D25.900子宫平滑肌瘤疾病编码。

2. 当患者同时具有其他疾病诊断时，但在住院期间不需特殊处理也不影响第一诊断的临床路径流程实施时，可以进入路径。

释义

■ 进入本路径的患者第一诊断为子宫平滑肌瘤，且经腹腔镜或经阴道或经腹子宫全/次全切除术作为治疗手段。

■ 同时合并宫颈上皮内瘤变等住院期间不需特殊处理、不影响第一诊断、不影响术后恢复的妇科疾病时，可以进入路径。

■ 入院后检查发现以往未发现的疾病或既往有基础病（如高血压、冠状动脉粥样硬化性心脏病、糖尿病、肝肾功能不全等），经系统评估后对治疗无特殊影响，仅需要药物维持治疗者，可进入路径。但可能会增加医疗费用，延长住院时间。

（六）术前准备1~3天

必需的检查项目：

1. 血常规、血型。
2. 尿常规。
3. 生化检查（包括电解质、肝肾功能、血糖等）。
4. 凝血功能。
5. 感染性疾病筛查（如乙型肝炎、丙型肝炎、艾滋病、梅毒等）。
6. 心电图。
7. 胸部X线片。
8. 超声检查。
9. 宫颈防癌筛查。
10. 其他根据病情需要而定（如血清CA125、HCG等）。

释义

■ 血、尿、便常规是最基本的三大常规检查，每个进入路径的患者均需完成。肝肾功能、电解质、血糖、凝血功能、心电图、X线胸片主要是评估有无基础病及手术禁忌；血型、Rh因子、感染性疾病筛查主要是用于输血前准备。

■ 盆腔超声用于评估子宫肌瘤的大小、位置及数目，同时可排查有无子宫及附件的合并疾病。

■ 所有拟行子宫全/次全切除术的患者，均应在术前1年内接受宫颈防癌筛查，主要包括液基细胞学检查，条件允许时可行宫颈HPV病毒学检查。以排查有无未发现的宫颈癌及宫颈癌前病变。

■ 年龄较大及伴有心肺基础疾病者应在术前进行心肺功能检测，评估手术风险，必要时给予干预，保证围术期安全。

■ 合并贫血者，术前应该用药物预处理减少月经或者闭经，联合抗贫血治疗纠正贫血。

（七）预防性抗菌药物选择与使用时机

按《抗菌药物临床应用指导原则（2015年版）》（国卫办医发〔2015〕43号）应用预防性抗菌药物。

释义

■ 经腹腔镜或经阴道或经腹子宫全/次全切除术属于清洁-污染手术（Ⅱ类切口），手术野包括阴道等存在大量人体寄殖菌群的部位，可能污染手术野引致感染，需要预防性应用抗菌药物。

■ 预防性抗菌药物的使用：预防用药从术前0.5小时或麻醉开始时给药，至术后24小时，必要时延长至48小时。预防性抗菌药物首选第二代头孢菌素，可与抗厌氧菌药物合用。

■ 治疗性抗菌药物的使用：术前黏膜下肌瘤已存在出血、坏死，可疑合并感染者，应在术前取阴道拭子送细菌培养，根据病原菌种类和药敏结果选用治疗性抗菌药物。在无法得到或者没有得到病原体培养和药敏结果前，经验性使用抗菌药时建议使用广谱抗菌药，如二代以上头孢菌素，并配合抗厌氧菌药物。疗程应根据体温、症状、血白细胞等酌情处理。

（八）手术日为入院第2~4天

1. 麻醉方式：请麻醉科医师会诊，腰麻或硬膜外麻醉或联合或全身麻醉。
2. 术中用药：止血药物和其他必需用药。
3. 输血：必要时。
4. 病理：石蜡切片（必要时行冷冻检查）。

释义

■ 经腹腔镜或经阴道或经腹子宫全/次全切除术，请麻醉科医师会诊，根据患者具体情况，选择全身麻醉、硬膜外麻醉或者腰硬联合麻醉。

■ 术中除麻醉药、常规补液外，高血压患者酌情给予降压药，术中出血较多者可酌情给予止血药物，如凝血因子制剂、抗纤溶剂、蛇毒血凝酶（如注射用尖吻蝮蛇血凝酶）等。

■ 术中不常规输血，在出血量较大，为保证术中循环稳定和术后恢复的情况下可根据出血量及术中血红蛋白决定输血的量，提倡成分输血。亦可以考虑自体血输血。

■ 术中必要时可送快速冷冻，如剖视切下的子宫肌瘤时，发现切面呈鱼肉状。术中切除的所有标本术后常规进行石蜡切片组织病理学检查以明确诊断。

■ 可根据术中情况经腹或经阴道留置引流管。术中使用膨宫液和冲洗液用量较大时应注意低钠血症和高氯性酸中毒发生，可考虑使用内镜专用冲洗液。

（九）术后住院恢复≤7天

1. 必须复查的项目：血常规、尿常规。
2. 术后用药。
3. 预防性用药：按《抗菌药物临床应用指导原则（2015年版）》（国卫办医发〔2015〕43

号）应用预防性抗菌药物。

释义

■ 术后必须复查的检查项目应在术后3日内完成，以了解患者术后身体状况，及时发现贫血、感染等常见的异常情况以便对症处理；有异常发现者治疗后应予复查。除必需的检查项目外，可根据病情需要增加，如怀疑肺栓塞需检查血气分析、出凝血功能等；怀疑肠梗阻应行下腹X线检查等。

■ 术后应常规观察患者生命体征、出入量及各脏器功能恢复情况，以确定对症治疗手段与出院时间；尤其应关注伤口愈合、肠道功能恢复、预防血栓栓塞等方面，鼓励患者尽早活动，减少卧床输液治疗；引流管的拔除时间根据术中情况和术后引流量决定。

■ 术后恢复正常无感染证据，应及时停用预防性抗菌药物。

（十）出院标准（围绕一般情况、切口情况、第一诊断转归）

1. 患者一般情况良好，恢复正常饮食，腹部无阳性体征。
2. 相关实验室检查结果基本正常，体温正常。
3. 切口愈合良好。

释义

■ 出院标准以患者无不适症状、无异常体征和血液生化复查结果正常为评判标准。患者出院前应达到生命体征平稳，无发热，无严重贫血和电解质异常，已排气、排便，肠道功能恢复。

■ 伤口对合良好，无红肿、渗出，无脂肪液化或感染征象可出院。

■ 术后恢复正常无并发症，或出现并发症但无需住院治疗可出院（如尿潴留，除留置导尿管无其他治疗）。

（十一）有无变异及原因分析

1. 因实验室检查结果异常需要复查，导致术前及术后住院时间延长。
2. 其他意外情况需进一步明确诊断，导致术前住院时间延长。
3. 术后出现发热及出血等并发症需要治疗和住院观察，导致住院时间延长。

释义

■ 变异是指医疗不能按照预定的路径进行或不能达到预期的医疗目标。

■ 微小变异：由于某种原因，表单中的检查或操作提前或延后进行，但不影响总体治疗进程和康复，或者整体住院日有小的出入，不影响纳入路径。

■ 重大变异：是指入选临床路径的患者未能按路径流程完成医疗行为或未达到预期的医疗质量控制目标，需要终止执行路径；或者是因严重合并症或并发症导致治疗时间延长、治疗费用增加而无法按照规定完成路径。主管医师可决定退出临床路径，并需在表单中明确说明变异原因，包括以下情况。

（1）术前检查发现严重合并症，如血栓栓塞性疾病需抗凝、放置下腔静脉滤网；严重感染需要抗感染、无法控制的活跃出血需要介入治疗止血；合并未控制的高血压、糖尿病等需要时间治疗而影响住院时间和产生额外治疗费用等。对这些患者，主管医师均应进行变异原因的分析，并在临床路径的表单中予以说明。

（2）术中发现术前检查未能发现的病变，导致无法按照术前计划实施经腹腔镜或经阴道或经腹子宫全/次全切除术。例如，术中剖视发现子宫肌瘤切面呈鱼肉状、术中冷冻病理提示子宫肉瘤、需改变手术范围的情况等。

（3）术后组织病理学检查发现并非子宫肌瘤，而是子宫肉瘤等恶性疾病，需要再次手术或放化疗等辅助治疗，影响患者住院时间及治疗费用者。

（4）术中、术后出现严重并发症需进行相应诊断和治疗，导致住院时间明显延长和费用显著增加者，如肠梗阻需要手术治疗和肠道外营养支持；术中术后因严重出血、感染、肺栓塞等需转重症监护病房治疗；术中术后发生肠道损伤、肠瘘、输尿管瘘等并发症需要治疗等。

（5）因患者主观原因：如放弃手术改为药物治疗或随诊观察，导致本路径无法施行，也需医师在表单中予以说明。

四、子宫平滑肌瘤子宫切除手术给药方案

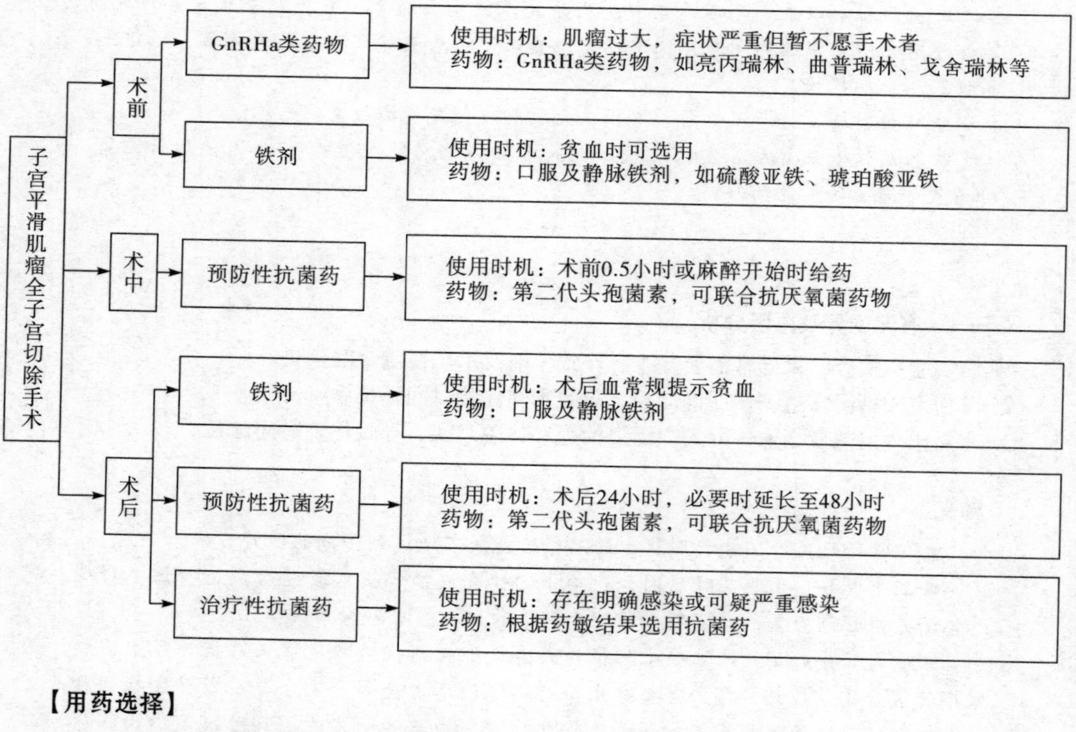

【用药选择】

1. 若术前子宫平滑肌瘤较大，影响手术操作，术前可考虑使用 GnRHa 类药物。
2. 若术前严重贫血，可考虑使用 GnRHa 类药物抑制月经，同时可考虑铁剂治疗，待血红蛋白升高后手术。

3. 全子宫切除术属于Ⅱ类手术（洁污手术），预防用药从术前0.5小时或麻醉开始时给药，至术后24小时，必要时延长至48小时。预防性抗菌药物首选第二代头孢菌素，可与抗厌氧菌药物合用。

4. 治疗性抗菌药物的使用：术后明确有感染存在时使用，用药前送细菌培养，根据病原菌种类和药敏结果选用治疗性抗菌药物。在无法得到或者没有得到病原体培养和药敏结果前，经验性使用抗菌药时建议使用广谱抗菌药，如二代以上头孢菌素，并配合抗厌氧菌药物。疗程应根据体温、症状、血白细胞等酌情处理。

【药学提示】

1. GnRHa类药物应在月经周期的第1~5天开始治疗。一次1支，每4周注射1次，第一次注射后1个月可能出现异常子宫出血。

2. 口服铁剂可致胃肠道不良反应，如恶心、呕吐、上腹疼痛、便秘，并可减少肠蠕动，引起便秘、黑便。宜在饭后或饭时服用，以减轻胃部刺激，与维生素C同服可提高口服铁剂的吸收效率。

【注意事项】

1. 对于子宫肌瘤较大者，术前应用GnRHa类药物可使子宫肌瘤变小，有利于手术的进行，但停药后子宫肌瘤会再次增大，因此，术前应用GnRHa类药物应于手术治疗相配合。

2. 对于月经过多致贫血的患者，术前应用GnRHa类药物可阻断月经所致的失血过多，同时补铁治疗后，待患者血红蛋白上升，进行手术。

3. 对于近围绝经期且不愿接受手术治疗的患者，GnRHa类药物是可选的一种治疗方式。

五、推荐表单

（一）医师表单

子宫平滑肌瘤全子宫切除术临床路径医师表单

适用对象：第一诊断为子宫平滑肌瘤（ICD-10：D25.900）

行经腹腔镜或经阴道或经腹子宫全/次全切除术（ICD-9-CM-3：68.39/68.49）

患者姓名：	性别：　年龄：　门诊号：	住院号：
住院日期：　年　月　日	出院日期：　年　月　日	标准住院日：≤11 天

时间	住院第 1~3 天	住院第 1~3 天	住院第 1~3 天
主要诊疗工作	□ 询问病史、体格检查 □ 下达医嘱、开出各项检查单 □ 完成首次病程记录 □ 完成入院记录 □ 完成初步诊断 □ 开始术前准备	□ 实施各项实验室检查和影像学检查 □ 上级医师查房及病程记录 □ 继续术前准备	□ 三级医师查房 □ 进行术前讨论 □ 向家属交代病情和有关手术事项 □ 签署“手术知情同意书” □ 签署“输血知情同意书” □ 完成术前准备 □ 下达手术医嘱，并提交手术通知单 □ 麻醉医师查看患者，签署“麻醉知情同意书” □ 完成术前小结、术前讨论
重点医嘱	**长期医嘱：** □ 妇科护理常规 □ 二级护理 □ 普食 □ 阴道冲洗（必要时） **临时医嘱：** □ 妇科检查 □ 静脉采血 □ 血常规+血型 □ 尿常规 □ 凝血功能 □ 生化检查 □ 感染性疾病筛查 □ 心电图 □ 胸部 X 线片 □ 超声检查（盆腔，必要时上腹部：肝、胆、胰、脾、肾）	**长期医嘱：** □ 妇科护理常规 □ 二级护理 □ 普食 □ 阴道冲洗（必要时）	术前医嘱： □ 明日在腰麻或硬膜外麻醉或联合或全身麻醉下行经腹腔镜或经阴道或经腹子宫全/次全切除术 □ 术前禁食、禁水 □ 术区备皮 □ 静脉取血 □ 备血 □ 抗菌药物 □ 肠道准备 □ 留置尿管（必要时） □ 阴道准备
病情变异记录	□ 无　□ 有，原因： 1. 2.	□ 无　□ 有，原因： 1. 2.	□ 无　□ 有，原因： 1. 2.
医师签名			

时间	住院第 2~4 日 （手术当日）	住院第 3~5 日 （术后第 1 日）	住院第 4~6 日 （术后第 2 日）
主要诊疗工作	□ 完成手术治疗 □ 24 小时内完成手术记录 □ 完成术后病程记录 □ 术后查房 □ 向患者家属交代术后注意事项	□ 医师查房及病程记录 □ 必要时复查血、尿常规及电解质 □ 抗菌药物治疗、预防感染 □ 必要时切口换药	□ 医师查房及病程记录 □ 抗菌药物治疗、预防感染 □ 必要时切口换药
重点医嘱	**长期医嘱：** □ 妇科术后护理常规 □ 一级护理 □ 禁食、禁水 □ 保留导尿、会阴擦洗 □ 保留引流管、记引流量（必要时） □ 抗菌药物 **临时医嘱：** □ 记录 24 小时出入量 □ 生命体征监测，必要时心电监护 □ 补液 □ 止血药物（必要时）	**长期医嘱：** □ 妇科术后护理常规 □ 二级护理 □ 术后饮食 □ 保留导尿、会阴擦洗 □ 抗菌药物 □ 补液 **临时医嘱：** □ 血、尿常规检查（术后 1~3 天内完成） □ 查电解质、凝血功能（必要时） □ 拔除尿管（必要时） □ 止血药物（必要时）	**长期医嘱：** □ 妇科术后护理常规 □ 二级护理 □ 术后饮食 □ 保留导尿、会阴擦洗 □ 抗菌药物 **临时医嘱：** □ 拔除尿管 □ 切口换药（必要时）
病情变异记录	□ 无　□ 有，原因： 1. 2.	□ 无　□ 有，原因： 1. 2.	□ 无　□ 有，原因： 1. 2.
医师签名			

时间	住院第 5~7 日 （术后第 3 日）	住院第 9~11 日 （术后 7 日）
主要诊疗工作	□ 医师查房 □ 停预防性静脉抗菌药物，必要时口服抗菌药物 □ 必要时切口换药	□ 检查切口愈合情况与拆线 □ 确定患者出院日期 □ 向患者交代出院注意事项及复查日期 □ 通知出院处 □ 开具出院诊断书 □ 完成出院记录
重点医嘱	**长期医嘱：** □ 妇科术后护理常规 □ 二级护理 □ 普食 □ 必要时抗菌药物治疗	**临时医嘱：** □ 通知出院
病情变异记录	□ 无 □ 有，原因： 1. 2.	□ 无 □ 有，原因： 1. 2.
医师签名		

（二）护士表单

子宫平滑肌瘤全子宫切除术临床路径护士表单

适用对象：第一诊断为子宫平滑肌瘤（ICD-10：D25.900）

行经腹腔镜或经阴道或经腹子宫全/次全切除术（ICD-9-CM-3：68.39/68.49）

患者姓名：	性别：　年龄：　门诊号：	住院号：
住院日期：　年　月　日	出院日期：　年　月　日	标准住院日：≤11天

时间	住院第1~3天	住院第1~3天	住院第1~3天
健康宣教	□ 入院宣教 □ 介绍主管医师、护士 □ 介绍环境、设施 □ 介绍住院注意事项 □ 宣教术前准备注意事项	□ 介绍术前准备内容、目的和麻醉方式	□ 介绍术前准备内容、目的和麻醉方式 □ 指导患者正确排痰方法及床上排便法
护理处理	□ 核对患者，佩戴腕带 □ 建立入院护理病历 □ 卫生处置：剪指（趾）甲、会阴部清洁，必要时备皮，沐浴更换病号服 □ 测量生命体征	□ 测量生命体征	□ 测量生命体征
基础护理	□ 二级护理 □ 普食 □ 晨晚间护理 □ 患者安全管理	□ 二级护理 □ 普食 □ 晨晚间护理 □ 患者安全管理	□ 二级护理 □ 普食 □ 晨晚间护理 □ 患者安全管理 □ 保持夜间病房安静，患者口服镇静药入睡
专科护理	□ 讲解阴道准备的目的及方法 □ 术前阴道准备	□ 静脉抽血 □ 指导患者到相关科室进行检查并讲明各种检查的目的	□ 晚餐少量进食后禁食、禁水 □ 肠道准备 □ 提醒患者术晨禁食、禁水
重点医嘱	□ 详见医嘱执行单	□ 详见医嘱执行单	□ 详见医嘱执行单
病情变异记录	□ 无　□ 有，原因： 1. 2.	□ 无　□ 有，原因： 1. 2.	□ 无　□ 有，原因： 1. 2.
护士签名			

时间	住院第2~4日 (手术当日)	住院第3~5日 (术后第1日)	住院第4~6日 (术后第2日)
健康宣教	□ 术后健康教育 □ 术后饮食指导	□ 术后健康教育 □ 术后饮食指导	□ 术后健康教育 □ 术后饮食指导 □ 给患者讲解各项治疗及护理措施
护理处理	□ 测量生命体征	□ 测量生命体征	□ 测量生命体征
基础护理	□ 二级护理 □ 嘱患者术晨禁食、禁水 □ 晨晚间护理 □ 患者安全管理	□ 二级护理 □ 半流食 □ 晨晚间护理 □ 患者安全管理	□ 二级护理 □ 半流食 □ 晨晚间护理 □ 患者安全管理 □ 保持夜间病房安静，患者口服镇静药入睡
专科护理	□ 协助患者做好术前准备 □ 术毕回病房，交接患者，了解麻醉及术中情况 □ 按医嘱进行治疗 □ 随时观察患者情况 □ 术后6小时翻身 □ 手术后心理与生活护理	□ 保持尿管通畅，观察尿色、尿量并记录 □ 会阴擦洗保持外阴清洁 □ 取半卧位并告知患者半卧位的好处 □ 指导并协助患者按时床上翻身及下肢的屈膝运动，鼓励下地活动	□ 拔除尿管并协助患者排小便 □ 叩背及术后呼吸锻炼 □ 了解患者术后心理状态并给予正确的指导
重点医嘱	□ 详见医嘱执行单	□ 详见医嘱执行单	□ 详见医嘱执行单
病情变异记录	□ 无 □ 有，原因： 1. 2.	□ 无 □ 有，原因： 1. 2.	□ 无 □ 有，原因： 1. 2.
护士签名			

时间	住院第 5~7 日 （术后第 3 日）	住院第 9~11 日 （术后 7 日）
健康宣教	□ 术后健康教育 □ 术后饮食指导	□ 术后健康教育 □ 术后饮食指导
护理处理	□ 测量生命体征	□ 测量生命体征
基础护理	□ 二级护理 □ 普食 □ 晨晚间护理 □ 患者安全管理	□ 二级护理 □ 普食 □ 晨晚间护理 □ 患者安全管理
专科护理	□ 给患者讲解各项治疗及护理措施 □ 晨晚间护理、夜间巡视	□ 协助患者办理出院手续
重点医嘱	□ 详见医嘱执行单	□ 详见医嘱执行单
病情变异记录	□ 无　□ 有，原因： 1. 2.	□ 无　□ 有，原因： 1. 2.
护士签名		

（三）患者表单

子宫平滑肌瘤全子宫切除术临床路径患者表单

适用对象：第一诊断为子宫平滑肌瘤（ICD-10：D25.900）

行经腹腔镜或经阴道或经腹子宫全/次全切除术（ICD-9-CM-3：68.39/68.49）

患者姓名：	性别：　年龄：　门诊号：	住院号：
住院日期：　年　月　日	出院日期：　年　月　日	标准住院日：≤11 天

时间	住院第 1~3 天	手术及术后	出院
医患配合	□ 配合询问病史、收集资料，请务必详细告知既往史、用药史、过敏史 □ 如服用抗凝血药，请明确告知 □ 配合进行体格检查 □ 有任何不适请告知医师 □ 配合医院探视制度 □ 配合术前准备	□ 配合伤口观察 □ 需要时，配合拔除导尿管 □ 需要时，配合伤口拆线	□ 接受出院前指导 □ 知道复诊程序 □ 获取出院诊断书
护患配合	□ 配合测量体温、脉搏、呼吸、血压、体重 1 次 □ 配合完成入院护理评估（简单询问病史、过敏史、用药史） □ 接受入院宣教（环境介绍、病室规定、订餐制度、贵重物品保管等） □ 有任何不适请告知护士 □ 接受会阴备皮 □ 接受肠道准备	□ 接受术后健康宣教 □ 配合术后护理及术后恢复 □ 遵医嘱采取合理的活动 □ 有任何不适请告知护士 □ 配合定时测量生命体征、每日询问排便 □ 接受输液、服药等治疗 □ 接受进食、进水、排便等生活护理 □ 注意活动安全，避免坠床或跌倒 □ 配合执行探视及陪护	□ 接受出院宣教 □ 办理出院手续 □ 获取出院带药 □ 知道服药方法、作用、注意事项 □ 知道护理伤口方法 □ 知道复印病历方法
饮食	□ 正常普食	□ 半流食	□ 正常普食
排泄	□ 正常排尿便	□ 导尿管过渡为正常排尿便 □ 避免便秘及尿潴留	□ 正常排尿便 □ 避免便秘
活动	□ 正常活动	□ 正常适度活动，避免疲劳	□ 正常适度活动，避免疲劳

附：原表单（2016 年版）

子宫平滑肌瘤临床路径表单

适用对象：第一诊断为子宫平滑肌瘤（ICD-10：D25.900）

行经腹腔镜或经阴道或经腹子宫全/次全切除术（ICD-9-CM-3：68.39/68.49）

患者姓名：	性别：　　年龄：　　门诊号：	住院号：
住院日期：　　年　月　日	**出院日期：**　　年　月　日	**标准住院日　≤11 天**

时间	住院第 1~3 天	住院第 1~3 天	住院第 1~3 天
主要诊疗工作	□ 询问病史、体格检查 □ 下达医嘱、开出各项检查单 □ 完成首次病程记录 □ 完成入院记录 □ 完成初步诊断 □ 开始术前准备	□ 实施各项实验室检查和影像学检查 □ 上级医师查房及病程记录 □ 继续术前准备	□ 三级医师查房 □ 进行术前讨论 □ 向家属交代病情和有关手术事项 □ 签署“手术知情同意书” □ 签署“输血知情同意书” □ 完成术前准备 □ 下达手术医嘱，并提交手术通知单 □ 麻醉医师查看患者，签署“麻醉知情同意书” □ 完成术前小结、术前讨论
重点医嘱	**长期医嘱：** □ 妇科护理常规 □ 二级护理 □ 普食 □ 阴道冲洗（必要时） **临时医嘱：** □ 妇科检查 □ 静脉采血 □ 血常规+血型 □ 尿常规 □ 凝血功能 □ 生化检查 □ 感染性疾病筛查 □ 心电图 □ 胸部 X 线片 □ 超声检查（盆腔，必要时上腹部：肝、胆、胰、脾、肾）	**长期医嘱：** □ 妇科护理常规 □ 二级护理 □ 普食 □ 阴道冲洗（必要时）	**术前医嘱：** □ 明日在腰麻或硬膜外麻醉或联合或全身麻醉下行经腹腔镜或经阴道或经腹子宫全/次全切除术 □ 术前禁食、禁水 □ 术区备皮 □ 静脉取血 □ 备血 □ 抗菌药物 □ 肠道准备 □ 留置尿管（必要时） □ 阴道准备
主要护理工作	□ 按入院流程做入院介绍 □ 入院评估 □ 进行入院健康宣教 □ 讲解阴道准备的目的及方法 □ 术前阴道准备	□ 静脉抽血 □ 指导患者到相关科室进行检查并讲明各种检查的目的	□ 介绍术前准备内容、目的和麻醉方式 □ 指导患者正确排痰方法及床上排便法 □ 术前备皮、沐浴、更衣 □ 术前健康宣教

续 表

时间	住院第 1~3 天			住院第 1~3 天			住院第 1~3 天		
							□ 晚餐少量进食后禁食、禁水 □ 肠道准备 □ 提醒患者术晨禁食、禁水 □ 保持夜间病房安静，患者口服镇静药入睡		
病情变异记录	□ 无 □ 有，原因： 1. 2.			□ 无 □ 有，原因： 1. 2.			□ 无 □ 有，原因： 1. 2.		
护士签名	白班	夜班	大夜班	白班	夜班	大夜班	白班	夜班	大夜班
医师签名									

时间	住院第 2~4 日 （手术当日）	住院第 3~5 日 （术后第 1 日）	住院第 4~6 日 （术后第 2 日）
主要诊疗工作	□ 完成手术治疗 □ 24 小时内完成手术记录 □ 完成术后病程记录 □ 术后查房 □ 向患者家属交代术后注意事项	□ 医师查房及病程记录 □ 必要时复查血、尿常规及电解质 □ 抗菌药物治疗、预防感染 □ 必要时切口换药	□ 医师查房及病程记录 □ 抗菌药物治疗、预防感染 □ 必要时切口换药
重点医嘱	**长期医嘱：** □ 妇科术后护理常规 □ 一级护理 □ 禁食、禁水 □ 保留导尿、会阴擦洗 □ 保留引流管、记引流量（必要时） □ 抗菌药物 **临时医嘱：** □ 记录 24 小时出入量 □ 生命体征监测，必要时心电监护 □ 补液 □ 止血药物（必要时）	**长期医嘱：** □ 妇科术后护理常规 □ 二级护理 □ 术后饮食 □ 保留导尿、会阴擦洗 □ 抗菌药物 □ 补液 **临时医嘱：** □ 血、尿常规检查（术后 1~3 天内完成） □ 查电解质、凝血功能（必要时） □ 拔除尿管（必要时） □ 止血药物（必要时）	**长期医嘱：** □ 妇科术后护理常规 □ 二级护理 □ 术后饮食 □ 保留导尿、会阴擦洗 □ 抗菌药物 **临时医嘱：** □ 拔除尿管 □ 切口换药（必要时）
主要护理工作	□ 嘱患者术晨禁食、禁水 □ 协助患者做好术前准备 □ 术毕回病房，交接患者，了解麻醉及术中情况 □ 按医嘱进行治疗 □ 随时观察患者情况 □ 术后 6 小时翻身 □ 手术后心理与生活护理 □ 晨晚间护理、夜间巡视	□ 保持尿管通畅，观察尿色、尿量并记录 □ 会阴擦洗保持外阴清洁 □ 取半卧位并告知患者半卧位的好处 □ 指导并协助患者按时床上翻身及下肢的屈膝运动，鼓励下地活动 □ 术后健康教育 □ 术后饮食指导 □ 协助患者生活护理 □ 晨晚间护理、夜间巡视	□ 拔除尿管并协助患者排小便 □ 叩背及术后呼吸锻炼 □ 术后饮食指导 □ 了解患者术后心理状态并给予正确的指导 □ 给患者讲解各项治疗及护理措施 □ 晨晚间护理、夜间巡视
病情变异记录	□ 无　□ 有，原因： 1. 2.	□ 无 □ 有，原因： 1. 2.	□ 无　□ 有，原因： 1. 2.

护士签名	白班	夜班	大夜班	白班	夜班	大夜班	白班	夜班	大夜班

医师签名			

时间	住院第5~7日 （术后第3日）			住院第9~11日 （术后7日）		
主要诊疗工作	□ 医师查房 □ 停预防性静脉抗菌药物，必要时口服抗菌药物 □ 必要时切口换药			□ 检查切口愈合情况与拆线 □ 确定患者出院日期 □ 向患者交代出院注意事项及复查日期 □ 通知出院处 □ 开具出院诊断书 □ 完成出院记录		
重点医嘱	**长期医嘱：** □ 妇科术后护理常规 □ 二级护理 □ 普食 □ 必要时抗菌药物治疗			**临时医嘱：** □ 通知出院		
主要护理工作	□ 术后饮食指导 □ 术后心理指导 □ 给患者讲解各项治疗及护理措施 □ 晨晚间护理、夜间巡视			□ 协助患者办理出院手续		
病情变异记录	□ 无 □ 有，原因： 1. 2.			□ 无 □ 有，原因： 1. 2.		
护士签名	白班	小夜班	大夜班	白班	小夜班	大夜班
医师签名						

第二十七章

宫颈癌手术治疗临床路径释义

一、宫颈癌手术治疗编码

1. 卫计委原编码：

疾病名称及编码：宫颈癌ⅠA2期-ⅡA期

手术操作名称及编码：行广泛子宫切除+腹膜后淋巴结切除术（ICD-9-CM-3：68.6 /68.7/40.3/40.5）

2. 修改编码：

疾病名称及编码：宫颈恶性肿瘤（ICD-10：C53）

手术操作名称及编码：广泛子宫切除（ICD-9-CM-3：68.4-68.9）

二、临床路径检索方法

C53 伴（68.4-68.9）

三、宫颈癌临床路径标准住院流程

（一）适用对象

第一诊断为宫颈癌ⅠA2期~ⅡA期。

行广泛子宫切除+腹膜后淋巴结切除术（ICD-9-CM-3：68.6/68.7/40.3/40.5）。

释义

■ 本路径适用对象为初治的早期宫颈癌、并将根治性子宫切除手术作为首要治疗手段者。

■ 宫颈早期浸润癌（ⅠA1期）行单纯筋膜外子宫切除术者不进入本路径。

■ 肿瘤<2cm的ⅠA2~ⅠB1期年轻宫颈癌患者接受保留生育功能的根治性子宫颈切除术者不进入本路径。

■ 虽为早期宫颈癌但采用根治性放化疗为首要治疗方式、晚期或复发性宫颈癌采用放化疗等综合治疗者均不进入本路径。

（二）诊断依据

根据中华医学会妇科肿瘤学组《妇科常见肿瘤诊治指南》、NCCN《宫颈癌临床实践指南》等。

1. 症状：接触性阴道流血或不规则阴道流血等。
2. 体征：妇科检查可见宫颈肿物。
3. 辅助检查：组织病理学诊断明确。

释义

■ 宫颈癌的主要表现为接触性阴道出血或不规则阴道出血，早期患者可无症状或仅有阴道分泌物异常，如脓血性白带、血水样白带等。

■ 宫颈癌分期为临床分期，必须由2名以上资深妇科肿瘤医师进行仔细的盆腔检查后确定分期。盆腔检查包括：窥器直视及触诊评估瘤块的直径和阴道穹隆及四壁受累情况；双合诊及三合诊了解宫旁及宫骶韧带是否受肿瘤浸润。因肥胖或紧张盆腔检查不满意者，必要时可行麻醉下盆腔检查以进行准确评估。宫旁或宫骶韧带有增厚、缩短可疑肿瘤浸润者不适合手术治疗，也不能进入本路径。

■ 宫颈癌的治疗依据必须为组织病理学诊断，即宫颈活检、LEEP（宫颈环形电切）或宫颈锥切所获得的组织病理，细胞学筛查结果和阴道镜直观诊断不能作为治疗依据。如果宫颈活检不能明确肿瘤范围和明确分期，则必须经LEEP或锥切明确诊断和分期，以避免过度治疗和治疗不足。

■ 宫颈癌的分期根据FIGO 2009年新分期。

（三）治疗方案的选择

根据中华医学会妇科肿瘤学组《妇科常见肿瘤诊治指南》、NCCN《宫颈癌临床实践指南》等。

1. 手术方式：广泛子宫切除+腹膜后淋巴结切除术。
2. 手术途径：开腹或经腹腔镜或经阴道。

释义

■ 必须明确：广泛子宫切除及腹膜后淋巴结切除只是ⅠA2~ⅡA2期宫颈癌的治疗选择之一，既不是唯一也不是首选，应根据患者具体情况选择最适合的治疗方案。

■ 肿瘤直径≤4cm（ⅠA2、ⅠB1、ⅡA1期）的治疗选择：①广泛子宫切除+盆腔淋巴结切除±腹主动脉旁淋巴结切除（进入本路径）；②放疗：盆腔外照射+腔内照射（路径外）；③肿瘤≤2cm的ⅠB1期患者可保留子宫体，行广泛子宫颈切除+盆腔淋巴结切除±腹主动脉旁淋巴结切除（路径外）。

■ 肿瘤直径>4cm（ⅠB2、ⅡA2期）的治疗选择：①放化疗：盆腔外照射+腔内照射+同时含顺铂的化疗（路径外）；②广泛子宫切除+盆腔淋巴结切除+腹主动脉旁淋巴结切除（进入本路径）；③放化疗+辅助单纯子宫切除（路径外）。

■ 手术方式应根据患者个人意愿、身体状况、有无合并症和既往手术史，以及术者的经验，以保证医疗安全和减少手术创伤为目的选择开腹、阴式或者腹腔镜。

■ 有条件的医院可行保留神经的广泛子宫切除术，以减少手术对排尿、排便功能的影响；对年轻的患者可在术中行延长阴道术。

■ 年轻患者（≤45岁）可保留卵巢，术后可能需要辅助放疗者可在术中行双侧卵巢移位（悬吊至盆腔放射野以上），减少术后放疗对卵巢功能的影响。

■ 对于年轻的宫颈腺癌患者（≤45岁），如果保留卵巢，需要充分知情同意，术中可做卵巢活检送冷冻病理，但要告知患者活检并不能完全排除卵巢转移。

（四）标准住院日为≤20 天

释义

■ 住院治疗包括术前检查和准备、手术治疗、术后恢复三部分，总住院时间不超过 20 天符合本路径要求。

■ 部分患者在接受手术治疗前行新辅助化疗或手术后需行辅助放化疗不计算在本路径住院时间内。

（五）进入路径标准

1. 第一诊断符合 ICD-10：C53 宫颈癌疾病编码。
2. FIGO 分期：ⅠA2 期-ⅡA 期。
3. 符合手术适应证，无手术禁忌证。
4. 当患者同时具有其他疾病诊断，但在住院期间不需要特殊处理也不影响第一诊断的临床路径流程实施时，可以进入路径。

释义

■ 进入本路径的患者第一诊断为宫颈癌，临床分期为ⅠA2~ⅡA2 期，术前检查应注意排除累及宫旁、宫骶韧带等晚期宫颈癌患者，还应注意排除子宫内膜癌（子宫体癌）累及宫颈等其他恶性肿瘤侵犯宫颈的情况。

■ 同时合并有子宫肌瘤、良性卵巢囊肿等其他妇科疾病，不影响手术方式及术后恢复可进入本路径。

■ 入院后检查发现以往未发现的疾病或既往有基础病（如高血压、冠状动脉粥样硬化性心脏病、糖尿病、肝肾功能不全等），经系统评估后对治疗无特殊影响，仅需要药物维持治疗者，可进入路径。但可能会增加医疗费用，延长住院时间。

（六）术前准备（术前评估）2~4 天

1. 所必需的检查项目：
（1）血常规、尿常规、大便常规。
（2）肝肾功能、电解质、血糖、血型、凝血功能。
（3）感染性疾病筛查（乙型肝炎、丙型肝炎、艾滋病、梅毒等）。
（4）盆、腹腔超声，泌尿系统超声，胸部 X 片或胸部 CT，心电图。
（5）盆腔 MRI 或 CT。
（6）肿瘤标志物（血 SCCA、血 CA125 等）。
2. 根据病情需要而定：超声心动图、心、肺功能测定，排泄性尿路造影、PET-CT 等。

释义

■ 血、尿、便常规是最基本的三大常规检查，每个进入路径的患者均需完成，术前发现重度贫血应予输血纠正；肝肾功能、电解质、血糖、凝血功能、心电图、X 线胸片主要是评估有无基础病及手术禁忌；血型、Rh 因子、感染性疾病筛查主要是用于输血前准备。

■ 盆、腹腔超声用于评估有无子宫及附件的合并疾病，排除肝、胆、胰、脾、肾异常，也能发现肾盂积水和输尿管的扩张，应作为必做检查。如果病情复杂，为明确肿瘤浸润范围、腹膜后淋巴结有无受累，可选做盆腔 CT 或 MRI 检查；可疑有肾及输尿管受累者可选择尿路造影等泌尿系统检查。

■ 宫颈鳞癌的肿瘤标志物血 SCC 和腺癌的肿瘤标志物血 CA125 应在有条件的医院作为常规检查。

■ 年龄较大及伴有心肺基础疾病者应在术前进行心肺功能检测，评估手术风险，必要时给予干预，除非特殊组织病理类型，应考虑放射治疗作为宫颈癌治疗。保证围术期安全。

（七）预防性抗菌药物选择与使用时机

抗菌药物使用：按照《抗菌药物临床应用指导原则（2015 年版）》（国卫办医发〔2015〕43 号）执行，并根据患者的病情决定抗菌药物的选择与使用时间。

释义

■ 广泛子宫切除+腹膜后淋巴结切除手术属于清洁-污染手术（Ⅱ类切口），手术创面大，手术野包括阴道等存在大量人体寄殖菌群的部位，可能污染手术野引致感染，需要预防性应用抗菌药物。

■ 预防性抗菌药物的使用：预防用药从术前 0.5 小时或麻醉开始时给药，至术后 24 小时，必要时延长至 48 小时。预防性抗菌药物首选第二代头孢菌素，可与抗厌氧菌药物合用。

■ 治疗性抗菌药物的使用：术前宫颈肿瘤已存在出血、坏死，可疑合并感染者，应在术前取阴道拭子送细菌培养，根据病原菌种类和药敏结果选用治疗性抗菌药物。在无法得到或者没有得到病原体培养和药敏结果前，经验性使用抗菌药时建议使用广谱抗菌药，如二代以上头孢菌素，并配合抗厌氧菌药物。疗程应根据体温、症状、血白细胞等酌情处理。

（八）手术日为入院第 3~5 天

1. 麻醉方式：全麻或腰硬联合麻醉。
2. 术中用药：麻醉常规用药、止血药物和其他必需用药。
3. 输血：视术中情况而定。
4. 病理：石蜡切片，术中视需要行冷冻病理检查。

释义

■ 广泛子宫切除+腹膜后淋巴结切除手术切口长、手术野暴露较大、手术时间较长、出血等手术风险较大，术中对肌松、循环等要求较高，建议首选全身麻醉。

■ 术中除麻醉药、常规补液外，高血压患者酌情给予降压药，术中出血较多者可酌情给予止血药物。

■ 术中不常规输血，在出血量较大，为保证术中循环稳定和术后恢复的情况下可根据出血量及术中血红蛋白决定输血的量，提倡成分输血。

■ 术中必要时可送快速冷冻，如明确卵巢有无病变、术中发现肿大淋巴结需除外肿瘤浸润。术中切除的所有标本术后常规进行石蜡切片组织病理学检查，以明确组织学类型、分化程度、肿瘤浸润范围、宫颈肌层受累深度、淋巴血管间隙是否受累、淋巴结有无转移，宫旁及阴道边缘是否受累等，为术后是否施行辅助治疗提供依据。

■ 可根据术中情况经腹或经阴道留置引流管。

（九）术后住院恢复 7~14 天

1. 必须复查的检查项目：血常规、尿常规，肝肾功能，电解质等。
2. 术后用药：酌情镇痛、止吐、补液、维持水电解质平衡治疗。
3. 拔除导尿管后需测残余尿量。
4. 抗菌药物使用：按照《抗菌药物临床应用指导原则（2015 年版）》（国卫办医发〔2015〕43 号）。

释义

■ 术后必须复查的检查项目应在术后 3 日内完成，以了解患者术后身体状况，及时发现贫血、低钾血症等常见的异常情况以便对症处理；有异常发现者治疗后应予复查。除必需的检查项目外，可根据病情需要增加，如怀疑肺栓塞需检查血气分析、出凝血功能等；怀疑肠梗阻应行下腹 X 线检查等。

■ 术后应常规观察患者生命体征、出入量及各脏器功能恢复情况，以确定对症治疗手段与时间；尤其应关注伤口愈合、肠道功能恢复、预防血栓栓塞等方面，鼓励患者尽早活动，减少卧床输液治疗；引流管的拔除时间根据术中情况和术后引流量决定。

■ 拔尿管前应间断夹闭尿管锻炼膀胱功能，使患者撤除尿管后能够自主排尿。尿管撤除后应密切观察患者排尿情况，并通过测残余尿（导尿测定或超声测定）确认排尿功能的恢复。如有尿潴留（残余尿>100ml），应再次留置导尿管。

■ 术后恢复正常无感染证据，应及时停用预防性抗菌药物。

（十）出院标准

1. 患者一般情况良好，体温正常，完成复查项目。
2. 伤口愈合好。
3. 没有需要住院处理的并发症和（或）合并症。

释义

■ 出院标准以患者无不适症状、无异常体征和血液生化复查结果正常为评判标准。患者出院前应达到生命体征平稳，无发热，无严重贫血和电解质异常，已排气、排便，肠道功能恢复。

■ 伤口对合良好，无红肿、渗出，无脂肪液化或感染征象可出院。

■ 术后恢复正常无并发症，或出现并发症但无须住院治疗可出院（如尿潴留，除留置导尿管无其他治疗）。

（十一）变异及原因分析

1. 有影响手术的合并症，需要进行相关的诊断和治疗，相应延长住院时间，增加治疗费用。
2. 术中因特殊情况无法行广泛子宫切除术。
3. 术后根据病理需辅助放、化疗。
4. 出现手术并发症需对症处理。

释义

■ 变异是指医疗不能按照预定的路径进行或不能达到预期的医疗目标。

■ 微小变异：由于某种原因，表单中的检查或操作提前或延后进行，但不影响总体治疗进程和康复，或者整体住院日有小的出入，不影响纳入路径。

■ 重大变异：是指入选临床路径的患者未能按路径流程完成医疗行为或未达到预期的医疗质量控制目标，需要终止执行路径；或者是因严重合并症或并发症导致治疗时间延长、治疗费用增加而无法按照规定完成路径。主管医师可决定退出临床路径，并需在表单中明确说明变异原因，包括以下情况。

（1）术前检查发现严重合并症，如血栓栓塞性疾病需抗凝、放置下腔静脉滤网；严重感染需要抗感染、无法控制的活跃出血需要介入治疗止血；合并未控制的高血压、糖尿病等需要时间治疗而影响住院时间和产生额外治疗费用等。对这些患者，主管医师均应进行变异原因的分析，并在临床路径的表单中予以说明。

（2）术中发现术前检查未能发现的病变，导致无法按照术前计划实施根治性子宫切除及腹膜后淋巴结切除术。例如，严重的盆腹腔粘连无法完成手术；宫旁或腹膜后淋巴结转移无法行广泛性子宫切除，仅行双侧卵巢移位；发现合并卵巢恶性肿瘤等需要改变手术范围及术后治疗的情况等。

（3）术后组织病理学检查发现高危因素，需要放化疗等辅助治疗，影响患者住院时间及治疗费用者。

（4）术中、术后出现严重并发症需进行相应诊断和治疗，导致住院时间明显延长和费用显著增加者，如肠梗阻需要手术治疗和肠道外营养支持；术中术后因严重出血、感染、肺栓塞等需转重症监护病房治疗；术中术后发生肠道损伤、肠瘘、输尿管瘘等并发症需要治疗等。

（5）因患者主观原因：如放弃手术改为放疗，导致本路径无法施行，也需医师在表单中予以说明。

四、推荐表单

（一）医师表单

宫颈癌手术治疗临床路径医师表单

适用对象：第一诊断为宫颈癌（ICD-10：C53）
行根治性子宫切除手术+腹膜后淋巴结切除术（ICD-9-CM-3：68.6/68.7/40.3/40.5）

患者姓名：	性别：　年龄：　门诊号：	住院号：
住院日期：　年　月　日	出院日期：　年　月　日	标准住院日：≤20天

时间	住院第1天	住院第2~4天	住院第3~5天（手术日）
主要诊疗工作	□ 询问病史及体格检查 □ 完成病历书写 □ 开检查单 □ 上级医师查房与术前评估 □ 初步确定手术方式和日期	□ 上级医师查房 □ 完成必要的相关科室会诊 □ 完成术前准备与术前评估 □ 术前讨论，确定手术方案 □ 完成术前小结、上级医师查房记录等病历书写 □ 向患者及家属交代病情、围术期注意事项 □ 签署手术知情同意书、自费用品协议书、输血同意书	□ 手术 □ 手术标本常规送石蜡组织病理学检查 □ 术者完成手术记录 □ 完成术后病程记录 □ 上级医师查房 □ 向患者及家属交代病情、术中情况及术后注意事项
重点医嘱	**长期医嘱：** □ 饮食 □ 患者既往基础用药 **临时医嘱：** □ 血、尿、便常规 □ 肝肾功能、电解质、血糖、血型、凝血功能，感染性疾病筛查 □ 盆、腹腔超声，X线胸片，心电图 □ 根据病情需要而定：肿瘤标志物（血SCC或CA125），盆腔CT或MRI，心、肺功能测定，排泄性尿路造影等	**长期医嘱：** □ 饮食 □ 患者既往基础用药 **临时医嘱：** □ 术前医嘱：常规准备明日在全身麻醉或腰硬联合麻醉下开腹或经腹腔镜行根治性全子宫切除术+腹膜后淋巴结切除术 □ 配血 □ 术前禁食、禁水 □ 阴道准备 □ 肠道准备 □ 导尿包 □ 抗菌药 □ 其他特殊医嘱	**长期医嘱：** □ 禁食、禁水 □ 引流管 □ 留置导尿管，记尿量 **临时医嘱：** □ 今日在全身麻醉或腰硬联合麻醉下开腹或经腹腔镜行根治性全子宫切除术+腹膜后淋巴结切除术 □ 心电监护、吸氧（必要时） □ 补液、维持水电解质平衡 □ 酌情使用止吐、镇痛药物 □ 其他特殊医嘱
病情变异记录	□ 无　□ 有，原因： 1. 2.	□ 无　□ 有，原因： 1. 2.	□ 无　□ 有，原因： 1. 2.
医师签名			

时间	住院第4~6天 （术后第1日）	住院第5~14天 （术后第2~10日）	住院第15~20天 （出院日）
主要诊疗工作	□ 上级医师查房 □ 观察病情变化 □ 完成病历书写 □ 注意引流 □ 注意观察生命体征等	□ 上级医师查房 □ 完成病历书写 □ 拔除引流管（酌情） □ 指导术后患者功能锻炼 □ 膀胱功能锻炼、拔导尿管（酌情） □ 复核术后病理，确定是否行辅助治疗 □ 病情告知	□ 上级医师查房，进行手术及伤口评估，明确是否出院 □ 测残余尿（已拔除导尿管者） □ 完成出院记录、病案首页、出院证明书等 □ 向患者交代出院后的注意事项
重点医嘱	**长期医嘱：** □ 流质饮食 □ 留置引流管、记引流量 □ 留置导尿管、记尿量 □ 抗菌药 **临时医嘱：** □ 换药 □ 酌情使用止吐、镇痛药物 □ 补液、维持水电解质平衡 □ 复查血常规、尿常规、肝肾功能 □ 其他特殊医嘱	**长期医嘱：** □ 半流质饮食/普食（根据情况） □ 停引流记量 □ 停抗菌药 □ 拔除导尿管（酌情） **临时医嘱：** □ 换药、拆线（酌情） □ 复查血、尿常规	**出院医嘱：** □ 全休6周 □ 膀胱功能锻炼、预约拔除导尿管及测残余尿时间（留置导尿管出院者） □ 禁盆浴和性生活指导 □ 出院带药 □ 随诊指导
病情变异记录	□ 无 □ 有，原因： 1. 2.	□ 无 □ 有，原因： 1. 2.	□ 无 □ 有，原因： 1. 2.
医师签名			

（二）护士表单

宫颈癌手术治疗临床路径护士表单

适用对象：第一诊断为宫颈癌（ICD-10：C53）

行根治性子宫切除手术+腹膜后淋巴结切除术（ICD-9-CM-3：68.6/68.7/40.3/40.5）

患者姓名：	性别：　年龄：　门诊号：	住院号：
住院日期：　年　月　日	**出院日期：**　年　月　日	**标准住院日：≤20 天**

时间	住院第 1 天	住院第 2~4 天	住院第 3~5 天（手术日）
健康宣教	□ 入院宣教 介绍主管医师、护士 介绍环境、设施 介绍住院注意事项	□ 术前宣教 手术范围和可能的手术时间 术后早期活动的必要性 手术前肠道准备和阴道准备必要性	□ 术后宣教 告知床上活动 告知术后饮食及探视制度 告知术后可能出现的情况及应对方式 责任护士与产妇沟通，了解并指导心理应对 告知遵医嘱应用抗菌药，预防感染
护理处置	□ 核对患者，佩戴腕带 □ 建立入院护理病历 □ 卫生处置：剪指（趾）甲、腹部及会阴部清洁并备皮，更换病号服 □ 测量生命体征 □ 遵医嘱采血 □ 遵医嘱留取尿便送检 □ 影像、心肺功能检查	□ 配合完成术前检验 □ 遵医嘱完成各项术前准备 □ 遵医嘱采血，准备手术带药 □ 遵医嘱留取尿便送检 □ 影像、心肺功能检查	□ 患者送手术室前带药、治疗及交接 □ 患者从手术室返病室接诊和交接 □ 生命体征监测和出入量管理 □ 遵医嘱术后护理和治疗 □ 术后必要检查：如血气、血红蛋白等 □ 其他特殊医嘱
基础护理	□ 二级护理 □ 晨晚间护理 □ 患者安全管理	□ 一级/二级护理 □ 术前准备 □ 晨晚间护理 □ 患者安全管理	□ 妇科特级/一级护理 □ 晨晚间护理 □ 患者安全管理 □ 生命体征监测
专科护理	□ 妇科术前护理常规 □ 术前心理护理 □ 测体温，脉搏 3 次/日	□ 肠道准备：灌肠等 □ 阴道冲洗 □ 术野皮肤准备 □ 备血 □ 遵医嘱补液 □ 饮食：普食/半流食/流食/禁食 □ 排便情况	□ 出入量监测 □ 禁食、禁水 □ 引流管接袋计引流量 □ 导尿管接袋记尿量 □ 伤口护理：腹带、沙袋等 □ 术后补液 □ 遵医嘱使用止吐、镇痛、止血等药物 □ 遵医嘱使用静脉抗菌药

续 表

时间	住院第1天	住院第2~4天	住院第3~5天（手术日）
重点医嘱	□ 详见医嘱执行单	□ 详见医嘱执行单	□ 详见医嘱执行单
病情变异记录	□ 无 □ 有，原因： 1. 2.	□ 无 □ 有，原因： 1. 2.	□ 无 □ 有，原因： 1. 2.
护士签名			

时间	住院第 4~6 天 （术后第 1 日）	住院第 5~14 天 （术后第 2~10 日）	住院第 15~20 天 （出院日）
健康宣教	□ 饮食宣教 □ 排痰预防肺部感染 □ 早下床预防肠梗阻及血栓	□ 饮食过渡 □ 增加活动促进肠道功能恢复 □ 预防血栓栓塞性疾病 □ 膀胱功能锻炼及测残余尿的配合	□ 出院宣教 复查时间 服药方法 指导饮食 □ 出院全休 6 周 □ 禁盆浴及性生活 □ 出现异常情况随诊宣教 □ 妇科肿瘤门诊随诊宣教 □ 指导办理出院手续
护理处置	□ 遵医嘱采血复查血常规、肝肾功能 □ 完成术后出血的病情观察 □ 完成各种管路的护理	□ 遵医嘱行术后必要检查 □ 遵医嘱采血复查血常规、肝肾功能 □ 完成术后出血的病情观察 □ 完成各种管路的护理	□ 出院状态评估 □ 办理出院手续 □ 书写出院小结
基础护理	□ 妇科一级护理 □ 观察患者情况 □ 遵医嘱术后饮食 □ 协助患者进食、进水 □ 协助患者活动及排泄 □ 晨晚间护理 □ 术后心理与生活护理 □ 指导术后患者功能锻炼	□ 妇科二级护理 □ 观察患者情况 □ 遵医嘱术后饮食 □ 协助患者进食、进水 □ 协助患者活动及排泄 □ 晨晚间护理 □ 术后心理与生活护理 □ 指导术后患者功能锻炼	□ 二级护理 □ 普食 □ 观察患者情况 □ 心理护理
专科护理	□ 妇科术后护理常规 □ 会阴部冲洗 □ 腹部伤口护理 □ 术后心理护理 □ 测生命体征 □ 引流液记量 □ 导尿管记量 □ 术后补液 □ 抗凝药物注射	□ 妇科术后护理常规 □ 会阴部冲洗 □ 腹部伤口护理 □ 术后心理护理 □ 测生命体征 □ 引流液记量至拔管 □ 导尿管记量至拔管 □ 抗凝药物注射 □ 测残余尿（拔除尿管后）	□ 出院带药 □ 心理护理 □ 腹部伤口护理
重点医嘱	□ 详见医嘱执行单	□ 详见医嘱执行单	□ 详见医嘱执行单
病情变异记录	□ 无　□ 有，原因： 1. 2.	□ 无　□ 有，原因： 1. 2.	□ 无　□ 有，原因： 1. 2.
护士签名			

（三）患者表单

宫颈癌手术治疗临床路径患者表单

适用对象：第一诊断为宫颈癌（ICD-10：C53）

行根治性子宫切除手术+腹膜后淋巴结切除术（ICD-9-CM-3：68.6/68.7/40.3/40.5）

患者姓名：	性别：　　年龄：　　门诊号：		住院号：
住院日期：　　年　月　日	**出院日期：**　　年　月　日		**标准住院日：≤20 天**

时间	**入院**	**术后**	**出院**
医患配合	□配合询问病史、收集资料，请务必详细告知既往史、用药史、过敏史 □如服用抗凝血药，请明确告知 □配合进行体格检查 □有任何不适请告知医师 □配合完善术前检查与评估 □配合完成术前准备、肠道准备等 □配合确定手术方案，签署手术知情同意书等	□配合检查腹部伤口 □配合记尿量、引流量等 □配合使用抗炎、抗凝血药物，配合抽血等化验检查 □配合饮食过渡 □配合伤口观察、换药 □配合拔除导尿管 □需要时配合伤口拆线 □配合膀胱功能锻炼 □配合引流管、尿管护理及拔除 □遵医嘱采取正确体位及下地活动	□接受出院前指导 □知道复诊程序 □获取出院诊断书
护患配合	□配合测量体温、脉搏、呼吸、血压 □配合完成入院护理评估（简单询问病史、过敏史、用药史） □接受入院宣教（环境介绍、病室规定、订餐制度、贵重物品保管等） □有任何不适请告知护士 □接受腹部及会阴部皮肤准备 □准备好必要用物，便盆等 □配合完成术前准备、肠道准备等 □配合输液、留置导尿管等治疗	□接受术后宣教 □配合返病床 □配合检查腹部伤口、阴道出血等情况 □遵医嘱采取正确体位 □配合静脉输液、皮下及肌内注射用药等之类 □有任何不适请告知护士 □配合定时测量生命体征、每日询问尿便 □配合饮食过渡，配合出入量、大小便等计量 □配合留置针、引流管等护理 □配合术后及早下床活动 □注意活动安全，避免坠床或跌倒 □配合执行探视及陪伴	□接受出院宣教 □办理出院手续 □获取出院带药 □知道服药方法、作用、注意事项 □知道护理伤口方法 □知道复印病历方法
饮食	□术前遵医嘱饮食过渡，并静脉补充营养	□术后遵医嘱进食，配合饮食过渡	□正常普食

续　表

时间	入院	术后	出院
排泄	□ 术前遵医嘱肠道准备，喝泻药	□ 正常排尿便，如医嘱需要计算出入量，则需大小便计量 □ 避免便秘	□ 正常排尿便 □ 避免便秘
活动	□ 正常活动	□ 遵医嘱适度活动，避免疲劳	□ 正常适度活动，避免疲劳

附：原表单（2016年版）

宫颈癌临床路径表单

适用对象：第一诊断为宫颈癌

行根治性子宫切除手术+腹膜后淋巴结切除术（ICD-9-CM-3：68.6/68.7/40.3/40.5）

患者姓名：	性别：　年龄：　门诊号：	住院号：
住院日期：　年　月　日	出院日期：　年　月　日	标准住院日：≤20天

时间	住院第1天	住院第2~4天	住院第3~5天（手术日）
主要诊疗工作	□ 询问病史及体格检查 □ 完成病历书写 □ 开检查单 □ 上级医师查房与术前评估 □ 初步确定手术方式和日期	□ 上级医师查房 □ 完成必要的相关科室会诊 □ 完成术前准备与术前评估 □ 术前讨论，确定手术方案 □ 完成术前小结、上级医师查房记录等病历书写 □ 向患者及家属交代病情、围术期注意事项 □ 签署手术知情同意书、自费用品协议书、输血同意书	□ 手术 □ 手术标本常规送石蜡组织病理学检查 □ 术者完成手术记录 □ 完成术后病程记录 □ 上级医师查房 □ 向患者及家属交代病情、术中情况及术后注意事项
重点医嘱	**长期医嘱：** □ 妇科二级护理常规 □ 饮食 □ 患者既往基础用药 **临时医嘱：** □ 血、尿、大便常规 □ 肝肾功能、电解质、血糖、血型、凝血功能，感染性疾病筛查 □ 盆、腹腔超声，胸片，心电图 □ 根据病情需要而定：肿瘤标志物（血SCC或CA125），盆腔CT或MRI，心、肺功能测定，排泄性尿路造影等	**长期医嘱：** □ 妇科二级护理常规 □ 饮食 □ 患者既往基础用药 **临时医嘱：** □ 术前医嘱：常规准备明日在全麻或腰硬联合麻醉下开腹或经腹腔镜行广泛子宫切除术+腹膜后淋巴结切除术 □ 术区皮肤准备 □ 配血 □ 术前禁食、禁水 □ 阴道准备 □ 肠道准备 □ 导尿包 □ 抗菌药物 □ 其他特殊医嘱	**长期医嘱：** □ 改一级护理 □ 禁食、禁水 □ 引流管 □ 留置导尿管，记尿量 **临时医嘱：** □ 今日在全麻或腰硬联合麻醉下开腹或经腹腔镜行广泛子宫切除术+腹膜后淋巴结切除术 □ 心电监护、吸氧（必要时） □ 静脉营养、补液、维持水电解质平衡 □ 酌情使用止吐、镇痛药物 □ 其他特殊医嘱
主要护理工作	□ 入院宣教 □ 介绍病房环境、设施和制度 □ 入院护理评估	□ 术前宣教、备皮等术前准备 □ 通知患者22时后禁食、禁水	□ 观察患者病情变化 □ 术后心理与生活护理
病情变异记录	□ 无　□ 有，原因： 1. 2.	□ 无　□ 有，原因： 1. 2.	□ 无　□ 有，原因： 1. 2.

续　表

时间	住院第 1 天	住院第 2~4 天	住院第 3~5 天（手术日）
护士签名			
医师签名			

时间	住院第4~6天 （术后第1日）	住院第5~14天 （术后第2~10日）	住院第15~20天 （出院日）
主要诊疗工作	□ 上级医师查房 □ 观察病情变化 □ 完成病历书写 □ 注意引流 □ 注意观察生命体征等	□ 上级医师查房 □ 完成病历书写 □ 拔除引流管（酌情） □ 膀胱功能锻炼、拔导尿管（酌情） □ 复核术后病理，确定是否行辅助治疗 □ 病情告知	□ 上级医师查房，进行手术及伤口评估，明确是否出院 □ 测残余尿（已拔除导尿管者） □ 完成出院记录、病案首页、出院证明书等 □ 向患者交代出院后的注意事项
重点医嘱	**长期医嘱：** □ 一级护理 □ 流质饮食 □ 留置引流管、记引流量 □ 留置导尿管、记尿量 □ 抗菌药 **临时医嘱：** □ 换药 □ 酌情使用止吐、镇痛药物 □ 补液、维持水电解质平衡 □ 复查血、尿常规、肝肾功 □ 其他特殊医嘱	**长期医嘱：** □ 二级护理 □ 半流质饮食/普食（根据情况） □ 停引流记量 □ 停抗菌药 □ 拔除导尿管（酌情） **临时医嘱：** □ 换药 □ 复查血、尿常规	**出院医嘱：** □ 全休6周 □ 膀胱功能锻炼、预约拔除导尿管及测残余尿时间（留置导尿管出院者） □ 禁盆浴和性生活指导 □ 出院带药
主要护理工作	□ 观察患者情况 □ 术后心理与生活护理 □ 指导术后患者功能锻炼	□ 观察患者情况 □ 术后心理与生活护理 □ 指导术后患者功能锻炼	□ 出院宣教 □ 指导患者办理出院手续
病情变异记录	□ 无 □ 有，原因： 1. 2.	□ 无 □ 有，原因： 1. 2.	□ 无 □ 有，原因： 1. 2.
护士签名			
医师签名			

宫颈癌临床路径患者告知书

患者姓名：________性别：__女__年龄：________岁
住院号：________住院日期：_____年___月___日

主要诊断：宫颈癌（ICD-10：C53），临床分期为ⅠA2~ⅡA期
治疗计划：根治性子宫切除手术+腹膜后淋巴结切除术

入院第1~2天：

护士会入院宣教，介绍病房环境、设施和设备。并根据手术的安排做必要的准备，协助安排行术前辅助检查。

医师会再次询问病史，体格检查，并根据病情需要决定检查和治疗项目，与您和家属交代病情，确定手术日期及手术方式。

入院第2~6天：

护士做术前指导、术前准备。

医师再次与您和家属交待病情签署手术相关同意书。

入院第3~7天（手术日）：

护士在手术前做当日术前准备，如留置尿管等。手术后监护、补液等。

医师完成手术，手术后向患者或者家属交待手术情况。

入院第4~8天（手术后1天）：

患者可进水、流食，适当床上活动。

护士做日常护理。

医师查房，根据病情调整治疗，切口换药等。

入院第5~14天（手术后2~10天）：

护士做日常护理.

医师查房，根据病情停用补液、抗炎药物。

入院第15~20天：

医师查房，了解术后恢复情况，情况允许可出院。

护士做出院指导。

第二十八章
宫颈癌姑息化疗临床路径释义

一、宫颈癌姑息化疗编码

疾病名称与编码：宫颈癌（ICD-10：C53）
姑息性化疗（ICD-10：Z51.104）

二、临床路径检索方法

C53 伴 Z51.104

三、宫颈癌姑息化疗临床路径标准住院流程

（一）适用对象

1. 第一诊断为子宫颈癌。
2. 姑息化疗：有复发和（或）转移的宫颈癌患者，或因其他原因无法行手术治疗或放射治疗的患者。

释义

■ 本路径适用对象为诊断明确的复发和（或）转移的宫颈癌，无法施行根治性子宫切除术/盆腔廓清术切除肿瘤，或因放射剂量已达终身剂量，或广泛转移等原因也不适合进行放射治疗的患者。

■ 因各种原因在根治性手术或根治性放疗前施行的新辅助化疗不进入本路径。

■ 宫颈癌初治患者行根治性放疗过程中行同步化疗增敏不进入本路径。

■ 早期宫颈癌根治性子宫切除术后辅助放化疗/化疗不进入本路径。

■ 对于晚期和（或）复发的宫颈癌患者，建议进行包括妇科肿瘤、放射诊断、病理诊断、放射治疗、化学治疗、舒缓医疗等多学科会诊，充分了解病情及各脏器功能、评估治疗利弊并充分知情后谨慎进入本路径。

（二）诊断依据

根据中华医学会妇科肿瘤学组《妇科常见肿瘤诊治指南》、NCCN《宫颈癌临床实践指南》等。

1. 症状：接触性阴道流血或不规则阴道流血等。
2. 体征：妇科检查可见宫颈肿物。
3. 辅助检查：组织病理学诊断明确。
4. 影像学提示或组织学诊断肿瘤复发或转移。

释义

■ 宫颈的原发瘤或阴道残端复发癌瘤可表现为接触性阴道出血或不规则阴道出

血，阴道检查可窥见或触及宫颈或残端的肿物，盆腔复发的患者可能扪及腹部包块，可能出现腹痛、腰痛、腰骶部疼痛等，远隔转移者可伴有相应部位的症状和体征。

■ 宫颈癌分期为临床分期，初治的患者必须由2名以上资深妇科肿瘤医师进行仔细的盆腔检查后确定分期为晚期，不适合根治性子宫切除术，且无法接受根治性同步放化疗。

■ 既往无组织病理学诊断者必须获得病理组织学诊断，肉眼所见、宫颈细胞学或阴道镜直观诊断不能作为治疗依据。

■ 复发的患者尽量通过介入穿刺获得组织学诊断明确复发，无法获得肿瘤组织者可结合病史、PET-CT及血清肿瘤标志物升高做出临床诊断。

（三）进入路径标准

1. 第一诊断必须符合ICD-10：C53.901。
2. 复发和（或）转移的宫颈癌患者，或因其他原因无法行手术治疗或放射治疗的患者。
3. 无需特殊处理的合并症，如大出血、子宫直肠瘘等。
4. 当患者并存其他疾病，但住院期间不需要特殊处理也不影响第一诊断的临床路径流程实施时，可以进入路径。

释义

■ 进入本路径的患者第一诊断为宫颈癌，复发或转移拟姑息性化疗可期望有可能改善生活质量或延长生存者。

■ 虽合并有内外科基础疾病或肿瘤并发症，但不影响治疗进程者，可进入路径。

（四）临床路径标准住院日为6~8天

释义

■ 如化疗前病情评估及脏器功能评估已经在住院前完成，住院日可适当缩短。

（五）住院期间的检查项目

1. 病情评估：
（1）腹部增强CT，腹、盆腔超声，胸部X线或CT。
（2）有关病理学活组织检查与诊断（必要时）。
2. 化疗前检查项目：
（1）血常规、尿常规、粪常规+潜血。
（2）肝肾功能、电解质、血糖、凝血功能。
（3）心电图。
（4）肿瘤标志物（血SCCA、血CA125等）。

3. 根据情况可选择的检查项目：
（1）腹、盆腔磁共振（MRI）。
（2）腔镜检查：如阴道镜、直肠镜。
（3）ECT 或 PET-CT 检查。
（4）合并其他疾病的相关检查。

释义

■ 化疗前检查所列出的是各种化疗方案通用的基本检查，必须保证患者各脏器功能能够耐受化疗。对于不同的化疗药物可增加相关检查：如顺铂需要定期做肾血流图了解肾脏功能，蒽环类需要做超声心动图了解心脏功能等。

■ 影像学检查应避免多种方法同一部位重复检查，应根据肿瘤复发和（或）转移的部位选择最适宜的检查方法。

■ 应在不影响生活质量的前提下，尽量获取肿瘤组织病理结果，以明确肿瘤类型和诊断，有利于选择化疗方案和判断预后。

（六）化疗前准备

1. 体格检查、体能状况评分（KPS 评分 60，或 ECOG 评分 0~2 分）。
2. 排除化疗禁忌证。

释义

■ 宫颈癌复发/转移的姑息性化疗目的是控制症状，提高生活治疗，延长生存，因此化疗前需仔细评估身体能否耐受（KPS 评分 60~100 分），权衡利弊，排除禁忌并充分知情后施行。

（七）化疗方案选择

参照中华医学会妇科肿瘤学组《妇科常见肿瘤诊治指南》、NCCN《宫颈癌临床实践指南》等。

释义

■ 化疗药物和方案应根据相应行业指南进行选择，并根据患者年龄、肿瘤组织学类型、复发及转移的部位，以及患者的骨髓储备和各脏器功能情况，进行个体化选择，以期望尽可能降低毒副反应和尽可能获得较大概率的反应率。

（八）化疗后必须复查的检查项目

1. 血常规。
2. 肝肾功能。

释义

■ 化疗后必须检测血常规了解骨髓抑制情况，必须检查肝肾功能及电解质，异常需及时对症处理。

■ 根据采用的化疗药物不同选择化疗间期需要复查的化验和检查项目：如紫杉醇类需要复查心电图，蒽环类需要定期复查超声心动图等。

■ 如果患者有血清 SCC 或 CA125 等肿瘤标志物升高，建议每次化疗前重复检查肿瘤标志物帮助判断肿瘤进展及化疗效果。

■ 根据患者具体情况决定需要复查的其他项目：如胸水患者复查超声了解胸水量及决定是否处理，肺转移患者定期复查胸片或胸部 CT 了解肺部情况；根据肿瘤复发/转移的具体情况在化疗 3~4 个疗程后复查影像学评估疗效。

（九）化疗中及化疗后治疗

化疗期间需针对化疗所致的不良反应和潜在脏器功能损伤采取相应的防治措施：保肝、止吐、水化、抑酸、预防过敏、止泻、升白细胞及血小板、贫血治疗等。

释义

■ 化疗过程中：①合理使用止吐、预防过敏等辅助药物；②铂类药物充分水化；③生命体征监测，警惕过敏反应；④化疗静脉通道的建立，多疗程化疗建议埋置经外周深静脉导管（PICC）；⑤防止药物渗漏，一旦发生尽早处理。

■ 化疗后需随访，询问并记录化疗副反应（严重程度和分类 WHO 分类标准）。Ⅲ度以上的副反应需要医疗干预。因严重不良反应不能恢复导致下一疗程延期者，需下调化疗药物剂量。

（十）出院标准

1. 患者一般情况良好，生命体征平稳正常。
2. 没有需要住院处理的并发症。

释义

■ 患者化疗后虽出现毒副反应，但不需要住院治疗符合出院标准，如出现骨髓抑制但未达Ⅳ度，不伴有发热，可院外观察或注射 G-CSF。

（十一）变异及原因分析

1. 治疗前、中、后有感染、严重出血及其他合并症，需要进行相关的诊断和治疗，可能延长住院时间并致费用增加。
2. 化疗后出现严重骨髓抑制（Ⅲ、Ⅳ），需要对症处理，导致治疗时间延长，费用增加。
3. 药物不良反应需要特殊处理，如过敏反应、心脏毒性、神经毒性等。
4. 其他方面的原因。

释义

■ 变异是指医疗不能按照预定的路径进行或不能达到预期的医疗目标。

■ 治疗期间因肿瘤进展出现大出血、血栓栓塞性疾病，肿瘤感染出现败血症，肺转移出现呼吸衰竭等严重并发症，需要对症抢救和治疗者。

■ 化疗期间或化疗后出现严重过敏或不良反应，需住院抢救、处理和治疗。

四、推荐表单

（一）医师表单

宫颈癌姑息化疗临床路径医师表单

适用对象：第一诊断为子宫颈癌

患者姓名：	性别： 年龄： 门诊号：	住院号：
住院日期： 年 月 日	**出院日期：** 年 月 日	**标准住院日：≤8天**

时间	化疗前 住院第1~2天	化疗期间 住院第2~7天	化疗后 住院第4~7天	出院日 住院第4~8天
主要诊疗工作	□ 询问病史及体格检查 □ 完成病历书写 □ 完善检查 □ 根据体检、影像学检查、病理结果等，行病例讨论并确定化疗方案 □ 必要的相关科室会诊 □ 住院医师完成上级医师查房记录等病历书写 □ 签署化疗知情同意书、自费用品协议书、输血同意书 □ 向患者及家属交代化疗注意事项	□ 上级医师查房，根据检查结果完善诊疗方案 □ 完成化疗前准备 □ 向患者及家属交代病情及化疗后注意事项	□ 住院医师完成病程记录 □ 上级医师查房 □ 向患者及家属交代病情及化疗后注意事项	□ 完成出院记录、病案首页、出院证明等书写 □ 向患者交代出院后注意事项，重点交代复诊时间及发生紧急情况时处理方法
重点医嘱	**长期医嘱：** □ 护理常规 □ 二级护理 □ 饮食 □ 腹盆腔增强 CT、盆腔超声、胸部 X 线或 CT □ 病理学活组织检查（必要时） 化疗前检查项目： □ 血、尿、便常规检查 □ 肝肾功能、电解质、血糖、凝血功能、CEA、SCCA 等 □ 心电图	**长期医嘱：** □ 患者基础用药 □ 护理常规 □ 补液治疗（水化、碱化） **临时医嘱：** □ 化疗 □ 重要脏器保护药物 □ 止吐 □ 其他特殊医嘱	**长期医嘱：** □ 患者基础用药 □ 护理常规 □ 补液治疗（水化、碱化） **临时医嘱：** □ 复查血常规、肝肾功能 □ 重要脏器保护药物 □ 止吐、止泻等 其他特殊医嘱：	**出院医嘱：** □ 必要的出院带药

续 表

时间	化疗前 住院第 1~2 天	化疗期间 住院第 2~7 天	化疗后 住院第 4~7 天	出院日 住院第 4~8 天
病情变异记录	□无 □有，原因： 1. 2.	□无 □有，原因： 1. 2.	□无 □有，原因： 1. 2.	□无 □有，原因： 1. 2.
医师签名				

（二）护士表单

宫颈癌姑息化疗临床路径护士表单

适用对象：第一诊断为子宫颈癌

患者姓名：	性别： 年龄： 门诊号：	住院号：
住院日期： 年 月 日	出院日期： 年 月 日	标准住院日：≤8天

时间	化疗前 住院第1~2天	化疗期间 住院第2~7天
健康宣教	□ 入院宣教 介绍病房环境、设施 介绍主管医师、责任护士、护士长 介绍住院注意事项 告知探视制度 □ 化疗前宣教 告知化疗前检查、化验项目及注意事项 宣教疾病知识、说明术前化疗的目的 化疗前准备及化疗过程 告知相关药物知识及不良反应预防 责任护士与患者沟通，了解心理反应指导应对方法 指导患者进行相关辅助检查	□ 化疗中宣教 告知监护设备的功能及注意事项 告知输液管路功能及化疗过程中的注意事项 告知化疗后可能出现情况的应对方式 给予患者及家属心理支持 再次明确探视陪伴须知
护理处置	□ 核对患者信息，佩戴腕带 □ 卫生处置：剪指（趾）甲、洗澡，更换病号服 □ 入院评估 □ 协助医师完成化疗前检查化验 □ 化疗前准备	□ 核对患者及资料，签字确认 □ 接通各管路，保持畅通 □ 心电监护
基础护理	□ 二级护理 □ 卫生处置 □ 患者睡眠管理 □ 患者安全管理 □ 饮食管理	□ 一级护理 □ 患者安全管理
专科护理	□ 护理查体 □ 相关指征监测，如血压、体温、心率、血糖等 □ 跌倒、压疮等风险因素评估需要时安置危险标志 □ 心理护理 □ 饮食指导	□ 病情观察，记特护记录 □ 评估生命体征、患者症状、穿刺输液部位 □ 心理护理 □ 静脉通路管理
重点医嘱	□ 详见医嘱执行单	□ 详见医嘱执行单

续　表

时间	化疗前 住院第1~2天	化疗期间 住院第2~7天
病情变异记录	□无　□有，原因 1. 2.	□无　□有，原因 1. 2.
护士签名		

时间	化疗后 住院第 4~7 天	出院日 住院第 4~8 天
健康宣教	□ 化疗后宣教 药物作用及频率 饮食、活动指导 复查患者对化疗前宣教内容的掌握程度 静脉通路保护技巧	□ 出院宣教 复查时间 服药方法 活动指导 饮食指导 告知办理出院的流程
护理处置	□ 遵医嘱完成相应检查及治疗	□ 办理出院手续
基础护理	□ 二级护理 □ 晨晚间护理 □ 患者安全管理	□ 二级护理 □ 晨晚间护理 □ 患者安全管理
专科护理	□ 病情观察，记护理记录 □ 评估生命体征、穿刺输液部位、皮肤、水化情况 □ 心理护理	□ 病情观察 □ 心理护理
重点医嘱	□ 详见医嘱执行单	□ 详见医嘱执行单
病情变异记录	□ 无　□ 有，原因： 1. 2.	□ 无　□ 有，原因： 1. 2.
护士签名		

（三）患者表单

宫颈癌姑息化疗临床路径患者表单

适用对象：第一诊断为子宫颈癌

患者姓名：	性别：　　年龄：　　门诊号：	住院号：
住院日期：　　年　月　日	出院日期：　　年　月　日	标准住院日：≤8天

时间	化疗前 住院第1~2天	化疗期间 住院第2~7天
医患配合	□ 配合询问病史、收集资料，详细告知既往史、用药史、过敏史、家族史，配合进行体格检查 □ 有任何不适请告知医师 □ 配合完善化疗前相关检查化验：腹盆腔增强CT、盆腔超声、胸部X线或CT、病理学活组织检查（必要时）；血、尿、粪常规检查；肝肾功能、电解质、血糖、凝血功能、CEA、SCCA等；心电图 □ 医师向患者及家属介绍病情及化疗谈话及签字	□ 及时告知医护化疗过程中特殊情况和症状 □ 配合上级医师查房
护患配合	□ 配合测量体温、脉搏、呼吸、血压、体重 □ 配合完成入院护理评估 □ 接受入院宣教（环境介绍、病室规定、订餐制度、探视制度、贵重物品保管等） □ 有任何不适请告知护士 □ 接受化疗前宣教 □ 自行卫生处置：剪指（趾）甲、剃胡须、洗澡 □ 准备好必要用物、吸水管、纸巾	□ 配合测量体温、脉搏、呼吸、血压，询问排便次数及量 □ 配合进行静脉通路的维护及观察 □ 配合护士巡视病房 □ 有任何不适请及时告知护士
饮食	□ 清淡饮食，忌辛辣、油腻、刺激 □ 多饮水	□ 清淡饮食，忌辛辣、油腻、刺激 □ 多饮水
排泄	□ 正常排尿便	□ 正常排尿便
活动	□ 正常适度活动，避免疲劳	□ 正常适度活动，避免疲劳

时间	化疗后 住院第 4~7 天	出院日 住院第 4~8 天
医患配合	□ 及时告知化疗过程中特殊情况和症状 □ 向患者及家属交代化疗后注意事项 □ 上级医师查房 □ 完成病程记录和上级医师查房记录	□ 上级医师查房，对化疗近期反应进行评估 □ 完成病历书写 □ 根据情况决定是否需要复查化验检查
护患配合	□ 配合定时测量生命体征、每日询问排便 □ 接受补液治疗及其他辅助治疗如止吐等 □ 配合病情观察及按时巡视病房 □ 配合晨晚间护理 □ 复查血常规、肝肾功能 □ 配合静脉管理 □ 配合活动，注意活动安全，避免坠床或跌倒 □ 配合执行探视及陪伴	□ 接受出院宣教 □ 办理出院手续 □ 获取出院带药 □ 知道服药方法、作用、注意事项 □ 知道复印病历方法
饮食	□ 清淡饮食，忌辛辣、油腻、刺激 □ 多饮水	□ 清淡饮食，忌辛辣、油腻、刺激
排泄	正常排尿便	正常排尿便
活动	正常适度活动，避免疲劳	正常适度活动，避免疲劳

附：原表单（2016年版）

宫颈癌姑息化疗临床路径表单

适用对象：第一诊断为子宫颈癌

患者姓名：	性别： 年龄： 门诊号：	住院号：
住院日期： 年 月 日	出院日期： 年 月 日	标准住院日：≤8天

时间	化疗前 住院第1~2天	化疗期间 住院第2~7天	化疗后 住院第4~7天	出院日 住院第4~8天
主要诊疗工作	□ 询问病史及体格检查 □ 完成病历书写 □ 完善检查 □ 根据体检、影像学检查、病理结果等，行病例讨论并确定化疗方案 □ 必要的相关科室会诊 □ 住院医师完成上级医师查房记录等病历书写 □ 签署化疗知情同意书、自费用品协议书、输血同意书 □ 向患者及家属交代化疗注意事项	□ 上级医师查房，根据检查结果完善诊疗方案 □ 完成化疗前准备 □ 向患者及家属交代病情及化疗后注意事项	□ 住院医师完成病程记录 □ 上级医师查房 □ 向患者及家属交代病情及化疗后注意事项	□ 完成出院记录、病案首页、出院证明等书写 □ 向患者交代出院后注意事项，重点交代复诊时间及发生紧急情况时处理方法
重点医嘱	**长期医嘱：** □ 护理常规 □ 二级护理 □ 饮食 □ 腹盆腔增强CT、盆腔超声、胸部X线或CT □ 病理学活组织检查（必要时） 化疗前检查项目： □ 血、尿、便常规检查 □ 肝肾功能、电解质、血糖、凝血功能、CEA、SCCA等 □ 心电图	**长期医嘱：** □ 患者基础用药 □ 护理常规 □ 补液治疗（水化、碱化） **临时医嘱：** □ 化疗 □ 重要脏器保护药物 □ 止吐 □ 其他特殊医嘱	**长期医嘱：** □ 患者基础用药 □ 护理常规 □ 补液治疗（水化、碱化） **临时医嘱：** □ 复查血常规、肝肾功能 □ 重要脏器保护药物 □ 止吐、止泻等 □ 其他特殊医嘱	**出院医嘱：** □ 必要的出院带药

续　表

时间	化疗前 住院第 1~2 天	化疗期间 住院第 2~7 天	化疗后 住院第 4~7 天	出院日 住院第 4~8 天
主要护理工作	□ 入院介绍 □ 入院评估 □ 指导患者进行相关辅助检查 □ 必要的化疗前药物准备	□ 化疗前准备 □ 宣教 □ 心理护理	□ 观察患者病情变化 □ 定时巡视病房	□ 指导患者办理出院手续 □ 出院指导，重点是出院后用药方法
病情变异记录	□ 无　□ 有，原因： 1. 2.	□ 无　□ 有，原因： 1. 2.	□ 无　□ 有，原因： 1. 2‘	□ 无　□ 有，原因： 1. 2.
护士签名				
医师签名				

第二十九章

宫颈癌放射治疗临床路径释义

一、宫颈癌放射治疗编码

疾病名称与编码：宫颈癌（ICD-10：C53）
放射治疗（ICD-10：Z51.0）

二、临床路径检索方法

C53 伴 Z51.0

三、宫颈癌放射治疗临床路径标准住院流程

（一）适用对象

第一诊断为宫颈癌，行放射治疗。

宫颈癌Ⅰ~Ⅳ期选择放射治疗患者。

释义

■ 本路径适用对象为诊断明确的宫颈癌患者，以放射治疗为主要治疗方法者。

■ 宫颈癌患者不手术或不能手术者，或者术后有危险因素需要进行辅助治疗者可以进入本路径。

（二）诊断依据

根据中华医学会妇科肿瘤学组《妇科常见肿瘤诊治指南》等。

1. 症状：接触性阴道流血或不规则阴道流血等。
2. 体征：妇科检查可见宫颈肿物。
3. 辅助检查：组织病理学诊断明确。

释义

■ 多数宫颈癌患者的主要临床表现为白带增多或不规则阴道出血或接触性出血，少数患者有盆腔下坠感或疼痛。

■ 局部晚期病灶可侵犯或压迫周围器官或组织引起相应症状如排便排尿异常，输尿管梗阻等。

■ 多数患者妇科检查可以见到宫颈肿瘤情况，少数患者肿瘤内生型，宫颈表明可能正常，需要进一步影像学检查。

■ 组织病理学诊断是治疗的必要条件。

（三）进入路径标准

1. 第一诊断必须符合 ICD-10：C53.902 宫颈癌疾病编码。

2. 无放疗禁忌证。

3. 当患者合并其他疾病，但住院期间不需要特殊处理也不影响第一诊断的临床路径流程实施时，可以进入路径。

释义

■ 患者血常规中白细胞低于 3000，血红蛋白低于 6g，血小板低于 4 万，是不能进行外照射放疗的。肝肾功能不正常时候，需要慎重进行。以往手术史，盆腔内肠道粘连者，外照射放疗技术需要慎重选择。

■ 患者因输尿管狭窄或梗阻造成肾积水者，需要先进行处理如输尿管或肾造瘘等后再进入此临床路径。贫血患者在基本纠正贫血后进入此路径。

（四）临床路径标准住院日为≤48 天

释义

■ 早期宫颈癌术后进行辅助放疗，治疗住院日在 48 天以内。也可在门诊进行放射治疗，按照相关检查治疗程序在门诊进行。

■ 根治性放射治疗需要外照射和内照射结合进行，整体治疗需要 8 周时间。

■ 对局部进展期和早期术后高危因素的患者进行同步放化疗是目前宫颈癌治疗的标准方案。根治性放疗和术后放疗，多数患者需要进行同步增敏化疗，化疗方式可以是周疗 4~6 次或 3 周 1 次。化疗期间可以住院进行，不计入本路径住院日内。

■ 标准住院日不超过 48 天，主要指外照射部分，内照射住院日不计入本路径住院日内。

■ 宫颈癌进行根治性放疗也可在门诊进行。

（五）住院期间的检查项目

1. 必需的检查项目：

（1）血常规、尿常规、便常规。

（2）肝功能、肾功能。

（3）感染性疾病筛查（乙型肝炎、丙型肝炎、艾滋病、梅毒等）。

（4）肿瘤标志物（血 SCCA、血 CA125 等）。

（5）心电图、胸片。

（6）盆腔增强 CT 或 MRI 扫描。

（7）腹部超声检查。

（8）盆腔定位 CT。

2. 根据情况可选择的检查项目：

（1）凝血功能+D-二聚体。

（2）ECT 或 PET-CT 检查。

（3）临床需要的其他检查项目。

释义

■ 血、尿、便常规是最基本的三大常规检查，每个进入路径的患者均需完成，治疗前发现重度贫血应予输血纠正；肝肾功能、电解质、血糖、凝血功能、心电图、X线胸片主要是评估有无基础病及放疗禁忌；感染性疾病筛查主要是用于内照射前的准备。

■ 局部病灶的大小和局部扩展情况，盆腔和腹膜后淋巴结情况是放疗前必须要关注的情况。盆腔MRI和CT对于判断宫颈病灶大小和对局部的侵犯有作用，腹部CT和超声检查可以判断有无腹膜后淋巴结转移，对于照射野的正确设计有好处。发现腹膜后淋巴结转移者建议进行胸部CT检查。

■ 对于可疑骨转移者进行ECT检查。对于局部进展期病灶和高危淋巴结转移的患者进行^{18}FDG-PET-CT检查是有益的，对于发现没有引起症状的病灶，对决定放疗照射范围和强度是有好处的。

■ 进行同步化疗前需要进行双肾血流灌注显像。

（六）放射治疗方案

放射治疗：照射范围应包括肿瘤以及区域淋巴结引流区。

释义

■ 放射治疗包括外照射和内照射两部分，对于宫颈癌根治性放疗，内照射是不可缺少的项目。

■ 对于术后进行辅助放射治疗的患者，照射野的范围需要根据术后病理，手术方式和影像学资料等决定，可选择外照射联合阴道残端内照射。

■ 对于根治性放疗的患者，外照射和内照射的合理结合是取得良好局部控制的基础。外照射的照射范围需要根据临床妇科检查，临床分期，特别是影像学资料来决定。外照射剂量一般给予45~50.4Gy/25~28次，宫旁侵犯者需要进行宫旁补量。外照射技术可以采用三维适型或调强放疗技术，调强放疗技术对于保护正常组织和给予肿大淋巴结加量有好处，但需要在图像引进技术条件下进行。

■ 腔内放疗是根治性放疗不可缺少的部分。一般采用高剂量率后装腔内照射。根据临床分期和肿瘤大小及局部侵犯，一般给予4~6次照射，每次A点剂量或高危CTV剂量5~7Gy，每周1~2次。

（七）放射治疗中的检查和不良反应的治疗处理

1. 至少每周复查血常规，必要时复查肝肾功能。
2. 密切观察病情，针对急性副反应，给予必要的治疗。
3. 治疗中根据病情复查影像学检查，酌情对治疗计划进行调整或重新定位。

释义

■ 治疗期间需要每周检查血常规，在血常规基本正常条件下才可进行放射治疗。同步化疗者更需要关注血常规变化。每两周检查肝肾功能。

■ 血液系统和胃肠道反应是常见的急性反应，需要对症处理。术后患者特别是植入输尿管DJ管者，需要注意泌尿系感染。

■ 放射治疗中一般在4周左右，可进行影像学检查或重新定位，评估治疗情况，必要时对治疗方案进行修订。

（八）治疗后复查

1. 血常规、肝功能、肾功能、肿瘤标志物。
2. 盆腔CT。
3. 腹部B超。

释义

■ 治疗结束时需要进行妇科检查，检查宫颈病灶退缩情况和治疗反应。

■ 治疗结束后第一个月，需要进行影像学评估和肿瘤标志物检查，结合妇科检查，判断肿瘤治疗结果，必要时补充治疗或巩固治疗。

（九）出院标准

1. 完成全部放射治疗计划。
2. 无严重毒性反应需要住院处理。
3. 无需要住院处理的其他合并症/并发症。

释义

■ 出院时，需要向患者交代对阴道的定期冲洗和功能保护措施，以及定期复查时间和要求。

■ 消化道放疗反应一般在放疗结束两周后逐渐恢复正常或轻微反应状态。

（十）变异及原因分析

因病情变化或放疗并发症无法继续放射治疗。

释义

■ 变异是指医疗不能按照预定的路径进行或不能达到预期的医疗目标。

■ 微小变异：由于某种原因，表单中的检查或操作提前或延后进行，但不影响总体治疗进程和康复，或者整体住院日有小的出入，不影响纳入路径。

■ 重大变异：是指入选临床路径的患者未能按路径流程完成医疗行为或未达到预期的医疗质量控制目标，需要终止执行路径；或者是因严重合并症或并发症导致治疗时间延长、治疗费用增加而无法按照规定完成路径。主管医师可决定退出临床路径，并需在表单中明确说明变异原因，包括以下情况。

（1）同步放化疗造成血液毒性，恢复困难，致使治疗疗程延长或无法继续进行，影响住院时间和产生额外治疗费用；合并严重感染需要抗感染、甚至感染性休克需要转入重症监护病房治疗；合并肝肾功能异常，不能顺利完成治疗。对这些患者，主管医师均应进行变异原因的分析，并在临床路径的表单中予以说明。

（2）进行腔内或组织间插值放疗中发生大出血需要中断放疗，进一步进行其他治疗者，主管医师均应进行变异原因的分析，并在临床路径的表单中予以说明。

（3）住院期间行肺 CT、肝脏 CT 等影像学检查发现已有全身多处转移者，需要按照 4B 期给予化疗等影响患者住院时间及治疗费用者。

（4）治疗中出现严重并发症需进行相应诊断和治疗，导致住院时间明显延长和费用显著增加者，如严重出血导致失血性休克、感染性休克、肺部广泛转移、病灶出血坏死等需转重症监护病房治疗；治疗中发生子宫穿孔、肠道损伤、肠瘘等并发症需要治疗等。

四、宫颈癌放射治疗方案

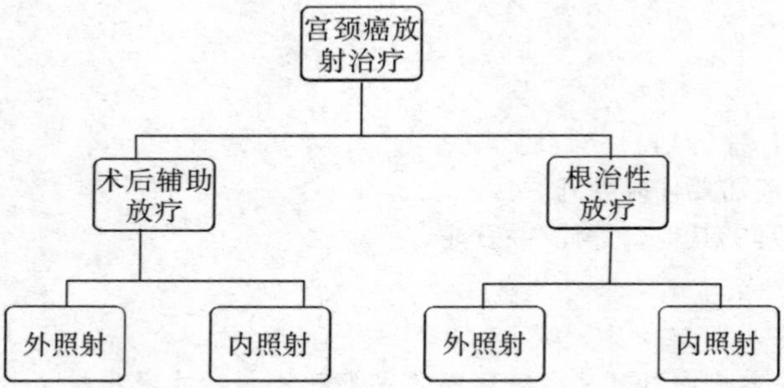

【放疗方案的选择】

1. 对于术后进行辅助放射治疗的患者，照射野的范围需要根据术后病理，手术方式和影像学资料等决定。如果进行根治性手术后病理显示没有盆腔淋巴结转移，照射野上界在髂总水平即可；如果盆腔淋巴结转移，照射野上界需要包括至腹主动脉分叉水平；如果髂总淋巴结有转移，照射野上界需要包括腹膜后淋巴引流区，一般在 L1 上缘。术后放疗的剂量一般在 45~50.4Gy/25~28 次。放疗技术可采用调强放疗技术或三维适型放疗技术。阴道残端阳性的患者需要进行内照射补量。

2. 对于根治性放疗的患者，外照射和内照射的合理结合是取得良好局部控制的基础。外照射的照射范围需要根据临床妇科检查，临床分期，特别是影像学资料来决定。如果影像学显示没有盆腔淋巴结转移，照射野上界在腹主动脉分叉水平；如果髂总淋巴结有转移，照射野上界需要包括腹膜后淋巴引流区，一般在 L1 上缘或以上。外照射下界一般在宫颈肿瘤和其扩展区下 3cm，要注意在治疗前检查阴道，不要遗漏阴道病变。一般在外照射 36~40Gy 左右开始增加内照射，内照射开始时间也可以个体化实施。外照射剂量一般给予 45~50.4Gy/25~28 次，宫旁侵犯者需要进行宫旁补量。外照射技术可以采用三维适型或调强放疗技术，调强放疗技术对于保护正常组织和给予肿大淋巴结加量有好处，但需要在图像引进技术条件下进行。

3. 腔内放疗是根治性放疗不可缺少的部分。一般采用高剂量率后装腔内照射。根据临床分期和肿瘤大小及局部侵犯，一般给予 4~6 次照射，每次 A 点剂量或高危 CTV 剂量 5~7Gy，每周 1~2 次。内照射需要个体化进行，每次实施治疗前需要妇科查体，施源器位置验证和实时治疗计划设计。

【放疗提示】

对行根治性放疗的患者和有术后危险因素的术后患者，建议放疗期间行同步化疗，化疗方案首选顺铂周疗，如患者肾功能不能耐受，建议行紫杉醇周疗。

【注意事项】

1. 对根治性放疗的患者，如外照射行调强放疗，需密切关注患者子宫、宫颈、阴道及危及器官的活动，行影像引导的放射治疗。
2. 对根治性放疗的患者，每次治疗前应记录患者肿瘤大小、位置、侵犯范围等。
3. 放疗期间，密切监测患者的毒性反应。

五、推荐表单

（一）医师表单

宫颈癌放射治疗临床路径医师表单

适用对象：第一诊断为宫颈癌

患者姓名：	**性别：　年龄：　门诊号：**		**住院号：**
住院日期：　年　月　日	**出院日期：**　年　月　日		**标准住院日：≤48 天**

日期	住院第 1 天	住院第 2~5 天
主要诊疗工作	□ 询问病史及体格检查 □ 完成病历书写 □ 入院化验单及检查申请单	□ 上级医师查房和评估 □ 初步确定诊疗方案 □ 完成放疗前检查、准备 □ 根据病理结果影像学资料等，结合患者的基础疾病和综合治疗方案，行放疗前讨论，确定放疗方案 □ 放疗定位，定位后 CT 扫描或直接行模拟定位 CT 或模拟机定位 □ 医师勾画靶区 □ 物理师初步制订计划 □ 医师评估并确认计划 □ 模拟机及加速器计划确认和核对 □ 住院医师完成病程日志 □ 完成必要的相关科室会诊 □ 签署放疗知情同意书、授权委托同意书、向患者及家属交代病情及放疗注意事项
重点医嘱	**长期医嘱：** □ 二级护理 □ 饮食 **临时医嘱：** □ 血常规、尿常规、大便常规、心电图 □ 肝肾功能、电解质、肿瘤标志物检查 □ 盆腔增强 CT 或 MRI 扫描、腹部超声检查、盆腔定位 CT □ 根据病情：心电图、胸片/胸部 CT、ECT 或 PET-CT 等 □ 其他特殊医嘱	**长期医嘱：** □ 患者既往基础用药 □ 其他医嘱 **临时医嘱：** □ 其他特殊医嘱
病情变异记录	□ 无　□ 有，原因： 1. 2.	□ 无　□ 有，原因： 1. 2.
医师签名		

日期	放疗期间	出院前 1~3 天	出院日 住院第 45~48 天
主要诊疗工作	□ 上级医师查房 □ 住院医师完成必要病程记录 □ 视患者情况给予对应的对症治疗	□ 上级医师查房，治疗效果评估 □ 进行病情评估 □ 确定是否符合出院标准、是否出院 □ 确定出院后治疗方案 □ 完成上级医师查房纪录	□ 完成出院小结 □ 向患者交代放疗后注意事项 □ 预约复诊日期
重点医嘱	**长期医嘱：** □ 护理常规 □ 二级护理（根据病情） □ 正常组织放疗保护剂 **临时医嘱：** □ 根据需要，复查有关检查 □ 对症处理 □ 其他特殊医嘱	**长期医嘱：** □ 护理常规 □ 二/三级护理（根据病情） **临时医嘱：** □ 血常规 □ 根据需要，复查有关检查 □ 对症处理	**出院医嘱：** □ 出院带药 □ 门诊随诊
病情变异记录	□ 无 □ 有，原因： 1. 严重放疗不良反应 2. 出现其他疾病需要治疗	□ 无 □ 有，原因： 1. 2.	□ 无 □ 有，原因： 1. 2.
医师签名			

（二）护士表单

宫颈癌放射治疗临床路径护士表单

适用对象：第一诊断为宫颈癌

患者姓名：	性别：　　年龄：　　门诊号：	住院号：
住院日期：　　年　月　日	出院日期：　　年　月　日	标准住院日：≤48天

时间	住院第1天	住院第2~5天
健康宣教	□ 入院宣教 介绍病房环境、设施 介绍主管医师、责任护士、护士长 介绍住院注意事项 告知探视制度	□ 放疗前宣教 告知放疗前检查、化验项目及注意事项 宣教疾病知识、说明放疗的目的 放疗前准备：告知患者每次外照射前需排大便、憋尿，告知相关不良反应预防 责任护士与患者沟通，了解心理反应指导应对方法 告知家属等候区位置
护理处置	□ 核对患者信息，佩戴腕带 □ 卫生处置：剪指（趾）甲、洗澡，更换病号服 □ 入院评估	□ 协助医师完成放疗前检查化验 □ 放疗前准备：内照射前备皮
基础护理	□ 三级护理 □ 患者安全管理	□ 三级护理 □ 卫生处置 □ 患者睡眠管理 □ 患者安全管理
专科护理	□ 护理查体 □ 跌倒、压疮等风险因素评估需要时安置危险标志 □ 心理护理	□ 相关指征监测，如血压、血糖等 □ 心理护理 □ 饮食指导
重点医嘱	□ 详见医嘱执行单	□ 详见医嘱执行单
病情变异记录	□ 无　□ 有，原因： 1. 2.	□ 无　□ 有，原因： 1. 2.
护士签名		

时间	住院第 5~44 天 （放疗过程）	住院第 45~49 天 （出院日）
健康宣教	□ 放疗过程宣教 放疗次数、单次剂量及可能出现的不良反应 饮食、活动指导 内照射后阴道冲洗 复查患者对放疗过程宣教内容的掌握程度	□ 出院宣教 阴道冲洗及扩张宣教 复查时间 服药方法 活动指导 饮食指导 告知办理出院的流程
护理处置	□ 遵医嘱完成相应检查及治疗 □ 内照射开始前需外阴备皮，并清洗外阴，注意无菌操作。 □ 腔内照射开始后，需行阴道冲洗，每周 1~2 次	□ 办理出院手续
基础护理	□ 特级护理~一级护理（根据患者病情和自理能力给予相应的护理级别） 晨晚间护理 患者安全管理	□ 二级护理 晨晚间护理 协助进食 患者安全管理
专科护理	□ 观察放疗期间患者病情变化：如有无恶心、呕吐、腹泻、腹痛、发热、皮肤脱皮等 □ 遵医嘱使用止吐、止泄等药物 □ 遵医嘱使用 G-CSF 类升白细胞药物 □ 阴道冲洗 □ 心理护理	□ 病情观察 □ 心理护理
重点医嘱	□ 详见医嘱执行单	□ 详见医嘱执行单
病情变异记录	□ 无　□ 有，原因： 1. 2.	□ 无　□ 有，原因： 1. 2.
护士签名		

（三）患者表单

宫颈癌放射治疗临床路径患者表单

适用对象：第一诊断为宫颈癌

患者姓名：	性别： 年龄：	门诊号：	住院号：
住院日期： 年 月 日	出院日期： 年 月 日		标准住院日：≤48 天

时间	住院第 1 天	住院第 2~5 天
医患配合	□ 配合询问病史、收集资料，详细告知既往史、用药史、过敏史、家族史 □ 如服用抗凝药，请明确告知 □ 配合进行体格检查 □ 有任何不适请告知医师	□ 配合完善放疗前相关检查化验：采血、留尿便、心电图、胸腹盆 CT、盆腔 MRI 等常规项目。需要时完成特殊检查，如 PET-CT 等 □ 医师与患者及家属介绍病情及放疗谈话及签字
护患配合	□ 配合测量体温、脉搏、呼吸、血压、体重 □ 配合完成入院护理评估 □ 接受入院宣教（环境介绍、病室规定、订餐制度、探视制度、贵重物品保管等） □ 有任何不适请告知护士	□ 配合测量体温、脉搏、呼吸、询问排便次数 □ 接受放疗前宣教 □ 自行卫生处置：剪指（趾）甲、剃胡须、洗澡 □ 准备好必要用物、吸水管、纸巾 □ 配合完成外阴备皮
饮食	□ 正常饮食	□ 半流食
排泄	□ 正常排尿便	□ 正常排尿便
活动	□ 正常活动	□ 正常活动

时间	住院第 5~44 天 （放疗过程）	住院第 45~49 天 （出院日）
医患配合	□ 配合完成外照射 □ 配合完成内照射 □ 如有不适，如恶心、呕吐、腹泻等，及时向医师反馈 □ 配合完成医师查房	□ 配合上级医师妇科检查，对放疗近期疗效进行评估 □ 配合完成必要的化验检查
护患配合	□ 配合定时测量生命体征、每日询问排便 □ 配合检查皮肤反应情况 □ 接受输液、注射、服药等治疗 □ 配合晨晚间护理 □ 接受照射野皮肤护理：皮肤忌水洗 □ 接受进食、进水等生活护理 □ 每日排大便，每次治疗前适量憋尿 □ 配合活动，预防压疮 □ 注意活动安全，避免坠床或跌倒 □ 配合执行探视及陪伴	□ 接受出院宣教 □ 办理出院手续 □ 获取出院带药 □ 知道服药方法、作用、注意事项 □ 知道复印病历方法
饮食	□ 治疗前可能恶心呕吐，注意加强营养	□ 普食
排泄	□ 每日排大便，放疗前适量憋尿	□ 正常排尿便
活动	□ 根据医嘱，正常适度活动，避免劳累，注意放疗标记	□ 正常适度活动，避免疲劳

附：原表单（2016年版）

宫颈癌放射治疗临床路径执行表单

适用对象：第一诊断为宫颈癌

患者姓名：	性别：　　年龄：　　门诊号：	住院号：	
住院日期：　　年　月　日	出院日期：　　年　月　日	标准住院日：≤48天	

日期	住院第1天	住院第2~5天
主要诊疗工作	□ 询问病史及体格检查 □ 完成病历书写 □ 入院化验单及检查申请单	□ 上级医师查房和评估 □ 初步确定诊疗方案 □ 完成放疗前检查、准备 □ 根据病理结果影像学资料等，结合患者的基础疾病和综合治疗方案，行放疗前讨论，确定放疗方案 □ 放疗定位，定位后CT扫描或直接行模拟定位CT或模拟机定位 □ 医师勾画靶区 □ 物理师初步制订计划 □ 医师评估并确认计划 □ 模拟机及加速器计划确认和核对 □ 住院医师完成病程日志 □ 完成必要的相关科室会诊 □ 签署放疗知情同意书、授权委托同意书、向患者及家属交代病情及放疗注意事项
重点医嘱	**长期医嘱：** □ 二级护理 □ 饮食 **临时医嘱：** □ 血常规、尿常规、大便常规、心电图 □ 肝肾功能、电解质、肿瘤标志物检查 □ 盆腔增强CT或MRI扫描、腹部超声检查、盆腔定位CT □ 根据病情：心电图、胸片/胸部CT、ECT或PET-CT等 □ 其他特殊医嘱	**长期医嘱：** □ 患者既往基础用药 □ 其他医嘱 **临时医嘱：** □ 其他特殊医嘱
主要护理工作	□ 介绍病房环境、设施和设备 □ 入院护理评估，护理计划 □ 静脉采血 □ 协助完成各项实验室检查及辅助检查	□ 放疗前准备 □ 放疗前宣教 □ 心理护理 □ 观察患者病情变化 □ 定时巡视病房
病情变异记录	□ 无　□ 有，原因： 1. 2.	□ 无　□ 有，原因： 1. 2.

续　表

日期	住院第 1 天	住院第 2~5 天
护士签名		
医师签名		

日期	放疗期间	出院前 1~3 天	出院日 住院第 45~48 天
主要诊疗工作	□ 上级医师查房 □ 住院医师完成必要病程记录 □ 视患者情况给予对应的对症治疗	□ 上级医师查房，治疗效果评估 □ 进行病情评估 □ 确定是否符合出院标准、是否出院 □ 确定出院后治疗方案 □ 完成上级医师查房纪录	□ 完成出院小结 □ 向患者交代放疗后注意事项 □ 预约复诊日期
重点医嘱	**长期医嘱：** □ 护理常规 □ 二级护理（根据病情） □ 正常组织放疗保护剂 **临时医嘱：** □ 根据需要，复查有关检查 □ 对症处理 □ 其他特殊医嘱	**长期医嘱：** □ 护理常规 □ 二/三级护理（根据病情） **临时医嘱：** □ 血常规 □ 根据需要，复查有关检查 □ 对症处理	**出院医嘱：** □ 出院带药 □ 门诊随诊
主要护理工作	□ 放疗前心理疏导及相关知识的宣教 □ 观察放疗期间病情变化 □ 定时巡视病房	□ 观察患者一般情况 □ 恢复期生活和心理护理 □ 出院准备指导	□ 出院宣教 □ 指导患者办理出院手续
病情变异记录	□ 无 □ 有，原因： 1. 严重放疗不良反应 2. 出现其他疾病需要治疗	□ 无 □ 有，原因： 1. 2.	□ 无 □ 有，原因： 1. 2.
护士签名			
医师签名			

第三十章

卵巢良性肿瘤临床路径释义

一、卵巢良性肿瘤手术治疗编码

1. 卫计委原编码：

疾病名称及编码：卵巢良性肿瘤（ICD-10：D27. x00）

手术操作名称及编码：卵巢肿瘤剥除术或附件切除术（ICD-9-CM-3：65. 22/65. 24 /65. 25/65. 29/65. 4/65. 6）

2. 修改编码：

疾病名称及编码：卵巢良性肿瘤（ICD-10：D27）

手术操作名称及编码：卵巢手术（ICD-9-CM-3：65. 2-65. 9）

二、临床路径检索方法

D27 伴（65. 2-65. 9）

三、卵巢良性肿瘤手术治疗临床路径标准住院流程

（一）适用对象

第一诊断为卵巢良性肿瘤（ICD-10：D27. x00）。

行卵巢肿瘤剥除术或附件切除术（ICD-9-CM-3：65. 22/65. 24 /65. 25/65. 29/65. 4/65. 6）。

释义

■ 本路径适用对象为卵巢良性肿瘤，并将卵巢肿瘤剥除术或附件切除术作为首要治疗手段。对于发生卵巢肿瘤扭转、破裂等急腹症需要急诊手术者，也进入本路径。

■ 高度怀疑卵巢恶性肿瘤或卵巢交界性肿瘤者不进入本路径。

■ 卵巢良性肿瘤行期待治疗者不进入本路径。

（二）诊断依据

根据《临床诊疗指南·妇产科学分册》（中华医学会编著，人民卫生出版社）。

1. 症状：不特异，常规查体发现。
2. 体征：附件区扪及肿物。
3. 辅助检查：盆腔超声。

释义

■ 卵巢良性肿瘤较小时多无症状，常在妇科检查时偶然发现。肿瘤增大时，患者可感觉腹胀或腹部可扪及肿块。肿瘤增大占据盆腹腔时，可出现尿频、便秘、气急、心悸等压迫症状。

■ 检查时可见腹部膨隆，包块活动性差，叩诊实音，无移动性浊音。双合诊及三合诊检查可在子宫一侧或双侧触及圆形或类圆形肿块，多为囊性，表面光滑，活动，与子宫无粘连。

■ 盆腔超声检查可显示肿瘤部位、大小、形态，有无腹腔积液及血流情况，有助于鉴别肿瘤的良恶性。其他辅助检查：如腹部平片可显示畸胎瘤的骨质成分；CT可初步判断肿瘤的性质，良性肿瘤多呈均匀性、囊壁薄、包膜完整、光滑，血运不丰富，无腹膜后淋巴结转移等。

■ 组织病理诊断为卵巢肿瘤诊断的唯一标准。如术后病理提示为交界性肿瘤或恶性肿瘤，不进入该路径。

■ 卵巢良性肿瘤和恶性肿瘤的鉴别（见下表）。

鉴别内容	良性肿瘤	恶性肿瘤
病史	病程长，逐渐增大	病程短，迅速增大
体征	多为单侧，活动，囊性，表面光滑，常无明显腹腔积液	多为双侧，固定；实性或囊实性，表面不平，结节状；常有腹腔积液，多为血性，可查到癌细胞
一般情况	良好	恶病质
B型超声	为液性暗区，可有间隔光带，边缘清晰	液性暗区内有杂乱光团、光点，肿块边界不清

（三）治疗方案的选择

根据《临床诊疗指南·妇产科学分册》（中华医学会编著，人民卫生出版社）。

1. 手术方式：卵巢肿瘤剥除术或附件切除术。
2. 手术途径：经腹腔镜或开腹或经阴道。

释义

■ 在临床上第一次发现卵巢肿瘤时，尤其是超声提示为无回声且直径小于5cm的肿瘤，如无急诊手术指征，可在下一次月经周期的第5~7天复查超声了解肿瘤情况，以排除生理性囊肿，避免不必要的手术。

■ 目前一般认为：最大径≥5cm的卵巢肿瘤应及时手术，<5cm者可短期观察，如肿瘤持续存在，则应手术。绝经后的卵巢肿瘤应及时手术。

■ 年轻单侧肿瘤患者应行卵巢肿瘤剥除术或患侧附件切除术，双侧肿瘤争取行肿瘤剥除术；绝经后妇女和部分围绝经期妇女可行附件切除术或全子宫双附件切除。

■ 手术方式应根据患者个人意愿、身体状况、有无合并症和继往手术史，以及术者的经验，以保证医疗安全和减少手术创伤为目的选择腹腔镜或开腹或阴式。

（四）标准住院日为≤10天

释义

■ 住院治疗包括术前检查和准备（1~3天）、手术治疗、术后恢复（3~7天）三部分，总住院时间不超过10天符合本路径要求。

（五）进入路径标准

1. 第一诊断符合ICD-10：D27. x00卵巢良性肿瘤疾病编码。
2. 符合手术适应证，无手术禁忌证。
3. 当患者同时具有其他疾病诊断，但在住院期间不需要特殊处理也不影响第一诊断的临床路径流程实施时，可以进入路径。

释义

■ 进入本路径的患者第一诊断为卵巢良性肿瘤，术前检查应注意排除卵巢恶性肿瘤、卵巢交界性肿瘤患者，还应注意排除卵巢转移性肿瘤的情况。

■ 同时合并子宫肌瘤者不建议进入该路径。

■ 入院后检查发现以往未发现的疾病或既往有基础病（如高血压、冠状动脉粥样硬化性心脏病、糖尿病、肝肾功能不全等），经系统评估后对治疗无特殊影响，仅需要药物维持治疗者，可进入路径。但可能会增加医疗费用，延长住院时间。

（六）术前准备（术前评估）1~3天

1. 所必需的检查项目：
(1) 血常规、尿常规。
(2) 肝肾功能、电解质、血糖、血型、凝血功能。
(3) 血清肿瘤标志物。
(4) 感染性疾病筛查（乙型肝炎、丙型肝炎、艾滋病、梅毒等）。
(5) 宫颈细胞学筛查。
(6) 盆腔超声、心电图、胸部X线片。
2. 根据患者病情可选择的项目：上腹部超声，盆腔CT或MRI检查，肠道、泌尿系造影，心、肺功能测定等。

释义

■ 血、尿常规是最基本的常规检查，每个进入路径的患者均需完成，术前发现重度贫血应予输血纠正；肝肾功能、电解质、血糖、凝血功能、心电图、X线胸片主要是评估有无基础病及手术禁忌；血型、Rh因子、感染性疾病筛查主要是用于输血前准备。

■ 盆腔超声用于评估卵巢肿瘤性质及有无子宫合并疾病，应作为必做检查。如果病情复杂，为明确肿瘤性质，可选做盆腔CT或MRI检查。如果肿瘤较大或存在压迫症状，可选做上腹部超声、肠道或泌尿道造影。

■ 对于一年内未行宫颈筛查的女性，术前应完善宫颈细胞学检查以除外宫颈病变及早期宫颈癌（一般5个工作日出报告，需提前检查）；推荐联合高危型HPV检测。

■ 卵巢肿瘤的肿瘤标志物血CA125、CA199、CEA、AFP应在有条件的医院作为常规检查。

■ 年龄较大及伴有心肺基础疾病者应在术前进行心肺功能检测，评估手术风险，必要时给予干预，保证围术期安全。

（七）预防性抗菌药物选择与使用时机

抗菌药物使用：按照《抗菌药物临床应用指导原则（2015年版）》（国卫办医发〔2015〕43号）执行，并根据患者的病情决定抗菌药物的选择与使用时间。

释义

■ 卵巢肿瘤剥除术或附件切除术，如为开腹手术或腹腔镜手术未举宫，则为清洁手术（Ⅰ类），不需要预防性使用抗菌药物。如腹腔镜手术举宫或阴式手术，则为清洁-污染手术（Ⅱ类），需预防性使用抗菌药。

■ 预防性抗菌药物的使用：预防用药从术前0.5~2小时或麻醉开始时给药，使手术切口暴露时局部组织中已达到足以杀灭手术过程中入侵切口细菌的药物浓度。如手术时间大于3小时或术中出血超过1500ml，可在手术中再次给抗菌药预防感染。抗菌药的有效覆盖时间应包括整个手术过程和手术结束后4小时，总的预防用药时间为24小时，必要时延长至48小时。预防性抗菌药物首选第二代头孢菌素，可与抗厌氧菌药物合用。

■ 治疗性抗菌药物的使用：术前卵巢良性肿瘤已扭转、破裂，可疑合并感染者，术中应留取拭子送细菌培养，根据病原菌种类和药敏结果选用治疗性抗菌药物。在无法得到或者没有得到病原体培养和药敏结果前，经验性使用抗菌药时建议使用广谱抗菌药，如二代以上头孢菌素，并配合抗厌氧菌药物。疗程应根据体温、症状、血白细胞等酌情处理。

（八）手术日为入院第3~5天

1. 麻醉方式：全麻或腰硬联合麻醉或硬膜外麻醉。
2. 术中用药：麻醉常规用药、止血药物和其他必需用药。
3. 输血：视术中情况而定。
4. 病理：术后石蜡切片，必要时术中冷冻切片。

释义

■ 卵巢囊肿剥除术或附件切除术，根据手术方式选择麻醉方法；如选择腹腔镜手术，建议首选全身麻醉，便于术中监测肌松、循环等。

■ 术中除麻醉药、常规补液外，高血压患者酌情给予降压药，术中出血较多者可酌情给予止血药物。

■ 术中不常规输血，在出血量较大，为保证术中循环稳定和术后恢复的情况下可根据出血量及术中血红蛋白决定输血的量，提倡成分输血。

■ 术中必要时可送快速冷冻，明确卵巢肿瘤性质。术中切除的所有标本术后常规进行石蜡切片组织病理学检查以明确组织学类型，为下一步治疗提供依据。

（九）术后住院恢复≤7天

1. 必须复查的检查项目：血常规、尿常规。
2. 术后用药：根据情况予镇痛、止吐、补液、维持水和电解质平衡治疗。
3. 抗菌药物使用：按照《抗菌药物临床应用指导原则（2015年版）》（国卫办医发〔2015〕43号）执行，并根据患者的病情决定抗菌药物的选择与使用时间。

释义

■ 术后必须复查的检查项目应在术后3日内完成，以了解患者术后身体状况，及时发现贫血、低钾血症等常见的异常情况以便对症处理；有异常发现者治疗后应予复查。如术前有肿瘤标志物明显增高者，术后可酌情复查。

■ 术后应常规观察患者生命体征、出入量及各脏器功能恢复情况，以确定对症治疗手段与时间；尤其应关注伤口愈合、肠道功能恢复等方面，鼓励患者尽早下床活动，减少卧床输液治疗时间。

■ 术后恢复正常，无感染证据，应及时停用预防性抗菌药物。

（十）出院标准

1. 患者一般情况良好，体温正常，完成复查项目。
2. 伤口愈合好。
3. 没有需要住院处理的并发症和（或）合并症。

释义

■ 出院标准以患者无不适症状、无异常体征和血液生化复查结果正常为评判标准。患者出院前应达到生命体征平稳，无发热，无严重贫血和电解质异常，已排气、排便，肠道功能恢复。

■ 伤口对合良好，无红肿、渗出，无脂肪液化或感染征象可出院。

■ 术后恢复正常无并发症，或出现并发症但无需住院治疗可出院。

（十一）变异及原因分析

1. 因化验检查异常需要复查，导致术前住院时间延长。
2. 有影响手术的合并症，需要进行相关的诊断和治疗。

3. 因手术并发症需要进一步治疗。
4. 术后病理提示为恶性肿瘤，则转入相应的路径治疗。

释义

■ 变异是指医疗不能按照预定的路径进行或不能达到预期的医疗目标。

■ 微小变异：由于某种原因，表单中的检查或操作提前或延后进行，但不影响总体治疗进程和康复，或者整体住院日有小的出入，不影响纳入路径。

■ 重大变异：是指入选临床路径的患者未能按路径流程完成医疗行为或未达到预期的医疗质量控制目标，需要终止执行路径；或者是因严重合并症或并发症导致治疗时间延长、治疗费用增加而无法按照规定完成路径。主管医师可决定退出临床路径，并需在表单中明确说明变异原因，包括以下情况：

(1) 术前检查发现严重合并症，如血栓栓塞性疾病需抗凝、放置下腔静脉滤网；严重感染需要抗感染、无法控制的活跃出血需要介入治疗止血；合并未控制的高血压、糖尿病等需要时间治疗而影响住院时间和产生额外治疗费用等。

(2) 术中发现术前检查未能发现的病变，导致无法按照术前计划实施卵巢肿瘤剥除术或附件切除术；例如，严重的盆腹腔粘连无法完成手术；术中冷冻病理提示卵巢恶性肿瘤或交界性肿瘤；发现消化道肿瘤转移至卵巢需要改变手术范围及术后治疗的情况等。

(3) 术后组织病理学检查发现恶性肿瘤，需要二次手术或放化疗等辅助治疗，影响患者住院时间及治疗费用者。

(4) 术中、术后出现严重并发症需进行相应诊断和治疗，导致住院时间明显延长和费用显著增加者，如肠梗阻需要手术治疗和肠道外营养支持；术中术后因严重出血、感染、肺栓塞等需转重症监护病房治疗；术中术后发生肠道损伤、肠瘘、输尿管瘘等并发症需要治疗等。

(5) 因患者主观原因，如放弃手术改为期待治疗，导致本路径无法施行，也需医师在表单中予以说明。

四、卵巢良性肿瘤手术治疗临床路径给药方案

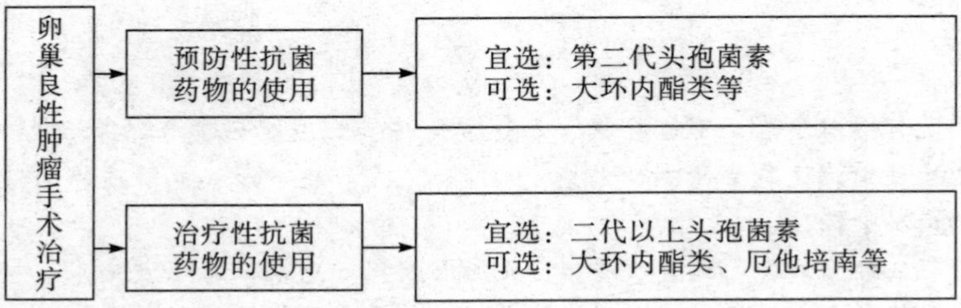

预防性抗菌药物使用时机：术前30分钟。术后是否给药及给药疗程根据患者有无感染高危因素决定。首选第二代头孢菌素，特殊复杂的情况可用第三代头孢菌素。有头孢菌素类药敏史者慎用头孢类抗菌药，如必须使用可选择喹诺酮类药物。

五、推荐表单

（一）医师表单

卵巢良性肿瘤临床路径医师表单

适用对象：第一诊断为卵巢良性肿瘤（ICD-10：D27. x00）
行卵巢肿瘤剥除术或附件切除术（ICD-9-CM-3：65. 22/65. 24 /65. 25/65. 29/65. 4/65. 6）

患者姓名：	性别：　年龄：　门诊号：	住院号：
住院日期：　年　月　日	**出院日期：**　年　月　日	**标准住院日：≤10 天**

时间	住院第 1 天	住院第 2 天	住院第 3~5 天（手术日）
主要诊疗工作	□ 询问病史及体格检查 □ 完成病历书写 □ 开检查单 □ 上级医师查房与术前评估 □ 初步确定手术方式和日期	□ 上级医师查房 □ 完成术前准备与术前评估 □ 术前讨论，确定手术方案 □ 完成必要的相关科室会诊 □ 完成术前小结、上级医师查房记录等病历书写 □ 向患者及家属交代病情、围术期注意事项 □ 签署手术知情同意书、自费用品协议书、输血同意书	□ 手术 □ 手术标本常规送石蜡组织病理学检查 □ 术者完成手术记录 □ 完成术后病程记录 □ 上级医师查房 □ 向患者及家属交代病情及术后注意事项
重点医嘱	**长期医嘱：** □ 妇科护理常规 □ 二级护理 □ 普通饮食 □ 患者既往基础用药 **临时医嘱：** □ 血常规、尿常规 □ 肝肾功能、电解质、血糖、凝血功能、血型、感染性疾病筛查、血清肿瘤标志物 □ 宫颈细胞学筛查 □ 盆腔超声、胸片、心电图 □ 必要时行腹部超声，盆腔 CT 或 MRI，肠道及泌尿系造影，心、肺功能测定（必要时）	**长期医嘱：** □ 妇科护理常规 □ 二级护理 □ 普通饮食 □ 患者既往基础用药 **临时医嘱：** □ 术前医嘱：常规准备明日在全麻或腰硬联合麻醉下经腹腔镜或开腹或经阴道行卵巢肿瘤剥除术或附件切除术 □ 手术野皮肤准备 □ 备血 □ 术前禁食、禁水 □ 阴道准备 □ 肠道准备 □ 抗菌药物 □ 导尿包 □ 其他特殊医嘱	**长期医嘱：** □ 妇科术后护理常规 □ 一级护理 □ 术后饮食 □ 保留腹腔引流管，记引流量（酌情） □ 留置导尿，记尿量 **临时医嘱：** □ 今日在全麻或腰硬联合麻醉下经腹腔镜或开腹或经阴道行卵巢肿瘤剥除术或附件切除术 □ 心电监护、吸氧（必要时） □ 补液，维持水电解质平衡 □ 酌情使用止吐、镇痛药物 □ 其他特殊医嘱
病情变异记录	□ 无　□ 有，原因： 1. 2.	□ 无　□ 有，原因： 1. 2.	□ 无　□ 有，原因： 1. 2.
医师签名			

时间	住院 4~6 日 （术后第 1 日）	住院 5~7 日 （术后第 2~3 日）	住院第 6~10 天 （出院日）
主要诊疗工作	□ 上级医师查房 □ 观察病情变化 □ 完成病历书写 □ 注意腹腔引流量 □ 注意观察体温、血压等	□ 上级医师查房 □ 完成病历书写 □ 拔除腹腔引流管（酌情） □ 拔除导尿管	□ 上级医师查房，进行手术及伤口评估，明确是否出院 □ 完成出院记录、病案首页、出院证明书等 □ 向患者交代出院后的注意事项
重点医嘱	**长期医嘱：** □ 妇科术后护理常规 □ 一级护理 □ 术后饮食 □ 抗菌药物 □ 可停留置导尿管 **临时医嘱：** □ 换药 □ 酌情使用止吐、镇痛药物 □ 补液、维持水电解质平衡 □ 其他特殊医嘱	**长期医嘱：** □ 妇科术后护理常规 □ 二级护理 □ 术后饮食 □ 停腹腔引流记量 □ 停尿管接袋记量 **临时医嘱：** □ 换药 □ 复查血常规、尿常规 □ 复查血肿瘤标志物（必要时）	**出院医嘱：** □ 全休 4 周 □ 禁盆浴和性生活 1 个月，经阴手术延长至 3 个月 □ 出院带药
病情变异记录	□ 无 □ 有，原因： 1. 2.	□ 无 □ 有，原因： 1. 2	□ 无 □ 有，原因： 1. 2.
医师签名			

（二）护士表单

卵巢良性肿瘤临床路径护士表单

适用对象：第一诊断为卵巢良性肿瘤（ICD-10：D27. x00）
行卵巢肿瘤剥除术或附件切除术（ICD-9-CM-3：65. 22/65. 24 /65. 25/65. 29/65. 4/65. 6）

患者姓名：	性别： 年龄： 门诊号：	住院号：
住院日期： 年 月 日	出院日期： 年 月 日	标准住院日：≤10 天

时间	住院第 1 天（手术前）	住院第 2 天（手术当天）
健康宣教	□ 入院宣教 介绍主管医师、护士，介绍环境设 施，介绍住院注意事项、探视制度、 查房制度、订餐制度等 □ 术前准备及宣教 宣教疾病知识、术前准备内容 告知术前饮食要求 告知术后可能出现的情况及应对措施	□ 手术当日宣教 □ 告知饮食要求 □ 告知疼痛注意事项 □ 告知术后可能出现情况的应对措施 □ 给予患者及家属心理支持、再次说明探视陪伴须知
护理处置	□ 核对患者、办理入院手续、佩戴腕带、安排床位、入院评估 □ 完善术前检查化验 □ 术前准备（遵医嘱）、配血、备皮、阴道冲洗、肠道准备	□ 与接手术人员核对患者姓名、病案号、带药等 □ 嘱患者摘除义齿及各种活动物品 □ 填写手术交接单，签字确认
基础护理	□ 入院宣教 □ 介绍病房环境、设施和设备 □ 入院护理评估	□ 术前宣教、备皮等术前准备 □ 通知患者晚 24 时后禁食、禁水
专科护理	□ 护理查体 □ 填写跌倒及压疮防范表（需要时） □ 请家属陪伴	□ 病情观察，写护理记录 □ 定时评估生命体征、意识、肢体活动、皮肤情况、伤口辅料、阴道出血情况、出入量、尿液引流液性质及量 □ 遵医嘱给予治疗及护理
病情变异记录	□ 无 □ 有，原因： 1. 2.	□ 无 □ 有，原因： 1. 2.
护士签名		

时间	住院第3天（术后第1天）	住院第4~5天（术后第2~3天）
健康宣教	□ 术后宣教 饮食、活动指导 术后用药的作用 疾病恢复期注意事项 拔尿管后注意事项 下床活动注意事项 留置引流管的注意事项 阴道出血的观察	□ 出院宣教 □ 复查时间 □ 服药方法 □ 活动休息、饮食指导 □ 伤口及阴道出血的观察 □ 沐浴及禁性生活时间 □ 指导办理出院手续
护理处置	□ 遵医嘱完成相关检查 □ 遵医嘱完成治疗及护理 □ 督促患者排尿 □ 定时测量生命体征，询问排尿、排便、排气及腹胀情况 □ 评估患者进食、进水情况 □ 协助患者活动 □ 注意活动安全，避免坠床或跌倒，配合执行探视及陪伴	□ 办理出院手续 □ 通知患者家属办理出院手续 □ 遵医嘱执行治疗及护理
基础护理	□ 一级护理 □ 晨晚间护理 □ 协助进食、进水 □ 协助下床活动 □ 排泄护理 □ 患者安全管理	□ 二级/三级护理 □ 协助或指导进食、进水 □ 协助或指导床旁活动 □ 患者安全护理
专科护理	□ 病情观察，写术后评估 □ 评估生命体征、肢体活动、皮肤情况、伤口辅料，遵医嘱予各项治疗及护理，需要时及时联系主管医师给予相关治疗及用药 □ 评估患者腹胀情况 □ 评估患者拔出尿管后排尿情况 □ 阴道出血情况	□ 病情观察 □ 评估生命体征、肢体活动、皮肤情况、伤口辅料、遵医嘱予各项治疗及护理，需要时联系主管医师给予相关治疗及用药
病情变异记录	□ 无 □ 有，原因： 1. 2.	□ 无 □ 有，原因： 1. 2.
护士签名		

（三）患者表单

卵巢良性肿瘤临床路径患者表单

适用对象：第一诊断为卵巢良性肿瘤（ICD-10：D27. x00）
行卵巢肿瘤剥除术或附件切除术（ICD-9-CM-3：65. 22/65. 24/65. 25/65. 29/65. 4/65. 6）

患者姓名：	性别：　　年龄：　　门诊号：	住院号：
住院日期：　　年　月　日	出院日期：　　年　月　日	标准住院日：≤10 天

时间	入院	手术前	手术当天
医患配合	□ 询问病史、过敏史，妇科检查 □ 心电图、胸片、妇科超声检查、化验等 □ 麻醉科医师会诊 □ 手术前谈话、签字	□ 行术前准备 □ 麻醉科医师会诊 □ 术前谈话、签字	□ 向家属交代手术情况
护患配合	□ 护士行入院护理评估（简单询问病史） □ 接受入院宣教（环境介绍、病房规定、订餐制度、贵重物品保管、查房制度） □ 测量体温、脉搏、呼吸、血压、体重 1 次 □ 三级护理	□ 术前宣教 □ 宣教疾病知识及手术过程 □ 术前准备 □ 宣教术后注意事项 □ 术前用品准备 □ 宣教术后可能发生的情况及应对方式 □ 术前配血 □ 测量体温、脉搏、呼吸 3 次	□ 清晨测体温、脉搏、呼吸、血压 1 次 □ 取下义齿、饰品等 □ 等待手术室人员接患者 □ 核对患者姓名、病案号及手术带药
排泄	□ 无　□ 有，原因： 1. 2.	□ 无　□ 有，原因： 1. 2	□ 无　□ 有，原因： 1. 2.
饮食	□ 遵医嘱	□ 遵医嘱	□ 手术当天禁食、禁水
活动	□ 正常活动	□ 正常活动	□ 休息

时间	术后第1天	术后第2~3天	出院当天
医患配合	□饮食、活动指导 □观察伤口及阴道出血 □适当活动，注意活动安全 □注意排尿、排便、排气及腹胀情况，及时向主管医师反馈	□饮食、活动指导 □疾病恢复期注意事项 □观察伤口及阴道出血	□出院宣教 □沐浴及禁性生活时间 □复查时间 □伤口及阴道出血的观察
护患配合	□清晨测体温、脉搏、呼吸、血压1次 □督促患者排尿 □询问排尿、排便、排气及腹胀情况 □评估患者进食、进水情况 □协助患者活动 □一级护理	□饮食、活动指导 □询问排尿、排便、排气及腹胀情况 □评估患者进食、进水情况 □协助患者活动 □二级或三级护理	□出院宣教 □活动休息、饮食指导 □指导办理出院手续
排泄	□无 □有，原因： 1. 2.	□无 □有，原因： 1. 2	□无 □有，原因： 1. 2.
饮食	□流食或半流食	□半流食或普食	□半流食或普食
活动	□适当活动	□正常活动	□正常活动

附：原表单（2016年版）

卵巢良性肿瘤手术治疗临床路径表单

适用对象：第一诊断为卵巢良性肿瘤（ICD-10：D27. x00）
行卵巢肿瘤剥除术或附件切除术（ICD-9-CM-3：65. 22/65. 24 /65. 25/65. 29/65. 4/65. 6）

患者姓名：	性别：　年龄：　门诊号：	住院号：
住院日期：　年　月　日	出院日期：　年　月　日	标准住院日：≤10天

时间	住院第1天	住院第2天	住院第3~5天（手术日）
主要诊疗工作	□ 询问病史及体格检查 □ 完成病历书写 □ 开检查单 □ 上级医师查房与术前评估 □ 初步确定手术方式和日期	□ 上级医师查房 □ 完成术前准备与术前评估 □ 术前讨论，确定手术方案 □ 完成必要的相关科室会诊 □ 完成术前小结、上级医师查房记录等病历书写 □ 向患者及家属交代病情、围术期注意事项 □ 签署手术知情同意书、自费用品协议书、输血同意书	□ 手术 □ 手术标本常规送石蜡组织病理学检查 □ 术者完成手术记录 □ 完成术后病程记录 □ 上级医师查房 □ 向患者及家属交代病情及术后注意事项
重点医嘱	**长期医嘱：** □ 妇科护理常规 □ 二级护理 □ 普通饮食 □ 患者既往基础用药 **临时医嘱：** □ 血、尿常规 □ 肝肾功能、电解质、血糖、凝血功能、血型、感染性疾病筛查、血清肿瘤标志物 □ 宫颈细胞学筛查 □ 盆腔超声、胸片、心电图 □ 必要时行腹部超声，盆腔CT或MRI，肠道及泌尿系造影，心、肺功能测定（必要时）	**长期医嘱：** □ 妇科护理常规 □ 二级护理 □ 普通饮食 □ 患者既往基础用药 **临时医嘱：** □ 术前医嘱：常规准备明日在全麻或腰硬联合麻醉下经腹腔镜或开腹或经阴道行卵巢肿瘤剥除术或附件切除术 □ 手术野皮肤准备 □ 备血 □ 术前禁食、禁水 □ 阴道准备 □ 肠道准备 □ 抗菌药物 □ 导尿包 □ 其他特殊医嘱	**长期医嘱：** □ 妇科术后护理常规 □ 一级护理 □ 术后饮食 □ 保留腹腔引流管，记引流量（酌情） □ 留置导尿，记尿量 **临时医嘱：** □ 今日在全麻或腰硬联合麻醉下经腹腔镜或开腹或经阴道行卵巢肿瘤剥除术或附件切除术 □ 心电监护、吸氧（必要时） □ 补液，维持水电解质平衡 □ 酌情使用止吐、镇痛药物 □ 其他特殊医嘱
主要护理工作	□ 入院宣教 □ 介绍病房环境、设施和设备 □ 入院护理评估	□ 术前宣教、备皮等术前准备 □ 通知患者晚24时后禁食、禁水	□ 观察患者病情变化 □ 术后心理与生活护理
病情变异记录	□ 无　□ 有，原因： 1. 2.	□ 无　□ 有，原因： 1. 2.	□ 无　□ 有，原因： 1. 2.

续　表

时间	住院第1天	住院第2天	住院第3~5天（手术日）
护士签名			
医师签名			

时间	住院 4~6 日 （术后第 1 日）	住院 5~7 日 （术后第 2~3 日）	住院第 6~10 天 （出院日）
主要诊疗工作	□ 上级医师查房 □ 观察病情变化 □ 完成病历书写 □ 注意腹腔引流量 □ 注意观察体温、血压等	□ 上级医师查房 □ 完成病历书写 □ 拔除腹腔引流管（酌情） □ 拔除导尿管	□ 上级医师查房，进行手术及伤口评估，明确是否出院 □ 完成出院记录、病案首页、出院证明书等 □ 向患者交代出院后的注意事项
重点医嘱	**长期医嘱：** □ 妇科术后护理常规 □ 一级护理 □ 术后饮食 □ 抗菌药物 □ 可停留置导尿管 **临时医嘱：** □ 换药 □ 酌情使用止吐、镇痛药物 □ 补液、维持水电解质平衡 □ 其他特殊医嘱	**长期医嘱：** □ 妇科术后护理常规 □ 二级护理 □ 术后饮食 □ 停腹腔引流记量 □ 停尿管接袋记量 **临时医嘱：** □ 换药 □ 复查血常规、尿常规 □ 复查血肿瘤标志物（必要时）	**出院医嘱：** □ 全休 4 周 □ 禁盆浴和性生活 1 个月，经阴手术延长至 3 个月 □ 出院带药
主要护理工作	□ 观察患者情况 □ 术后心理与生活护理 □ 指导术后患者功能锻炼	□ 观察患者情况 □ 术后心理与生活护理 □ 指导术后患者功能锻炼	□ 指导患者术后康复 □ 出院宣教 □ 指导患者办理出院手续
病情变异记录	□ 无 □ 有，原因： 1. 2.	□ 无 □ 有，原因： 1. 2	□ 无 □ 有，原因： 1. 2.
护士签名			
医师签名			

第三十一章

过期妊娠临床路径释义

一、过期妊娠编码

疾病名称及编码：过期妊娠（ICD-10：O48）

手术操作名称及编码：药物引产（ICD-9-CM-3：73.4）

人工破膜引产（ICD-9-CM-3：73.01）

低位水囊引产（ICD-9-CM-3：73.1）

二、临床路径检索方法

O48 伴（73.01/73.1/73.4）

三、过期妊娠临床路径标准住院流程

（一）适用对象

第一诊断为过期妊娠（ICD-10：O48），行医疗性引产经阴道分娩终止妊娠。

释义

■ 本路径适用对象为过期妊娠。过期妊娠是指妊娠达到或超过 42 周（≥294 日）尚未分娩，需行医疗性引产经阴道分娩终止妊娠者。发生率占妊娠总数的 3%~15%。

■ 过期妊娠的处理应首先判断胎儿宫内的安危状况。本路径针对的是行医疗性引产经阴道分娩终止妊娠的患者。需剖宫产者参见相关路径。

（二）诊断依据

根据《临床诊疗指南·妇产科学分册》（中华医学会编著，人民卫生出版社，2007）和全国高等学校教材《妇产科学》（第 7 版，人民卫生出版社，2008）。

1. 以末次月经计算：停经达到或超过 42 周（294 日）尚未分娩者。
2. 根据排卵日计算：根据基础体温提示的排卵期推算若排卵后 280 日仍未分娩者。
3. B 超检查确定孕周：妊娠 5~12 周内以胎儿顶臀径推算预产期，妊娠 12~20 周内以胎儿双顶径、股骨长度推算预产期。
4. 其他：妊娠最初血、尿 HCG 增高的时间、早孕反应出现时间、胎动开始时间以及早孕期妇科检查发现的子宫大小均有助于推算预产期。

释义

■ 过期妊娠（postterm or prolonged pregnancy）是指妊娠达到或超过 42 周尚未分娩者。平素月经周期规则者，以停经时间为准，月经不规律或不明者，按照排卵日或超声等客观指标核对孕周。

■ 按月经史诊断过期妊娠，其发生率平均为10%左右，但如果通过其他方法，包括孕早期B超来精确核实孕龄，过期妊娠的发生率则可降至3%左右。故过期妊娠的诊断关键在于精确核实预产期。

（三）选择治疗方案的依据

根据《临床诊疗指南·妇产科学分册》（中华医学会编著，人民卫生出版社，2007）和全国高等学校教材《妇产科学》（第7版，人民卫生出版社，2008）。

1. 应当尽可能避免发生过期妊娠，争取妊娠足月时分娩。确诊过期妊娠的患者，应当根据胎盘功能、胎儿大小、宫颈成熟度等综合分析，选择恰当的分娩方式。

2. 引产：确诊过期妊娠而无胎儿窘迫、无明显头盆不称。

（1）引产前促宫颈成熟：引产前应当常规进行宫颈评分，宫颈 Bishop 评分<6分，引产前应当给予促宫颈成熟治疗。

（2）引产：对宫颈成熟，Bishop 评分≥6分且胎头已衔接者，采用缩宫素静脉滴注引产。引产过程中严密监护胎心、宫缩及产程进展。

释义

■ 过期妊娠影响胎儿安危，应尽量避免出现过期妊娠，争取在妊娠足月时处理。已确诊过期妊娠，有下列情况应立即终止妊娠：①宫颈条件成熟；②胎儿体重≥4000g或胎儿生长受限或胎儿窘迫；③12小时内胎动<10次或NST为无反应型，OCT阳性或可疑；④尿E/C比值持续低值，24小时尿E3值下降50%或低于10mg；⑤羊水过少（羊水暗区<3cm）和（或）羊水粪染；⑥并发重度子痫前期或子痫。

■ 加强孕期宣教，使孕妇及家属认识过期妊娠的危害性。定期行产前检查，适时结束分娩。

（四）标准住院日4~8天

释义

■ 过期妊娠患者入院后，引产前评估1~2天，实施引产3天，术后恢复≤3天出院，总住院时间不超过8天均符合路径要求。

（五）进入路径标准

1. 第一诊断必须符合ICD-10：O48过期妊娠疾病编码。

2. 患者合并其他疾病，但住院期间不需要特殊处理也不影响第一诊断的临床路径流程实施，可以进入路径。

释义

■ 经过核实孕周和胎儿宫内安危状态评估，过期妊娠作为第一诊断基本明确，有明确的引产指证，且无禁忌证者均适用本路径；引产前应向患者和家属充分交代病情、引产方式等，签署知情同意书。

■ 患者同时具有其他疾病诊断，如内、外科合并症，经合理处理后达到稳定，经系统评估后对引产无禁忌，方可进入路径。但可能会增加医疗费用，延长住院时间。

（六）入院后当日

1. 必需检查的项目：

（1）血常规、尿常规。

（2）肝肾功能、凝血功能、血型和交叉配血。

（3）感染性疾病筛查（乙型肝炎、丙型肝炎、艾滋病、梅毒等，孕期未查者）。

（4）心电图。

（5）B超和胎儿监护。

2. 根据患者病情可选择项目：胎儿脐动脉S/D比值、便常规等。

释义

■ 引产前检查是确保引产安全、有效的基础。规律产检的孕妇，上述检查项目应已具备。未规律产检的孕妇，往往缺乏上述检查结果，在引产前必须完成。引产前检查包括常规和专科体检，相关实验室检测以及特殊检查，相关人员应认真分析检查结果，以及时发现异常情况并相应处理。血常规、尿常规是最基本的常规检查，每个进入路径的患者均需完成；肝肾功能、凝血功能、心电图主要是评估有无基础病，可能会影响住院时间、费用以及治疗预后；血型和交叉配血、感染性疾病筛查主要是用于引产前和输血前准备。

■ B超和胎儿监护主要用于胎儿宫内安危状态的评估。

（七）促宫颈成熟及引产方式选择

1. 促宫颈成熟：用于Bishop评分6分以下患者。

（1）缩宫素静脉滴注。

（2）前列腺素制剂：无前列腺素禁忌者。

（3）其他方法：如低位水囊、Foleys管、昆布条、海藻棒等。

2. 引产：用于Bishop评分≥6分患者，行人工破膜术及缩宫素静脉滴注引产术。

释义

■ 根据《妊娠晚期促子宫颈成熟与引产指南（2014）》（中华医学会妇产科学分会产科学组编著，中华妇产科杂志，2014年）。

■ 常用的促宫颈成熟的药物主要是前列腺素制剂。目前临床常使用的前列腺素制剂：①可控释地诺前列酮栓［可控制释放的前列腺素 E_2（PGE_2）栓剂］，具有可以控制药物释放，在出现宫缩过频时能方便取出的优点。②米索前列醇（人工合成的前列腺素 E1 制剂），用于妊娠晚期未破膜而宫颈不成熟的孕妇，是一种安全有效的引产方法。机械性促宫颈成熟包括低位水囊、Foley 导管、海藻棒等，需要在阴道无感染及胎膜完整时才可使用。

■ 常规引产方法包括缩宫素静脉滴注和人工破膜术。小剂量静脉滴注缩宫素为安全、常用的引产方法，其优点是可随时调整用药剂量，保持生理水平的有效宫缩，一旦发生异常可随时停药。应用过程中要有专人观察宫缩强度、频率、持续时间及胎心率变化并及时记录，调好宫缩后行胎心监护。破膜后要观察羊水量及有无胎粪污染及其程度。警惕过敏反应。宫缩过强应及时停用缩宫素，必要时使用宫缩抑制药。如连续使用 2~3 天，仍无明显进展，应改用其他引产方法。人工破膜术是用人工方法使胎膜破裂，刺激内源性前列腺素和缩宫素释放，诱发宫缩。本方法应对宫颈条件理想者实施，适用于头先露并已衔接的孕妇。人工破膜术前要排除阴道感染。应在宫缩间歇期破膜，以避免羊水急速流出引起脐带脱垂或胎盘早剥。人工破膜术前、后要听胎心率，破膜后观察羊水性状和胎心率变化情况。

（八）产后住院恢复 3~5 天

1. 必须复查的检查项目：血常规、尿常规。
2. 产后用药：酌情预防性抗菌药物，按照《抗菌药物临床应用指导原则》（卫医发〔2004〕285 号）执行。

释义

■ 一般产后住院恢复 2~3 天。产后应复查血常规和尿常规，并根据病情变化增加检查的频次。复查项目也并不仅局限于路径中的项目，术后可根据病情需要开展相应的检查和治疗。泌尿生殖道手术属于清洁-污染手术，预防用药时间为 24 小时，必要时延长至 48 小时。抗菌药的选用原则应对胎儿及母体均无明显影响，也无致畸作用者，如青霉素类、头孢菌素类等 β-内酰胺类和磷霉素等。美国食品药品管理局（FDA）按照药物在妊娠期应用时的危险性分为 A、B、C、D 及 X 类，可供药物选用时参考。

（九）出院标准

1. 一般状况良好。
2. 无感染征象。

释义

■ 患者一般状况良好，无异常出血和感染征象，没有需要住院处理的并发症和（或）合并症，可安排出院。

■ 主治医师应在出院前，通过产后检查和复查的各项检查并结合患者恢复情况决定是否出院。如果产后出现子宫复旧不良、阴道流血过多、产褥感染，产褥病率和切口延期愈合等需要继续留院治疗的情况，超出了路径所规定的时间，应先处理并发症并符合出院条件后再准许患者出院。

（十）变异及原因分析

1. 引产成功后进入自然临产经阴道分娩临床路径，引产失败或引产过程中出现剖宫产指征（如胎儿窘迫、头位难产等），转入剖宫产临床路径，退出本临床路径。

2. 子宫复旧不良，出现阴道流血过多、产褥感染并发症，切口延期愈合等，导致住院时间延长。

释义

■ 变异是指入选临床路径的患者未能按路径流程完成医疗行为或未达到预期的医疗质量控制目标，包括三方面的情况：①按路径流程完成治疗，但出现非预期结果，可能需要后续进一步处理。②按路径流程完成治疗，但超出了路径规定的时限或限定的费用。如实际住院日超出标准住院日要求或未能在规定的手术日时间限定内实施手术等。③不能按路径流程完成治疗，患者需要中途退出路径，如治疗过程中出现严重并发症，导致必须终止路径或需要转入其他路径进行治疗等。对这些患者，主管医师均应进行变异原因的分析，并在临床路径的表单中予以说明。

■ 术前检查结果异常，需要进一步明确诊断；分娩后出现子宫复旧不良、阴道流血过多、产褥感染并发症，产褥病率和切口延期愈合等。导致住院时间延长，可能会增加医疗费用。主管医师均应进行变异原因的分析，并在临床路径的表单中予以说明。

四、过期妊娠临床路径给药方案

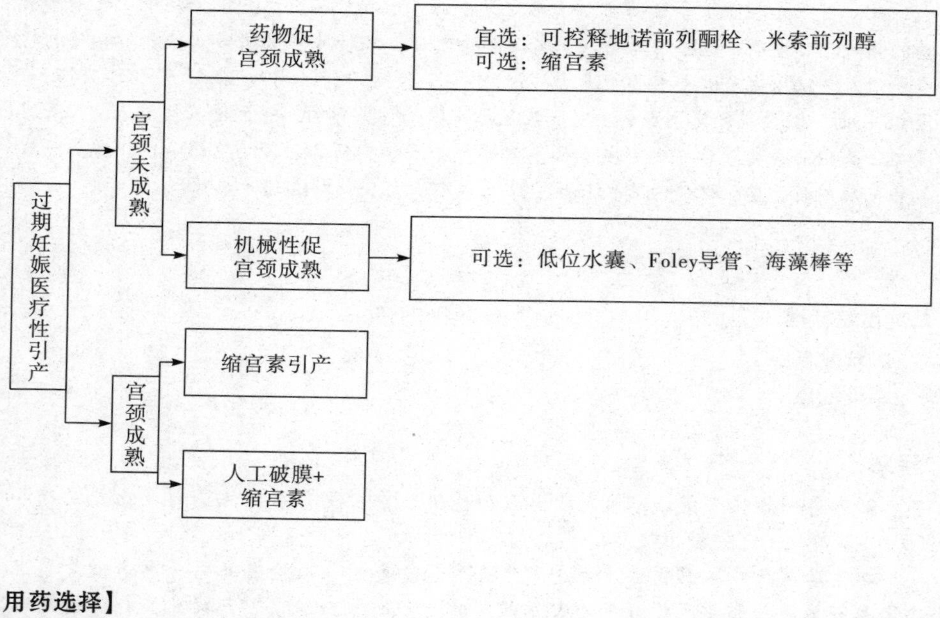

【用药选择】

宫颈条件不成熟（Bishop 评分<6）时，建议先促宫颈成熟治疗，可选药物或机械方法。宫颈条件成熟后，如未临产，采用常规方法引产。缩宫素静脉滴注 2 天后，引产未成功者，第 3 天可选择人工破膜联合缩宫素静脉滴注，若引产无效，则转为剖宫产。

【药学提示】

1. 米索前列醇为 PGE1 衍生物，口服后能转化为有活性的米索前列醇酸，引起全子宫有力收缩。口服吸收迅速，1.5 小时吸收完全，峰值 15 分钟，半衰期 36~40 分钟。

2. 缩宫素为预防和治疗产后出血的一线药物。静脉滴注能立即起效，但半衰期短，故需持续静脉滴注。缩宫素相对安全，但大剂量应用时可引起高血压、水滞留和心血管不良反应。快速静脉滴注未稀释的缩宫素，可导致低血压、心动过速和（或）心律失常。

3. 促宫颈成熟和引产药物，可导致一些不良反应，应及时发现药物不良反应及引产过程中的并发症，如强直性宫缩、子宫破裂、胎儿窘迫、羊水栓塞，加强宫缩及胎儿在宫内状况的监护。

【注意事项】

1. 可控释地诺前列酮栓取出指征包括：①出现规律宫缩（每 3 分钟 1 次的宫缩）并同时伴随有宫颈成熟度的改善，宫颈 Bishop 评分≥6 分（I）；②自然破膜或行人工破膜术；③子宫收缩过频（每 10 分钟 5 次及以上的宫缩）；④置药 24 小时；⑤有胎儿出现不良状况的证据：胎动减少或消失、胎动过频、电子胎心监护结果分级为Ⅱ类或Ⅲ类；⑥出现不能用其他原因解释的母体不良反应，如恶心、呕吐、腹泻、发热、低血压、心动过速或者阴道流血增多。取出后，至少 30 分钟方可静脉滴注缩宫素。

2. 米索前列醇每次阴道放药剂量为 25μg，放药时不要将药物压碎，如 6 小时仍无宫缩，重复使用前应行阴道检查，重新评价宫颈成熟度，并确定药物是否溶化、吸收后，方可再放，每日总量不超过 50μg。如需加用缩宫素，应在最后一次放置米索前列醇后 4 小时以上，并行阴道检查证实药物已经吸收后方可。

3. 缩宫素使用时需从小剂量开始，根据宫缩增加药物剂量直至出现有效宫缩，并根据宫缩情况随时调整剂量。缩宫素最常见的不良反应是宫缩过频和胎心率异常。一旦发生应减量或停药甚至使用宫缩抑制药，并观察恢复情况。

五、推荐表单

（一）医师表单

过期妊娠临床路径医师表单

适用对象：第一诊断为过期妊娠（ICD-10：O48）

行医疗引产经阴道分娩终止妊娠

患者姓名：	性别： 年龄： 门诊号：	住院号：
住院日期： 年 月 日	出院日期： 年 月 日	标准住院日：4~8天

时间	住院第1天	住院第2~4天
主要诊疗工作	□ 询问病史、查体、完成初步诊断 □ 完善检查 □ 完成病历书写 □ 上级医师查房与分娩方式评估 □ 加强心理辅导	□ 向孕妇及家属交代经阴道分娩注意事项 □ 签署相关医疗文书 □ 引产 □ 观察临产征兆及产程进展 □ 加强产时监护 □ 接生
重点医嘱	**长期医嘱：** □ 产前常规护理 □ 一级护理 □ 饮食 □ 间断吸氧 □ 每4~6小时听胎心 □ 自数胎动 **临时医嘱：** □ 血常规、尿常规 □ 凝血功能 □ 血型、感染性疾病筛查（孕期未查者） □ 肝肾功能、电解质 □ 胎儿监护 □ B超 □ 心电图	**长期医嘱：** □ 产前常规护理 □ 一级护理 □ 饮食 **临时医嘱：** □ 促宫颈成熟药物或引产药物应用 □ 胎儿监护
病情变异记录	□ 无 □ 有，原因： 1. 2.	□ 无 □ 有，原因： 1. 2.
医师签名		

时间	住院第 3~7 天 （产后第 1~5 天）	出院日
主要诊疗工作	□ 医师查房（体温、脉搏、血压、乳房、子宫收缩、宫底高度、阴道出血量及性状、会阴等改变），确定有无感染，多次引产者注意避免产后宫缩乏力引起大出血 □ 完成日常病程记录和上级医师查房记录	□ 医师查房，确定子宫复旧及会阴切口、哺乳等情况 □ 完成日常病程记录、上级医师查房记录及出院记录 □ 开出院医嘱 □ 通知产妇及家属，交代出院后注意事项
重点医嘱	**长期医嘱：** □ 经阴道分娩后常规护理 □ 二级护理 □ 饮食 □ 观察宫底及阴道出血情况 □ 会阴清洁 2 次/日 □ 抗菌药物治疗（必要时） □ 促子宫收缩药物	**出院医嘱：** □ 出院带药 □ 门诊随诊
病情变异记录	□ 无　□ 有，原因： 1. 2.	□ 无　□ 有，原因： 1. 2.
医师签名		

（二）护士表单

过期妊娠临床路径护士表单

适用对象：第一诊断为过期妊娠（ICD-10：O48）
行医疗引产经阴道分娩终止妊娠

患者姓名：	性别：　　年龄：	门诊号：	住院号：
住院日期：　　年　月　日	出院日期：　　年　月　日		标准住院日：4~8天

时间	住院第1天	住院第2~4天
健康宣教	□ 介绍主管医师、护士 □ 介绍环境、设施 □ 介绍住院注意事项 □ 向孕妇及家属宣教，交代过期妊娠注意事项	□ 指导产妇呼吸及进食、排尿 □ 指导家属如何配合产妇减痛 □ 给予患者及家属心理支持，再次明确探视陪伴须知 □ 指导及帮助产妇早开奶、早吸吮 □ 指导产后饮食及产妇术后活动
护理处置	□ 核对患者、佩戴腕带 □ 建立入院护理病历 □ 卫生处置：更换病号服 □ 协助医师完成各项化验检查 □ 左侧卧位，自数胎动 □ 胎心监护 □ 二级护理	□ 遵医嘱开放静脉 □ 观察产程进展 □ 观察产妇进食及排尿情况
基础护理	□ 测体温、脉搏1~4次/日 □ 患者安全管理	□ 一级护理 □ 患者安全管理
专科护理	□ 会阴部清洁并备皮 □ 阴道分娩心理护理	□ 病情观察，写护理记录 □ 观察宫底、阴道出血及排尿情况 □ 遵医嘱给予治疗及护理
重点医嘱	□ 详见医嘱执行单	□ 详见医嘱执行单
病情变异记录	□ 无　□ 有，原因： 1. 2.	□ 无　□ 有，原因： 1. 2.
护士签名		

时间	住院第 3~7 天 （产后第 1~5 天）	出院日
健康宣教	□ 术后宣教 饮食、活动指导 术后用药的作用 子宫复旧情况的观察 阴道/手术切口出血的观察 乳房护理 指导哺乳 个人卫生护理、会阴/手术切口局部护理 新生儿护理、喂养指导 新生儿疾病筛查相关知识	□ 出院宣教 □ 复查时间 □ 服药方法 □ 活动休息 □ 指导饮食 □ 伤口及阴道出血的观察 □ 沐浴及禁性生活时间 □ 指导办理出院手续 □ 新生儿护理及喂养指导
护理处置	□ 遵医嘱完成相关检查 □ 遵医嘱完成治疗及护理 □ 观察会阴/手术切口愈合情况 □ 观察宫底、乳房及阴道出血情况 □ 观察排尿情况	□ 办理出院手续 □ 通知患者家属办理出院手续
基础护理	□ 二级护理 □ 患者安全管理	□ 二级护理
专科护理	□ 病情观察 □ 观察会阴/手术切口愈合情况 □ 观察宫底、乳房及阴道/手术切口出血情况 □ 会阴擦洗 □ 观察母乳喂养情况 □ 新生儿一般护理及异常情况的识别 □ 观察排尿情况 □ 72 小时后新生儿取足跟血 进行新生儿疾病筛查	□ 病情观察
重点医嘱	□ 详见医嘱执行单	□ 详见医嘱执行单
病情变异记录	□ 无　□ 有，原因： 1. 2.	□ 无　□ 有，原因： 1. 2.
护士签名		

（三）患者表单

过期妊娠临床路径患者表单

适用对象：第一诊断为过期妊娠（ICD-10：O48）
行医疗引产经阴道分娩终止妊娠

患者姓名：	性别： 年龄： 门诊号：	住院号：
住院日期： 年 月 日	出院日期： 年 月 日	标准住院日：4~8天

时间	住院第1天	住院第2~4天
医患配合	□ 配合询问病史、收集资料，务必详细告知既往史、用药史、过敏史 □ 配合进行体格检查 □ 配合完善相关检查、化验、胎儿监护等 □ 有任何不适告知医师 □ 配合签署相关医疗文件	□ 配合完善胎儿监护 □ 配合引产和分娩 □ 配合医师调整用药 □ 有任何不适告知医师
护患配合	□ 配合测量体温、脉搏、呼吸、血压、体重等 □ 配合完成相关检查 □ 配合完成入院评估单（简单询问病史、过敏史、用药史） □ 接受入院宣教（环境介绍、病室规定、订餐制度、贵重物品保管等） □ 左侧卧位，自数胎动，如有异常，告知护士 □ 有任何不适告知护士	□ 配合测量体温、脉搏、呼吸、血压、体重等 □ 接受输液、用药治疗 □ 有任何不适告知护士
饮食	□ 正常普食	□ 正常普食
排泄	□ 正常排尿便	□ 正常排尿便
活动	□ 正常活动	□ 正常活动

时间	住院第 3~7 天 （产后第 1~5 天）	出院日
医患配合	□ 正确哺乳 □ 遵医嘱使用药物 □ 配合医师检查乳房、子宫复旧、阴道/手术切口出血及会阴情况 □ 填写母子保健手册	□ 配合医师检查乳房、子宫复旧、阴道/手术切口出血及会阴情况 □ 伤口拆线 □ 开出院医嘱 □ 预约复诊日期 □ 出院诊断书 □ 出院带药
护患配合	□ 每天测量体温、脉搏、呼吸 1~3 次，根据病情测量血压 □ 接受输液、用药治疗 □ 指导哺乳 □ 会阴冲洗 3 天（如留置尿管、引流管者每日冲洗） □ 术后宣教 □ 配合完成相关化验检查	□ 二级护理 □ 出院宣教
饮食	□ 饮食易消化，少食多餐	□ 正常普食
排泄	□ 正常排泄	□ 正常排泄
活动	□ 正常活动	□ 正常活动

附：原表单（2010年版）

过期妊娠临床路径表单

适用对象：第一诊断为过期妊娠（ICD-10：O48）
行医疗引产经阴道分娩终止妊娠

患者姓名：	性别：　年龄：　门诊号：	住院号：
住院日期：　年　月　日	**出院日期：**　年　月　日	**标准住院日：4~8天**

时间	住院第1天	住院第2~4天
主要诊疗工作	□ 询问病史、查体、完成初步诊断 □ 完善检查 □ 完成病历书写 □ 上级医师查房与分娩方式评估 □ 加强心理辅导	□ 向孕妇及家属交代经阴道分娩注意事项 □ 签署相关医疗文书 □ 引产 □ 观察临产征兆及产程进展 □ 加强产时监护 □ 接生
重点医嘱	**长期医嘱：** □ 产前常规护理 □ 一级护理 □ 饮食 □ 间断吸氧 □ 每4~6小时听胎心 □ 自数胎动 **临时医嘱：** □ 血常规、尿常规 □ 凝血功能 □ 血型、感染性疾病筛查（孕期未查者） □ 肝肾功能、电解质 □ 胎儿监护 □ B超 □ 心电图	**长期医嘱：** □ 产前常规护理 □ 一级护理 □ 饮食 **临时医嘱：** □ 促宫颈成熟药物或引产药物应用 □ 胎儿监护
主要护理工作	□ 会阴部清洁并备皮 □ 阴道分娩心理护理 □ 测体温、脉搏4次/日	□ 阴道分娩心理护理 □ 测体温、脉搏4次/日 □ 观察产程
病情变异记录	□ 无　□ 有，原因： 1. 2.	□ 无　□ 有，原因： 1. 2.
护士签名		
医师签名		

时间	住院第 3~7 天 （产后第 1~5 天）	出院日
主要诊疗工作	□ 医师查房（体温、脉搏、血压、乳房、子宫收缩、宫底高度、阴道出血量及性状、会阴等改变），确定有无感染，多次引产者注意避免产后宫缩乏力引起大出血 □ 完成日常病程记录和上级医师查房记录	□ 医师查房，确定子宫复旧及会阴切口、哺乳等情况 □ 完成日常病程记录、上级医师查房记录及出院记录 □ 开出院医嘱 □ 通知产妇及家属，交代出院后注意事项
重点医嘱	**长期医嘱：** □ 经阴道分娩后常规护理 □ 二级护理 □ 饮食 □ 观察宫底及阴道出血情况 □ 会阴清洁 2 次/日 □ 抗菌药物治疗（必要时） □ 促子宫收缩药物	**出院医嘱：** □ 出院带药 □ 门诊随诊
主要护理工作	□ 会阴清洁 2 次/日 □ 会阴切口护理 □ 观察产妇情况 □ 指导产妇哺乳 □ 产后心理、生活护理 □ 健康教育 □ 测体温 2 次/日 □ 观察子宫收缩、宫底高度、阴道出血量及性状 □ 新生儿护理	□ 出院指导 □ 新生儿护理指导 □ 出院手续指导及出院教育
病情变异记录	□ 无　□ 有，原因： 1. 2.	□ 无　□ 有，原因： 1. 2.
护士签名		
医师签名		

第三十二章

完全性前置胎盘临床路径释义

一、完全性前置胎盘（近足月）编码

1. 卫计委原编码：

疾病名称及编码：完全性前置胎盘（近足月）（ICD-10：O44.0/O44.1）

手术操作名称及编码：古典式剖宫产术（ICD-9-CM-3：74.0）

子宫下段剖宫产术（ICD-9-CM-3：74.1）

2. 修改编码：

疾病名称及编码：完全性前置胎盘（ICD-10：O44.003）

完全性前置胎盘伴出血（ICD-10：O44.103）

手术操作名称及编码：古典式剖宫产术（ICD-9-CM-3：74.0）

子宫下段剖宫产术（ICD-9-CM-3：74.1）

二、临床路径检索方法

（O44.003/O44.103）伴（74.0/74.1）

三、完全性前置胎盘（近足月）临床路径标准住院流程

（一）适用对象

第一诊断为完全性前置胎盘（ICD-10：O44.0/O44.1），行古典式剖宫产术或子宫下段剖宫产术（ICD-9-CM-3：74.0/74.1）。

释义

■ 完全性前置胎盘（complete placenta previa）是指妊娠28周后，胎盘组织完全覆盖宫颈内口，位置低于先露部。患者此次住院因该诊断行手术终止妊娠的进入该临床路径，如未行手术终止妊娠，仅保守治疗不是该路径的适用对象。

■ 子宫切口的选择原则上应避开胎盘，可参考产前B超胎盘定位。胎盘附着于子宫后壁，选择子宫下段横切口；附着于侧壁，选择偏向对侧的子宫下段横切口；附着于前壁，根据胎盘边缘所在，选择子宫体部纵切口、子宫下段纵切口，必要时可在子宫下段放置止血带。

（二）诊断依据

根据《临床诊疗指南·妇产科学分册》（中华医学会编著，人民卫生出版社，2007）和全国高等学校教材《妇产科学》（第7版，人民卫生出版社，2008）。

1. 症状：在妊娠晚期（少数在妊娠中期）出现无痛性阴道流血，可导致贫血或休克。

2. 体格检查：子宫底高度与停经月份相符，但胎先露高浮，或为异常胎位。耻骨联合上缘先露下方有时可闻吹风样杂音，速率和孕妇脉搏一致。

3. 超声检查胎盘盖过子宫内口。

释义

■ 完全性前置胎盘初次出血时间多在妊娠28周左右。妊娠晚期无诱因、无痛性阴道出血，且既往有多次刮宫、分娩史、子宫手术史、辅助生殖技术或高龄孕妇、双胎等病史，有上述症状及体征，均应考虑前置胎盘的可能。

■ 患者全身情况与出血量及出血速度密切相关，反复出血可呈贫血貌，急性大量失血可致失血性休克。

■ 如完全性前置胎盘诊断明确，不必再行阴道检查。如必须通过阴道检查以明确诊断或选择分娩方式，可在输液、备血及可立即行剖宫产手术的条件下进行。禁止肛查。

■ 辅助检查：①超声检查：在妊娠的任何时期，如怀疑前置胎盘，推荐使用经阴道超声进行检查。其准确性明显高于经腹超声，并具有安全性。超声检查诊断前置胎盘，建议使用下述测量方法以指导临床：当胎盘边缘未达宫颈内口，测量胎盘边缘距宫颈内口的距离；当胎盘边缘覆盖了宫颈内口，测量超过宫颈内口的距离，精确到毫米。②MRI检查：有条件的医院，怀疑合并胎盘植入者，可选择MRI检查。

（三）选择治疗方案的依据

根据《临床诊疗指南·妇产科学分册》（中华医学会编著，人民卫生出版社，2007）和全国高等学校教材《妇产科学》（第7版，人民卫生出版社，2008）。

1. 急诊剖宫产：根据病情需要行急诊剖宫产者。
2. 计划性剖宫产：妊娠>36周。

释义

■ 完全性前置胎盘总的治疗原则为止血、纠正贫血、预防感染、适时终止妊娠。根据前置胎盘的类型、出血程度、妊娠周数、胎儿宫内状况、是否临产进行综合评估，给予相应治疗。

■ 急诊剖宫产：出现大出血甚至休克，为挽救孕妇生命，应果断终止妊娠。此时无需考虑胎儿状况。

■ 计划性剖宫产：择期剖宫产，为目前处理前置胎盘的首选。无症状的完全性前置胎盘妊娠达37周，可考虑终止妊娠（2013年前置胎盘的临床诊断和处理指南）。

（四）标准住院日≤10天

释义

■ 如患者病情允许，住院时间可以低于10天。

（五）进入路径标准

1. 第一诊断必须符合ICD-10：O44.0/O44.1完全性前置胎盘疾病编码。

2. 当患者合并其他疾病，但住院期间不需要特殊处理也不影响第一诊断的临床路径流程实施时，可以进入路径。

释义

■ 患者第一诊断必须是完全性前置胎盘，可以伴出血或不伴出血。如患者同时患有其他疾病影响第一诊断的临床路径流程实施时均不适合进入临床路径。

■ 患者同时合并有其他疾病时，需判断该疾病在住院期间是否需要特殊处理或是否影响路径实施，例如合并妊娠期糖尿病、甲状腺功能亢进、甲状腺功能减退，如孕期控制满意，可直接进入路径。

（六）明确诊断及入院常规检查0~2天

1. 必须检查的项目：

（1）血常规、尿常规。

（2）肝肾功能、凝血功能、血型和交叉配血。

（3）感染性疾病筛查（乙型肝炎、丙型肝炎、艾滋病、梅毒等，孕期未查者）。

（4）心电图。

（5）B超（需注意观察胎盘有无植入可能）和胎儿监护。

2. 根据患者病情可选择项目：胎儿脐动脉S/D比值、血黏度、便常规、电解质、C反应蛋白等。

释义

■ 完全性前置胎盘患者需手术终止妊娠，且易发生产后出血和产褥感染，甚至需要输血治疗，因此需完善手术常规检查，充分评估患者身体状况。

■ 前置胎盘合并胎盘植入的诊断主要根据临床表现及术中所见。对于无产前出血的前置胎盘，更要考虑胎盘植入的可能性，不能放松对前置胎盘凶险性的警惕。术前行超声检查除了解胎儿、羊水情况，还需判断胎盘有无植入，并辅助确定手术切口。对超声诊断胎盘植入有困难的，可以考虑行MRI检查，MRI对诊断胎盘植入有很大的帮助，能更清楚地显示胎盘侵入肌层的深度、局部吻合血管分布及宫旁侵犯情况，可提供准确局部解剖层次，指导手术路径。

（七）选择用药

1. 抗菌药物：按照《抗菌药物临床应用指导原则》（卫医发〔2004〕285号）执行，并根据患者的病情决定抗菌药物的选择与使用时间。建议使用第一代头孢菌素（结扎脐带后给药）。

2. 子宫收缩药、止血药。

释义

■ 入院后根据患者阴道出血时间长短、辅助检查结果评估感染风险，决定是否预防性使用抗菌药。如手术时间长，术中操作多，损伤较大的手术，术后可直接选用较高级抗菌药。

■ 胎儿娩出后可予以缩宫素促进子宫收缩，必要时使用止血药，如注射用尖吻蝮蛇血凝酶用于妇科局部手术创面有明显的止血效果，可减少流血以及预防出血。

（八）手术日为入院0~3天

1. 麻醉方式：硬膜外或复合腰麻硬膜外麻醉，必要时全身麻醉或局麻。
2. 手术方式：根据病情选择子宫下段或古典式剖宫产术。
3. 术中用药：缩宫素、抗菌药物、止血药等。
4. 输血：必要时输血。

（九）术后住院时间≤7天

1. 必须复查的检查项目：血常规、尿常规。
2. 根据患者病情可选择的检查项目：凝血功能、肝肾功能、电解质、血气分析等。

（十）出院标准

1. 伤口愈合好，生命体征平稳。
2. 没有需要住院处理的并发症和（或）合并症。

释义

■ 如果出现并发症，是否需要继续住院处理，由主管医师具体决定。

（十一）变异及原因分析

有下列情况退出临床路径：因产后大出血导致生命体征不稳定者、胎盘植入、子宫切除、产后感染等因素需改变治疗方案或延长住院天数。

释义

■ 微小变异：因为医院检验及检查项目的及时性，不能按照要求完成检查；因为节假日不能按照要求完成检查；患者不愿配合完成相应检查，短期不愿按照要求出院随诊。

■ 重大变异：因术后并发症需要进一步治疗；因各种原因需要其他治疗措施；医院与患者家属发生医疗纠纷，患者要求离院或转院；不愿按照要求出院随诊导致入院时间明显延长。

■ 术前诊断完全性前置胎盘的患者，如术中发生严重产后大出血导致生命体征不稳定的，或术中发现存在胎盘植入，或术中行子宫切除的，发生术后感染的，导致需改变治疗方案或延长住院天数的均属变异情况。

四、完全性前置胎盘（近足月）临床路径给药方案

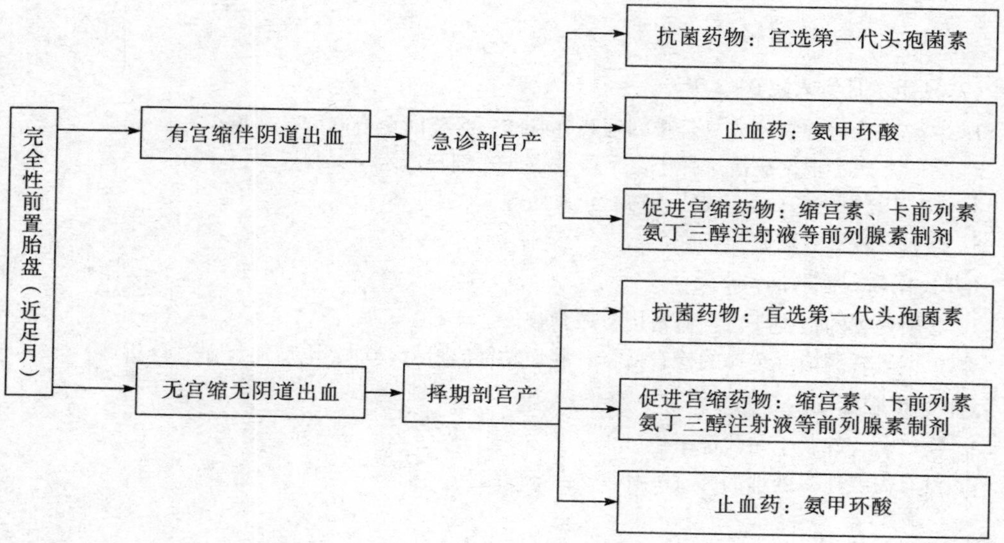

【用药选择】

1. 完全性前置胎盘（近足月）剖宫产首选第一代头孢菌素，如术中出血多，可直接升级抗菌药或延长抗菌药使用时间。
2. 剖宫产术中使用缩宫素促进宫缩，为预防和治疗产后出血的一线药物。使用方法：缩宫素10U肌内注射、子宫肌层或宫颈注射。以后10~20U加入500ml晶体液静脉滴注，给药速度应根据患者的反应调整，常规速度为250ml/h，约80mU/min。卡贝缩宫素，使用方法：100μg胎儿娩出后一次性经静脉入壶。
3. 如宫缩乏力，可继续使用卡前列素氨丁三醇注射液，使用方法：250μg子宫肌内注射或深部肌内注射；米索前列醇200~600μg顿服或舌下含服。
4. 宫缩乏力首先使用促进宫缩药物，必要时可静脉使用止血药（如氨甲环酸）。

【药学提示】

1. 缩宫素肌内注射3~5分钟起效，作用持续30~60分钟。静脉滴注立即起效，15~60分钟子宫收缩的频率与强度逐渐增加，然后稳定，滴注完毕后20分钟，其效应渐减退。半衰期一般为1~6分钟。经肝、肾代谢，经肾排泄，极少量是原形物。缩宫素应用相对安全，大剂量应用时可引起高血压、水钠潴留和心血管不良反应。快速静脉注射未稀释的缩宫素，可导致低血压、心动过速和（或）心律失常。
2. 卡前列素氨丁三醇注射液可间隔15~90分钟重复，总量每天小于2mg（8支）。药物不良反应：恶心、呕吐和腹泻，体温上升。
3. 卡贝缩宫素为合成的八肽结构长效缩宫素受体激动药，只对子宫体肌肉收缩起作用。半衰期为40~50分钟，2分钟起效，持续1~2小时。胎儿娩出前不能给予缩宫素过敏及有血管疾病的患者。药物不良反应：恶心、腹痛、瘙痒、面红低血压、头痛。

4. 米索前列醇系前列腺素的衍生物，可引起全子宫有力收缩，在没有缩宫素的情况下也可作为治疗子宫收缩乏力性产后出血的一线药物，应用方法：米索前列醇 200~600μg 顿服或舌下给药。但米索前列醇不良反应较大，恶心、呕吐、腹泻、寒战和体温升高较常见；高血压，活动性心、肝、肾疾病及肾上腺皮质功能不全者慎用，青光眼、哮喘及过敏体质者禁用。
5. 其他：治疗产后出血的子宫收缩药还包括卡前列甲酯栓（可直肠或阴道给药，偶有一过性胃肠道反应或面部潮红但会很快消失）。
6. 在子宫收缩药止血失败，或者出血可能与创伤相关时，可考虑使用止血药物。推荐使用氨甲环酸，其具有抗纤维蛋白溶解的作用，1 次 1g 静脉滴注或静脉注射，1 日用量为 0.75~2g。

五、推荐表单

（一）医师表单

完全性前置胎盘（近足月）临床路径医师表单

适用对象：第一诊断为完全性前置胎盘（近足月）（ICD-10：O44.0/044.1）

行古典式剖宫产术或子宫下段剖宫产术（ICD-9-CM-3：74.0/74.1）

患者姓名：	性别：　　年龄：　　门诊号：	住院号：
住院日期：　　年　月　日	出院日期：　　年　月　日	标准住院日：≤10 天

时间	住院第 1 天	住院第 2~3 天（手术日）
主要诊疗工作	□ 询问孕期情况、既往病史与体格检查 □ 完成产科入院记录、常规辅助检查 □ 上级医师查房与分娩方式评估 □ 确定诊断和手术时间 □ 完成上级医师查房记录、术前小结 □ 签署手术知情同意书、输血知情同意书 □ 完成麻醉科麻醉知情同意书 □ 完成术前准备 □ 向孕妇及家属交代术前注意事项	□ 手术（剖宫产术） □ 完成手术记录 □ 上级医师查房 □ 完成手术日病程记录和上级医师查房 □ 向孕妇及家属交代术后注意事项 □ 确定有无手术并发症 □ 确定有无麻醉并发症（麻醉科医师随访） □ 高危新生儿由新生儿科或儿科治疗
重点医嘱	**长期医嘱：** □ 产科常规护理 □ 二级护理 □ 普食 □ 听胎心 1 次/4~6 小时 □ 胎心监护 1~2 次/日 **临时医嘱：** □ 血常规、尿常规、凝血功能 □ 孕期未查的乙型肝炎、丙型肝炎、艾滋病、梅毒等感染性疾病筛查 □ 胎儿超声及脐带血流检查 □ 拟明日上午时在硬膜外或复合腰麻硬膜外麻醉或全身麻醉下行剖宫产术 □ 明晨禁食、禁水 □ 明晨留置尿管 □ 常规备皮 □ 抗菌药物皮试 □ 配血、备血	**长期医嘱：** □ 剖宫产术后常规护理 □ 一级护理 □ 禁食、禁水，6~12 小时后改流食 □ 测血压：1 次/15 分钟，2 小时血压平稳后，改为每日 2 次 □ 观察宫底及阴道出血情况 □ 尿管引流接无菌袋 □ 会阴擦洗 2 次/日 □ 乳房护理 □ 静脉输液 1 次/日 □ 抗菌药物 □ 缩宫素 □ 剖宫产新生儿护理常规 **临时医嘱：** □ 低流量吸氧（术后必要时） □ 维生素 K_1 1mg 肌内注射（新生儿） □ 注射卡介苗及乙型肝炎疫苗（新生儿）
病情变异记录	□ 无　□ 有，原因： 1. 2.	□ 无　□ 有，原因： 1. 2.
医师签名		

时间	住院第3天 （术后第1天）	住院第4天 （术后第2天）
主要诊疗工作	□ 医师查房，进行手术及手术切口评估，确定有无手术并发症及手术切口感染 □ 儿科医师查房 □ 完成日常病程记录 □ 完成上级医师查房记录 □ 腹部切口换药（必要时）	□ 医师查房，进行手术及手术切口评估，确定有无手术并发症及手术切口感染 □ 完成日常病程记录和上级医师查房记录 □ 腹部切口换药（必要时）
重点医嘱	**长期医嘱：** □ 剖宫产术后常规护理 □ 一级护理 □ 半流食 □ 测血压1次/日 □ 观察宫底及阴道出血情况 □ 乳房护理 □ 静脉输液1次/日 □ 抗菌药物 □ 缩宫药物 □ 补血药物 □ 剖宫产新生儿护理常规 **临时医嘱：** □ 血常规、拔除留置导尿管	**长期医嘱：** □ 剖宫产术后常规护理 □ 二级护理 □ 半流食或普食 □ 乳房护理 □ 抗菌药物 □ 缩宫药物 □ 补血药物 □ 剖宫产新生儿护理常规
病情变异记录	□ 无　□ 有，原因： 1. 2.	□ 无　□ 有，原因： 1. 2.
医师签名		

时间	住院第5天 （术后第3天）	住院第6~9天 （术后第4~7天）	出院日
主要诊疗工作	□ 上级医师查房，进行手术及手术切口评估，确定有无手术并发症及手术切口感染 □ 完成日常病程记录和上级医师查房记录 □ 腹部切口换药（必要时）	□ 上级医师查房，进行手术及手术切口评估，确定有无手术并发症及手术切口感染 □ 完成日常病程记录和上级医师查房记录 □ 腹部切口换药（必要时）	□ 医师查房，进行产后子宫复旧、恶露、乳房及腹部切口等评估，确定有无并发症情况，明确是否出院 □ 拆线或预约拆线时间 □ 完成出院记录、病案首页、产假证明、填写围产期保健卡等 □ 向产妇及家属交代出院后的注意事项，如返院复诊的时间、地点、发生紧急情况时的处理等
重点医嘱	**长期医嘱：** □ 剖宫产术后常规护理 □ 二级护理 □ 半流食或普食 □ 乳房护理 □ 抗菌药物（酌情） □ 剖宫产新生儿护理常规	**长期医嘱：** □ 剖宫产术后常规护理 □ 二级护理 □ 普食 □ 乳房护理 □ 剖宫产新生儿护理常规	**出院医嘱：** □ 出院带药 □ 定期门诊随访
病情变异记录	□ 无 □ 有，原因： 1. 2.	□ 无 □ 有，原因： 1. 2.	□ 无 □ 有，原因： 1. 2.
医师签名			

（二）护士表单

完全性前置胎盘（近足月）临床路径护士表单

适用对象：第一诊断为完全性前置胎盘（近足月）（ICD-10：O44.0/044.1）
　　　　　行古典式剖宫产术或子宫下段剖宫产术（ICD-9-CM-3：74.0/74.1）

患者姓名：	性别：　　年龄：　　门诊号：	住院号：
住院日期：　　年　月　日	出院日期：　　年　月　日	标准住院日：≤10 天

时间	住院第 1 天	住院第 2~3 天（手术日）
健康宣教	□ 入院介绍（介绍病房环境、设施和设备） □ 介绍主管医师、护士 □ 介绍住院注意事项 □ 宣教疾病知识、用药知识，告知手术前后因素、活动及探视注意事项	□ 告知手术当日禁食、禁水 □ 术后心理护理及生活护理 □ 健康教育包括饮食等指导产妇术后活动 □ 告知术后注意事项（产妇及新生儿）
护理处置	□ 核对患者，佩戴腕带 □ 建立入院护理病例 □ 指导孕妇到相关科室行超声等检查 □ 卫生处置：剪指甲、沐浴、发放病号服	□ 为新生儿注射卡介苗及乙型肝炎疫苗 □ 观察产妇情况 □ 帮助产妇早开奶、早吸吮 □ 通知配膳员改术后饮食
基础护理	□ 二级护理 □ 晨晚间护理 □ 患者安全管理 □ 夜间巡视：观察生命体征	□ 一级护理 □ 晨晚间护理 □ 患者安全管理 □ 夜间巡视：观察阴道出血和生命体征 □ 观察新生儿生命体征
专科护理	□ 护理查体 □ 指导孕妇到相关科室行超声等检查 □ 术前患者准备（术前沐浴、更衣、备皮） □ 术前物品准备 □ 术前心理护理 □ 提醒孕妇明晨禁食、禁水	□ 为新生儿注射卡介苗及乙型肝炎疫苗 □ 观察产妇宫缩 □ 告知今日饮食 □ 回病室后即刻进行婴儿与母亲皮肤接触，早吸吮，协助喂新生儿
重点医嘱	□ 详见医嘱执行单	□ 详见医嘱执行单
病情变异记录	□ 无　□ 有，原因： 1. 2.	□ 无　□ 有，原因： 1. 2.
护士签名		

时间	住院第3天 （术后第1天）	住院第4~9天 （术后第2~7天）	出院日
健康宣教	□ 再次解释术后注意事项，取得家属及产后配合 □ 指导产妇喂母乳 □ 术后心理护理及生活护理 □ 指导产妇术后活动	□ 再次解释术后注意事项，取得家属及产后配合 □ 指导产妇喂母乳 □ 术后心理护理及生活护理 □ 指导产妇术后活动 □ 注意活动安全，避免坠床	□ 康复和锻炼 □ 指导产妇喂母乳 □ 指导产妇术后活动 □ 指导患者办理出院手续 □ 出院健康指导 □ 告知复查程序
护理处置	□ 配合医师检查子宫复旧、阴道出血量、乳房胀度 □ 配合医师进行腹部伤换药 □ 尽早下床活动 □ 拔除尿管	□ 配合医师检查子宫复旧、阴道出血量、乳房胀度 □ 配合用药及治疗 □ 有任何不适告知护士	□ 知道复查程序 □ 获取出院诊断书 □ 配合医师进行腹部伤换药
基础护理	□ 一级护理 □ 晨晚间护理 □ 患者安全管理 □ 夜间巡视：观察阴道出血和生命体征 □ 观察新生儿生命体征	□ 二级护理 □ 晨晚间护理 □ 患者安全管理 □ 夜间巡视：观察阴道出血和生命体征 □ 观察新生儿生命体征	□ 三级护理 □ 晨晚间护理 □ 患者安全管理
专科护理	□ 定期检查宫底高度，观察阴道出血情况，伤口情况 □ 指导产妇给新生儿哺乳 □ 有任何不适告知护士	□ 配合测量体温、脉搏、呼吸、血压，询问每日排气排尿排便情况 □ 配合护士给新生儿哺乳 □ 接受输液治疗	□ 出院评估：评估产妇及新生儿目前情况 □ 心理评估
重点医嘱	□ 详见医嘱执行单	□ 详见医嘱执行单	□ 详见医嘱执行单
病情变异记录	□ 无 □ 有，原因： 1. 2.	□ 无 □ 有，原因： 1. 2.	□ 无 □ 有，原因： 1. 2.
护士签名			

（三）患者表单

完全性前置胎盘（近足月）临床路径患者表单

适用对象：第一诊断为完全性前置胎盘（近足月）（ICD-10：O44.0/044.1）
行古典式剖宫产术或子宫下段剖宫产术（ICD-9-CM-3：74.0/74.1）

患者姓名：	性别：　年龄：　门诊号：	住院号：
住院日期：　年　月　日	出院日期：　年　月　日	标准住院日：≤10 天

时间	住院第 1 天	住院第 2~3 天（手术日）
医患配合	□ 配合询问病史，收集资料，请务必详细告知现病史、既往史、手术史、过敏史 □ 配合进行体格检查 □ 有任何不适告知医师 □ 配合完成相关检查，化验如采血、超声检查 □ 医师向患者及家属交代目前病情，告知手术风险，签署手术同意书	□ 手术当日禁食、禁水 □ 术后当日绝对卧床 □ 配合医师观察术后宫缩情况及阴道出血量 □ 有任何不适告知医师
护患配合	□ 配合测量体温、脉搏、呼吸、血压 □ 配合完成入院护理评估单（简单询问病史、过敏史、用药史） □ 接受入院宣教（环境介绍、病室规定、订餐制度、贵重物品保管等） □ 有任何不适告知护士	□ 配合医师观察术后宫缩情况及阴道出血量 □ 配合护士产后早开奶、早吸吮 □ 配合术后心理护理及生活护理 □ 有任何不适告知护士
饮食	□ 正常饮食	□ 禁食、禁水
排泄	□ 床上大小便	□ 放置导尿管
活动	□ 绝对卧床	□ 绝对卧床

时间	住院第3天 （术后第1天）	住院第4~9天 （术后第2~7天）	出院日
医患配合	□ 配合医师检查子宫复旧、阴道出血量、乳房胀度 □ 配合医师进行腹部伤换药 □ 尽早下床活动 □ 有任何不适告知医师	□ 配合医师检查子宫复旧、阴道出血量、乳房胀度 □ 医师向患者家属告知目前病情 □ 接受血液化疗，了解术后血象变化 □ 配合用药及治疗 □ 有任何不适告知医师	□ 接受出院前指导 □ 知道复查程序 □ 获取出院诊断书
护患配合	□ 配合测量体温、脉搏、呼吸、血压，询问每日排气排尿排便情况 □ 配合护士给新生儿哺乳 □ 指导产妇术后活动 □ 新生儿母乳喂养后72小时取足跟血筛查或听力筛查（有条件实施时） □ 有任何不适告知护士	□ 配合测量体温、脉搏、呼吸、血压，询问每日排气排尿排便情况 □ 配合护士给新生儿哺乳 □ 接受相关化验检查宣教，配合检查 □ 接受输液、服药治疗 □ 注意活动安全，避免坠床或跌倒 □ 配合执行探视及陪伴 □ 接受产后哺乳指导，	□ 接受出院宣教 □ 办理出院手续 □ 获取出院带药 □ 指导服药方法、作用、注意事项 □ 了解复印病历方法
饮食	□ 流食	□ 半流食到正常饮食过渡	□ 正常饮食
排泄	□ 正常排泄	□ 正常排泄	□ 正常排泄
活动	□ 少量活动	□ 适量活动	□ 适量活动

附：原表单（2010 年版）

完全性前置胎盘（近足月）临床路径表单

适用对象：第一诊断为完全性前置胎盘（近足月）（ICD-10：O44.0/044.1）
行古典式剖宫产术或子宫下段剖宫产术（ICD-9-CM-3：74.0/74.1）

患者姓名：	性别：　　年龄：　　门诊号：	住院号：
住院日期：　　年　月　日	出院日期：　　年　月　日	标准住院日：≤10 天

时间	住院第 1 天	住院第 2~3 天（手术日）
主要诊疗工作	□ 询问孕期情况、既往病史与体格检查 □ 完成产科入院记录、常规辅助检查 □ 上级医师查房与分娩方式评估 □ 确定诊断和手术时间 □ 完成上级医师查房记录、术前小结 □ 签署手术知情同意书、输血知情同意书 □ 完成麻醉科麻醉知情同意书 □ 完成术前准备 □ 向孕妇及家属交代术前注意事项	□ 手术（剖宫产术） □ 完成手术记录 □ 上级医师查房 □ 完成手术日病程记录和上级医师查房 □ 向孕妇及家属交代术后注意事项 □ 确定有无手术并发症 □ 确定有无麻醉并发症（麻醉科医师随访） □ 高危新生儿由新生儿科或儿科治疗
重点医嘱	**长期医嘱：** □ 产科常规护理 □ 二级护理 □ 普食 □ 听胎心 1 次/4~6 小时 □ 胎心监护 1~2 次/日 **临时医嘱：** □ 血常规、尿常规、凝血功能 □ 孕期未查的乙型肝炎、丙型肝炎、艾滋病、梅毒等感染性疾病筛查 □ 胎儿超声及脐带血流检查 □ 拟明日上午时在硬膜外或复合腰麻硬膜外麻醉或全身麻醉下行剖宫产术 □ 明晨禁食、禁水 □ 明晨留置尿管 □ 常规备皮 □ 抗菌药物皮试 □ 配血、备血	**长期医嘱：** □ 剖宫产术后常规护理 □ 一级护理 □ 禁食、禁水，6~12 小时后改流食 □ 测血压：1 次/15 分钟，2 小时血压平稳后，改为每日 2 次 □ 观察宫底及阴道出血情况 □ 尿管引流接无菌袋 □ 会阴擦洗 2 次/日 □ 乳房护理 □ 静脉输液 1 次/日 □ 抗菌药物 □ 缩宫素 □ 剖宫产新生儿护理常规 **临时医嘱：** □ 低流量吸氧（术后必要时） □ 维生素 K_1 5mg 肌内注射 □ 注射卡介苗及乙型肝炎疫苗
主要护理工作	□ 入院介绍（介绍病房环境、设施和设备） □ 入院护理评估 □ 指导孕妇到相关科室行超声等检查 □ 术前患者准备（术前沐浴、更衣、备皮） □ 术前物品准备 □ 术前心理护理 □ 提醒孕妇明晨禁食、禁水 □ 夜间巡视：观察阴道出血和生命体征	□ 为新生儿注射卡介苗及乙型肝炎疫苗 □ 观察产妇情况 □ 帮助产妇早开奶、早吸吮 □ 术后心理护理及生活护理 □ 健康教育包括饮食等指导产妇术后活动 □ 夜间巡视

续　表

时间	住院第1天	住院第2~3天（手术日）
病情变异记录	□无　□有，原因： 1. 2.	□无　□有，原因： 1. 2.
护士签名		
医师签名		

时间	住院第 3 天 （术后第 1 天）	住院第 4 天 （术后第 2 天）
主要诊疗工作	□ 医师查房，进行手术及手术切口评估，确定有无手术并发症及手术切口感染 □ 儿科医师查房 □ 完成日常病程记录 □ 完成上级医师查房记录 □ 腹部切口换药（必要时）	□ 医师查房，进行手术及手术切口评估，确定有无手术并发症及手术切口感染 □ 完成日常病程记录和上级医师查房记录 □ 腹部切口换药（必要时）
重点医嘱	**长期医嘱：** □ 剖宫产术后常规护理 □ 一级护理 □ 半流食 □ 测血压 1 次/日 □ 观察宫底及阴道出血情况 □ 乳房护理 □ 静脉输液 1 次/日 □ 抗菌药物 □ 缩宫药物 □ 补血药物 □ 剖宫产新生儿护理常规 **临时医嘱：** □ 血常规、拔除留置导尿管	**长期医嘱：** □ 剖宫产术后常规护理 □ 二级护理 □ 半流食或普食 □ 乳房护理 □ 抗菌药物 □ 缩宫药物 □ 补血药物 □ 剖宫产新生儿护理常规
主要护理工作	□ 观察产妇情况 □ 指导产妇喂母乳 □ 术后心理护理及生活护理 □ 指导产妇术后活动 □ 夜间巡视	□ 观察产妇情况 □ 指导产妇喂母乳 □ 术后心理护理及生活护理 □ 指导产妇术后活动 □ 夜间巡视
病情变异记录	□ 无　□ 有，原因： 1. 2.	□ 无　□ 有，原因： 1. 2.
护士签名		
医师签名		

时间	住院第5天 （术后第3天）	住院第6~9天 （术后第4~7天）	出院日
主要诊疗工作	□ 上级医师查房，进行手术及手术切口评估，确定有无手术并发症及手术切口感染 □ 完成日常病程记录和上级医师查房记录 □ 腹部切口换药（必要时）	□ 上级医师查房，进行手术及手术切口评估，确定有无手术并发症及手术切口感染 □ 完成日常病程记录和上级医师查房记录 □ 腹部切口换药（必要时）	□ 医师查房，进行产后子宫复旧、恶露、乳房及腹部切口等评估，确定有无并发症情况，明确是否出院 □ 拆线或预约拆线时间 □ 完成出院记录、病案首页、产假证明、填写围产期保健卡等 □ 向产妇及家属交代出院后的注意事项，如返院复诊的时间、地点、发生紧急情况时的处理等
重点医嘱	**长期医嘱：** □ 剖宫产术后常规护理 □ 二级护理 □ 半流食或普食 □ 乳房护理 □ 抗菌药物（酌情） □ 剖宫产新生儿护理常规	**长期医嘱：** □ 剖宫产术后常规护理 □ 二级护理 □ 普食 □ 乳房护理 □ 剖宫产新生儿护理常规	**出院医嘱：** □ 出院带药 □ 定期门诊随访
主要护理工作	□ 观察产妇情况 □ 指导产妇喂母乳 □ 术后心理护理及生活护理 □ 指导产妇术后活动 □ 新生儿母乳喂养后72小时取足跟血筛查或听力筛查（有条件实施时） □ 夜间巡视	□ 观察产妇情况 □ 指导产妇喂母乳 □ 术后心理护理及生活护理 □ 指导产妇术后活动 □ 夜间巡视	□ 观察产妇情况 □ 指导产妇喂母乳 □ 术后心理护理及生活护理 □ 指导产妇术后活动 □ 指导患者办理出院手续 □ 出院健康指导
病情变异记录	□ 无 □ 有，原因： 1. 2.	□ 无 □ 有，原因： 1. 2.	□ 无 □ 有，原因： 1. 2.
护士签名			
医师签名			

第三十三章

经阴道分娩因胎盘因素导致产后出血临床路径释义

一、胎盘因素导致产后出血编码

疾病名称及编码：第三产程出血（ICD-10：O72.0）
胎膜滞留伴出血（ICD-10：O72.2）

手术操作名称及编码：手取胎盘术（ICD-9-CM-3：75.4）
分娩后刮宫术（ICD-9-CM-3：69.02）
分娩后抽吸刮宫术（ICD-9-CM-3：69.52）

二、临床路径检索方法

（O72.0/O72.2）伴（75.4/69.02/69.52）

三、经阴道分娩因胎盘因素导致产后出血临床路径标准住院流程

（一）适用对象

第一诊断为经阴道分娩因胎盘因素导致产后出血（不包括胎盘植入）（ICD-10：O72.0/O72.2），行手取胎盘术或清宫（ICD-9-CM-3：75.4/69.02/69.52）。

释义

■ 产后出血（postpartum hemorrhage，PPH）是指胎儿娩出后24小时内，阴道分娩者出血量≥500ml、剖宫产分娩者出血量≥1000ml；严重产后出血是指胎儿娩出后24小时内出血量≥1000ml；难治性产后出血是指经子宫收缩药、持续性子宫按摩或按压等保守措施无法止血，需要外科手术、介入治疗，甚至切除子宫的严重产后出血。

■ 产后出血的四大原因是子宫收缩乏力、产道损伤、胎盘因素和凝血功能障碍；四大原因可以合并存在，也可以互为因果。当产后出血的主要原因为胎盘因素，并行手取胎盘或清宫术时才进入该路径。

■ 手取胎盘或清宫是指当产后胎盘完全或部分滞留于子宫腔内时，用手辅助胎盘剥离和娩出，并进行刮宫术，以清除滞留于宫腔内的残存胎盘和胎膜组织，帮助子宫的修复，减少出血或感染的可能。

（二）诊断依据

根据《临床诊疗指南·妇产科学分册》（中华医学会编著，人民卫生出版社，2007）和《产后出血预防与处理指南》（中华医学会编著，中华妇产科杂志，2009年，第44卷，第7期）。

1. 病史：胎儿娩出后24小时内失血量>500ml，一般多发生在产后2小时内。检查胎盘见部分胎盘小叶或副胎盘残留于宫腔考虑胎盘部分残留；产后30分钟胎盘仍不排出考虑胎盘滞留或胎盘粘连。

2. 体征：检查宫底较高，胎盘剥离不全或胎盘剥离后滞留于宫腔。
3. 排除软产道裂伤和凝血功能障碍。

释义

■ 诊断产后出血的关键在于对出血量有正确的测量和估计，错误低估将会丧失抢救时机。突发大量的产后出血易得到重视和早期诊断，而缓慢、持续的少量出血和血肿容易被忽视。出血量的绝对值对不同体质量者临床意义不同，因此，最好能计算出产后出血量占总血容量的百分比，妊娠末期总血容量的简易计算方法为非孕期体质量（kg）×7%×(1+40%)，或非孕期体质量（kg）×10%。

■ 常用的估计出血量的方法有：①称重法或容积法；②监测生命体征、尿量和精神状态；③休克指数法，休克指数=心率/收缩压（mmHg）；④血红蛋白水平测定，血红蛋白每下降10g/L，出血量为400~500ml。但是在产后出血早期，由于血液浓缩，血红蛋白值常不能准确反映实际出血量。值得注意的是，出血速度也是反映病情轻重的重要指标。重症产后出血情况包括：出血速度>150ml/min；3小时内出血量超过总血容量的50%；24小时内出血量超过全身总血容量。

■ 发生产后出血时应边抢救，边寻找产后出血的原因，针对出血原因进行积极处理。当胎儿娩出后胎盘娩出前发生产后出血，或胎盘娩出不完整引起产后出血时，考虑胎盘因素为产后出血的主要原因。

（三）选择治疗方案的依据

根据《临床诊疗指南·妇产科学分册》（中华医学会编著，人民卫生出版社，2007）和《产后出血预防与处理指南》（中华医学会编著，中华妇产科杂志，2009年，第44卷，第7期）。
1. 一般处理：建立双静脉通路维持血液循环，积极补充血容量；进行呼吸管理，保持气道通畅，必要时给氧；监测出血量和生命体征；留置尿量，记录尿量；交叉配血；进行基础的实验室检查（血常规、凝血功能、肝肾功能检查等）并行动态监测。
2. 胎盘因素（不包括胎盘植入）的处理：根据患者具体病情采用手取胎盘术和（或）清宫术。
3. 加强子宫收缩：胎盘清理后有宫缩乏力。
4. 预防性抗菌药物。

释义

■ 病因治疗是最根本的治疗，检查宫缩情况、胎盘、产道及凝血功能，针对出血原因进行积极处理。

■ 胎盘因素导致产后出血，常常伴有宫缩乏力，因此在针对胎盘因素进行处理的同时，应关注宫缩情况，并积极加强子宫收缩。

■ 子宫收缩乏力的处理：

1. 子宫按摩或压迫法：可采用经腹按摩或经腹经阴道联合按压，按摩时间以子宫恢复正常收缩并能保持收缩状态为止，应配合应用子宫收缩药。

2. 应用子宫收缩药：子宫按摩或压迫的同时应使用子宫收缩药以促进子宫收缩，包括缩宫素、卡贝缩宫素、马来酸麦角新碱注射液、卡前列素氨丁三醇、米索前列醇及卡前列甲酯栓等。

3. 止血药物：如果子宫收缩药止血失败，或者出血可能与创伤相关，可考虑使用止血药物。推荐使用氨甲环酸，其具有抗纤维蛋白溶解的作用，1 次 1g 静脉滴注或静脉注射，1 天用量为 0.75~2g。但在产科中使用氨甲环酸需要注意其安全性，要判断产妇血栓栓塞的风险以及对新生儿的影响。也可以单独或联合使用注射用尖吻蝮蛇血凝酶，通过水解纤维蛋白原为纤维蛋白而发挥止血作用，但不会引起正常血管内形成血栓。

4. 手术治疗：若上述处理效果不佳，可根据患者情况和医师的熟练程度选用下列手术方法。如合并凝血功能异常，除手术外，需补充凝血因子等。①宫腔填塞术：有宫腔水囊压迫和宫腔纱条填塞两种方法，阴道分娩后宜选用水囊压迫。宫腔填塞术后应密切观察出血量、子宫底高度、生命体征变化等，动态监测血红蛋白、凝血功能状况，以避免宫腔积血，水囊或纱条放置 24~48 小时后取出，注意预防感染。②经导管动脉栓塞术（transcatheter arterial embolization，TAE）：此方法适用于有条件的医院。适应证：经保守治疗无效的各种难治性产后出血（包括子宫收缩乏力、产道损伤和胎盘因素等），孕产妇生命体征稳定。禁忌证：生命体征不稳定、不宜搬动的患者；合并有其他脏器出血的 DIC；严重的心、肝、肾和凝血功能障碍；对造影剂过敏者。③子宫切除术：适用于各种保守性治疗方法无效者。一般为子宫次全切除术。对子宫切除术后盆腔广泛渗血者，可用大纱条填塞压迫止血并积极纠正凝血功能障碍。

■ 胎盘因素的处理：

胎儿娩出后，尽量等待胎盘自然娩出。

1. 胎盘滞留伴出血：对胎盘未娩出伴活动性出血者可立即行人工剥离胎盘术，并加用强效子宫收缩药，如马来酸麦角新碱注射液，以预防和减少出血，并促进子宫复旧。对于阴道分娩者术前可用镇静药，手法要正确、轻柔，勿强行撕拉，以防胎盘残留、子宫损伤或子宫体内翻的发生。

2. 胎盘残留：对胎盘、胎膜残留者应用手或器械清理，动作要轻柔，避免子宫穿孔。

3. 前置胎盘：前置胎盘常面积大，且附着于子宫下段，子宫下段胎盘剥离面出血多、风险大，可待胎儿娩出后，在子宫下段注射马来酸麦角新碱注射液加强对子宫下段血管的收缩并止血。

■ 进行手取胎盘或清宫术等操作后，应根据情况预防或治疗性应用抗菌药以防止产后感染。

（四）标准住院日 3~7 天

释义

■ 如果患者条件允许，住院时间可以低于上述住院天数。

（五）进入路径标准

1. 第一诊断必须符合 ICD-10：O72.0/O72.2 经阴道分娩因胎盘因素导致产后出血（不包括

胎盘植入）疾病编码。

2. 当患者合并其他疾病，但住院期间不需要特殊处理也不影响第一诊断的临床路径流程实施时，可以进入路径。

释义

■ 患者同时具有其他疾病影响第一诊断的临床路径流程实施时均不适合进入临床路径。

■ 胎盘植入或凝血功能障碍导致的产后出血患者不适合进入临床路径。

（六）术前准备

1. 必须检查的项目：

（1）血常规、尿常规。

（2）凝血功能、血型和交叉配血、肝肾功能。

（3）感染性疾病筛查（乙型肝炎、丙型肝炎、艾滋病、梅毒等，孕期未做者）。

（4）心电图。

（5）B 超（需注意观察胎盘有无植入可能）。

2. 根据患者病情可选择项目：便常规、电解质、C 反应蛋白等。

释义

■ 成分输血在治疗产后出血尤其是严重产后出血中起着非常重要的作用。产后出血输血的目的在于增加血液的携氧能力和补充丢失的凝血因子。应结合临床实际情况掌握好输血的指征，既要做到输血及时、合理，又要做到尽量减少不必要的输血及其带来的相关不良后果。因此，何时启动交叉配血，需根据患者的病情及各医院的具体情况决定。

■ 手取胎盘困难或刮宫困难的，或出血难以控制的，应及时行超声检查，可在超声下施术，并除外胎盘植入。

■ 在抢救产后出血时，血气分析可以了解患者组织灌注、酸中毒的情况，对决定治疗方案和判断预后有一定的作用，有条件时，应行该检查。

（七）治疗开始于诊断当日

释义

■ 胎盘因素的产后出血一经诊断，对符合条件的患者于诊断当日即可进入该治疗临床路径。

（八）治疗选择

1. 建立静脉通道。

2. 对胎盘未娩出伴活动性出血可立即行人工剥离胎盘术。术前可用镇静药，手法要正确轻柔，勿强行撕裂，防胎盘残留、子宫损伤或子宫内翻。

释义

■ 胎儿娩出后，尽量等待胎盘自然娩出。对胎盘未娩出伴活动性出血者可立即行人工剥离胎盘术，并加用强效子宫收缩药，如马来酸麦角新碱注射液，以预防和减少出血，并促进子宫复旧。同时开放静脉通道，积极做好预防产后出血的准备。对于阴道分娩者术前可用镇痛、镇静药，手法要正确、轻柔，勿强行撕拉，以防胎盘残留、子宫损伤或子宫体内翻的发生。

■ 对胎盘、胎膜残留者应用手或器械清理，动作要轻柔，避免子宫穿孔。有条件在超声引导下操作更为安全。

■ 及时开放多条有效静脉通道，以满足用药和容量复苏的需求。

■ 治疗同时加强各项生命体征的监测，给予吸氧，留置尿管，记录尿量和尿色。

（九）出院标准

1. 体温正常，贫血纠正。
2. 子宫复旧佳，无压痛，阴道流血量少。
3. 复查B超宫腔内无胎盘残留。

释义

■ 如果出现感染或其他并发症，是否需要继续住院治疗，由主管医师具体决定。

（十）变异及原因分析

1. 手取胎盘极度困难或活动性出血考虑胎盘植入，退出此临床路径。
2. 治疗过程中出现感染、贫血及其他合并症者，则退出此路径，进入相关临床路径。

释义

■ 变异是指入选临床路径的患者未能按路径流程完成医疗行为或未达到预期的医疗质量控制目标，包括两方面的情况：①进入路径的患者出现非预期结果，可能需要后续进一步处理；②按路径流程完成治疗，但超出了路径规定的时限或限定的费用，如实际住院日超出标准住院日要求等。对这些患者，主管医师均应进行变异原因的分析，并在临床路径的表单中予以说明。

■ 患者虽然存在胎盘滞留，但当手取胎盘困难或伴有活动性出血考虑胎盘植入时，需要进一步的临床处理并增加诊疗费用，则退出经阴道分娩因胎盘因素导致产后出血临床路径，进入胎盘植入临床路径，并在临床路径的表单中予以说明。

■ 当治疗过程中出现感染、贫血及其他合并症时，如术后出现泌尿生殖道感染、乳腺感染、全身感染、切口愈合不良、软产道血肿、晚期产后出血、贫血、弥散性血管内凝血、多器官功能障碍综合征等，主管医师均应进行变异原因的分析，则退出此路径，进入相关路径，并在临床路径的表单中予以说明。

四、经阴道分娩因胎盘因素导致产后出血临床路径给药方案

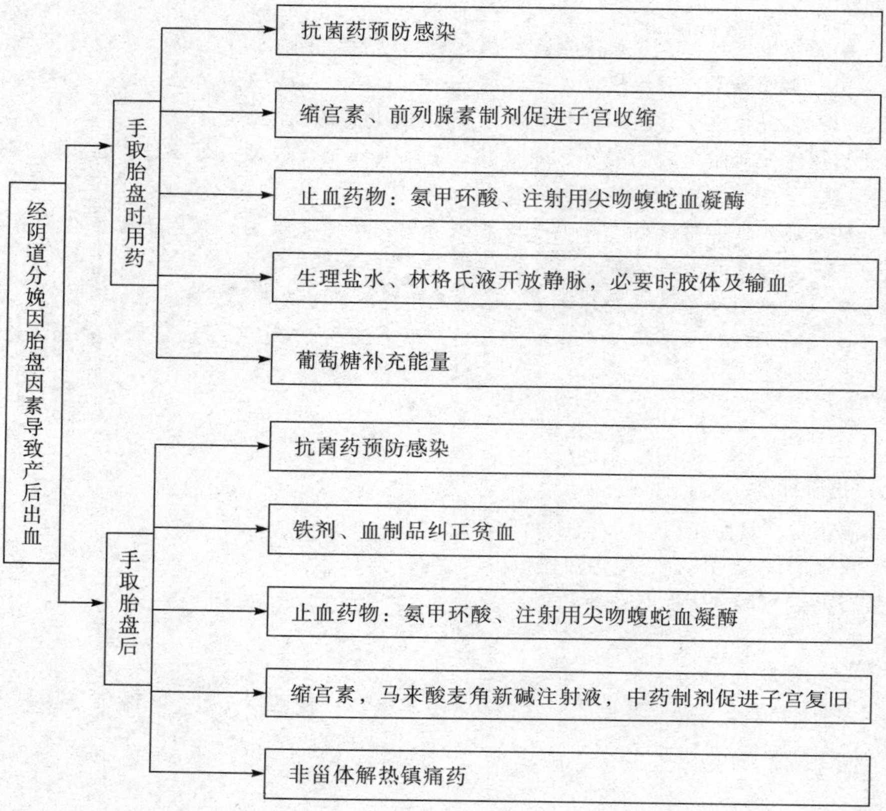

【用药选择】

1. 抗菌药选择按照《抗菌药物临床应用指导原则》（国卫办医发〔2015〕43号附件）执行，并根据患者的病情决定抗菌药物的选择与使用时间。

2. 术时促进子宫收缩一线用药为缩宫素。胎儿娩出后，可加用马来酸麦角新碱注射液使子宫维持收缩状态。当缩宫素效果欠佳、子宫下段出血或因前置胎盘导致的出血风险时可选用马来酸麦角新碱注射液。根据宫缩及产后出血情况选择其他前列腺素制剂（如卡前列素氨丁三醇或米索前列醇）或长效缩宫素（卡贝缩宫素）。

3. 为预防产后出血，开放静脉时选择生理盐水或林格液等晶体液；在产后出血发生，但尚未达到输血指征或等待血源时需输入一定量的胶体液以维持血容量；可以考虑给予止血药注射用尖吻蝮蛇血凝酶缩短手术出血时间，减少手术部位出血量。如产程中能量供应不足，给予葡萄糖补充能量。

4. 产后纠正贫血，根据血红蛋白的情况选择口服补铁、静脉补铁或输血对症治疗。

产后镇痛不是所有患者均需要，只在有需要时给予。

【药学提示】

1. 前列腺素制剂主要不良反应为胃肠道反应，使用后可能出现便失禁，但很快能恢复。

2. 使用铁剂主要不良反应为胃肠道反应和口腔金属感，第一次使用静脉铁剂要注意是否有过敏反应。

【注意事项】

1. 抗菌药类药物会通过乳汁，可能对新生儿有一定的影响，要根据选用药物的种类，在规定的时间内暂停母乳喂养。

2. 马来酸麦角新碱在胎儿未娩出前禁用，以免发生子宫破裂及胎儿宫内窒息死亡。

五、推荐表单

（一）医师表单

经阴道分娩因胎盘因素导致产后出血临床路径

适用对象：第一诊断为经阴道分娩因胎盘因素导致产后出血（不包括胎盘植入）（ICD-10：O72.0/O72.2）

行手取胎盘术或清宫术（ICD-9-CM-3：75.4/69.02/69.52）

患者姓名：		性别： 年龄： 门诊号：	住院号：
住院日期： 年 月 日		**出院日期：** 年 月 日	**术后标准住院日：7天内**

时间	手术当日	术后第1天
主要诊疗工作	□ 询问病史及体格检查 □ 完成病历书写、开化验单 □ 上级医师查房，初步确定诊断 □ 抗休克，加强宫缩及对症治疗 □ 支持治疗 □ 手取胎盘术或清宫术（必要时需要麻醉辅助） □ 预防性抗菌药物应用 □ 向患者家属交代病情及注意事项、签署相关医疗文书	□ 上级医师查房，评估产后出血治疗效果 □ 继续对症支持治疗 □ 完成日常病程记录和上级医师查房记录
重点医嘱	**长期医嘱：** □ 产后常规护理 □ 一级护理 □ 普食 □ 心电监护（产后2~4小时）至平稳 □ 留置导尿（必要时） □ 吸氧 □ 抗感染治疗 □ 促宫缩治疗 □ 会阴擦洗，每日2次 **临时医嘱：** □ 手取胎盘术或清宫术 □ 血常规+血型、尿常规 □ 血交叉配血（必要时） □ 肝肾功能、电解质、凝血功能、血气分析（必要时） □ 心电图 □ B超 □ 液体复苏治疗（晶体、胶体） □ 成分血输入（必要时）	**长期医嘱：** □ 产后常规护理 □ 一级护理 □ 普食 □ 抗感染治疗 □ 促宫缩治疗 □ 其他医嘱 **临时医嘱：** □ 血常规 □ 肝肾功能、电解质、凝血功能 □ 必要时输注血制品 □ 其他医嘱
病情变异记录	□ 无 □ 有，原因： 1. 2.	□ 无 □ 有，原因： 1. 2.
医师签名		

时间	术后第2天	住院第4天	住院第5~6天	出院日
主要诊疗工作	□ 上级医师查房 □ 完成病程记录和上级医师查房记录 □ 向患者家属交代病情、注意事项、签署相关医疗文书	□ 医师查房 □ 完成病程记录和上级医师查房记录	□ 医师查房，进行评估，确定有无并发症情况，明确是否出院 □ 完成日常病程记录、上级医师查房记录及出院记录 □ 开出院医嘱 □ 通知患者及家属，交代出院后注意事项	□ 医师查房明确是否出院 □ 完成出院记录、病案首页、产假证明、填写围产期保健卡等 □ 向产妇及家属交代出院后的注意事项，如返院复诊的时间、地点、发生紧急情况时的处理等
重点医嘱	**长期医嘱：** □ 产后常规护理 □ 一级护理 □ 普食 □ 抗感染治疗 □ 促宫缩治疗 □ 对症支持治疗 □ 其他医嘱 **临时医嘱：** □ B超 □ 血 HCG（必要时） □ 其他医嘱	**长期医嘱：** □ 产后常规护理 □ 二级护理 □ 普食 □ 对症支持治疗 □ 其他医嘱 **临时医嘱：** □ 血常规 □ 其他医嘱	**长期医嘱：** □ 产后常规护理 □ 二级护理 □ 普食 □ 对症支持 □ 其他医嘱 **临时医嘱：** □ 其他医嘱	**出院医嘱：** □ 出院带药 □ 定期门诊随访
病情变异记录	□ 无　□ 有，原因： 1. 2.	□ 无　□ 有，原因： 1. 2.	□ 无　□ 有，原因： 1. 2.	□ 无　□ 有，原因： 1. 2.
医师签名				

（二）护士表单

经阴道分娩因胎盘因素导致产后出血临床路径护士表单

适用对象：第一诊断为经阴道分娩因胎盘因素导致产后出血（不包括胎盘植入）（ICD-10：O72.0/O72.2）

行手取胎盘术或清宫术（ICD-9-CM-3：75.4/69.02/69.52）

患者姓名：	性别：　年龄：　门诊号：		住院号：
住院日期：　年　月　日	出院日期：　年　月　日		术后标准住院日：7天内

时间	分娩当日	术后第1天
健康宣教	□ 介绍主管医师、护士 □ 介绍环境、设施 □ 介绍住院注意事项 □ 向患者家属交代病情及注意事项、签署相关医疗文书	□ 主管护士与患者沟通，了解并进行心理疏导 □ 宣教疾病知识、产后康复知识、母乳喂养知识
护理处置	□ 核对患者，佩戴腕带 □ 按入院流程做入院介绍 □ 入院评估 □ 进行入院健康教育并发放宣教材料	□ 随时观察患者病情变化 □ 协助医师完成各项检查化验 □ 遵医嘱完成各项抗感染治疗和促宫缩治疗
基础护理	□ 一级护理 □ 晨晚间护理 □ 患者安全管理	□ 二级护理 □ 晨晚间护理 □ 患者安全管理
专科护理	□ 静脉抽血 □ 观察患者病情变化 □ 保持会阴清洁，会阴消毒，2次/日 □ 测体温，2次/日 □ 饮食指导 □ 夜间巡视	□ 观察产妇情况 □ 指导产妇母乳喂养 □ 观察子宫收缩、宫底高度 □ 阴道出血量及性状 □ 测体温，2次/日 □ 饮食指导 □ 夜间巡视
重点医嘱	□ 执行产后医嘱 □ 配合医师完成人工剥离胎盘和清宫术 □ 配合医师进行液体复苏 □ 产后心电监测2~4小时至平稳 □ 新生儿早接触、早吸吮、早开奶 □ 做好产房护士与病房护士的病情交接	□ 执行产后医嘱
病情变异记录	□ 无　□ 有，原因： 1. 2.	□ 无　□ 有，原因： 1. 2.
护士签名		

时间	术后第 2 天	住院第 4~6 天	出院日
健康宣教	□ 主管护士与患者沟通，了解并进行心理疏导 □ 宣教疾病知识、产后康复知识、母乳喂养知识	□ 主管护士与患者沟通，了解并进行心理疏导 □ 宣教疾病知识、产后康复知识、母乳喂养知识	□ 产后复查 □ 出院带药及服用方法 □ 饮食、休息等注意事项 □ 母乳喂养指导
护理处置	□ 随时观察患者病情变化 □ 协助医师完成各项检查化验 □ 遵医嘱完成各项抗感染治疗和促宫缩治疗	□ 随时观察患者病情变化 □ 协助医师完成各项检查化验 □ 遵医嘱完成各项抗感染治疗和促宫缩治疗	□ 办理出院手续
基础护理	□ 二级护理 □ 晨晚间护理 □ 患者安全管理	□ 三级护理 □ 晨晚间护理 □ 患者安全管理	□ 三级护理 □ 晨晚间护理 □ 患者安全管理
专科护理	□ 观察子宫收缩、宫底高度、阴道出血量及性状 □ 指导产妇母乳喂养 □ 产后心理护理及生活护理 □ 夜间巡视	□ 观察产妇情况：排尿、排便等 □ 指导产妇母乳喂养 □ 产后心理护理及生活护理 □ 观察子宫收缩、宫底高度、阴道出血量及性状 □ 产后心理护理及生活护理 □ 夜间巡视	□ 产后心理护理及生活护理 □ 指导产妇母乳喂养
病情变异记录	□ 无 □ 有，原因： 1. 2.	□ 无 □ 有，原因： 1. 2.	□ 无 □ 有，原因： 1. 2.
护士签名			

（三）患者表单

经阴道分娩因胎盘因素导致产后出血临床路径患者表单

适用对象：第一诊断为经阴道分娩因胎盘因素导致产后出血（不包括胎盘植入）（ICD-10：O72.0/O72.2）

行手取胎盘术或清宫术（ICD-9-CM-3：75.4/69.02/69.52）

患者姓名：	性别： 年龄： 门诊号：		住院号：
住院日期： 年 月 日	**出院日期：** 年 月 日		**术后标准住院日：7天内**

时间	手术当日	住院第2~4天	住院第5~7天 （出院日）
医患配合	□ 配合询问病史、收集资料，请务必详细告知既往史、用药史、过敏史 □ 配合进行体格检查 □ 有任何不适告知医师	□ 配合完善相关检查、化验，如采血、留尿等 □ 医师向患者及家属介绍病情，如有异常检查结果需进一步检查 □ 配合用药及治疗 □ 有任何不适告知医师	□ 接受出院前指导 □ 了解产后复查程序 □ 获取出院诊断书
护患配合	□ 配合测量体温、脉搏、呼吸、血压、血氧饱和度、体重 □ 配合完成入院护理评估单（简单询问病史、过敏史、用药史） □ 接受入院宣教（环境介绍、病室规定、订餐制度、贵重物品保管等） □ 有任何不适告知护士 □ 在护士知道下，实施早接触、早吸吮、早开奶	□ 配合测量体温、脉搏、呼吸，询问每日排便情况 □ 接受相关化验检查宣教，正确留取标本，配合检查 □ 有任何不适告知护士 □ 接受输液、服药治疗 □ 注意活动安全，避免坠床或跌倒 □ 配合执行探视及陪伴 □ 接受疾病及用药等相关知识指导 □ 在医护指导下实施按需哺乳，学习新生儿护理知识	□ 接受出院宣教 □ 办理出院手续 □ 获取出院带药 □ 知道服药方法、作用、注意事项 □ 知道复印病历方法 □ 获取母乳喂养咨询热线电话
饮食	□ 流食或半流	□ 普食	□ 普食
排泄	□ 正常排尿便	□ 正常排尿便	□ 正常排尿便
活动	□ 鼓励下床活动	□ 鼓励下床活动	□ 鼓励下床活动

附：原表单（2010 年版）

经阴道分娩因胎盘因素导致产后出血临床路径表单

适用对象：第一诊断为经阴道分娩因胎盘因素导致产后出血（不包括胎盘植入）（ICD-10：O72.0/O72.2）

行手取胎盘术或清宫术（ICD-9-CM-3：75.4/69.02/69.52）

患者姓名：	性别：　　年龄：　　门诊号：	住院号：
住院日期：　　年　月　日	出院日期：　　年　月　日	术后标准住院日：7 天内

时间	手术当日	术后第 1 天
主要诊疗工作	□ 询问病史及体格检查 □ 完成病历书写、开化验单 □ 上级医师查房，初步确定诊断 □ 抗休克，加强宫缩及对症治疗 □ 支持治疗 □ 手取胎盘术或清宫术（必要时需要麻醉辅助） □ 预防性抗菌药物应用 □ 向患者家属交代病情及注意事项、签署相关医疗文书	□ 上级医师查房，评估产后出血治疗效果 □ 继续对症支持治疗 □ 完成日常病程记录和上级医师查房记录
重点医嘱	**长期医嘱：** □ 产后常规护理 □ 一级护理 □ 饮食 □ 心电监护（必要时） □ 留置导尿（必要时） □ 吸氧 □ 抗感染治疗 □ 促宫缩治疗 **临时医嘱：** □ 手取胎盘术或清宫术 □ 血常规+血型、尿常规 □ 血交叉配血（必要时） □ 肝肾功能、电解质、凝血功能 □ 心电图 □ B 超	**长期医嘱：** □ 产后常规护理 □ 一级护理 □ 饮食 □ 抗感染治疗 □ 促宫缩治疗 □ 其他医嘱 **临时医嘱：** □ 血常规 □ 肝肾功能、电解质 □ 必要时输注血制品 □ 其他医嘱
主要护理工作	□ 按入院流程做入院介绍 □ 入院评估 □ 进行入院健康教育并发放宣教材料 □ 静脉抽血 □ 观察患者病情变化 □ 保持会阴清洁，会阴消毒 2 次/日 □ 测体温，2 次/日 □ 饮食指导 □ 夜间巡视	□ 观察产妇情况 □ 指导产妇喂母乳 □ 观察子宫收缩、宫底高度、 □ 阴道出血量及性状 □ 夜间巡视

续 表

时间	手术当日	术后第 1 天
病情变异记录	□无 □有，原因： 1. 2.	□无 □有，原因： 1. 2.
护士签名		
医师签名		

时间	术后第 2 天	住院第 4 天	住院第 5~6 天	出院日
主要诊疗工作	□ 上级医师查房 □ 完成病程记录和上级医师查房记录 □ 向患者家属交代病情、注意事项、签署相关医疗文书	□ 医师查房 □ 完成病程记录和上级医师查房记录	□ 医师查房，进行评估，确定有无并发症情况，明确是否出院 □ 完成日常病程记录、上级医师查房记录及出院记录 □ 开出院医嘱 □ 通知患者及家属，交代出院后注意事项	□ 医师查房明确是否出院 □ 完成出院记录、病案首页、产假证明、填写围产期保健卡等 □ 向产妇及家属交代出院后的注意事项，如返院复诊的时间、地点、发生紧急情况时的处理等
重点医嘱	**长期医嘱：** □ 产后常规护理 □ 一级护理 □ 饮食 □ 抗感染治疗 □ 促宫缩治疗 □ 对症支持治疗 □ 其他医嘱 **临时医嘱：** □ B 超 □ 血 HCG（必要时） □ 其他医嘱	**长期医嘱：** □ 产后常规护理 □ 二级护理 □ 饮食 □ 对症支持治疗 □ 其他医嘱 **临时医嘱：** □ 血常规 □ 其他医嘱	**长期医嘱：** □ 产后常规护理 □ 二级护理 □ 饮食 □ 对症支持 □ 其他医嘱 **临时医嘱：** □ 其他医嘱	**出院医嘱：** □ 出院带药 □ 定期门诊随访
护理工作	□ 观察子宫收缩、宫底高度、阴道出血量及性状 □ 指导产妇母乳喂养 □ 产后心理护理及生活护理 □ 夜间巡视	□ 观察产妇情况：排尿、排便等 □ 指导产妇母乳喂养 □ 产后心理护理及生活护理 □ 观察子宫收缩、宫底高度、阴道出血量及性状 □ 夜间巡视 □ 观察子宫收缩、宫底高度、阴道出血量及性状 □ 夜间巡视	□ 指导患者办理出院手续	□ 指导患者办理出院手续
病情变异记录	□ 无　□ 有，原因： 1. 2.	□ 无　□ 有，原因： 1. 2.	□ 无　□ 有，原因： 1. 2.	□ 无　□ 有，原因： 1. 2.
护士签名				
医师签名				

第三十四章

宫缩乏力导致产后出血临床路径释义

一、宫缩乏力导致产后出血编码

疾病名称及编码：产后出血（ICD-10：O72.1）伴（O62.0-O62.2）

二、临床路径检索方法

O72.1 伴（O62.0-O62.2）

三、宫缩乏力导致产后出血临床路径标准住院流程

（一）适用对象

第一诊断为经阴道分娩因宫缩乏力导致产后出血（ICD-10：O72.1 伴 O62.0-O62.2），行保守治疗。

释义

■ 产后出血是指胎儿娩出后 24 小时内阴道流血量超过 500ml。产后出血的原因依次为子宫收缩乏力、胎盘因素、软产道裂伤及凝血功能障碍。子宫收缩乏力是产后出血最常见的原因，影响子宫肌收缩和缩复功能的因素，均可引起子宫收缩乏力性产后出血。

（二）诊断依据

根据《临床诊疗指南·妇产科学分册》（中华医学会编著，人民卫生出版社，2007）和《产后出血预防与处理指南》（中华医学会编著，中华妇产科杂志，2009 年，第 44 卷，第 7 期）。

1. 症状：

（1）胎儿娩出后 24 小时内阴道出血超过 500ml，一般多发生在产后 2 小时内。

（2）出血多为间歇性，血色暗红，有血凝块，宫缩差时出血多，宫缩好时出血少。

（3）有时阴道流血不多，但按压宫底有大量血液和血块自阴道流出。

（4）出血量多或出血速度快，产妇可出现休克症状。

2. 体征：

（1）检查宫底较高，子宫软，甚至子宫轮廓不清。

（2）阴道检查无产道裂伤。

（3）胎盘检查完整。

3. 辅助检查：

（1）血常规及凝血功能检查。

（2）B 超检查。

释义

■ 上述诊断依据为判断是否有产后出血以及出血原因是否为宫缩乏力。产后出血的严重程度主要根据出血量的多少。较客观检测出血量的方法有：①称重法：将分娩后所用敷料称重减去分娩前敷料重量，为失血量（血液比重为1.05=1ml）；②容积法：用专用的产后接血容器，将所收集的血用量杯测量；③面积法：将血液浸湿的面积按10cm×10cm为10ml计算；④休克指数法：休克指数=心率/收缩压（mmHg），0.5为正常，若1为轻度休克，1.0~1.5，出血量为20%~30%，1.5~2.0，出血量为30%~50%，≥2.0，出血量在50%以上。

（三）选择治疗方案的依据

根据《临床诊疗指南·妇产科学分册》（中华医学会编著，人民卫生出版社，2007）和《产后出血预防与处理指南》（中华医学会编著，中华妇产科杂志，2009年，第44卷，第7期）。

1. 一般处理：
（1）监测出血量、生命体征及尿量。
（2）开放静脉通路，输液，吸氧。
（3）实验室检查（血常规、凝血功能检查、肝肾功能检查等）并动态监测。
（4）配血备用。
2. 加强宫缩：
（1）药物：
1）缩宫素。
2）前列腺素类（片剂、栓剂、注射液）。
（2）子宫按摩或压迫法：
1）经腹按摩子宫。
2）经腹经阴道联合按压。
3. 抗休克治疗：注意纠正血容量及补充凝血物质。
4. 注意多科协助（麻醉科、血液科、ICU等）。
5. 经上述治疗无效，可根据患者情况和医师的熟练程度选择下列手术方法：
（1）宫腔填塞：包括宫腔水囊压迫和宫腔纱条填塞，经阴道分娩后宜选用水囊压迫，于放置后24小时内取出；注意观测出血量、宫底高度、生命体征变化等，动态监测血红蛋白、凝血功能的状况。
（2）B-Lynch缝合：经子宫按摩和子宫收缩药治疗无效并有可能切除子宫的患者，先试用两手加压观察出血量是否减少，以估计B-Lynch缝合止血的可能性，必要时实施B-Lynch缝合。
（3）缝扎子宫血管上行支或双侧髂内动脉。
（4）有条件者行子宫动脉栓塞术。
1）适应证：经保守治疗无效，生命体征稳定。
2）禁忌证：生命体征不稳定，不宜搬动的患者；合并有其他脏器出血的DIC患者；严重的心、肝、肾和凝血功能障碍；对造影剂过敏者。

6. 抗菌药物应用。

释义

■ 产后出血的处理原则为针对原因，迅速止血，补充血容量纠正休克及防治感染。

■ 补液原则：①<15%~20%血容量失血，以晶体液为主，辅以胶体液；20%~50%血容量失血，除晶体液和胶体液外，需输红细胞悬液；>50%血容量失血，还需要输入血浆及凝血物质（纤维蛋白原、血小板、凝血酶原复合物等）；②输血量通常为失血量的3倍，先晶体液后胶体液，再根据生命体征和血化验结果酌情输成分血和凝血物质。

■ 按摩子宫的方法有两种，出血不多时采用常规的经腹按摩子宫即可，出血多尤其是子宫下段收缩欠佳引起的出血时，采用经腹经阴道联合按摩子宫。

（四）标准住院日3~7天

释义

■ 患者病情复杂或加重时，住院时间可以超过上述天数。

（五）进入路径标准

1. 第一诊断必须符合ICD-10：O72.1伴O62.0-O62.2经阴道分娩因宫缩乏力导致产后出血疾病编码。
2. 当患者合并其他疾病，但住院期间不需要特殊处理也不影响第一诊断的临床路径流程实施时，可以进入路径。

释义

■ 某些妊娠合并症例如妊娠合并卵巢囊肿、亚临床甲状腺功能减低等在住院期间不需要特殊处理也不影响第一诊断时，可以进入路径。妊娠期高血压疾病、妊娠合并特发性血小板减少等需要特殊治疗的情况不能进入路径。

（六）诊断所需检查项目

1. 必须检查的项目：
（1）血常规+血型、尿常规。
（2）肝肾功能、电解质、凝血功能。
（3）心电图。
2. 根据病情需要可选的检查项目：感染性疾病筛查（乙型肝炎、丙型肝炎、艾滋病、梅毒等，孕期未做者）、B超。

释义

■根据患者病情需要，血常规、肝肾功能、电解质和凝血功能的检查可能需要定期复查，动态观察变化趋势。对于出血多需要输血治疗者，感染指标的检查为必做项目。

（七）诊断明确立即治疗

（八）治疗选择

1. 缩宫素是治疗产后出血的一线药物，24 小时总量控制在 60~80U。
2. 前列腺素类（片剂、栓剂、注射液）：片剂顿服或舌下给药；栓剂为直肠或阴道给药；注射液为深部肌内注射或子宫肌层注射，必要时均可重复使用。哮喘、心脏病和青光眼患者禁用。
3. 预防性抗菌药物：建议使用青霉素类或第一、二代头孢类。青霉素类或头孢类过敏者可选用大环内酯类、喹诺酮类、氨基苷类抗菌药物。选用喹诺酮类抗菌药物须暂停母乳喂养。预防性抗菌药物应用 72 小时停药。

释义

■宫缩乏力致产后出血时，首选缩宫素、马来酸麦角新碱注射液、卡贝缩宫素或卡前列甲酯栓。但如果宫体收缩良好，而子宫下段收缩差致出血多或应用缩宫素后效果欠佳时，应选择马来酸麦角新碱注射液或考虑应用前列腺素类药物，如卡前列甲酯栓。

■因宫缩乏力或缩复不良致产后出血时，可考虑应用促进子宫收缩的药物，如马来酸麦角新碱注射液。

■药物治疗仍不能改善宫缩乏力致产后出血时，需行宫腔填塞或手术治疗[B-Lynch 缝合、子宫动脉栓塞术或子宫次全（或全）切除术]。

（九）出院标准

1. 一般状况好，体温正常。
2. 子宫复旧好。
3. 阴道出血量少。

释义

■如果出现并发症，是否需要继续住院处理，由主管医师具体决定。

（十）变异及原因分析

1. 若保守治疗无效，产后出血需行手术治疗［B-Lynch 缝合、子宫动脉栓塞术或子宫次全（或全）切除术时］，则退出此路径。
2. 治疗过程中出现感染、贫血及其他合并症者，需进行相关的诊断和治疗，延长住院时间。

释义

■ 宫缩乏力致产后出血如果保守治疗无效，患者出现生命体征不稳定，属于严重变异，需行手术治疗［B-Lynch 缝合、子宫动脉栓塞术或子宫次全（或全）切除术］，必须退出此路径。如果保守治疗效果欠佳，单纯进行宫腔填塞，预后良好的话，属轻微变异，可不退出临床路径。

■ 产后出血治疗过程中如出现体温升高、贫血，需额外进行病原学检查、影像学检查，甚至需要更改抗菌药及输血、补血治疗，也属轻微变异，由主管的主治医师判定，可不用退出该路径。

四、宫缩乏力导致产后出血临床路径给药方案

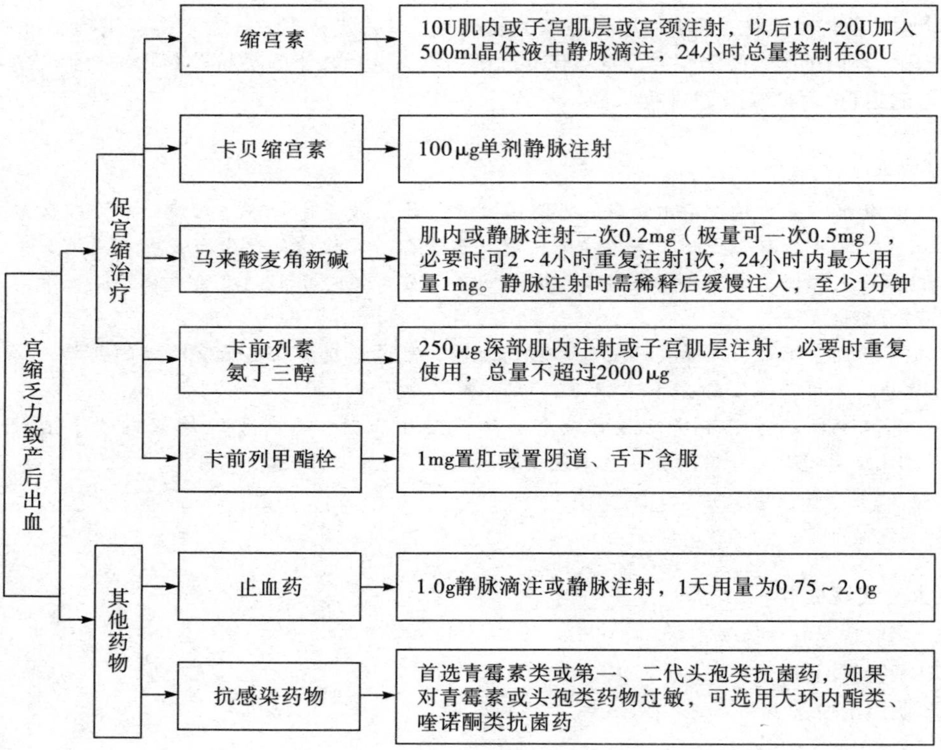

【用药选择】

宫缩乏力致产后出血时，首选缩宫素、马来酸麦角新碱注射液、卡贝缩宫素或卡前列甲酯栓。但如果宫体收缩良好，而子宫下段收缩差致出血多时，可考虑应用卡前列素氨丁三醇、卡前列甲酯栓或马来酸麦角新碱注射液。

【药学提示】

1. 缩宫素应用相对安全，但大剂量应用时可引起高血压、水中毒和心血管系统不良反应；快速静脉注射未稀释的缩宫素，可导致低血压、心动过速和（或）心律失常，禁忌使用。因缩宫素有受体饱和现象，无限制加大用量反而效果不佳，并可出现不良反应，故 24 小时总

量应控制在60U内。

2. 马来酸麦角新碱禁用于引产或催产，心脏病、高血压患者慎用，且24小时总量应控制在1mg内。

3. 卡前列素氨丁三醇为前列腺素F2α衍生物，能引起全子宫协调强有力的收缩。不良反应常见的有暂时性的呕吐、腹泻等。哮喘、心脏病和青光眼患者禁用，高血压患者慎用。

【注意事项】

缩宫素需在凉暗处（避光并不超过20℃）保存。马来酸麦角新碱需遮光密闭，在冷处（2~10℃）保存。卡贝缩宫素及卡前列素氨丁三醇需冷藏（2~8℃）保存。

五、推荐表单

（一）医师表单

宫缩乏力导致产后出血临床路径医师表单

适用对象：第一诊断为经阴道分娩因宫缩乏力导致产后出血（ICD-10：O72.1 伴 O62.0-O62.2）

患者姓名：	性别： 年龄： 门诊号：	住院号：
住院日期： 年 月 日	出院日期： 年 月 日	标准住院日：3~7 天

时间	分娩当日	产后第 1 天
主要诊疗工作	□ 上级医师查房（体温、脉搏、血压、子宫收缩、宫底高度、阴道出血量及性状），明确诊断 □ 加强宫缩及抗休克和对症支持治疗 □ 预防性抗菌药物应用 □ 完成分娩及抢救记录 □ 完成分娩及抢救病程记录和上级医师查房记录 □ 向患者家属交代病情、注意事项、签署相关医疗文书	□ 上级医师查房（体温、脉搏、血压、子宫收缩、宫底高度、阴道出血量及性状），产后出血疗效评价及下一步治疗方案 □ 继续补液及改善贫血 □ 完成日常病程记录和上级医师查房记录
重点医嘱	**长期医嘱：** □ 阴道分娩术后常规护理 □ 一级护理 □ 饮食 □ 心电监护 □ 留置导尿 □ 吸氧 □ 抗菌药物治疗 □ 促宫缩治疗 □ 其他医嘱 **临时医嘱：** □ 血常规、血型、尿常规 □ 肝肾功能、电解质、凝血功能 □ DIC 全套、B 超（必要时） □ 血交叉配血，必要时输血制品 □ 心电图 □ 必要时动态监测血常规、DIC 全套、肝肾功能、电解质 □ 放置储血器	**长期医嘱：** □ 阴道分娩术后常规护理 □ 一级护理 □ 饮食 □ 留置导尿 □ 抗菌药物治疗 □ 促宫缩治疗 □ 口服铁剂改善贫血 □ 其他医嘱 **临时医嘱：** □ 血常规 □ 肝肾功能、电解质 □ DIC 全套（必要时） □ 必要时输注血制品
病情变异记录	□ 无 □ 有，原因： 1. 2.	□ 无 □ 有，原因： 1. 2.
医师签名		

时间	产后第2天	产后第3~6天	出院日
主要诊疗工作	□ 上级医师查房，观察子宫收缩及阴道出血评估 □ 完成日常病程记录和上级医师查房记录 □ 若宫腔纱条填塞者，则予取出 □ 向患者家属交代病情、注意事项、签署相关医疗文书	□ 医师查房（体温、脉搏、血压、子宫收缩、宫底高度、阴道出血量及性状、乳汁分泌），评估贫血改善情况及有无感染，决定是否停用抗菌药物 □ 完成日常病程记录和上级医师查房记录	□ 医师查房，进行产后子宫复旧、恶露、切口、乳房等评估，确定有无并发症情况，明确是否出院 □ 完成出院记录、病案首页、产假证明、填写围产期保健卡等 □ 向产妇及家属交代出院后的注意事项，如返院复诊的时间、地点，发生紧急情况时处理等
重点医嘱	**长期医嘱：** □ 产后常规护理 □ 一级护理 □ 饮食 □ 抗菌药物治疗 □ 促宫缩治疗 □ 口服铁剂改善贫血 □ 其他医嘱 **临时医嘱：** □ B超（必要时）	**长期医嘱：** □ 产后常规护理 □ 二级护理 □ 饮食 □ 抗菌药物治疗（酌情） □ 促子宫收缩药物口服 □ 口服铁剂改善贫血 **临时医嘱：** □ 血常规	**出院医嘱：** □ 出院带药 □ 定期门诊随访
病情变异记录	□ 无 □ 有，原因： 1. 2.	□ 无 □ 有，原因： 1. 2.	□ 无 □ 有，原因： 1. 2.
医师签名			

（二）护士表单

宫缩乏力导致产后出血临床路径护士表单

适用对象：第一诊断为经阴道分娩因宫缩乏力导致产后出血（ICD-10：O72.1 伴 O62.0-O62.2）

患者姓名：	**性别：　　年龄：　　门诊号：**		**住院号：**
住院日期：　　年　月　日	**出院日期：**　　年　月　日		**标准住院日：3~7 天**

时间	分娩当日	产后第 1 天
健康宣教	□ 介绍主管医师、护士 □ 介绍环境、设施 □ 介绍住院注意事项 □ 介绍分娩过程	□ 主管护士与患者沟通，了解并指导心理应对 □ 宣教母乳喂养
护理处置	□ 核对患者，佩戴腕带 □ 按入院流程做入院介绍 □ 入院评估	□ 随时观察患者病情变化 □ 协助医师完成各项检查化验
基础护理	□ 一级护理 □ 晨晚间护理 □ 患者安全管理	□ 二级护理 □ 晨晚间护理 □ 患者安全管理
专科护理	□ 静脉抽血 □ 观察患者病情变化 □ 会阴护理 □ 测体温 2 次/日 □ 术后心理护理及生活护理 □ 健康教育包括饮食等指导 □ 产妇分娩后活动 □ 夜间巡视	□ 观察产妇情况 □ 指导产妇母乳喂养 □ 观察子宫收缩、宫底高度、阴道出血量及性状 □ 夜间巡视
重点医嘱	□ 详见医嘱执行单	□ 详见医嘱执行单
病情变异记录	□ 无　□ 有，原因： 1. 2.	□ 无　□ 有，原因： 1. 2.
护士签名		

时间	产后第2天	产后第3~6天	出院日
健康宣教	□ 主管护士与患者沟通，了解并指导心理应对 □ 宣教母乳喂养	□ 主管护士与患者沟通，了解并指导心理应对 □ 宣教母乳喂养	□ 主管护士与患者家属沟通，介绍产后抑郁 □ 宣教产后盆底康复
护理处置	□ 随时观察患者病情变化 □ 协助医师完成各项检查化验 □ 遵医嘱完成各项抗感染治疗和促宫缩治疗	□ 随时观察患者病情变化 □ 协助医师完成各项检查化验 □ 遵医嘱完成各项抗感染治疗和促宫缩治疗	□ 办理出院手续
基础护理	□ 产后常规护理 □ 一级护理 □ 饮食	□ 产后常规护理 □ 二级护理 □ 饮食	□ 产后常规护理 □ 三级护理 □ 饮食
专科护理	□ 观察子宫收缩、宫底高度、阴道出血量及性状 □ 指导产妇母乳喂养 □ 产后心理护理及生活护理 □ 夜间巡视	□ 观察产妇情况：排尿、排便等 □ 指导产妇母乳喂养 □ 产后心理护理及生活护理 □ 观察子宫收缩、宫底高度、阴道出血量及性状 □ 夜间巡视	□ 指导患者办理出院手续
重点医嘱	□ 详见医嘱执行单	□ 详见医嘱执行单	□ 详见医嘱执行单
病情变异记录	□ 无 □ 有，原因： 1. 2.	□ 无 □ 有，原因： 1. 2.	□ 无 □ 有，原因： 1. 2.
护士签名			

（三）患者表单

宫缩乏力导致产后出血临床路径患者表单

适用对象：第一诊断为经阴道分娩因宫缩乏力导致产后出血（ICD-10：O72.1 伴 O62.0-O62.2）

患者姓名：	性别： 年龄： 门诊号：	住院号：
住院日期： 年 月 日	出院日期： 年 月 日	标准住院日：3~7 天内

时间	分娩当日	产后第 1~6 天	出院日
医患配合	□ 配合询问病史、收集资料，请务必详细告知既往史、用药史、过敏史 □ 配合进行体格检查 □ 有任何不适告知医师	□ 配合完善相关检查、化验，如采血、留尿、心电图、X 线胸片等 □ 医师向患者及家属介绍病情，如有异常检查结果需进一步检查 □ 配合用药及治疗 □ 配合医师调整用药 □ 有任何不适告知医师	□ 接受出院前指导 □ 知道复查程序 □ 获取出院诊断书
护患配合	□ 配合测量体温、脉搏、呼吸、血压、血氧饱和度、体重 □ 配合完成入院护理评估单（简单询问病史、过敏史、用药史） □ 接受入院宣教（环境介绍、病室规定、订餐制度、贵重物品保管等） □ 有任何不适告知护士	□ 配合测量体温、脉搏、呼吸，询问每日排便情况 □ 接受相关化验检查宣教，正确留取标本，配合检查 □ 有任何不适告知护士 □ 接受输液、服药治疗 □ 注意活动安全，避免坠床或跌倒 □ 配合执行探视及陪伴	□ 接受出院宣教 □ 办理出院手续 □ 获取出院带药 □ 知道服药方法、作用、注意事项 □ 知道复印病历方法
饮食	□ 正常饮食	□ 正常饮食	□ 正常饮食
排泄	□ 正常排尿便	□ 正常排尿便	□ 正常排尿便
活动	□ 正常活动	□ 正常活动	□ 正常活动

附：原表单（2010年版）

宫缩乏力导致产后出血临床路径表单

适用对象：第一诊断为经阴道分娩因宫缩乏力导致产后出血（ICD-10：O72.1伴O62.0-O62.2）

患者姓名：	性别：　年龄：　门诊号：	住院号：
住院日期：　年　月　日	**出院日期：**　年　月　日	**标准住院日：3~7天内**

时间	分娩当日	产后第1天
主要诊疗工作	□ 上级医师查房（体温、脉搏、血压、子宫收缩、宫底高度、阴道出血量及性状），明确诊断 □ 加强宫缩及抗休克和对症支持治疗 □ 预防性抗菌药物应用 □ 完成分娩及抢救记录 □ 完成分娩及抢救病程记录和上级医师查房记录 □ 向患者家属交代病情、注意事项、签署相关医疗文书	□ 上级医师查房（体温、脉搏、血压、子宫收缩、宫底高度、阴道出血量及性状），产后出血疗效评价及下一步治疗方案 □ 继续补液及改善贫血 □ 完成日常病程记录和上级医师查房记录
重点医嘱	**长期医嘱：** □ 阴道分娩术后常规护理 □ 一级护理 □ 饮食 □ 心电监护 □ 留置导尿 □ 吸氧 □ 抗菌药物治疗 □ 促宫缩治疗 □ 其他医嘱 **临时医嘱：** □ 血常规、血型、尿常规 □ 肝肾功能、电解质、凝血功能 □ DIC全套、B超（必要时） □ 血交叉配血，必要时输血制品 □ 心电图 □ 必要时动态监测血常规、DIC全套、肝肾功能、电解质 □ 放置储血器	**长期医嘱：** □ 阴道分娩术后常规护理 □ 一级护理 □ 饮食 □ 留置导尿 □ 抗菌药物治疗 □ 促宫缩治疗 □ 口服铁剂改善贫血 □ 其他医嘱 **临时医嘱：** □ 血常规 □ 肝肾功能、电解质 □ DIC全套（必要时） □ 必要时输注血制品
主要护理工作	□ 静脉抽血 □ 观察患者病情变化 □ 会阴护理 □ 测体温2次/日 □ 术后心理护理及生活护理 □ 健康教育包括饮食等指导 □ 产妇术后活动 □ 夜间巡视	□ 观察产妇情况 □ 指导产妇母乳喂养 □ 观察子宫收缩、宫底高度、阴道出血量及性状 □ 夜间巡视

续 表

时间	分娩当日	产后第1天
病情变异记录	□无 □有，原因： 1. 2.	□无 □有，原因： 1. 2.
护士签名		
医师签名		

时间	产后第2天	产后第3~7天	出院日
主要诊疗工作	□ 上级医师查房，观察子宫收缩及阴道出血评估 □ 完成日常病程记录和上级医师查房记录 □ 若宫腔纱条填塞者，则予取出 □ 向患者家属交代病情、注意事项、签署相关医疗文书	□ 医师查房（体温、脉搏、血压、子宫收缩、宫底高度、阴道出血量及性状、乳汁分泌），评估贫血改善情况及有无感染，决定是否停用抗菌药物 □ 完成日常病程记录和上级医师查房记录	□ 医师查房，进行产后子宫复旧、恶露、切口、乳房等评估，确定有无并发症情况，明确是否出院 □ 完成出院记录、病案首页、产假证明、填写围产期保健卡等 □ 向产妇及家属交代出院后的注意事项，如返院复诊的时间、地点，发生紧急情况时处理等
重点医嘱	**长期医嘱：** □ 剖宫产术后常规护理 □ 一级护理 □ 饮食 □ 抗菌药物治疗 □ 促宫缩治疗 □ 口服铁剂改善贫血 □ 其他医嘱 **临时医嘱：** □ B超（必要时）	**长期医嘱：** □ 剖宫产术后常规护理 □ 二级护理 □ 饮食 □ 抗菌药物治疗（酌情） □ 促子宫收缩药物口服 □ 口服铁剂改善贫血 **临时医嘱：** □ 血常规	**出院医嘱：** □ 出院带药 □ 定期门诊随访
主要护理工作	□ 观察子宫收缩、宫底高度、阴道出血量及性状 □ 指导产妇母乳喂养 □ 产后心理护理及生活护理 □ 夜间巡视	□ 观察产妇情况：排尿、排便等 □ 指导产妇母乳喂养 □ 产后心理护理及生活护理 □ 观察子宫收缩、宫底高度、阴道出血量及性状 □ 夜间巡视	□ 指导患者办理出院手续
病情变异记录	□ 无　□ 有，原因： 1. 2.	□ 无　□ 有，原因： 1. 2.	□ 无　□ 有，原因： 1. 2.
护士签名			
医师签名			

第三十五章

产褥感染临床路径释义

一、产褥感染编码

疾病名称及编码：产褥期脓毒病（ICD-10：O85）

其他产褥感染（ICD-10：O86）

二、临床路径检索方法

O85/O86

三、产褥感染临床路径标准住院流程

（一）适用对象

第一诊断为产褥感染（ICD-10：O85/O86）入院者（第一次入院），行保守治疗。

释义

■ 本路径仅适用于第一诊断为产褥感染的患者。

■ 产褥感染（puerperal infection）系在产前、产时与产褥期，因生殖道的创面受致病菌的感染，引起局部或全身的炎症变化。严重者可引起败血症、中毒性休克，甚至肾功能障碍等危及产妇生命的严重并发症。发病率为1%~7.2%。

■ 产褥感染与产褥病率含义不同：产褥病率是指分娩24小时以后的10日内用口表每日测量4次，体温有2次达到或超过38℃。产褥病率仅以体温及其所达温度限定概念内涵，而导致发热的原因可以是生殖道的感染引发，也可以与产后生殖道以外的其他感染有关，如泌尿系感染、乳腺炎、上呼吸道感染等，也见于自身免疫性疾病。产褥感染是造成产褥病率的主要原因。

■ 在进入本路径时，鉴别诊断非常重要，临床上最不易相鉴别且最易混淆的是自身免疫性疾病引起的发热。尤其存在剖宫产和（或）存在病理妊娠如妊娠高血压疾病或HELLP综合征时。

■ 产褥感染诱因：孕期及产褥期阴道内生态极复杂，有大量需氧菌、厌氧菌、真菌以及衣原体、支原体等寄生，但以厌氧菌占优势。在产后母体功能状况变化和存在生殖道创面情形下，任何削弱产妇生殖道和全身防御能力的因素均有利于病原体入侵与繁殖，许多非致病菌也可以致病。例如贫血、营养不良、慢性疾病、临近预产期性交、胎膜早破、羊膜腔感染、各种产科手术操作、产道损伤、产前产后出血、宫腔填纱、产道异物、产程延长、胎盘残留等，都可成为产褥感染的诱因。

（二）诊断依据

根据《临床诊疗指南·妇产科学分册》（中华医学会编著，人民卫生出版社，2007）。

1. 症状：不同部位的感染有相应的症状。

（1）发热：少数有寒战、高热。

（2）疼痛：局部伤口痛、下腹部痛或下肢痛伴行走不便，肛门坠痛。
（3）恶露不净有异味。
2. 体征：
（1）局部感染：会阴侧切或腹部伤口红肿、触痛或有脓液。
（2）子宫内膜炎、肌炎：子宫复旧差，有轻触痛，恶露浑浊并有臭味。
（3）子宫周围结缔组织炎、盆腔腹膜炎和弥漫性腹膜炎：下腹一侧或双侧有压痛、反跳痛、肌紧张，肠鸣音减弱或消失，偶可触及与子宫关系密切的包块。
3. 辅助检查：
（1）血常规、尿常规。
（2）C 反应蛋白。
（3）血培养及药敏试验：有条件加做厌氧菌培养。
（4）宫颈管或切口分泌物行细菌培养及药敏试验。
（5）B 超。

释义

■ 根据感染是局限在生殖道局部还是影响到全身，可以表现出相应的感染症状和体征。无论是阴道分娩还是剖宫产分娩，局限在生殖道的感染可以表现在感染部位的肿痛，如会阴部周围/肛门周围肿痛和压痛，涉及子宫可以有子宫压痛以及出现的盆腹腔感染和（或）全身扩散表现。感染部位和周围可以有炎症包块或脓肿形成。

■ 症状、局部体征和全身体征检查是明确感染来源、部位和感染扩散情况的首要环节。感染范围包括：急性外阴、阴道、宫颈炎；急性子宫内膜炎、子宫肌炎；急性盆腔结缔组织炎、急性输卵管炎；急性盆腔腹膜炎及弥漫性腹膜炎；出现全身中毒症状；血栓性静脉炎，可累及卵巢静脉、子宫静脉、髂内静脉，髂总静脉及下腔静脉；脓毒血症及败血症。

■ 发热，甚至出现寒战、高热，血象升高和其他实验室指标是影响到全身的表现。

■ 局部分泌物行细菌培养（包括宫颈管、切口、脓肿部位等）和血培养及药敏试验是明确感染病原体和提供针对性抗感染药物的关键环节。必要时可以重复检查。有条件加做厌氧菌培养。

■ 产褥感染病原体种类：①需氧性链球菌：β-溶血性链球菌族，其中 B 族链球菌（GBS）与产褥感染关系密切。②大肠杆菌属：大肠杆菌与其相关的革兰阴性杆菌、变形杆菌，是外源性感染的主要菌种，也是菌血症和感染性休克最常见的病原菌。③ 葡萄球菌：主要致病菌是金黄色葡萄球菌和表皮葡萄球菌。金黄色葡萄球菌多为外源性感染，很容易引起严重的伤口感染。表皮葡萄球菌存在于阴道菌丛内，引起的感染较轻。④厌氧性链球菌：以消化链球菌和消化球菌多见，存在于正常阴道中。当产道损伤时残留组织坏死，局部氧化还原电势低，该菌迅速繁殖，与大肠杆菌混合感染，放出异常恶臭气味。⑤厌氧类杆菌属：为一组绝对厌氧的革兰阴性杆菌，包括脆弱类杆菌、产色素类杆菌等。此类细菌有加速血液凝固的特点，可引起感染邻近部位的血栓性静脉炎；⑥梭状芽胞杆菌、淋球菌也可导致产褥感染，支原体和衣原体也可是产褥感染病原体之一。

■ 超声检查对子宫附件和宫旁感染以及盆腹腔感染和血栓性静脉炎有诊断价值。

■ 尤其对于局部体征和超声检查不明确和不典型的病例注意扩展自身免疫抗体的检查，以便及时排除或明确自身免疫性相关疾病。

（三）选择治疗方案的依据

根据《临床诊疗指南·妇产科学分册》（中华医学会编著，人民卫生出版社，2007）。

1. 一般处理：测量血压、体温、脉搏、呼吸，适当物理降温，必要时半卧位，严重感染者行心电监护。

2. 抗感染治疗：致病菌常为需氧菌与厌氧菌的混合感染，建议联合用药。

（1）经验治疗首选青霉素类或头孢类药物，同时加用甲硝唑。

（2）青霉素类和头孢类药物过敏患者，可选用大环内酯类抗菌药，必要时选用喹诺酮或氨基糖苷类抗菌药（应用时需停止哺乳）。

（3）根据细菌培养和药敏结果及病情变化，适当调整抗菌药物。

3. 引流通畅：

（1）会阴部感染，应当及时拆除伤口缝线，以利引流。

（2）高热不退，应当怀疑盆腔脓肿或子宫切口脓肿，B超确诊后行直肠子宫陷凹引流或腹腔引流。

（3）严重子宫感染保守治疗无效，可行子宫切除术。

释义

■ 根据局部和全身状况给予一般处理，包括生命体征监测，高热者物理降温。半卧位适用于盆腹腔感染者，利于感染局限避免扩散，以及全身感染心肺功能受累者的被动体位。对于存在全身感染表现的患者尤其注意心电监护和水电解质平衡和支持疗法。及时做细菌培养和药物敏感试验。

■ 因产褥感染致病菌常为需氧菌与厌氧菌的混合感染，在局部培养和药敏及血培养和药敏结果未得到之前，建议联合用药，首选青霉素类或头孢类药物，同时加用甲硝唑。青霉素类和头孢类药物过敏患者，可选用大环内酯类等抗菌药物。

■ 注意追查细菌培养和药敏结果，结合病情变化和治疗反应，及时依据细菌培养和药敏结果调整抗菌药物，增强针对性抗感染力度。

■ 对于切口部位脓肿，包括会阴伤口和剖宫产腹壁切口部位，及时拆除缝线清创引流。盆腔脓肿或子宫切口深部脓肿，可以在B超定位或引导下行引流术。对于可以控制全身症状的盆腔/腹腔局限性脓肿可以采取保守治疗。严重感染保守治疗无效，可行病灶清除术或切除术，包括严重感染子宫的切除等手术。

■ 对于血栓性静脉炎注意必要的抗凝治疗，如给予低分子肝素等。

（四）标准住院日为7~10天

释义

■ 产褥感染患者入院后，除了会阴切口感染，一般都需要积极给予对症支持治疗和病因性诊断检查，包括症状、体征、实验室检查和超声影像学检查以及必要的细菌培养和药敏，进行必要的鉴别诊断，同时给予抗菌药控制感染。标准住院日为7~10天。

■ 有些严重感染需要在细菌培养和药敏结果（一般需要3天）出来后方可获得可控性治疗效果，另外在保守治疗后还需要手术治疗，住院日>10天则转出或退出此路径。

■ 出现全身性严重并发症如脓毒血症及败血症，或出现子宫切除术的并发症则转出或退出此路径。

（五）进入路径标准

1. 第一诊断符合 ICD-10：O85/O86 产褥感染疾病编码。

2. 当患者合并其他疾病，但住院期间不需要特殊处理也不影响第一诊断的临床路径流程实施时，可以进入路径。

释义

■ 经过体检和辅助检查，产褥感染作为第一诊断基本明确，适用本路径。

■ 当患者合并其他疾病，例如存在自身免疫性疾病，对产褥感染发生发展有影响，或鉴别诊断不清时，不适合此路径。

■ 当患者合并其他疾病，但住院期间不需要特殊处理也不影响产褥感染的临床路径流程实施时，可以进入路径。但当其他疾病出现衍变，需要特殊处理时，退出此路径，进入其他相应疾病的诊疗路径。

（六）检查项目

1. 必须检查的项目：

（1）血常规、尿常规。

（2）血沉、肝肾功能、C 反应蛋白、血型。

（3）感染性疾病筛查（乙型肝炎、丙型肝炎、艾滋病、梅毒等）。

（4）盆、腹腔 B 超，心电图，胸部 X 线片。

（5）宫颈管、切口分泌物或外周血细菌培养及药敏试验。

2. 根据患者病情选择：

（1）电解质及酸碱平衡、血糖、凝血功能、D-二聚体、便常规。

（2）下肢静脉超声检查。

释义

■ 必须检查项目是诊断和治疗产褥感染必要的检查，对于了解感染的扩散和器官系统累及情况有重要判断意义。

■ 根据患者病情选择的检查项目是进行患者全身症状控制和治疗的项目，更有利于进一步明确感染的全身扩散程度和危害程度，对于感染影响到全身的患者尤其重要。

■ 下肢血栓性静脉炎多继发于盆腔静脉炎或周围结缔组织炎。病变多在股静脉、腘静脉及大隐静脉，出现弛张热。下肢持续性疼痛，局部静脉压痛或触及硬索状，使血液回流受阻，引起下肢水肿或皮肤发白。但有的病变较深而无明显阳性体征，彩色超声多普勒可以帮助诊断和鉴别诊断。

（七）抗菌药物选择与使用时间

抗菌药物使用：按照《抗菌药物临床应用指导原则》（卫医发〔2004〕285 号）执行，并根据患者的病情决定抗菌药物的选择与使用时间，应当联合用药，并根据细菌培养和药敏结果调整抗菌药物，一般疗程在 10 天内。

释义

■ 根据患者的病情决定抗菌药物的选择与使用时间。对于会阴切口局部感染，如无全身临床表现，一般局部清创引流就可以控制感染。

■ 因产褥感染致病菌常为需氧菌与厌氧菌的混合感染，在局部培养和药敏及血培养和药敏结果未得到之前建议联合用药，首选青霉素类或头孢类药物，同时加用甲硝唑。青霉素类和头孢类药物过敏患者，可选用大环内酯类等抗菌药物。

■ 注意追查细菌培养和药敏结果，结合病情变化和治疗反应，及时依据细菌培养和药敏结果调整抗菌药物。一般疗程在 10 天内。

■ 在依据细菌培养和药物敏感试验应用强力抗菌药物后，仍存在高热和感染表现，注意排查其他系统疾病，如自身免疫性疾病；注意及时考虑外科手术治疗措施等。明确诊断的其他系统疾病转入其他疾病诊疗路径。

（八）治疗开始于入院当日

释义

■ 对于产褥感染患者，都应当在入院当日开始抗感染治疗。

■ 治疗包括会阴切口局部感染的清创引流，宫腔残留物清除术。

■ 启动第一步的抗菌药物应用。

■ 有细菌培养和药物敏感试验结果的病例依据药物敏感试验结果开处方。

（九）出院标准

1. 患者一般情况良好，体温正常，子宫复旧正常。
2. 无感染征象。
3. 没有需要住院处理的并发症和（或）合并症。

释义

■ 应当有主治医师在出院前，进行检查评估，尤其对于出现全身严重感染反应或盆腹腔感染者，结合患者整体情况决定是否出院。

■ 对于出现感染扩散引发的并发症或手术后并发症需要继续留院治疗的情况，超出了路径所规定的时间，应先处理并发症并符合出院条件后再准许患者出院。

（十）变异及原因分析

1. 因诊断不明确，导致住院时间延长。

2. 因产褥感染导致的严重并发症需要进一步治疗。

释义

■ 变异是指入选临床路径的患者未能按路径流程完成医疗行为或未达到预期的医疗质量控制目标，包括三方面可能情况：①按路径流程完成治疗，但出现非预期结果，可能需要后续进一步处理；②按路径流程完成治疗，但超出了路径规定的时限或限定的费用，如实际住院日超出标准住院日要求或未能在规定的手术日时间限定内实施手术等；③不能按路径流程完成治疗，患者需要中途退出路径，如治疗过程中出现严重并发症，导致必须终止路径或需要转入其他路径进行治疗等。对这些患者，主管医师均应进行变异原因的分析，并在临床路径的表单中予以说明。

■ 因诊断不明确，或获得鉴别诊断必要的检查或特殊检查（包括细菌培养如厌氧菌培养的时间或特殊影像学检查）等导致住院时间延长，或因严重产褥感染导致的严重并发症需要进一步治疗，或因手术并发症需要终止或退出路径，主管医师均应进行变异原因的分析，并在临床路径的表单中予以说明。

四、产褥感染临床路径给药方案

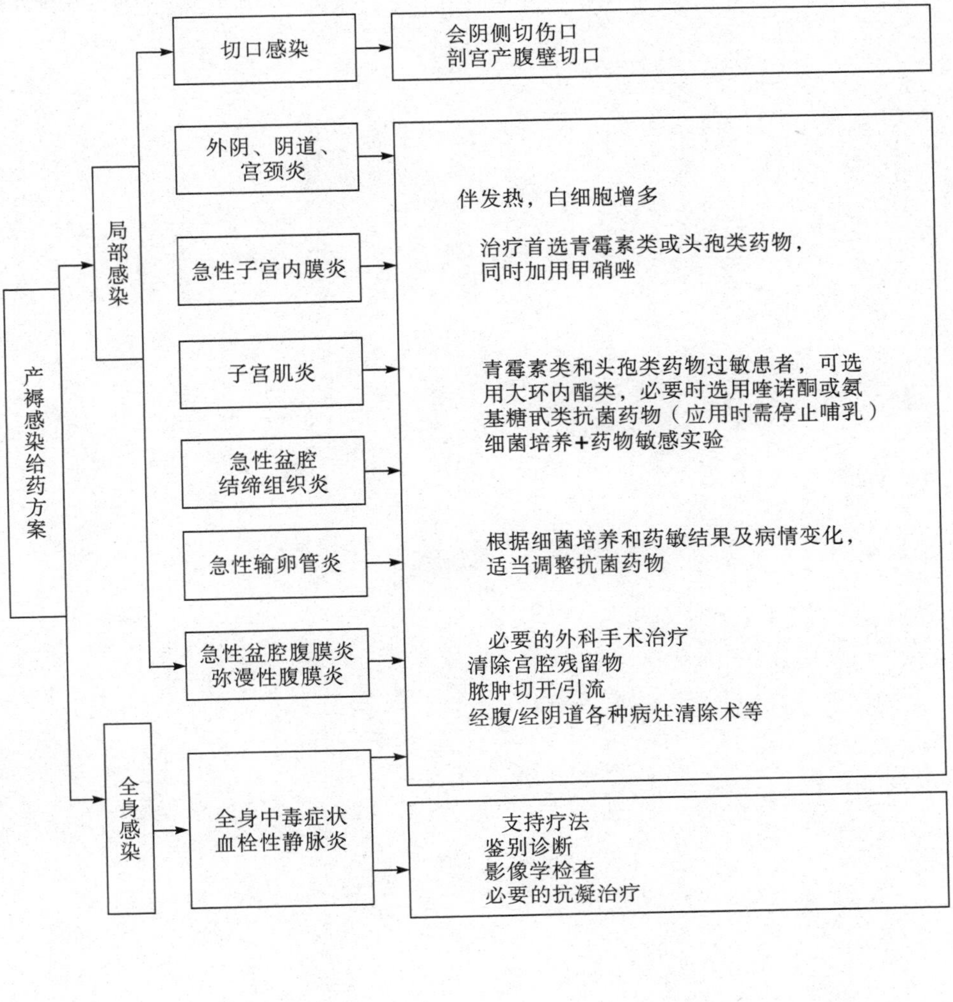

【用药选择】

1. 首选广谱高效抗菌药，如青霉素、氨苄青霉素、头孢类。近年来由青霉素派生合成的广谱抗菌药羟氨苄青霉素与β-内酰胺酶抑制药的复合制剂，其效率显著高于普通的青霉素。
2. 青霉素类和头孢类药物过敏患者，可选用大环内酯类抗菌药，必要时选用喹诺酮类或氨基糖苷类抗菌药。也可采用克林霉素，克林霉素对厌氧菌亦有较好的抗菌作用。
3. 同时采用甲硝唑、替硝唑抗厌氧菌治疗。
4. 根据患者的病情决定抗菌药物的选择与使用时间及给药方式；可以口服、肌内注射或静脉给药；应联合用药。
5. 注意根据细菌培养和药敏结果调整抗菌药物。

【药学提示】

1. 治疗产褥感染面临哺乳问题，注意抗菌药物处方，尽量不用影响哺乳的药物。
2. 必须选用影响哺乳的药物时，停止哺乳。如选用喹诺酮或氨基糖苷类抗菌药。
3. 因生殖道菌群的多样性，应注意兼顾需氧菌与厌氧菌以及耐药菌株的问题。

【注意事项】

1. 细菌培养和药敏结果是指导临床用药选择的基本依据。
2. 一般疗程在10天内。
3. 注意监测药物不良反应以及治疗反应，及时调整药物。
4. 对严重全身感染加用肾上腺皮质激素治疗有效果的患者，还应注意排查自身免疫性疾病。

五、推荐表单

（一）医师表单

产褥感染临床路径医师表单

适用对象：第一诊断为产褥感染（ICD-10：O85/O86）
行保守治疗

患者姓名：	性别： 年龄： 门诊号：	住院号：
住院日期： 年 月 日	**出院日期：** 年 月 日	**标准住院日：10天内**

时间	住院第1天	住院第2天	住院第3~5天
主要诊疗工作	□ 询问病史及体格检查 □ 完成病历书写 □ 开化验单 □ 上级医师查房（体温、脉搏、血压、乳房、子宫收缩、宫底高度、阴道出血量及性状、会阴等改变），初步确定诊断，进行鉴别诊断 □ 抗感染、对症支持治疗 □ 若切口感染，进行引流换药，必要的细菌培养+药敏 □ 必要的影像学检查（B超） □ 有宫腔残留物则清除残留物，必要的细菌培养+药敏 □ 向患者家属交代病情、注意事项、签署相关医疗文书	□ 上级医师查房 □ 完成入院检查 □ 继续抗感染、对症支持治疗 □ 完成必要的相关科室会诊 □ 完成上级医师查房记录等病历书写 □ 根据切口感染情况，换药 □ 向患者及家属交代病情及其注意事项	□ 上级医师查房 □ 复查血常规、C反应蛋白、血沉、B超 □ 根据病史、体检、辅助检查结果，确定诊断 □ 根据其他检查结果进行鉴别诊断，判断是否合并其他疾病 □ 根据宫颈管、切口分泌物或外周血细菌培养及药敏试验及病情变化，选择、调整抗菌药物治疗 □ 若切口感染，继续换药 □ 若为血栓性静脉炎，有条件同时行抗凝溶栓治疗 □ 完成病程记录
重点医嘱	**长期医嘱：** □ 产后常规护理 □ 一级护理 □ 饮食 □ 抗菌药物治疗 □ 其他医嘱 **临时医嘱：** □ 血常规、尿常规 □ 血沉、肝肾功能、电解质、C反应蛋白、血型、感染性疾病筛查 □ 宫颈管、切口分泌物或外周血细菌培养及药敏试验 □ B超、心电图、X线胸片 □ D-二聚体、凝血功能（必要时） □ 必要的手术处理医嘱	**长期医嘱：** □ 产后常规护理 □ 一级护理 □ 饮食 □ 抗菌药物治疗 □ 其他医嘱 **临时医嘱：** □ 其他医嘱 包括：继续必要的实验室检查、必要的手术医嘱（术前或术后）	**长期医嘱：** □ 抗菌药物治疗（根据细菌培养、药敏试验及病情变化，适当调整） □ 对症支持治疗 □ 二级护理 □ 其他医嘱 **临时医嘱：** □ 复查血常规、C反应蛋白、血沉 □ 复查B超（有盆腹腔感染时） □ 对症支持 □ 其他医嘱 包括：必要的需要鉴别诊断的特殊实验室检查、必要的手术医嘱（术前或术后）

续 表

时间	住院第 1 天	住院第 2 天	住院第 3~5 天
病情变异记录	□无 □有，原因： 1. 2.	□无 □有，原因： 1. 2.	□无 □有，原因： 1. 2.
医师签名			

时间	住院第 6~10 天	出院日
主要诊疗工作	□ 上级医师查房 □ 复查血常规、C 反应蛋白、血沉、B 超 □ 继续抗菌药物治疗，根据病情变化，适当调整 □ 若切口感染，继续换药，必要时再次缝合 □ 若为血栓性静脉炎，有条件同时行抗凝溶栓治疗 □ 完成病程记录	□ 上级医师查房，进行产后子宫复旧、恶露、切口、乳房等评估，尤其对有无感染进行评估，确定无感染征象及并发症，明确是否出院 □ 完成出院记录、病案首页、产假证明、填写围生期保健卡等 □ 向产妇及家属交代出院后的注意事项，如返院复诊的时间、地点、发生紧急情况时的处理等
重点医嘱	**长期医嘱：** □ 抗菌药物治疗（根据病情变化，适当调整） □ 对症支持治疗 □ 二级/三级护理 □ 其他医嘱 **临时医嘱：** □ 复查血常规、C 反应蛋白、血沉 □ 复查 B 超（有盆腹腔感染时） □ 对症支持 □ 其他医嘱	**出院医嘱：** □ 出院带药 □ 定期门诊随访
病情变异记录	□ 无　□ 有，原因： 1. 2.	□ 无　□ 有，原因： 1. 2.
医师签名		

（二）护士表单

产褥感染临床路径护士表单

适用对象：第一诊断为产褥感染（ICD-10：O85/O86）
行保守治疗

患者姓名：	性别： 年龄： 门诊号：		住院号：
住院日期： 年 月 日	出院日期： 年 月 日		标准住院日：10 天内

时间	住院第 1 天	住院第 2 天	住院第 3~5 天
健康宣教	□ 入院宣教 介绍主管医师、护士 介绍环境、设施 介绍住院注意事项 探视制度、查房制度、订餐制度、卫生间的使用 □ 告知准备物品、沐浴等 □ 疾病知识宣教	□ 护理查房 □ 生活护理 □ 观察患者病情变化 □ 遵医嘱用药 □ 遵医嘱做必要的手术准备 □ 完成护理记录	□ 护理查房 □ 生活护理 □ 观察患者病情变化 □ 遵医嘱用药 □ 遵医嘱做必要的手术准备 □ 完成护理记录
护理处置	□ 核对患者、办理入院手续、佩戴腕带 □ 安排床位、入院评估 □ 执行医嘱 □ 产后护理、乳房护理 □ 三查七对护理原则 □ 核对医嘱 □ 护理交班	□ 护理级别遵医嘱 □ 执行医嘱 长期医嘱 短期医嘱 □ 护理常规 □ 三查七对护理原则 □ 核对医嘱 □ 护理交班	□ 护理级别遵医嘱 □ 执行医嘱 长期医嘱 短期医嘱 □ 护理常规 □ 三查七对护理原则 □ 核对医嘱 □ 护理交班
基础护理	□ 护理级别遵医嘱 □ 患者安全管理	□ 护理级别遵医嘱 □ 患者安全管理	□ 护理级别遵医嘱 □ 患者安全管理
专科护理	□ 入院护理评估 □ 测体温、脉搏，4 次/日 □ 观察患者病情变化（如子宫复旧、恶露量及性状） □ 产后心理、生活、乳房、会阴护理	□ 测体温、脉搏，4 次/日 □ 观察患者病情变化 □ 产后心理、生活、乳房、会阴护理	□ 观察患者病情变化 □ 产后心理、生活、乳房、会阴护理
重点医嘱	□ 详见医嘱执行单	□ 详见医嘱执行单	□ 详见医嘱执行单
病情变异	□ 无 □ 有，原因： 1. 2.	□ 无 □ 有，原因： 1. 2.	□ 无 □ 有，原因： 1. 2.
护士签名			

时间	住院第 6~10 天	出院日
健康宣教	□ 护理查房 生活护理 观察患者病情变化 □ 遵医嘱用药 □ 遵医嘱手术者术后护理 □ 完成护理记录	□ 护理查房 □ 遵医嘱带药 □ 完成护理记录
护理处置	□ 护理级别遵医嘱 □ 执行医嘱 长期医嘱 短期医嘱 □ 护理常规 □ 三查七对护理原则 □ 核对医嘱 □ 护理交班	□ 执行医嘱 □ 护理交班
基础护理	□ 护理级别遵医嘱 □ 患者安全管理	□ 护理级别遵医嘱 □ 患者安全管理
专科护理	□ 观察患者病情变化 □ 产后心理、生活、乳房、会阴护理	□ 指导患者办理出院手续
重点医嘱	□ 详见医嘱执行单	□ 详见医嘱执行单
病情变异记录	□ 无　□ 有，原因： 1. 2.	□ 无　□ 有，原因： 1. 2.
护士签名		

（三）患者表单

产褥感染临床路径患者表单

适用对象：第一诊断为产褥感染（ICD-10：O85/O86）
行保守治疗

患者姓名：	性别： 年龄： 门诊号：	住院号：
住院日期： 年 月 日	出院日期： 年 月 日	标准住院日：10 天内

时间	住院第 1 天	住院第 2 天	住院第 3~10 天
医患配合	□ 询问病史、过敏史 □ 查体 □ 化验室检查 □ 辅助检查（超声波检查等） □ 交代病情 □ 手术前谈话、签字 □ 必要的外科处置（脓肿切开引流/清宫等）	□ 查房 □ 交代必要的特殊检查 □ 如病情需要：交代进一步的诊断和处理	□ 查房 □ 交代必要的特殊检查 □ 如病情需要：交代进一步的诊断和处理 □ 出院医嘱 □ 出院前交代 病情交代 随访交代 诊断书 出院带药
护患配合	□ 护士行入院护理评估（简单询问病史） □ 接受入院宣教（环境介绍、病室规定、订餐制度、贵重物品保管、查房制度） □ 测量体温、脉搏、呼吸、血压、体重 1 次 □ 护理级别遵医嘱	□ 护理查房 □ 相应的护理处置：遵医嘱	□ 护理查房 □ 相应的护理处置：遵医嘱 □ 出院安排 出院带药 协助做好出院准备
饮食	□ 遵医嘱	□ 遵医嘱	□ 遵医嘱
排泄	□ 正常排尿便	□ 正常排尿便	□ 正常排尿便
活动	□ 遵医嘱	□ 遵医嘱	□ 遵医嘱

附：原表单（2010年版）

产褥感染临床路径表单

适用对象：第一诊断为产褥感染（ICD-10：O85/O86）
行保守治疗

患者姓名：	性别： 年龄： 门诊号：	住院号：
住院日期： 年 月 日	出院日期： 年 月 日	标准住院日：10天内

时间	住院第1天	住院第2天	住院第3~5天
主要诊疗工作	□ 询问病史及体格检查 □ 完成病历书写 □ 开化验单 □ 上级医师查房（体温、脉搏、血压、乳房、子宫收缩、宫底高度、阴道出血量及性状、会阴等改变），初步确定诊断，进行鉴别诊断 □ 抗感染、对症支持治疗 □ 若切口感染，进行引流换药 □ 向患者家属交代病情、注意事项、签署相关医疗文书	□ 上级医师查房 □ 完成入院检查 □ 继续抗感染、对症支持治疗 □ 完成必要的相关科室会诊 □ 完成上级医师查房记录等病历书写 □ 向患者及家属交代病情及其注意事项	□ 上级医师查房 □ 复查血常规、C反应蛋白、血沉、B超 □ 根据病史、体检、辅助检查结果，确定诊断 □ 根据其他检查结果进行鉴别诊断，判断是否合并其他疾病 □ 根据宫颈管、切口分泌物或外周血细菌培养、药敏试验及病情变化，选择、调整抗菌药物治疗 □ 若切口感染，继续换药 □ 完成病程记录
重点医嘱	**长期医嘱：** □ 产后常规护理 □ 一级护理 □ 饮食 □ 抗菌药物治疗 □ 其他医嘱 **临时医嘱：** □ 血常规、尿常规 □ 血沉、肝肾功能、电解质、C反应蛋白、血型、感染性疾病筛查 □ 宫颈管、切口分泌物或外周血细菌培养及药敏试验 □ B超、心电图、胸片 □ D-二聚体、凝血功能（必要时）	**长期医嘱：** □ 产后常规护理 □ 一级护理 □ 饮食 □ 抗菌药物治疗 □ 其他医嘱 **临时医嘱：** □ 其他医嘱	**长期医嘱：** □ 抗菌药物治疗（根据细菌培养，药敏试验及病情变化，适当调整） □ 对症支持治疗 □ 二级护理 □ 其他医嘱 **临时医嘱：** □ 复查血常规、C反应蛋白、血沉 □ 复查B超（有盆腹腔感染时） □ 对症支持 □ 其他医嘱
主要护理工作	□ 入院护理评估 □ 测体温、脉搏，4次/日 □ 观察患者病情变化（如子宫复旧、恶露量及性状） □ 产后心理、生活、乳房、会阴护理	□ 测体温、脉搏，4次/日 □ 观察患者病情变化 □ 产后心理、生活、乳房、会阴护理	□ 观察患者病情变化 □ 产后心理、生活、乳房、会阴护理

续 表

时间	住院第1天	住院第2天	住院第3~5天
病情变异记录	□无 □有，原因： 1. 2.	□无 □有，原因： 1. 2.	□无 □有，原因： 1. 2.
护士签名			
医师签名			

时间	住院第 6~10 天	出院日
主要诊疗工作	□ 上级医师查房 □ 复查血常规、C 反应蛋白、血沉、B 超 □ 继续抗菌药物治疗，根据病情变化，适当调整 □ 若切口感染，继续换药，必要时再次缝合 □ 若为血栓性静脉炎，有条件同时行抗凝溶栓治疗 □ 完成病程记录	□ 上级医师查房，进行产后子宫复旧、恶露、切口、乳房等评估，尤其对有无感染进行评估，确定无感染征象及并发症，明确是否出院 □ 完成出院记录、病案首页、产假证明、填写围生期保健卡等 □ 向产妇及家属交代出院后的注意事项，如返院复诊的时间、地点、发生紧急情况时的处理等
重点医嘱	**长期医嘱：** □ 抗菌药物治疗（根据病情变化，适当调整） □ 对症支持治疗 □ 二级/三级护理 □ 其他医嘱 **临时医嘱：** □ 复查血常规、C 反应蛋白、血沉 □ 复查 B 超（有盆腹腔感染时） □ 对症支持 □ 其他医嘱	**出院医嘱：** □ 出院带药 □ 定期门诊随访
主要护理工作	□ 观察患者病情变化 □ 产后心理、生活、乳房、会阴护理	□ 指导患者办理出院手续
病情变异记录	□ 无　□ 有，原因： 1. 2.	□ 无　□ 有，原因： 1. 2.
护士签名		
医师签名		

第三十六章

产钳助产临床路径释义

一、产程异常产钳助产术编码

1. 卫计委原编码：

疾病名称及编码：产程异常（ICD-10：O62.0-O62.2/O63.1/O68）

手术操作名称及编码：产钳助产术（ICD-9-CM-3：O72.0-O72.2）

2. 修改编码：

疾病名称及编码：继发性宫缩乏力（ICD-10：O62.1）

宫缩乏力，其他的（ICD-10：O62.2）

第二产程延长（ICD-10：O63.1）

急性胎儿宫内窘迫（ICD-10：O68）

手术操作名称及编码：低位产钳术（ICD-9-CM-3：72.0）

低位产钳伴外阴切开术（ICD-9-CM-3：72.1）

中位产钳伴外阴切开术（ICD-9-CM-3：72.21）

中位产钳术（ICD-9-CM-3：72.29）

二、临床路径检索方法

（O62.1/O62.2/O63.1/O68）伴（72.0/72.1/72.21/72.29）

三、产钳助产临床路径标准住院流程

（一）适用对象

第一诊断符合产程异常（ICD-10：O62.0-O62.2/O63.1/O68），行产钳助产术（ICD-9-CM-3：O72.0-O72.2）。

释义

■ 产钳是处理难产的阴道分娩助产手术，施行产钳术需具备相应的条件：①无头盆不称；②宫口开全；③胎膜已破；④胎儿存活；⑤膀胱排空。

■ 产程异常有多种表现，不是所有的异常都可以通过产钳术来解决。在符合以上产钳助产条件的同时，第一诊断应为ICD-10：O62.1继发性宫缩乏力；O62.2其他的子宫乏力；O63.1第二期（产程）延长；O68胎儿宫内窘迫（急性胎儿宫内窘迫）才能进入本路径。

■ ICD-10：O62.0为原发性宫缩乏力，导致潜伏期异常，为入口平面异常的表现，这时一般不具备产钳助产的条件，不是产钳助产临床路径的适用对象。

■ 产钳术是利用产钳作为牵引力或旋转力，以纠正胎头方位、协助胎头下降及胎儿娩出阴道分娩的助产手术。根据中华医学会妇产科学分会产科学组2016年“阴道手术助产指南”规定，手术时胎头双顶径及骨质最低部在骨盆内位置的高低可分为高位产钳（腹部可扪及2/5或以上的胎头，胎头双顶径在骨盆入口以上，先露骨质最低部未达到坐骨棘水平)、中位产钳(胎头骨质部最低点在+2 cm 以上,但在坐骨棘以下;胎方位可能需旋转≤45°至枕前位;枕后位或枕横位需旋转≥45°至枕前位)、低位产钳(胎头骨质的最低点已达或超过坐骨棘下 2cm,但未及骨盆底)和出口产钳(胎头深入盆底,不需分开阴唇,可见胎头先露部)。考虑到对母体及胎儿的损伤,目前高位及高中位产钳已被剖宫产替代。

(二)诊断依据

根据《临床诊疗指南·妇产科学分册》(中华医学会编著,人民卫生出版社,2007)。

释义

■ 继发性宫缩乏力指产程进展到某一阶段方出现的宫缩乏力,进入产程时宫缩正常,随着产程进展到某一阶段后宫缩变弱,间歇期长,持续时间短,导致产程进展出现异常。可能的原因有:头盆不称;胎位异常;产妇精神因素;产程中能量供应不足;临产后使用大剂量镇静、镇痛药等。

■ 其他的宫缩乏力包括子宫肌纤维过度伸展(羊水过多、双胎、巨大儿等)或变形(多次妊娠和分娩,曾有子宫急、慢性感染);子宫发育不良或子宫畸形;子宫肌瘤等。

■ 第二期(产程)延长指宫口开全后,初产妇超过 2 小时,经产妇超过 1 小时未分娩。

■ 胎儿宫内窘迫(急性胎儿宫内窘迫)表现为胎心持续异常,羊水持续绿色或由清变为绿色,浑浊、稠厚、量少,胎儿头皮血气测定 pH<7.20,PO_2<10mmHg,PCO_2>60mmHg。

(三)选择治疗方案的依据

根据《临床诊疗指南·妇产科学分册》(中华医学会编著,人民卫生出版社,2007)。

1. 第二产程延长。
2. 缩短第二产程:胎儿窘迫;产妇情况需缩短第二产程者。
3. 胎头吸引术失败者,再检查可行低位产钳者进行助产,否则改行剖宫产术。
4. 患者及家属知情同意。

释义

■ 根据《临床技术操作规范·妇产科学分册》(中华医学会编著,人民军医出版社,2007)和阴道手术助产指南(2016)。

■ 第二产程延长,胎头骨质最低点下降到坐骨棘下 2cm(S+2)以下时具备阴道产钳助产的条件,可进入该路径。第二产程延长包括:①初产妇,未施行硬膜外阻滞分娩镇痛,第二产程已超过 3 小时,或者行硬膜外阻滞镇痛,第二产程超过 4 小时;②经产妇,未施行硬膜外阻滞分娩镇痛,第二产程已超过 2 小时,或者行硬膜外阻滞镇痛,第二产程超过 3 小时。造成第二产程延长的原因包括宫缩乏力和胎位异常。在第二产程出现延长倾向时就应及时评估继续试产是否具备阴道助产的条件，而不是在出现第二产程延长后才进行评估，以避免出现严重的母儿并发症。

■ 当出现胎儿窘迫或产妇出现需尽快终止妊娠的情况，如孕妇罹患心脏病、重症肌无力、有自主反射障碍的脊椎损伤或增殖性视网膜病等，在宫口已开全，胎头骨质最低点下降到坐骨棘下2cm（S+2）以下时，是选择产钳助产的指征。如评估不具备阴道助产的条件，应及时转为剖宫产终止妊娠。

■ 胎头吸引术也是阴道助产的一种方法，但效果没有产钳术可靠。在胎头吸引术失败后，需再次评估是否具备阴道助产的条件，如具备可使用产钳术，如不具备，应及时转为剖宫产终止妊娠。

■ 产钳术有可能造成母体的软产道损伤、胎头血肿、胎儿面颊部擦伤、产钳挫伤、压痕、颅脑损伤、臂丛神经损伤等，因此在施术前必须征得产妇本人及家属的同意，签署知情同意书后才能进行。

（四）标准住院日为≤5天

释义

■ 产妇分娩前的住院时间不计在统计时间内，从施行产钳术开始记录住院日，考虑到一般侧切伤口缝合拆线的时间不超过5天，因此产后住院时间在5天之内的均符合要求。

（五）进入路径标准

1. 第一诊断符合产程异常（ICD-10：O62.0-O62.2/O63.1/O68），行产钳助产术ICD-9-CM-3：O72.0-O72.2。
2. 当患者合并其他疾病，但住院期间不需要特殊处理也不影响第一诊断的临床路径流程实施时，可以进入路径。

释义

■ 产妇应为自然临产，在产程中因宫缩乏力、第二产程延长或胎儿宫内窘迫施行了产钳助产术的，方能进入本路径，如非自然临产，使用药物或器械引产的，参考其他路径。

■ 如患者合并其他的妊娠合并症或并发症，需要特殊处理或用药的，如合并妊娠期糖尿病需监测血糖，使用胰岛素等，不能进入该路径。

■ 如合并其他疾病，如内、外科合并症，经合理治疗后达到稳定，仅需药物维持治疗的，在住院期间不需要特殊处理，如合并亚临床甲减，自行服药的，第一诊断为产程异常（ICD-10：O62.0-O62.2/O63.1/O68），施行了产钳助产术（ICD-9-CM-3：O72.0-O72.2）的，可以进入本路径。

（六）术前准备

1. 必须检查的项目：
（1）血常规、尿常规、凝血功能。
（2）血型、感染性疾病筛查（乙型肝炎、丙型肝炎、艾滋病、梅毒等，孕期未做者）。
2. 根据患者病情可选择项目：肝肾功能、电解质、心电图、B超等。

释义

■ 所有的产妇都有可能发生产后出血，有潜在输血制品的可能，因此必须在施行产钳术前检查血常规、尿常规、凝血功能和血型，对孕期没有进行感染性疾病筛查的患者，还要进行乙型肝炎、丙型肝炎、梅毒和艾滋病的检查。

■ 患者的肝肾功能和心脏功能会对分娩造成一定的影响，因此在对相关主诉的患者，如心慌、食欲缺乏、恶心、呕吐的患者，应检查肝肾功能、电解质和心电图。

■ 如怀疑胎位异常，通过腹部检查难以评估胎儿体重时可以选择B超检查。

（七）选择用药

1. 抗菌药物：按照《抗菌药物临床应用指导原则》（卫医发〔2004〕285号）执行，并根据患者的病情决定抗菌药物的选择与使用时间。建议使用第一代头孢菌素（结扎脐带后给药）。
2. 子宫收缩药。

释义

■ 按照最新《抗菌药物临床应用指导原则》（国卫办医发〔2015〕43号附件）。

■ 施行产钳助产的患者一般产程较长，产程中有较多的阴道操作，且如果施行了会阴切开术，属于Ⅲ类污染手术，应使用抗菌药预防感染，预防用药时间为24小时，必要时可延长到48小时，建议使用第一代头孢菌素，在胎儿娩出结扎脐带后给药。由于阴道和盆腔相通，盆腔脏器主要感染病原菌是革兰阴性杆菌和厌氧菌，预防手术后感染也可使用第二代头孢菌素和甲硝唑。对β-内酰胺类抗菌药过敏者，可选用克林霉素预防葡萄球菌、链球菌感染，可选用氨曲南预防革兰阴性杆菌感染。

■ 为预防产后出血，产科常规要求在胎儿胎肩娩出后使用缩宫素。根据患者的宫缩情况和产后出血的情况，还可选择其他更高效的子宫收缩药，如前列腺素制剂等。

■ 产程中如患者进食状况不良，还需要给予葡萄糖补充能量。

■ 决定产钳助产时，为预防产后出血，还需开放静脉，使用生理盐水或林格液维持血管通路。

（八）手术日为分娩时施行

1. 麻醉：阴部神经阻滞麻醉。
2. 输血：必要时。

释义

■ 决定产钳助产时，为松弛会阴体，或需要行会阴切开时，应给予双侧阴部神经阻滞麻醉。

■ 在施术前要常规导尿，必要时送检尿常规。

■ 阴道产钳助产常合并产程异常，是发生产后出血的高危因素，如出血多，必要时需输血治疗。

（九）术后住院恢复3~5天

1. 必须复查的检查项目：血常规。
2. 根据患者病情选择的检查项目：尿常规等。
3. 术后用药：抗菌药物按照《抗菌药物临床应用指导原则》（卫医发〔2004〕285号）执行，并根据患者的病情决定抗菌药的选择与使用时间。

释义

■ 按照最新《抗菌药物临床应用指导原则》（国卫办医发〔2015〕43号附件）。

■ 产钳助产、会阴侧切术，增加产后出血风险，产后第一天需复查血常规，利于早期评估是否贫血，必要时动态监测血常规。

■ 产钳助产术、侧切术可增加产后排尿不畅或尿潴留风险，甚至需留置尿管，检测尿常规。

■ 手术预防性用药一般至术后24小时，必要时可延长到48小时，建议使用第一代头孢菌素，在胎儿娩出结扎脐带后给药。由于阴道和盆腔相通，盆腔脏器主要感染病原菌是革兰阴性杆菌和厌氧菌，预防手术后感染也可使用第二代头孢菌素和甲硝唑。对β-内酰胺类抗菌药过敏者，可选用克林霉素预防葡萄球菌、链球菌感染，可选用氨曲南预防革兰阴性杆菌感染。如术后出现生殖系统感染，则根据病原菌、感染部位、感染严重程度和患者的生理、病理情况制订抗菌药物治疗方案，包括药物品种、剂量、给药次数、给药途径、疗程及联合用药等。

■ 为预防感染，每日行会阴擦洗。

■ 术后如出现贫血，需根据血红蛋白情况给予口服或静脉补铁治疗。

■ 术后切口疼痛或子宫缩复痛明显的，可给予非甾体镇痛药治疗。

■ 为促进子宫复旧，可给予缩宫素或相应的中药制剂对症处理。

■ 术后会阴水肿明显的，可给予外敷硫酸镁治疗或理疗。

■ 患者多合并痔疮，可给予相应的对症治疗。

（十）出院标准

1. 一般情况良好，体温正常。
2. 子宫复旧良好。
3. 会阴切口无红肿。
4. 阴道流血量少。

释义

■ 主治医师应在出院前，通过询问患者一般情况，查体及复查的各项检查来决定是否出院。因患者出院时仍处在产褥期，出院时应详细交代出院注意事项，有可能出现的异常情况，并应及时就诊，嘱其产后6周到门诊常规复查。如果术后出现感染、继发软产道血肿、排尿尚未恢复正常等，需要继续留院治疗的情况，超出了路径所规定的时间，应先处理并发症，符合出院条件后再准许患者出院。

（十一）变异及原因分析

1. 本路径以经阴道分娩方式终止妊娠，若为剖宫产则进入剖宫产临床路径。
2. 因手术并发症需要进一步治疗。

释义

■ 变异是指入选临床路径的患者未能按路径流程完成医疗行为或未达到预期的医疗质量控制目标，包括两方面的情况：①进入路径的患者出现非预期结果，可能需要后续进一步处理；②按路径流程完成治疗，但超出了路径规定的时限或限定的费用。如实际住院日超出标准住院日要求等。对这些患者，主管医师均应进行变异原因的分析，并在临床路径的表单中予以说明。

■ 患者虽然存在产程异常（ICD-10：O62.0-O62.2/O63.1/O68），但不具备阴道产钳助产条件或助产失败，最后行剖宫产分娩的，进入剖宫产临床路径。

■ 因手术并发症需要进一步治疗的，如术后出现泌尿生殖道感染、乳腺感染、全身感染、切口愈合不良、软产道血肿、晚期产后出血等，主管医师均应进行变异原因的分析，并在临床路径的表单中予以说明。

四、产钳助产临床路径给药方案

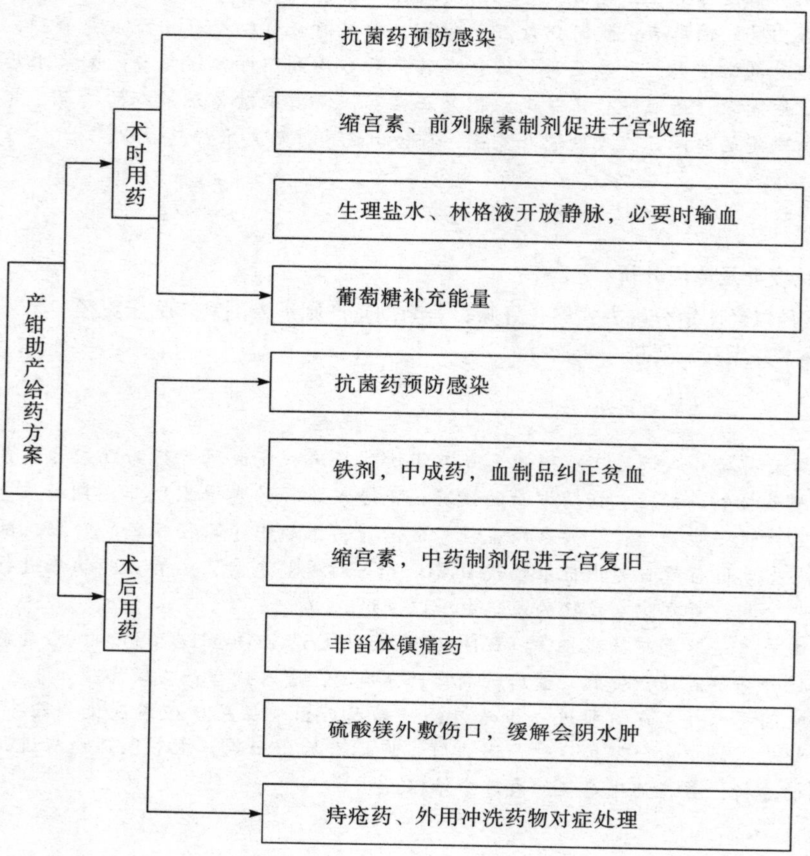

【用药选择】

1. 抗菌药选择按照《抗菌药物临床应用指导原则》（国卫办医发〔2015〕43号附件）执行，并根据患者的病情决定抗菌药物的选择与使用时间。
2. 术时促进子宫收缩一线用药为缩宫素，根据宫缩及产后出血情况选择其他前列腺素制剂或长效缩宫素。
3. 为预防产后出血，开放静脉时选择生理盐水或林格液等晶体液。如产程中能量供应不足，给予葡萄糖补充能量。
4. 产后纠正贫血，根据血红蛋白的情况选择口服补铁、静脉补铁或输血对症治疗。
5. 产后镇痛不是所有患者均需要，只在有需要时给予。

【药学提示】

1. 前列腺素制剂，主要不良反应为胃肠道反应，使用后可能出现便失禁，但很快能恢复。
2. 使用铁剂主要不良反应为胃肠道反应和口腔金属感，第一次使用静脉铁剂要注意是否有过敏反应。
3. 中药，不良反应不详。

【注意事项】

抗菌药类药物会通过乳汁，可能对新生儿有一定的影响，要根据选用药物的种类，在规定的时间内暂停哺乳。

五、推荐表单

（一）医师表单

产钳助产临床路径医师表单

适用对象：第一诊断为产程异常（ICD-10：062.0-062.2/O63.1/068）
行产钳助产术（ICD-9-CM-3：072.0-072.2）

患者姓名：	性别：　　年龄：　　门诊号：	住院号：
住院日期：　　年　月　日	出院日期：　　年　月　日	标准住院日：≤5 天

时间	住院第 1 天	手术当日
主要诊疗工作	□ 询问孕期情况、病史及体格检查 □ 完成产科入院记录 □ 开出常规检查、化验单 □ 上级医师查房及分娩方式评估 □ 完成上级医师查房记录 □ 签署分娩知情同意书 □ 进行产程观察及记录	□ 完成上级医师查房记录 □ 确定诊断及手术时间 □ 签署手术知情同意书 □ 向孕妇及家属交代术前注意事项 □ 完成手术准备 □ 手术 □ 完成分娩记录及手术操作记录 □ 完成手术日病程记录 □ 向孕妇及家属交代术后注意事项 □ 评估有无手术并发症 □ 评估有无产后出血、产道血肿、产后感染和尿潴留
重点医嘱	**长期医嘱：** □ 产前护理常规 □ 二级护理 □ 饮食 □ 吸氧，每日 2 次，30 分钟/次 □ 左侧卧位 □ 自数胎动 □ 其他医嘱 **临时医嘱：** □ 血常规、尿常规 □ 便常规（必要时） □ 血型 □ 凝血功能 □ 肝功能、肾功能、电解质 □ 感染性疾病筛查（孕期未做者） □ 胎儿超声、脐动脉血流比值、胎心监护（必要时） □ 抗菌药物皮试 □ 其他医嘱	**长期医嘱：** □ 产时护理常规 □ 一级护理 □ 饮食 □ 其他医嘱 **临时医嘱：** □ 今日行产钳助产术 □ 接生费 □ 导尿 □ 会阴区域麻醉阻滞术 □ 侧切术或会阴裂伤缝合术 □ 预防性抗菌药应用 □ 其他医嘱

续 表

时间	住院第1天	手术当日
病情变异记录	□无 □有，原因： 1. 2.	□无 □有，原因： 1. 2.
医师签名		

时间	术后第1日	术后第2~4日	出院日
主要诊疗工作	□ 上级医师查房 □ 观察乳房、子宫复旧、恶露及会阴情况 □ 完成常规病历书写 □ 注意进食及排尿、排便情况 □ 注意观察生命体征等	□ 上级医师查房 □ 观察乳房、子宫复旧、恶露及会阴情况 □ 完成常规病历书写 □ 注意进食及排尿、排便情况 □ 注意观察生命体征等	□ 上级医师查房 □ 观察乳房、子宫复旧、恶露及会阴情况，重点评估会阴切口有无感染，是否具备出院条件 □ 伤口拆线 □ 填写母子健康手册 □ 完成出院记录、病案首页、产假证明 □ 向患者交代出院后的注意事项及后续治疗方案
重点医嘱	**长期医嘱：** □ 二级护理 □ 普食 □ 抗菌药 □ 会阴擦洗 **临时医嘱：** □ 血常规 □ 其他特殊医嘱	**长期医嘱：** □ 二级护理 □ 普食 □ 抗菌药 □ 会阴擦洗 **临时医嘱：** □ 其他特殊医嘱	**出院医嘱：** □ 休正常产假或难产假 □ 指导母乳喂养 □ 禁性生活及盆浴6周 □ 出院带药 □ 产后42天门诊复查
病情变异记录	□ 无 □ 有，原因： 1. 2.	□ 无 □ 有，原因： 1. 2.	□ 无 □ 有，原因： 1. 2.
医师签名			

（二）护士表单

产钳助产临床路径护士表单

适用对象：第一诊断为产程异常（ICD-10：062.0-062.2/063.1/068）
行产钳助产术（ICD-9-CM-3：072.0-072.2）

患者姓名：	性别： 年龄： 门诊号：	住院号：
住院日期： 年 月 日	出院日期： 年 月 日	标准住院日：≤5天

时间	手术前	手术当天
健康宣教	□ 入院宣教 介绍主管医师、护士 介绍环境、设施 介绍住院注意事项 探视制度、查房制度、订餐制度、卫生间的使用 专科宣教（妊娠合并症并发症的评估、分娩方式的选择等）	□ 介绍产房环境 □ 指导产妇呼吸及进食、排尿 □ 指导家属如何配合产妇减痛 □ 给予患者及家属心理支持，再次明确探视陪伴须知 □ 指导及帮助产妇早开奶、早吸吮 □ 指导产后饮食及产妇术后活动
护理处置	□ 核对患者、办理入院手续、佩戴腕带、安排床位、入院护理评估 □ 静脉取血 □ 入院疼痛评估 □ 指导孕妇进行各项产前辅助检查	□ 遵医嘱开放静脉 □ 观察产程进展 □ 观察产妇进食及排尿情况
基础护理	□ 二级护理 □ 患者安全管理	□ 一级护理 □ 患者安全管理
专科护理	□ 入院护理评估 □ 意识评估 □ 填写跌倒及压疮防范表（需要时） □ 请家属陪伴（需要时）	□ 病情观察，写护理记录 □ 观察宫底、阴道出血及排尿情况 □ 遵医嘱给予治疗及护理
重点医嘱	□ 详见医嘱执行单	□ 详见医嘱执行单
病情变异记录	□ 无 □ 有，原因： 1. 2.	□ 无 □ 有，原因： 1. 2.
护士签名		

时间	术后第1天	术后第2~5天	出院当天
健康宣教	□ 术后宣教 饮食、活动指导 术后用药的作用 子宫复旧情况的观察 阴道出血的观察 乳房护理 指导哺乳 个人卫生护理 会阴局部护理 新生儿护理、喂养指导	□ 术后宣教 饮食、活动指导 术后用药的作用 子宫复旧情况的观察 阴道出血的观察 乳房护理 指导哺乳 个人卫生护理、会阴局部护理 新生儿护理、喂养指导 新生儿疾病筛查相关知识	□ 出院宣教 □ 复查时间 □ 服药方法 □ 活动休息 □ 指导饮食 □ 伤口及阴道出血的观察 □ 沐浴及禁性生活时间 □ 指导办理出院手续 □ 新生儿护理及喂养指导
护理处置	□ 遵医嘱完成相关检查 □ 遵医嘱完成治疗及护理 □ 观察会阴伤口愈合情况 □ 观察宫底、乳房及阴道出血情况 □ 观察排尿情况	□ 遵医嘱完成相关检查 □ 遵医嘱完成治疗及护理 □ 观察会阴伤口愈合情况 □ 观察宫底、乳房及阴道出血情况 □ 观察排尿情况	□ 办理出院手续 □ 通知患者家属办理出院手续
基础护理	□ 二级护理 □ 患者安全管理	□ 二级护理 □ 患者安全管理	□ 二级护理
专科护理	□ 病情观察，写术后评估 □ 观察会阴伤口愈合情况 □ 观察宫底、乳房及阴道出血情况 □ 会阴擦洗 □ 观察母乳喂养情况 □ 新生儿一般护理及异常情况的识别 □ 观察排尿情况	□ 病情观察 □ 观察会阴伤口愈合情况 □ 观察宫底、乳房及阴道出血情况 □ 会阴擦洗 □ 观察母乳喂养情况 □ 新生儿一般护理及异常情况的识别 □ 观察排尿情况 □ 72小时后新生儿取足跟血，进行新生儿疾病筛查	□ 病情观察
重点医嘱	□ 详见医嘱执行单	□ 详见医嘱执行单	□ 详见医嘱执行单
病情变异记录	□ 无　□ 有，原因： 1. 2.	□ 无　□ 有，原因： 1. 2.	□ 无　□ 有，原因： 1. 2.
护士签名			

（三）患者表单

产钳助产临床路径患者表单

适用对象：第一诊断为产程异常（ICD-10：062.0-062.2/063.1/068）
行产钳助产术（ICD-9-CM-3：072.0-072.2）

患者姓名：	性别： 年龄： 门诊号：	住院号：
住院日期： 年 月 日	出院日期： 年 月 日	标准住院日：≤5 天

时间	入院	手术当天
医患配合	□ 询问孕期情况、既往病史、过敏史，产科检查 □ 配合入院化验检查 □ 上交孕期检查资料单及化验单 □ 了解病情及分娩方式，签入院知情同意书	□ 了解手术原因及手术可能的并发症 □ 手术前谈话、签字
护患配合	□ 护士行入院护理评估（简单询问病史） □ 接受入院宣教（环境介绍、病室规定、订餐制度、贵重物品保管、查房制度） □ 测量体温、脉搏、呼吸、血压、体重 1 次 □ 二级护理	□ 分娩相关知识宣教 □ 术前准备（皮肤准备） □ 宣教术后注意事项 □ 宣教早开奶、早吸吮 □ 宣教术后可能发生的情况及应对方式 □ 产后多饮水，尽早排尿 □ 注意阴道出血情况
饮食	□ 遵医嘱	□ 遵医嘱
排泄	□ 正常排泄	□ 正常排泄
活动	□ 正常活动	□ 正常活动

时间	手术后	出院
医患配合	□ 正确哺乳 □ 遵医嘱使用药物 □ 配合医师检查乳房、子宫复旧及阴道出血及会阴情况 □ 填写母子保健手册	□ 配合医师检查乳房、子宫复旧及阴道出血及会阴情况 □ 伤口拆线 □ 开出院医嘱 □ 预约复诊日期 □ 出院诊断书 □ 出院带药
护患配合	□ 每天测量体温、脉搏、呼吸 1~3 次，根据病情测量血压 □ 静脉点滴或口服等 □ 知道哺乳 □ 会阴冲洗 3 天（如留置尿管、引流管者每日冲洗） □ 术后宣教 □ 配合完成相关化验检查	□ 二级护理 □ 普食 □ 出院宣教
饮食	□ 普食	□ 普食
排泄	□ 正常排泄	□ 正常排泄
活动	□ 正常活动	□ 正常活动

附：原表单（2010年版）

产钳助产临床路径表单

适用对象：第一诊断为产程异常（ICD-10：O62.0-O62.2/O63.1/O68）
行产钳助产术（ICD-9-CM-3：O72.0-O72.2）

患者姓名：	性别：　　年龄：　　门诊号：	住院号：
住院日期：　　年　月　日	出院日期：　　年　月　日	术后标准住院日：≤5天

时间	住院第1天	手术当天
主要诊疗工作	□ 询问孕期情况、病史及体格检查 □ 完成产科入院记录 □ 开出常规检查、化验单 □ 上级医师查房及分娩方式评估 □ 完成上级医师查房记录	□ 完成上级医师查房记录 □ 确定诊断及手术时间 □ 签署分娩及手术知情同意书 □ 向孕妇及家属交代术前注意事项 □ 完成手术准备 □ 手术 □ 完成分娩记录 □ 完成手术日病程记录 □ 向孕妇及家属交代术后注意事项 □ 评估有无手术并发症
重点医嘱	**长期医嘱：** □ 产前护理常规 □ 二级护理 □ 饮食 □ 其他医嘱 **临时医嘱：** □ 血常规、尿常规 □ 便常规（必要时） □ 血型 □ 凝血功能 □ 肝功能、肾功能、电解质 □ 感染性疾病筛查（孕期未做者） □ 胎儿超声、脐动脉血流比值、胎心监护（必要时） □ 抗菌药物皮试 □ 其他医嘱	**长期医嘱：** □ 产后护理常规 □ 二级护理 □ 饮食 □ 观察有无尿潴留、宫底及阴道流血情况 □ 会阴护理 □ 口服或静滴抗菌药物 □ 其他医嘱 **临时医嘱：** □ 今行产钳助产术 □ 术前准备 □ 其他医嘱
主要护理工作	□ 入院介绍（介绍病房环境、设施及设备） □ 入院护理评估 □ 静脉取血 □ 指导孕妇进行各项产前辅助检查	□ 产妇术前准备 □ 术前心理护理 □ 术后心理护理及生活护理 □ 观察产妇情况 □ 指导及帮助产妇早开奶、早吸吮 □ 健康教育包括饮食等指导产妇术后活动

续　表

时间	住院第1天	手术当天
病情变异记录	□无　□有，原因： 1. 2.	□无　□有，原因： 1. 2.
护士签名		
医师签名		

时间	术后第1~4天	出院日
主要诊疗工作	□ 上级医师查房，围产钳期评估，确定有无手术并发症及切口感染 □ 完成病程记录	□ 医师查房，进行产后子宫复旧、恶露、会阴切口、乳房等评估，重点评估会阴切口有无感染、血肿等并发症情况，明确是否出院 □ 拆线 □ 完成出院记录、病案首页、产假证明、填写围产期保健卡等 □ 向产妇及家属交代出院后的注意事项，如返院复诊的时间、地点、发生紧急情况时的处理等
重点医嘱	**长期医嘱：** □ 产后护理常规 □ 新生儿护理 □ 二级护理 □ 饮食 □ 观察宫底及阴道流血情况 □ 会阴护理 □ 口服或静滴抗菌药物 □ 其他医嘱 **临时医嘱：** □ 其他医嘱	**出院医嘱：** □ 出院带药 □ 定期门诊随诊
主要护理工作	□ 术后心理护理及生活护理 □ 观察产妇情况 □ 指导及帮助产妇早开奶、早吸吮 □ 健康教育包括饮食等指导产妇术后活动	□ 指导患者办理出院手续
病情变异记录	□ 无 □ 有，原因： 1. 2.	□ 无 □ 有，原因： 1. 2.
护士签名		
医师签名		

第三十七章

医疗性引产临床路径释义

一、医疗性引产编码

1. 卫计委原编码：

疾病名称及编码：妊娠（ICD-10：O10-O99）

手术操作名称及编码：医疗性引产（ICD-9-CM-3：73.0/73.1/73.4）

2. 修改编码：

手术操作名称及编码：药物引产（ICD-9-CM-3：73.4）

人工破膜引产（ICD-9-CM-3：73.01）

低位水囊引产（ICD-9-CM-3：73.1）

二、临床路径检索方法

73.01/73.1/73.4

三、医疗性引产临床路径标准住院流程

（一）适用对象

第一诊断为妊娠（ICD-10：O10-O99），行医疗性引产（ICD-9-CM-3：73.0/73.1/73.4）。

释义

■ 引产是在自然临产前，通过药物等手段使产程发动，达到分娩的目的，是产科处理高危妊娠常用的手段之一。引产是否成功主要取决于宫颈成熟度。如果应用不当，将危害母儿健康。

（二）选择治疗方案的依据

根据《妊娠晚期促宫颈成熟与引产指南（草案）》（中华妇产科杂志，2008年，第43卷，第1期）。

1. 引产的主要指征：

（1）延期妊娠（妊娠已达41周仍未临产）或过期妊娠。

（2）母体疾病，如严重的糖尿病、高血压、肾病等。

（3）胎膜早破，未临产者。

（4）绒毛膜羊膜炎。

（5）胎儿因素，如可疑胎儿窘迫、胎盘功能不良等。

（6）死胎。

释义

■ 过期妊娠（postterm or prolonged pregnancy）是指妊娠达到或超过42周尚未分

娩者。平素月经周期规则者，以停经时间为准，月经不规律或不明者，按照排卵日或超声等客观指标核对孕周。

■ 延期妊娠：由正常足月妊娠向过期妊娠发展的过渡时期，一般指妊娠41周至41+6周。

■ 由于各种母体疾病需要终止妊娠，以防止母体病情发展危害母儿健康。包括但不限于：严重的糖尿病、高血压、肾病等。

■ 胎膜早破（premature rupture of memberane，PROM）是指胎膜破裂发生在临产前，如发生在妊娠满37周后，称为足月胎膜早破，如发生在妊娠不满37周称为足月前胎膜早破（preterm PROM，PPROM）。

■ 绒毛膜羊膜炎（chorioamnionitis）是指宫内感染，即羊水、胎膜、胎盘或蜕膜的感染。按照有无临床症状可分为临床型或亚临床型感染。

■ 胎儿窘迫（fetal distress）是指胎儿在子宫内因急性或慢性缺氧危及其健康和生命者。胎儿窘迫分为急性和慢性两者，急性常发生在分娩期，慢性常发生在妊娠晚期但可延续至分娩期并加重。

■ 胎盘功能不良是胎儿危险的重要信号。胎盘是母体和胎儿之间进行物质和能量交换的重要脏器，胎盘交换能力下降导致母胎之间物质能量交换不充分，进一步导致胎儿宫内窘迫。

■ 死胎（fetal death）是指妊娠20周后胎儿在子宫内死亡者。胎儿在分娩过程中死亡称死产（still birth）。

2. 引产的绝对禁忌证：

（1）古典式剖宫产术史、穿透子宫内膜的肌瘤剔除术史、子宫破裂史者。

（2）完全性前置胎盘或前置血管。

（3）明显头盆不称。

（4）胎位异常，横位。

（5）宫颈浸润癌。

（6）活动期生殖道感染。

（7）未经治疗的艾滋病。

（8）对引产药物过敏者。

释义

■ 古典式剖宫产（classical c-section）是指切口在宫体部位的剖宫产。

■ 子宫破裂（uterine rupture）是指在妊娠期或分娩过程中子宫体部或子宫下段发生的破裂，是直接威胁产妇和胎儿生命的严重并发症。子宫破裂可分为完全性子宫破裂和不完全性子宫破裂，子宫肌壁全层破裂，宫腔与腹腔相通，称完全性子宫破裂；子宫肌层或部分或全部破裂，浆膜层尚未穿破，宫腔与腹腔未相通，胎儿及其附属物仍在宫腔内，称为不完全性子宫破裂。

■ 前置胎盘（placenta previa）是指孕28周后胎盘附着于子宫下段。其下缘达到或覆盖宫颈内口，低于胎先露部。根据胎盘覆盖的程度分为完全性前置胎盘、部分性前置胎盘和边缘性前置胎盘。

■ 前置血管是指胎膜上的血管经宫颈内口位于胎先露前方。若前置血管破裂，胎儿血液外流，可导致胎儿死亡。除非胎儿已死亡，否则不能经阴道分娩。

■ 头盆不称（cephalopelvic disproportion，CPD）是指骨盆相对性或绝对性狭窄，与胎头大小不相称，从而影响分娩。

■ 胎位异常（abnormal fetal position）包括头先露异常、臀先露和肩先露等。横位即肩先露，胎体纵轴与骨盆轴垂直，妊娠足月活胎不能通过产道，需要剖宫产分娩。

■ 宫颈浸润癌是指癌灶浸润间质范围已超出镜下早期浸润癌，按照 FIGO2009 年分期，相当于 IA2 及以上，以剖宫产为宜。

■ 某些活动期生殖道感染不宜阴道分娩，如未经治疗的生殖道单纯疱疹病毒感染活动期。

■ 获得性免疫缺陷综合征（acquired immunodeficiency syndrome）又称艾滋病（AIDS），是人类免疫缺陷病毒引起的性传播疾病。其主要传播途径为性接触、血液传播和母婴传播。未经治疗的 AIDS 不宜阴道分娩，以免新生儿感染。

3. 引产的相对禁忌证：

（1）臀位。

（2）羊水过多。

（3）双胎或多胎妊娠。

释义

■ 臀位：又称臀先露（breech presentaion）。根据胎儿双下肢所取的姿势分为三类：单臀先露、完全臀先露和不完全臀先露。对于产道异常、预测胎儿体重>3500g、胎头仰伸位、足先露、高龄初产妇、既往有难产史、胎儿窘迫等，均应行剖宫产。

■ 羊水过多（polyhydramnios）指妊娠期间羊水量>2000ml 者。多需要通过超声估计羊水量并评估病因。当羊水指数>18cm 或最大羊水池深度（MVP）>8cm，可临床诊断为羊水过多。MVP 8~11cm 为轻度羊水过多，MVP 12~15cm 为中度羊水过多，MVP≥16cm 为重度羊水过多。羊水过多易于发生胎膜早破、早产、胎盘早剥、胎儿畸形、妊娠高血压疾病，分娩过程中易于发生脐带脱垂、宫缩乏力等。

■ 多胎妊娠（multiple pregnancy）是指一次妊娠宫腔内同时有两个或两个以上的胎儿。其中，双胎妊娠的发生率最高。双胎有下列情况之一的，需考虑剖宫产：①第一胎为肩先露、臀先露；②联体双胎要救治胎儿；③单胎妊娠的所有剖宫产指征。

（三）选择治疗方案的依据

根据《妊娠晚期促宫颈成熟与引产指南（草案）》（中华妇产科杂志，2008 年，第 43 卷，第 1 期）。

释义

■ 妊娠晚期引产是在自然临产前通过药物等手段使产程发动，达到分娩的目的，是产科处理高危妊娠常用的手段之一。引产是因为有母儿指征，需要及时终止妊娠，以降低母儿风险。但如果应用不得当，将危害母儿健康。因此，应严格掌握引产的指征、禁忌证、规范操作，以减少并发症的发生。

■ 引产是否成功主要取决于子宫颈成熟程度，宫颈条件不成熟者，宜先促宫颈成熟后再促宫缩引产。

（四）标准住院日≤4 天

释义

■ 如果因引产时间延长，住院时间可以高于上述住院天数。

（五）进入路径标准

1. 行医疗性引产患者（ICD-9-CM-3：73.0/73.1/73.4）。
2. 无引产禁忌证。
3. 当患者合并其他疾病，但住院期间不需要特殊处理也不影响第一诊断的临床路径流程实施时，可以进入路径。

释义

■ 患者如果有其他疾病需要特殊处理，或者在实施过程出现特殊情况需要其他处理如出现并发症或剖宫产，则不适合进入路径。

（六）入院后当日

1. 必须检查的项目：
（1）血常规、尿常规。
（2）肝肾功能、凝血功能、血型和交叉配血。
（3）感染性疾病筛查（乙型肝炎、丙型肝炎、艾滋病、梅毒等）。
（4）心电图。
（5）B 超和胎儿监护。
2. 根据患者病情可选择项目：胎儿脐动脉 S/D 比值、便常规、电解质、C 反应蛋白等。

释义

■ 部分检查可以在门诊完成。

■ 交叉配血适用于有出血高危因素需要备血的患者。

■ 根据病史、体检和其他检查结果，进行针对性的检查。

（七）促宫颈成熟及引产方式选择

1. 促宫颈成熟：用于 Bishop 评分 6 分以下。

（1）缩宫素静脉滴注。

（2）前列腺素制剂：无前列腺素禁忌者。

（3）其他方法：如低位水囊、Foleys 管、昆布条、海藻棒等。

2. 引产：宫颈 Bishop 评分≥6 分患者，行人工破膜术及缩宫素静脉滴注引产术。

（八）变异及原因分析

1. 引产成功后进入自然临产经阴道分娩临床路径，引产失败或引产过程中若出现剖宫产指征（如胎儿窘迫、头位难产等），转入剖宫产临床路径。

2. 引产至临产发动时间超过 3 天者，退出本路径。

释义

■ 在引产过程中，可能出现各种并发症，当患者不再符合阴道分娩条件需要剖宫产时，则需要退出该路径，转而进入剖宫产临床路径，以避免或减少对母儿的损害，避免引发严重的医疗事故。需要剖宫产的情况可参考剖宫产临床路径。

■ 胎儿宫内窘迫：引产过程中出现不可靠的胎心率且不能缓解，需要尽快终止妊娠。无法尽快阴道分娩者需要急诊剖宫产。对于可恢复的胎心率，可继续密切监护下试产。典型的情况是：缩宫素滴注过程中出现宫缩过频，伴有胎心减速，此时需减慢或停止缩宫素滴注，观察胎心是否恢复。

■ 难产：即困难的分娩，表现为产程进展停滞或延缓。导致难产的因素包括：产力异常、产道异常和胎位异常。如病因无法纠正，产程不进展，则胎儿无法顺利从阴道分娩，如处理不当可给母儿带来严重危害，需要剖宫产终止妊娠。如针对病因进行纠正后产程进展者，可继续密切监护下试产。典型的情况是：对于枕后位者行胎位纠正，宫缩乏力者行缩宫素点滴加强，如产程进展顺利则可阴道分娩，如治疗无效则需剖宫产。

■ 引产至临产发动时间超过 3 天者，说明引产失败。需要重新评估引产的适应证、禁忌证和引产方法，决定下一步处理方案。如果出现剖宫产指征，则行剖宫产。

四、医疗性引产临床路径给药方案

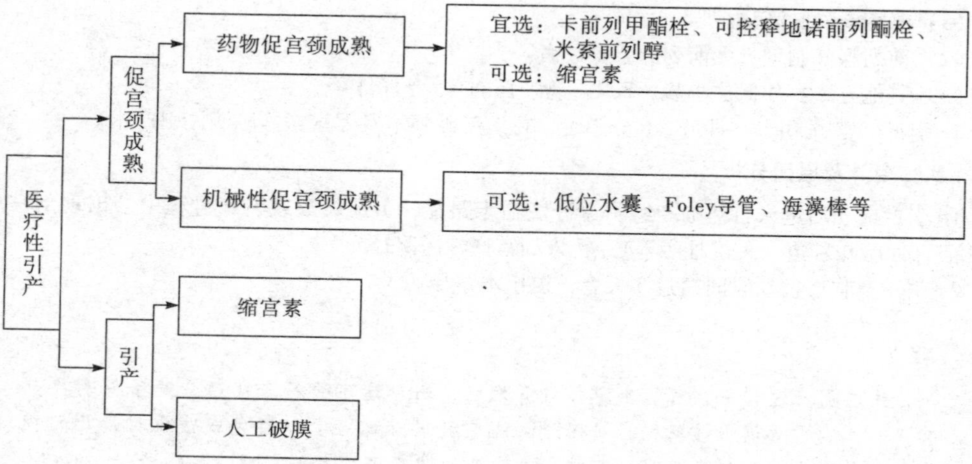

【用药选择】

1. 宫颈条件不成熟（Bishop 评分<6）时，建议先促宫颈成熟治疗，可选药物或机械方法。药物使用主要是前列腺素制剂，包括：卡前列甲酯栓、可控释地诺前列酮栓和米索前列醇。

2. 宫颈条件成熟后，如未临产，采用常规方法引产，小剂量静脉滴注缩宫素为安全常用的引产方法，人工破膜适用于头先露并已经衔接的孕妇。

【药学提示】

1. 促宫颈成熟和引产药物，可导致一些不良反应，包括宫缩过频、胎儿监护异常，母体不良反应，需密切关注，必要时停止用药，对症处理。有时可因不良反应增加剖宫产风险。各种药物不能同时使用。

2. 前列腺素类促宫颈成熟药物的母体不良反应包括恶心、呕吐、发热、低血压、心动过速或阴道流血增多。其禁忌证包括：哮喘、青光眼、严重肝肾功能不全等；有急产史或有 3 次以上足月产史的经产妇；瘢痕子宫妊娠；有子宫颈手术史或子宫颈裂伤史；已临产；Bishop 评分≥6 分；急性盆腔炎；前置胎盘或不明原因阴道流血；胎先露异常；可疑胎儿窘迫；正在使用缩宫素；对地诺前列酮或任何赋形剂成分过敏者。

3. 缩宫素的不良反应主要与剂量相关，最常见的是宫缩过频和胎心率异常，输液量过大时可导致水中毒。宫缩过频会导致胎盘早剥或子宫破裂。小剂量给药和低频率加量可减少伴胎心率改变的宫缩过频的发生。大剂量给药和高频率加量可能缩短临产时间、减少绒毛膜羊膜炎和因难产而导致的剖宫产，但可能增加伴胎心率变化的宫缩过频。

【注意事项】

1. 可控释地诺前列酮栓取出指征包括：①出现规律宫缩（每 3 分钟 1 次的宫缩）并同时伴随有宫颈成熟度的改善，宫颈 Bishop 评分≥6 分（I）；②自然破膜或行人工破膜术；③子宫收缩过频（每 10 分钟 5 次及以上的宫缩）；④置药 24 小时；⑤有胎儿出现不良状况的证据：胎动减少或消失、胎动过频、电子胎心监护结果分级为Ⅱ类或Ⅲ类；⑥出现不能用其他原因解释的母体不良反应，如恶心、呕吐、腹泻、发热、低血压、心动过速或者阴道流血增多。取出后，至少 30 分钟方可静脉滴注缩宫素。

2. 米索前列醇每次阴道放药剂量为 25μg，放药时不要将药物压碎，如 6 小时仍无宫缩，重复使用前应行阴道检查，重新评价宫颈成熟度，并确定药物是否溶化、吸收后，方可再放，每日总量不超过 50μg。如需加用缩宫素，应在最后一次放置米索前列醇后 4 小时以上，并行阴道检查证实药物已经吸收后方可。

3. 缩宫素使用时需从小剂量开始，根据宫缩增加药物剂量直至出现有效宫缩，并根据宫缩情况随时调整剂量。缩宫素最常见的副反应是宫缩过频和胎心率异常。一旦发生应减量或停药甚至使用宫缩抑制药，并观察恢复情况。

五、推荐表单

（一）医师表单

医疗性引产临床路径医师表单

适用对象：第一诊断为妊娠（ICD-10：O10-O99）

行医疗性引产（ICD-9-CM-3：73.0/73.1/73.4）

患者姓名：	性别： 年龄： 门诊号：	住院号：	
住院日期： 年 月 日	**出院日期：** 年 月 日	**标准住院日：≤4 天**	

时间	住院第 1 天	住院第 2~4 天 （引产 1~3 天）
主要诊疗工作	□ 询问病史、查体、完成初步诊断 □ 完善检查 □ 完成病历书写 □ 上级医师查房与引产指征、引产方式评估 □ 向孕妇及家属交代引产注意事项、签署相关医疗文书 □ 胎儿监护	□ 医师查房根据 Bishop 评分不同，选择引产方式 □ 观察临产征兆及产程进展 □ 当天未引出，可连续引产 3 天 □ 若分娩后医师查房（体温、脉搏、血压、乳房、子宫收缩、宫底高度、阴道出血量及性状、会阴等改变）确定有无感染 □ 完成日常病程记录和上级医师查房记录
重点医嘱	**长期医嘱：** □ 产前常规护理 □ 二级护理 □ 普食 □ 抗菌药物治疗（必要时） **临时医嘱：** □ 血常规、尿常规 □ 凝血功能 □ 血型、感染性疾病筛查（孕期未查者） □ 心电图、B 超、肝肾功能、电解质、C-反应蛋白（必要时） □ 宫颈 Bishop 评分 □ 胎心监护	**长期医嘱：** □ 引产：缩宫素或前列腺素或其他 □ OCT □ 一级护理 □ 普食 □ 胎心监护 □ 观察产程 □ 抗菌药物治疗（必要时）
病情变异记录	□ 无 □ 有，原因： 1. 2.	□ 无 □ 有，原因： 1. 2.
医师签名		

（二）护士表单

医疗性引产临床路径护士表单

适用对象：第一诊断为妊娠（ICD-10：O10-O99）
行医疗性引产（ICD-9-CM-3：73.0/73.1/73.4）

患者姓名：	性别： 年龄：	门诊号：	住院号：
住院日期： 年 月 日	**出院日期：** 年 月 日		**标准住院日：≤4天**

时间	住院第1天	住院第2~4天 （引产1~3天）
健康宣教	□ 介绍主管医师、护士 □ 介绍环境、设施 □ 介绍住院注意事项 □ 向孕妇及家属宣教，交代引产注意事项	□ 宣教自然分娩
护理处置	□ 核对病人、佩戴腕带 □ 建立入院护理病历 □ 卫生处置：更换病号服 □ 协助医师完成各项化验检查 □ 胎心监护 □ 二级护理	□ 随时观察患者病情变化 □ 遵医嘱正确使用引产药物 □ 一级护理 □ 普食 □ 胎心监护 □ 观察产程 □ 抗菌药物治疗（必要时）
基础护理	□ 测体温、脉搏1~4次/日 □ 患者安全管理	□ 测体温、脉搏1~4次/日 □ 患者安全管理
专科护理	□ 会阴部清洁并备皮 □ 阴道分娩心理护理	□ 观察产程 □ 心理、生活护理 □ 健康教育
重点医嘱	□ 详见医嘱执行单	□ 详见医嘱执行单
病情变异记录	□ 无 □ 有，原因： 1. 2.	□ 无 □ 有，原因： 1. 2.
护士签名		

（三）患者表单

医疗性引产临床路径患者表单

适用对象：第一诊断为妊娠（ICD-10：O10-O99）

行医疗性引产（ICD-9-CM-3：73.0/73.1/73.4）

患者姓名：	性别： 年龄：	门诊号：	住院号：
住院日期： 年 月 日	出院日期： 年 月 日		标准住院日：≤4天

时间	住院第1天	住院第2~4天 （引产1~3天）
医患配合	□ 配合询问病史、收集资料，务必详细告知既往史、用药史、过敏史 □ 配合进行体格检查 □ 配合完善相关检查、化验、胎儿监护等 □ 有任何不适告知医师 □ 配合签署相关医疗文件	□ 配合完善胎儿监护 □ 配合引产和分娩 □ 配合医师调整用药 □ 有任何不适告知医师 □ 出院前接受出院前指导并获取出院诊断书 □ 知道产后复查程序
护患配合	□ 配合测量体温、脉搏、呼吸、血压、体重等 □ 配合完成相关检查 □ 配合完成入院评估单（简单询问病史、过敏史、用药史） □ 接受入院宣教（环境介绍、病室规定、订餐制度、贵重物品保管等） □ 有任何不适告知护士	□ 配合测量体温、脉搏、呼吸、血压、体重等 □ 接受输液、用药治疗 □ 注意活动安全 □ 接受宣教 □ 有任何不适告知护士 □ 出院时办理出院手续 □ 知道复印病历方法
饮食	□ 正常普食	□ 正常普食
排泄	□ 正常排尿便	□ 正常排尿便
活动	□ 适量活动	□ 适量活动

附：原表单（2010年版）

医疗性引产临床路径表单

适用对象：第一诊断为妊娠（ICD-10：O10-O99）

行医疗性引产（ICD-9-CM-3：73.0/73.1/73.4）

患者姓名：	性别： 年龄： 门诊号：	住院号：
住院日期： 年 月 日	出院日期： 年 月 日	标准住院日：≤4天

时间	住院第1天	住院第2~4天 （引产1~3天）
主要诊疗工作	□ 询问病史、查体、完成初步诊断 □ 完善检查 □ 完成病历书写 □ 上级医师查房与引产指征、引产方式评估 □ 向孕妇及家属交代引产注意事项、签署相关医疗文书 □ 胎儿监护	□ 医师查房根据Bishop评分不同，选择引产方式 □ 观察临产征兆及产程进展 □ 当天未引出，可连续引产3天 □ 若分娩后医师查房（体温、脉搏、血压、乳房、子宫收缩、宫底高度、阴道出血量及性状、会阴等改变）确定有无感染 □ 完成日常病程记录和上级医师查房记录
重点医嘱	**长期医嘱：** □ 产前常规护理 □ 二级护理 □ 普食 □ 抗菌药物治疗（必要时） **临时医嘱：** □ 血常规、尿常规 □ 凝血功能 □ 血型、感染性疾病筛查（孕期未查者） □ 心电图、B超、肝肾功能、电解质、C-反应蛋白（必要时） □ 宫颈Bishop评分 □ 胎心监护	**长期医嘱：** □ 引产：缩宫素或前列腺素或其他 □ OCT □ 一级护理 □ 普食 □ 胎心监护 □ 观察产程 □ 抗菌药物治疗（必要时）
主要护理工作	□ 会阴部清洁并备皮 □ 阴道分娩心理护理 □ 测体温、脉搏1~4次/日	□ 测体温、脉搏1~4次/日 □ 观察产程 □ 心理、生活护理 □ 健康教育
病情变异记录	□ 无 □ 有，原因： 1. 2.	□ 无 □ 有，原因： 1. 2.
护士签名		
医师签名		

第三十八章

计划性剖宫产临床路径释义

一、计划性剖宫产编码

1. 卫计委原编码：

手术操作及编码：子宫下段剖宫产术（ICD-9-CM-3：74.1）

2. 修改编码：

疾病名称及编码：选择性剖宫产（ICD-10：O82.0）

手术操作名称及编码：子宫下段剖宫产术（ICD-9-CM-3：74.1）

二、临床路径检索方法

O82.0 伴 74.1

三、计划性剖宫产临床路径标准住院流程

（一）适用对象

第一诊断为首选治疗方案符合：子宫下段剖宫产术（ICD-9-CM-3：74.1）手术编码者。

释义

■ 本路径适用对象为具有绝对剖宫产指征、没有妊娠并发症或合并症、不需进行其他检查或试验来确定分娩方式的产妇，如为相对剖宫产指征、急诊剖宫产，或进行其他检查或试验后确定分娩方式以剖宫产为宜者，需进入其他相应临床路径。

（二）诊断依据

根据《临床诊疗指南·妇产科学分册》（中华医学会编著，人民卫生出版社，2007）。

（三）选择治疗方案的依据

根据《临床诊疗指南·妇产科学分册》（中华医学会编著，人民卫生出版社，2007）。

1. 骨盆及软产道异常。

释义

■ 骨盆异常指均小骨盆、漏斗骨盆、骨盆畸形等情况导致难产的骨盆异常。

■ 软产道异常指先天性软产道异常、软产道手术瘢痕或肿瘤阻碍胎头下降者，以及产道畸形。

2. 胎儿因素。

释义

■ 指臀先露、肩先露等胎产式、多胎妊娠、巨大儿等。

3. 羊水过少。

释义

■ 指足月妊娠、羊水指数≤5cm，短时间不能阴道分娩者。

4. 头盆不称。

释义

■ 指跨耻征阳性孕妇。

5. 高龄初产妇。

释义

■ 指年龄>35岁，且多年不孕或生殖辅助的初产妇。

6. 慢性胎儿窘迫。

释义

■ 胎儿在宫内因慢性缺氧危及健康和生命者，称为慢性胎儿窘迫，指无妊娠合并症、并发症的足月孕妇出现胎动减少或NST出现晚期减速、重度变异减速，或胎儿生物物理评分≤3分时，需终止妊娠者。但由于慢性胎儿窘迫往往有严重的妊娠合并症或并发症，情况复杂，牵涉对合并症和并发症的处理，与本路径所涉及的对象不相符，应进入其他相应路径。

7. 有影响阴道分娩的各种合并症。

释义

■ 指可能导致母儿安全并阻碍产程进展的其他合并症，例如，妊娠合并子宫颈癌、子宫下段巨大肌瘤。

8. 孕妇及家属要求。

释义

■ 在充分知情同意的情况下，应孕妇及家属要求剖宫产，并不违反医学原则和伦理。但为了病人的安全和健康，临床医师应首先推荐阴道分娩，并充分告知剖宫产的弊端和阴道分娩的好处，并书面记录，不应提倡没有医学指征的剖宫产术。

（四）标准住院日为9天

释义

■ 具有绝对剖宫产指征的产妇入院后，术前准备1~2天，第2~3天行剖宫产术，术后恢复6~7天（剖宫产手术的切口为纵切口者）。总住院时间不超过9天，符合本路径要求。

（五）进入路径标准

1. 第一诊断为首选治疗方案符合：ICD-9-CM-3：74.1子宫下段剖宫产术手术编码者。

释义

■ 进入本临床路径者为具有绝对剖宫产指征、没有妊娠并发症或合并症、不需进行其他检查或试验来确定分娩方式的产妇，如为相对剖宫产指征、急诊剖宫产，或进行其他检查或试验后确定分娩方式以剖宫产为宜者，需进入其他相应路径。如术中出现前置胎盘、宫缩乏力等情况导致的产后出血，或其他手术并发症，或术中发现存在附件包块需要进行相应处理时，则需进入其他相应路径。

2. 孕妇患有其他疾病时，但在住院期间不需特殊处理，也不影响第一诊断的临床路径流程，可以进入路径。

（六）术前准备（术前评估）0~2天

必需的检查项目：

1. 血、尿常规。
2. 凝血功能。
3. 感染性疾病筛查（孕期未做的乙型肝炎、丙型肝炎、艾滋病、梅毒等）。
4. 其他根据病情需要而定。

释义

■ 必查的项目还包括血型，必查项目是确保手术治疗安全、有效开展的基础，术前必须完成。

（七）选择用药

1. 按《抗菌药物临床应用指导原则》（卫医发〔2004〕285号）执行。
2. 抗菌药物选择第一代头孢类抗菌药物。

释义

■ 剖宫产手术属Ⅱ类切口，术中需要进行通宫颈的操作，因此存在感染可能性，如果由于术中可能出现宫缩乏力等原因导致的产后出血，则感染可能性增加，而一旦感染可导致严重后果。因此可按规定适当预防性和术后应用抗菌药，可根据手术具体情况酌情选用头孢类抗菌药物。如产妇对青霉素类或头孢类抗菌药物过敏，则根据《抗菌药物临床应用指导原则》（卫医发〔2004〕285号）酌情选择其他合适的抗菌药物。

3. 预防性用药时间为断脐后使用。

释义

■ 预防性用药时间应为手术前30~120分钟。

（八）手术日为入院第2天

1. 麻醉方式：硬膜外或腰硬联合。
2. 手术方式：子宫下段剖宫产术。
3. 术中用药：缩宫素10~20U，抗菌药物。
4. 输血：必要时输血。
5. 新生儿处理：断脐、保暖、清理呼吸道等常规处理。

释义

■ 本路径规定的剖宫产手术均是在硬膜外或腰硬联合麻醉下实施，围麻醉期产妇易出现低血压，引起宫内胎儿缺血缺氧，术前可加用磷酸肌酸提高胎盘灌注，改善胎儿心肌代谢。

■ 在取出胎儿后应给予缩宫素10~20U。有产后出血高危因素可加用子宫收缩药预防产后出血，如马来酸麦角新碱注射液。

■ 如常规促宫缩治疗后宫体收缩良好，而子宫下段收缩差致出血多时，可应用卡前列甲酯栓等。

■ 术中如出血多，诊断产后出血，则需进入其他相应路径。

（九）术后住院恢复≤7天

1. 必须复查的检查项目：血常规，尿常规。
2. 术后用药：抗菌药物，子宫收缩药物。
3. 预防性抗菌药物：第一代头孢类抗菌药物，术后72小时内停止使用。

释义

■ 术后可根据患者恢复情况做必须复查的检查项目，并根据病情变化增加检查的频次。

■ 术后用药应根据手术中情况进行个体化用药，不仅仅是抗菌药和促宫缩药物，还应根据病情酌情使用止血药等。

■ 术后按压子宫底时子宫收缩差、宫缩迟缓，易导致产后出血，可予卡前列甲酯栓、缩宫素注射液或鼻喷雾剂等宫缩剂。

■ 预防性抗菌药物仅于术后 6 小时追加一次即可，无需长期用药。

（十）出院标准

1. 一般状况良好，体温正常。
2. 血、尿常规基本正常。
3. 切口愈合良好。
4. 少量阴道出血。

释义

■ 主治医师应在出院前，通过复查的各项检查并结合患者恢复情况决定是否出院。如果出现术后并发症、盆腔感染、继发贫血等需要继续留院治疗的情况，超出了路径所规定的时间应退出路径，并积极处理并发症，符合出院条件后再准许患者出院。

（十一）变异及原因分析

1. 孕妇原因延期手术。
2. 子宫复旧不良，并发阴道流血过多。
3. 并发产褥感染。
4. 切口延期愈合。

释义

■ 变异是指入选临床路径的患者未能按路径流程完成医疗行为或未达到预期的医疗质量控制目标。这包含有以下情况：①按路径流程完成治疗，但超出了路径规定的时限或限定的费用。如出现手术并发症或合并症，导致住院时间延长。②不能按路径流程完成治疗，患者需要中途退出路径。如治疗过程中病情恶化，需要退出转入相应路径。对这些患者，主管医师均应进行变异原因的分析，并在临床路径的表单中予以说明。

■ 医师认可的变异原因主要指患者入选路径后，医师在检查及治疗过程中发现患者合并存在一些事前未预知的对本路径可能产生影响的情况，需要终止本路径，或转入其他相应路径，或延长治疗时间、增加治疗费用者，医师需在表单中明确说明。

■ 因患者方面的主观原因导致执行路径出现变异，需要医师在表单中予以说明。

■ 出现变异的原因很多，除了包括路径中所描述的各种术后并发症，还包括医疗、护理、患者、环境等多方面的变异原因，为便于总结和在工作中不断完善和修订路径，应将变异原因归纳、总结，以便重新修订路径时作为参考。

四、计划性剖宫产临床路径给药方案

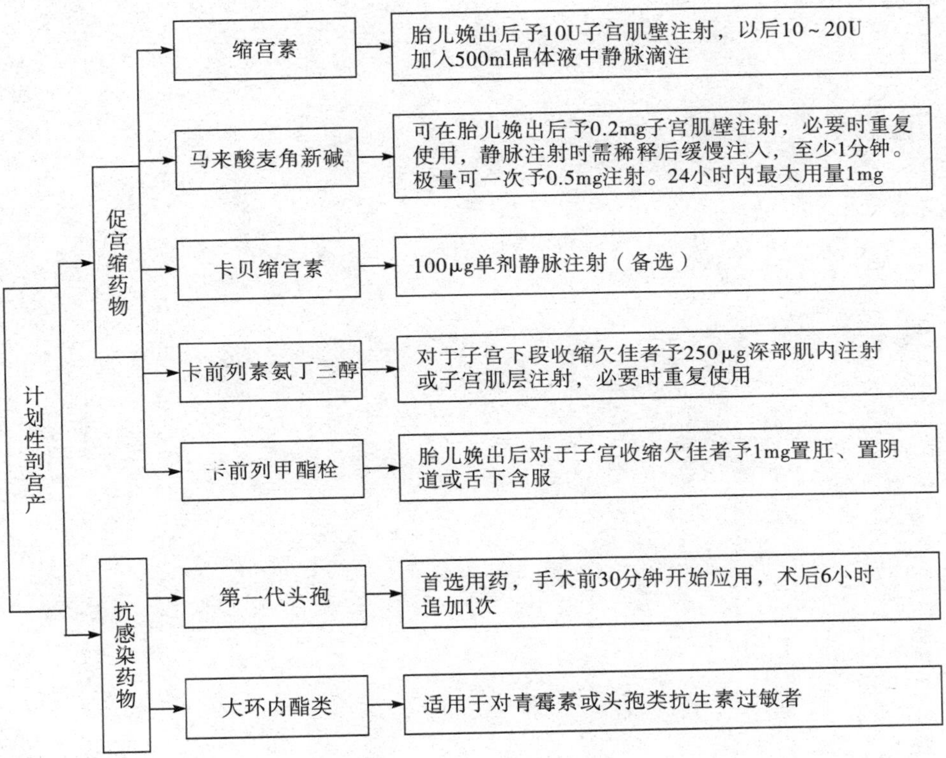

【用药选择】

计划性剖宫产术中于胎儿娩出后，首选缩宫素注射液或鼻喷雾剂、马来酸麦角新碱注射液、卡贝缩宫素或卡前列甲酯栓，但如果常规促宫缩治疗后宫体收缩良好，而子宫下段收缩差致出血多时，可应用卡前列甲酯栓、马来酸麦角新碱或卡前列素氨丁三醇。手术结束后按压宫底时如果子宫收缩差，可予卡前列甲酯栓置肛或置阴道、舌下含服。

【药学提示】

1. 缩宫素应用相对安全，但大剂量应用时可引起高血压、水中毒和心血管系统副反应；快速静脉注射未稀释的缩宫素，可导致低血压、心动过速和（或）心律失常，禁忌使用。因缩宫素有受体饱和现象，无限制加大用量反而效果不佳，并可出现副反应，故24小时总量应控制在60U内。

2. 马来酸麦角新碱禁用于引产或催产，心脏病、高血压患者慎用，且24小时总量应控制在1mg内。

3. 卡前列素氨丁三醇为前列腺素 F2α 衍生物，能引起全子宫协调强有力的收缩。副反应常见有暂时性的呕吐、腹泻等。哮喘、心脏病和青光眼患者禁用，高血压患者慎用。

【注意事项】

1. 相对于缩宫素，其他几种促宫缩药物的作用时间长，由此而产生的子宫收缩就不能简单地通过终止给药而停止。所以在婴儿娩出前，不论任何原因都不能给予另外这几种促宫缩药物，包括选择性或药物诱导的生产。
2. 头孢类抗菌药一般溶于生理盐水 100ml 中，静脉滴注。大环内酯类抗菌药使用时必须首先以注射用水完全溶解，加入生理盐水或 5%葡萄糖溶液中，药物浓度不宜超过 0.1%～0.5%，缓慢静脉滴注。

五、推荐表单

（一）医师表单

计划性剖宫产临床路径医师表单

适用对象：第一诊断为首选治疗方案符合子宫下段剖宫产术者（手术编码 ICD-9-CM-3：74.1）

患者姓名：	性别：　年龄：　门诊号：		住院号：
住院日期：　年　月　日	**出院日期：**　年　月　日		**标准住院日：≤9 天**

时间	住院第 1 天	住院第 2 天（手术日）
主要诊疗工作	□ 询问孕期情况、既往病史与体格检查 □ 完成产科入院记录 □ 必要时进行超声等辅助检查 □ 上级医师查房与分娩方式评估 □ 确定诊断和手术时间 □ 完成上级医师查房记录、术前小结 □ 签署手术相关的各种知情同意书 □ 完成“术前准备”	□ 手术（剖宫产术） □ 完成手术记录 □ 上级医师查房 □ 完成手术日病程记录和上级医师查房 □ 向孕妇及家属交代术后注意事项
重点医嘱	**长期医嘱：** □ 产科常规护理 □ 二级护理 □ 普食 □ 听胎心 □ 胎心监护 **临时医嘱：** □ 常规化验检查 □ 拟明日几时在硬膜外或腰硬联合麻醉下行子宫下段剖宫产术 □ 常规术前准备 □ 配血、备血	**长期医嘱：** □ 剖宫产术后常规护理 □ 一级护理 □ 饮食 □ 导尿管引流接无菌袋 □ 静脉输液 □ 抗菌药物 □ 缩宫素 **临时医嘱：** □ 随时观察产妇情况，重点是宫缩和阴道流血情况 □ 血常规
病情变异记录	□ 无　□ 有，原因： 1. 2.	□ 无　□ 有，原因： 1. 2.
医师签名		

时间	住院第3天（术后第1日）	住院第4日（术后第2日）
主要诊疗工作	□ 完成日常病程记录 □ 完成上级医师查房记录 □ 复查血常规	□ 完成日常病程记录 □ 完成上级医师查房记录
重点医嘱	**长期医嘱：** □ 剖宫产术后常规护理 □ 二级护理 □ 饮食 **临时医嘱：** □ 拔除留置导尿管 □ 血常规	**长期医嘱：** □ 剖宫产术后常规护理 □ 二级护理 □ 饮食
病情变异记录	□ 无 □ 有，原因： 1. 2.	□ 无 □ 有，原因： 1. 2.
医师签名		

时间	住院第 5~8 日（术后第 3~6 日）	住院第 9 日（术后第 7 日）
主要诊疗工作	□ 完成日常病程记录和上级医师查房记录 □ 腹部切口换药（必要时）	□ 确定患者可以出院 □ 向患者交代出院注意事项、复查日期 □ 开出院诊断书 □ 完成出院记录
重点医嘱	**长期医嘱：** □ 剖宫产术后常规护理 □ 二级护理 □ 饮食	**临时医嘱：** □ 出院通知 □ 出院带药
病情变异记录	□ 无 □ 有，原因： 1. 2.	□ 无 □ 有，原因： 1. 2.
医师签名		

（二）护士表单

计划性剖宫产临床路径护士表单

适用对象：第一诊断为首选治疗方案符合子宫下段剖宫产术者（手术编码 ICD-9-CM-3：74.1）

患者姓名：	性别：　　年龄：　　门诊号：	住院号：
住院日期：　　年　月　日	**出院日期：**　　年　月　日	**标准住院日：≤9 天**

时间	住院第 1~2 天	住院第 3~4 天 （产后第 1~2 天）	产后第 3 天 （出院日）
健康宣教	□ 入院宣教 介绍主管医师、护士 介绍环境、设施 介绍住院注意事项	□ 剖宫产术后宣教 宣教母婴同室及母乳喂养知识、恶露的观察方法等 告知产后饮食、活动及探视制度 告知产后可能出现的情况及应对方式 责任护士与产妇沟通，了解并指导心理应对 告知遵医嘱应用抗菌药，预防感染	□ 出院宣教（包括产妇及新生儿） 复查时间 服药方法 活动休息 指导饮食 □ 指导办理出院手续
护理处置	□ 核对患者，佩戴腕带 □ 建立入院护理病历 卫生处置：剪指（趾）甲、腹部及会阴部清洁并备皮，更换病号服 □ 测量生命体征	□ 协助医师完成产后产妇检查工作 □ 完成预防产后出血的病情观察 □ 完成各种管路的护理	□ 办理出院手续 □ 书写出院小结
基础护理	□ 一/二级护理 □ 术前准备 □ 剖宫产术前宣教 □ 晨晚间护理 □ 患者安全管理	□ 一级护理 □ 剖宫产后饮食常规 □ 协助产妇母乳喂养 □ 协助产妇进食、进水 □ 协助产妇床下活动及排泄 □ 晨晚间护理 □ 患者及新生儿安全管理	□ 二级护理 □ 普食 □ 协助产妇下床活动及排泄 □ 协助母乳喂养 □ 晨晚间护理 □ 患者及新生儿安全管理
专科护理	□ 剖宫产前护理常规 □ 剖宫产术前心理护理 □ 测体温，脉搏 3 次/日	□ 剖宫产后护理常规 □ 会阴清洁 2 次/日 □ 腹部伤口护理 □ 产褥期护理 □ 乳房护理 □ 产后心理护理 □ 测体温 3 次/日 □ 观察子宫收缩、宫底高度、阴道出血量及性状	□ 产后恢复观察 □ 乳房护理 □ 心理护理 □ 新生儿护理

续　表

时间	住院第 1~2 天	住院第 3~4 天 （产后第 1~2 天）	产后第 3 天 （出院日）
		□ 新生儿护理	
重点医嘱	□ 详见医嘱执行单	□ 详见医嘱执行单	□ 详见医嘱执行单
病情变异记录	□ 无　□ 有，原因： 1. 2.	□ 无　□ 有，原因： 1. 2.	□ 无　□ 有，原因： 1. 2.
护士签名			

（三）患者表单

计划性剖宫产临床路径患者表单

适用对象：第一诊断为首选治疗方案符合子宫下段剖宫产术者（手术编码 ICD-9-CM-3：74.1）

患者姓名：	性别： 年龄： 门诊号：	住院号：
住院日期： 年 月 日	出院日期： 年 月 日	标准住院日：≤9 天

时间	入院	产后	出院
医患配合	□ 配合询问病史、收集资料，请务必详细告知既往史、用药史、过敏史 □ 如服用抗凝剂，请明确告知 □ 配合进行体格检查 □ 有任何不适请告知医师	□ 配合检查腹部伤口，宫底高度，乳房情况 □ 配合静脉输液 □ 配合伤口观察 □ 配合拔除导尿管 □ 需要时配合伤口拆线	□ 接受出院前指导 □ 知道复诊程序 □ 获取出院诊断书
护患配合	□ 配合测量体温、脉搏、呼吸、血压 1 次 □ 配合完成入院护理评估（简单询问病史、过敏史、用药史） □ 接受入院宣教（环境介绍、病室规定、订餐制度、贵重物品保管等） □ 有任何不适请告知护士 □ 接受腹部及会阴部皮肤准备 □ 准备好必要用物，便盆、吸水管、新生儿用品	□ 接受产后宣教 □ 配合返病床 □ 配合检查阴道出血情况 □ 遵医嘱采取正确体位 □ 配合给予新生儿早开奶 □ 有任何不适请告知护士 □ 配合定时测量生命体征、每日询问大便 □ 接受输液、服药等治疗 □ 接受进食、进水、排便等生活护理 □ 配合产后及早下床活动 □ 注意活动安全，避免坠床或跌倒 □ 配合执行探视及陪伴	□ 接受出院宣教 □ 办理出院手续 □ 获取出院带药 □ 知道服药方法、作用、注意事项 □ 知道护理伤口方法 □ 知道新生儿喂养的正确方法 □ 知道复印病历方法
饮食	□ 术前禁食	□ 术后饮食常规	□ 正常普食
排泄	□ 正常排尿便	□ 正常排尿便 □ 避免便秘	□ 正常排尿便 □ 避免便秘
活动	□ 正常活动	□ 正常适度活动，避免疲劳	□ 正常适度活动，避免疲劳

附：原表单（2009年版）

计划性剖宫产临床路径表单

适用对象：第一诊断为首选治疗方案符合子宫下段剖宫产术者（手术编码ICD-9-CM-3：74.1）

患者姓名：	性别：　　年龄：　　门诊号：	住院号：
住院日期：　　年　月　日	出院日期：　　年　月　日	标准住院日：≤9天

时间	住院第1天	住院第2天（手术日）
主要诊疗工作	□ 询问孕期情况、既往病史与体格检查 □ 完成产科入院记录 □ 常规辅助检查 □ 上级医师查房与分娩方式评估 □ 确定诊断和手术时间 □ 完成上级医师查房记录、术前小结 □ 签署“手术知情同意书” □ 签署“输血知情同意书” □ 完成麻醉科“麻醉知情同意书” □ 完成“术前准备” □ 向孕妇及家属交代术前注意事项	□ 手术（剖宫产术） □ 完成手术记录 □ 上级医师查房 □ 完成手术日病程记录和上级医师查房 □ 向孕妇及家属交代术后注意事项 □ 确定有无手术并发症 □ 确定有无麻醉并发症（麻醉科医师随访）
重点医嘱	**长期医嘱：** □ 产科常规护理 □ 二级护理 □ 普食 □ 听胎心1次/4~6小时 □ 胎心监护1~2次/日 **临时医嘱：** □ 血常规、尿常规 □ 凝血功能 □ 孕期未查的乙型肝炎、丙型肝炎、艾滋病、梅毒等感染性疾病筛查 □ 胎儿超声及脐带血流检查 □ 拟明日上午时在硬膜外或腰硬联合麻醉下行子宫下段剖宫产术 □ 明晨禁食、禁水 □ 明晨留置导尿管 □ 常规备皮 □ 抗菌药物皮试 □ 必要时配血、备血	**长期医嘱：** □ 剖宫产术后常规护理 □ 一级护理 □ 禁食水12小时后流食 □ 测血压：1次/15分钟，2小时血压平稳后，改为每日两次。观察宫底及阴道出血情况 □ 导尿管引流接无菌袋 □ 会阴擦洗2次/日 □ 乳房护理 □ 静脉输液1次/日 □ 抗菌药物 □ 缩宫素 □ 剖宫产新生儿护理常规： □ 新生儿抚触1次/日 □ 新生儿油浴1次/日 □ 脐部护理 **临时医嘱：** □ 低流量吸氧（术后） □ 维生素 K_1 5mg肌内注射 □ 注射卡介苗及乙型肝炎疫苗

续　表

时间	住院第 1 天	住院第 2 天（手术日）
主要护理工作	□ 入院介绍（介绍病房环境、设施和设备） □ 入院护理评估 □ 静脉取血 □ 指导孕妇到相关科室行超声等检查 □ 术前患者准备（术前沐浴、更衣、备皮） □ 术前物品准备 □ 术前心理护理 □ 提醒孕妇明晨禁食、禁水	□ 为新生儿注射卡介苗及乙型肝炎疫苗 □ 随时观察产妇情况 □ 帮助产妇早开奶、早吸吮 □ 术后心理护理及生活护理 □ 健康教育包括饮食等指导产妇术后活动 □ 夜间巡视
病情变异记录	□ 无　□ 有，原因： 1. 2.	□ 无　□ 有，原因： 1. 2.
护士签名		
医师签名		

时间	住院第3天 （术后第1日）	住院第4日 （术后第2日）
主要诊疗工作	□ 医师查房，进行手术及手术切口评估，确定有无手术并发症及手术切口感染 □ 儿科医师查房 □ 完成日常病程记录 □ 完成上级医师查房记录 □ 腹部切口换药（必要时）	□ 医师查房，进行手术及手术切口评估，确定有无手术并发症及手术切口感染 □ 完成日常病程记录和上级医师查房记录 □ 腹部切口换药（必要时）
重点医嘱	**长期医嘱：** □ 剖宫产术后常规护理 □ 一级护理 □ 排气后半流食 □ 测血压1次/日 □ 观察宫底及阴道出血情况 □ 乳房护理 □ 静脉输液1次/日 □ 抗菌药物 □ 缩宫药物 □ 剖宫产新生儿护理常规 □ 新生儿抚触1次/日 □ 新生儿洗浴1次/日 □ 脐部护理 **临时医嘱：** □ 拔除留置导尿管	**长期医嘱：** □ 剖宫产术后常规护理 □ 二级护理 □ 半流食或普食 □ 乳房护理 □ 抗菌药物 □ 剖宫产新生儿护理常规 □ 新生儿抚触1次/日 □ 新生儿洗浴1次/日 □ 脐部护理
主要护理工作	□ 随时观察产妇情况 □ 指导产妇喂母乳 □ 术后心理护理及生活护理 □ 指导产妇术后活动 □ 夜间巡视	□ 随时观察产妇情况 □ 指导产妇喂母乳 □ 术后心理护理及生活护理 □ 指导产妇术后活动 □ 夜间巡视
病情变异记录	□ 无 □ 有，原因： 1. 2.	□ 无 □ 有，原因： 1. 2.
护士签名		
医师签名		

时间	住院第5日 （术后第3日）	住院第6~9日 （术后第4~7日）
主要诊疗工作	□ 上级医师查房，进行手术及手术切口评估，确定有无手术并发症及手术切口感染 □ 完成日常病程记录和上级医师查房记录 □ 腹部切口换药（必要时）	□ 上级医师查房，进行手术及手术切口评估，确定有无手术并发症及手术切口感染 □ 完成日常病程记录和上级医师查房记录 □ 腹部切口换药（必要时）
重点医嘱	**长期医嘱：** □ 剖宫产术后常规护理 □ 二级护理 □ 半流食或普食 □ 乳房护理 □ 抗菌药物 □ 剖宫产新生儿护理常规 □ 新生儿抚触1次/日 □ 新生儿洗浴1次/日 □ 脐部护理	**长期医嘱：** □ 剖宫产术后常规护理 □ 二级护理 □ 普食 □ 乳房护理 □ 剖宫产新生儿护理常规 □ 新生儿抚触1次/日 □ 新生儿洗浴1次/日 □ 脐部护理
主要护理工作	□ 随时观察产妇情况 □ 指导产妇喂母乳 □ 术后心理护理及生活护理 □ 指导产妇术后活动 □ 新生儿母乳喂养后72小时取足跟血筛查或听力筛查（有条件实施） □ 夜间巡视	□ 随时观察产妇情况 □ 指导产妇喂母乳 □ 术后心理护理及生活护理 □ 指导产妇术后活动 □ 夜间巡视
病情变异记录	□ 无 □ 有，原因： 1. 2.	□ 无 □ 有，原因： 1. 2.
护士签名		
医师签名		

第三十九章

子宫腺肌病临床路径释义

一、子宫腺肌病编码

1. 卫计委原编码：

疾病名称及编码：子宫腺肌病（ICD-10：N80.003）

手术操作名称及编码：子宫切除术（ICD-9-CM-3：68.3/68.4/68.5）

2. 修改编码：

疾病名称及编码：子宫腺肌病（ICD-10：N80.001）

手术操作名称及编码：经腹子宫次全切除术（ICD-9-CM-3：68.3）

经腹子宫全切除术（ICD-9-CM-3：68.4）

阴道子宫切除术（ICD-9-CM-3：68.5）

二、临床路径检索方法

N80.001 伴（68.3/68.4/68.5）

三、子宫腺肌病临床路径标准住院流程

（一）适用对象

第一诊断为子宫腺肌病（ICD-10：N80.003），行子宫切除术（ICD-9-CM-3：68.3/68.4/68.5）。

释义

■ 本路径适用对象为子宫腺肌病。子宫腺肌病是指子宫内膜腺体和间质存在于子宫肌层中，伴随周围肌层细胞的代偿性肥大和增生，分弥漫型和局限型两种，常见于40岁以上的经产妇。据统计，15%~40%患者合并子宫内膜异位症，约50%患者同时合并子宫肌瘤。

■ 子宫腺肌病的治疗应根据患者年龄、生育要求和症状等综合考虑。本路径针对的是行子宫切除术的患者，手术路径不限，可以经腹、经腹腔镜和经阴道手术。其他治疗方式参见其他路径指南。

（二）诊断依据

根据《临床诊疗指南·妇产科学分册》（中华医学会编著，人民卫生出版社，2007）。

1. 症状：痛经、月经量增多等。

2. 妇科检查：子宫增大、压痛等。

3. 辅助检查：盆腔B超及血CA125等提示。

释义

■ 痛经是子宫腺肌病主要症状，多表现为生育期年龄妇女继发性痛经伴进行性加重，疼痛可从经前1周左右即开始，可延长至经后1~2周。40%~50%的患者有经量增多和经期延长，还可有不规则阴道流血。约35%患者无任何临床症状。少数患者不育。

■ 妇科检查子宫呈均匀性球形增大，一般不超过妊娠12周大小。如为子宫腺肌瘤，可表现为非对称性增大或局限性结节隆起，质硬而有压痛，经期时压痛尤为明显。

■ 盆腔B超有助于明确诊断，常提示子宫增大或形态饱满，肌层增厚，后壁更明显，致内膜线前移。和正常子宫肌层相比，病变部位常为等回声或稍强回声，其间可见点状低回声，病灶与周围无明显界限。经阴道超声检查可提高诊断的阳性率及准确性。

■ 子宫腺肌病患者血清CA125水平可升高，有辅助诊断价值，有助于与子宫肌瘤相鉴别。磁共振检查是国内外公认的最可靠的非创伤性检查方法之一，但价格昂贵，临床应用受限。近年来，阴道超声检查比较常用，有经验者诊断子宫腺肌病的准确性接近磁共振检查。

（三）治疗方案的选择

根据《临床诊疗指南·妇产科学分册》（中华医学会编著，人民卫生出版社，2007）。

1. 手术方式：子宫切除术。
2. 手术途径：经腹、经腹腔镜、经阴道。

释义

■ 子宫腺肌病患者症状严重、年龄偏大、无生育要求或药物治疗无效者可行子宫切除术，附件是否保留应根据卵巢有无病变和患者年龄等因素决定，使治疗个性化，更具针对性，既解除患者病痛，又提高生活质量。

■ 根据子宫大小、病变范围、是否累及周围器官以及手术医师手术能力等情况，由手术医师决定手术途径，即经腹、经腹腔镜、经阴道。经腹子宫切除术适用于子宫体积大，盆腔粘连严重，可疑恶性等情况。经阴道和经腹腔镜途径属微创手术，选择阴式手术时需要评估子宫的大小、活动度，阴道的弹性和容量及有无附件病变。合并盆腔炎症、子宫内膜异位症、盆腔手术史、附件病变患者行阴式子宫切除术的并发症概率高，手术难度大。腹腔镜途径手术费用高，对器械及手术技术要求较高。各医疗机构应根据自身条件，开展安全、有效地治疗。

（四）标准住院日为≤12天

释义

■ 子宫腺肌病患者入院后，术前准备2天，在第3~5日实施手术，术后恢复≤8天出院，总住院时间不超过12天均符合路径要求。

（五）进入路径标准

1. 第一诊断符合 ICD-10：N80.003 子宫腺肌病疾病编码。
2. 符合手术适应证，无手术禁忌证。
3. 当患者同时具有其他疾病诊断，但在住院期间不需要特殊处理也不影响第一诊断的临床路径流程实施时，可以进入路径。

释义

■ 经过体检和辅助检查，子宫腺肌病作为第一诊断基本明确，有明确的子宫切除手术适应证，且无禁忌证者均适用本路径；术前应向患者和家属充分交代病情、手术方式和途径等，签署手术知情同意书。

■ 患者同时具有其他疾病诊断，如内、外科合并症，经合理治疗后达到稳定，经系统评估后对手术和麻醉无禁忌，仅需要药物维持治疗者，方可进入路径。但可能会增加医疗费用，延长住院时间。

■ 患者如果合并高血压、糖尿病、冠心病等其他慢性疾病，病情不稳定，如果需要经治疗稳定后才能手术，术前准备过程应先进入其他相应内科疾病的诊疗路径。

■ 若术前进入路径管理，但子宫全切术后出现手术并发症或伴发内科或外科合并症，则退出路径。

（六）术前准备（术前评估）2 天

1. 必须检查的项目：
（1）血常规、尿常规、便常规。
（2）肝肾功能、电解质、血糖、血型、凝血功能。
（3）感染性疾病筛查（乙型肝炎、丙型肝炎、艾滋病、梅毒等）。
（4）宫颈细胞学筛查：TCT 或巴氏涂片。
（5）盆腔超声、心电图、胸部 X 线片。

释义

■ 术前检查是确保手术安全、有效的基础，在术前必须完成。术前检查包括常规和专科体检，相关实验室检测以及特殊检查，相关人员应认真分析检查结果，以及时发现异常情况并进行相应处理。血常规、尿常规是最基本的常规检查，每个进入路径的患者均需完成；肝肾功能、电解质、血糖、凝血功能、心电图、X 线胸片主要是评估有无基础病，可能会影响到住院时间、费用以及治疗预后；血型、Rh 因子、感染性疾病筛查主要是用于术前和输血前准备。

■ 宫颈细胞学筛查可明确有无宫颈病变。

■ 盆腔超声检查可辅助诊断和鉴别诊断，进一步明确病变范围、部位，有无合并子宫肌瘤和盆腔子宫内膜异位症等其他疾病，可作为术式选择和术时参考。

2. 根据病情需要而定：血清肿瘤标志物，腹部超声，盆腔 CT 或 MRI 检查，肠道、泌尿系造影，心、肺功能测定等。

释义

■ 子宫腺肌病患者应监测血清 CA125 水平。如合并卵巢肿瘤可以检测其他肿瘤标志物如 CA199、CEA 等，可疑妊娠时检测 HCG。

■ 影像学检查有助于进一步明确诊断和病变范围，是否累及盆腹腔其他器官，可根据病情需要行盆腔 CT 或 MRI 检查。肠道、泌尿系造影可进一步明确肠道、泌尿系统是否受累，如输尿管是否梗阻、病变是否侵及直肠等。

■ 高龄患者或心肺功能异常患者，应加强全身重要器官的检查，尤其是心肺功能检测，术前根据病情增加心脏彩超、肺功能、血气分析等检查。

（七）预防性抗菌药物选择与使用时机

抗菌药物使用：按照《抗菌药物临床应用指导原则》（卫医发〔2004〕285 号）执行，并根据患者的病情决定抗菌药物的选择与使用时间。

释义

■ 子宫切除术属于Ⅱ类（清洁-污染）切口手术，因此，可按照规定适当预防性应用抗菌药。盆腔脏器主要感染病原菌是革兰阴性杆菌和厌氧菌，预防手术部位感染多使用第二代头孢菌素和甲硝唑，特殊复杂的情况可选用第三代头孢菌素头孢曲松或头孢噻肟。对 β-内酰胺类抗菌药过敏者，可选用克林霉素预防葡萄球菌、链球菌感染，可选用氨曲南预防革兰阴性杆菌感染，必要时可联合使用。给药的时机应在切开皮肤前 30 分钟（或麻醉诱导时）开始静脉给药，如果手术时间超过 3 小时，或失血量大（1500ml），可手术中给予第 2 剂。术后 72 小时内，如无感染迹象，应停止使用预防性抗菌药物。

（八）手术日为入院后的第 3~4 天

1. 麻醉方式：全身麻醉或腰硬联合麻醉。
2. 术中用药：麻醉常规用药、止血药物和其他必需用药。
3. 输血：视术中情况而定。
4. 病理：术后石蜡切片，必要时术中冷冻切片。

释义

■ 手术日为入院后的第 3~5 天。

■ 本路径规定的子宫切除术可根据病情，由临床医师和麻醉科医师会诊决定采取的麻醉方式。

■ 术中麻醉药、止血药物及其他必需用药应依据说明书用药。术前应针对患者出血的高危因素进行评估和相应处理，为减少术中出血，术中可应用止血药物，如作用于血管壁的酚磺乙胺，作用于凝血系统的血液制品、维生素 K、抗纤溶系统药物氨甲环酸，以及注射用尖吻蝮蛇血凝酶，用于减少流血或预防出血。术中掌握正确止血方法，合理使用止血器械，恰当使用止血材料是术中止血的关键。

■ 是否输血应根据患者术前状况和术中出血情况决定。围术期应监测失血量、重要脏器是否存在灌注或氧供不足（包括血压、心率、脉搏血氧饱和度、尿量、血乳酸等）、血红蛋白量或血细胞比容和凝血功能以指导输血，如浓缩红细胞、浓缩血小板、新鲜冷冻血浆、冷沉淀、全血等。可根据医院条件采用自体血回输系统进行自身输血。

■ 根据术中标本剖视情况，由手术医师决定是否行冷冻病理检查。标本必须行术后石蜡切片检查。典型的子宫腺肌病的镜下所见为子宫肌层内呈岛状分布的子宫内膜腺体与间质。

（九）术后住院恢复≤8 天

1. 必须复查的检查项目：血常规、尿常规等。
2. 术后用药：根据情况予镇痛、止吐、补液、维持水电解质平衡治疗。
3. 抗菌药物使用：按照《抗菌药物临床应用指导原则》（卫医发〔2004〕285 号）执行，并根据患者的病情决定抗菌药物的选择与使用时间。

释义

■ 术后可根据患者恢复情况做必须复查的检查项目，并根据病情变化增加检查的频次。复查项目也并不仅局限于路径中的项目，术后可根据病情需要开展相应的检查和治疗。

■ 根据病情术后可予以镇痛、止吐、补液、维持水电解质平衡治疗。止吐：术后患者出现持续性恶心、呕吐时，在排除药物和机械性因素后，可以止吐治疗，如 5-HT3 受体阻滞药、氟哌利多、异丙嗪等。镇痛：本路径手术术后预期疼痛强度属于轻中度疼痛，术后应评估患者的疼痛强度，进行管理和监测，合理使用镇痛药物，如对乙酰氨基酚和非甾体消炎药、曲马多、阿片类药物，实施多模式镇痛。液体治疗：术后补液应根据患者情况进行个体化治疗，目的是维持水、电解质和酸碱平衡，提供合理的营养支持。

■ 术后根据患者病情决定抗菌药物的选择和使用时间。一般情况下如无感染迹象，术后 72 小时内应停止使用预防性抗菌药物。如果手术中发现已存在细菌性感染，抗菌药物使用时间应按治疗性应用而定，手术后应继续用药直至感染消除。如果术后发生手术部位感染，则根据病原菌、感染部位、感染严重程度和患者的生理、病理情况制订抗菌药物治疗方案，包括药物品种、剂量、给药次数、给药途径、疗程及联合用药等。

（十）出院标准

1. 患者一般情况良好，体温正常，完成复查项目。
2. 伤口愈合好。
3. 没有需要住院处理的并发症和（或）合并症。

释义

■ 主治医师应在出院前，通过复查的各项检查并结合患者恢复情况决定是否出院。如果出现术后感染或继发血肿等需要继续留院治疗的情况，超出了路径所规定的时间，应先处理并发症并符合出院条件后再准许患者出院。

（十一）变异及原因分析

1. 因化验检查异常需要复查，导致术前住院时间延长。
2. 有影响手术的合并症，需要进行相关的诊断和治疗。
3. 因手术并发症需要进一步治疗。

释义

■ 变异是指入选临床路径的患者未能按路径流程完成医疗行为或未达到预期的医疗质量控制目标，包括三方面的情况：①按路径流程完成治疗，但出现非预期结果，可能需要后续进一步处理。②按路径流程完成治疗，但超出了路径规定的时限或限定的费用。如实际住院日超出标准住院日要求、或未能在规定的手术日时间限定内实施手术等。③不能按路径流程完成治疗，患者需要中途退出路径，如治疗过程中出现严重并发症，导致必须终止路径或需要转入其他路径进行治疗等。对这些患者，主管医师均应进行变异原因的分析，并在临床路径的表单中予以说明。

■ 术前实验室检查结果异常，需要进一步明确诊断，除外可能影响麻醉和手术的合并症，如发现心电图异常的患者应进一步评估手术和麻醉风险、有无手术禁忌，是否需治疗稳定后再手术。或者患者既往患有心脏疾病，治疗合理，目前情况稳定，经评估无手术及麻醉禁忌，可以手术，但可能会增加医疗费用，延长住院时间。主管医师均应进行变异原因的分析，并在临床路径的表单中予以说明。

■ 因手术并发症需要终止或退出路径。子宫切除手术可能出现的并发症有泌尿系统、肠管等重要脏器损伤，手术部位感染，血肿形成，伤口延迟愈合等，需要进一步治疗。主管医师均应进行变异原因的分析，并在临床路径的表单中予以说明。

■ 术中、术后病理提示为子宫恶性肿瘤，则退出本路径，进入相应路径进行治疗。

四、子宫腺肌病临床路径给药方案

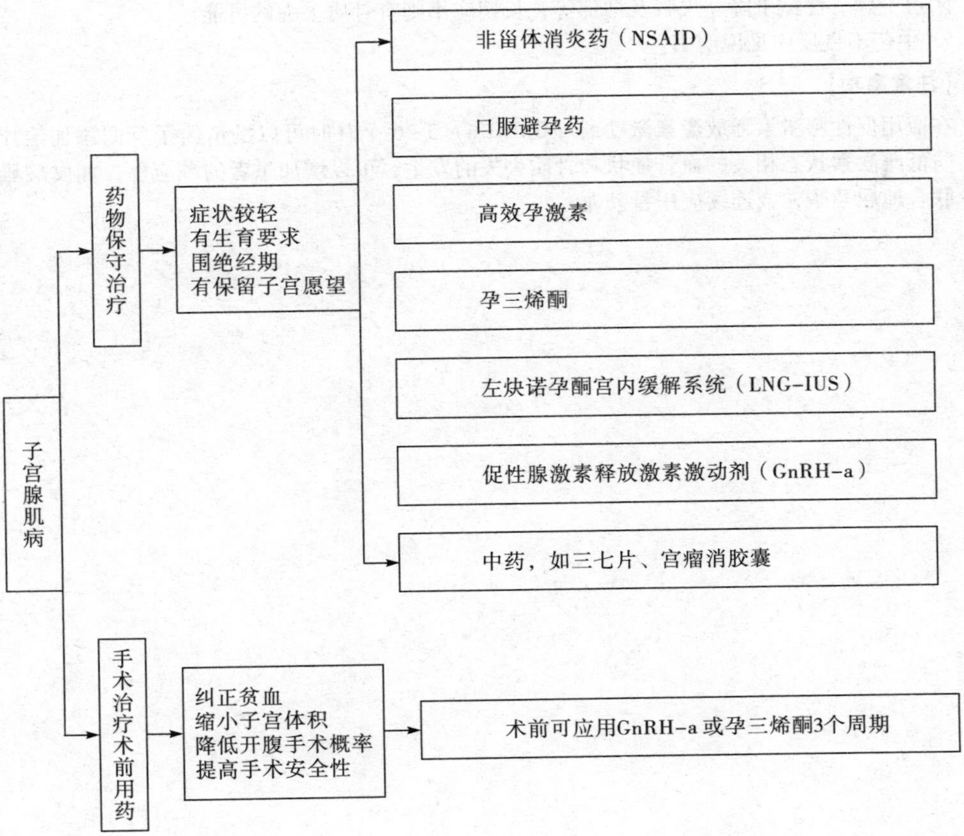

【用药选择】

1. 应用于基本确诊的病例，不主张长期“试验性治疗”。
2. 尚无标准化方案。
3. 各种方案疗效基本相同，但不良反应不同，所以，选择药物时要考虑药物的不良反应、患者的意愿及经济能力。
4. 中医药治疗在缓解子宫腺肌病相关的继发性痛经、月经过多等方面有确切的临床疗效，可应用具有散瘀止血、消肿止痛作用的三七片，具有活血化瘀、软坚散结作用的宫瘤消胶囊或具有清凉止血、化瘀生肌定痛作用的致康胶囊等中成药治疗。

【药学提示】

1. 非甾体消炎药（NSAID），主要不良反应为胃肠道反应，偶有肝肾功能异常。长期应用要警惕胃溃疡的可能。
2. 复方口服避孕药，主要不良反应较少，偶有消化道症状或肝肾功能异常。40 岁以上或者有高危因素如糖尿病、高血压、血栓史以及抽烟的患者，要警惕静脉血栓或栓塞的风险。
3. 孕激素，主要不良反应是突破出血、乳房胀痛、体重增加、消化道症状以及肝功能异常。
4. 孕三烯酮，主要不良反应为雄激素样作用，如毛发增多、情绪改变、声音变粗。此外还可能影响脂蛋白代谢、造成肝功能损害以及体重增加等。
5. 左炔诺孕酮宫内缓释系统（LNG-IUS），主要不良反应为经量减少或经期延长、闭经、阴道点滴出血、体重增加、节育器下移或脱落、盆腔感染、下腹不适等。

6. 促性腺激素释放激素激动剂（GnRH-a），主要是低雌激素水平引起的更年期症状如潮热、阴道干燥、性欲下降、失眠及抑郁等，长期应用则有骨质丢失的可能。

7. 中药不良反应见说明书。

【注意事项】

在应用促性腺激素释放激素激动剂（GnRH-a）3～6个月时可以酌情给予反向添加治疗，预防低雌激素状态相关的血管症状和骨质丢失的发生，可以增加患者的顺应性，如戊酸雌二醇联合地屈孕酮，或连续应用替勃龙。

五、推荐表单

（一）医师表单

子宫腺肌病临床路径医师表单

适用对象：第一诊断为子宫腺肌病（ICD-10：N80.003）

行子宫切除术（ICD-9-CM-3：68.3/68.4/6.5）

患者姓名：	性别：　年龄：　门诊号：	住院号：
住院日期：　年　月　日	出院日期：　年　月　日	标准住院日：≤12天

时间	住院第1天	住院第2天	住院第3~5天（手术日）
主要诊疗工作	□ 询问病史及体格检查 □ 完成病历书写 □ 开检查单 □ 上级医师查房与术前评估 □ 初步确定手术方式和日期	□ 上级医师查房 □ 完成术前准备与术前评估 □ 术前讨论，确定手术方案 □ 完成必要的相关科室会诊 □ 完成术前小结、上级医师查房记录等病历书写 □ 向患者及家属交代病情、围术期注意事项 □ 签署手术知情同意书、自费用品协议书、输血同意书	□ 上级医师查房 □ 手术标本常规送石蜡组织病理学检查 □ 术中需变更手术方式，签署变更手术同意书 □ 完成术后病程记录
重点医嘱	**长期医嘱：** □ 妇科二级/三级护理常规 □ 饮食 □ 患者既往基础用药 **临时医嘱：** □ 血、尿、便常规 □ 肝肾功能、电解质、血糖、凝血功能、血型、感染性疾病筛查 □ 宫颈TCT或巴氏涂片 □ 盆腔超声、X线胸片、心电图 □ 必要时行血清肿瘤标志物，腹部超声，盆腔CT或MRI，肠道及泌尿系造影，心、肺功能测定	**长期医嘱：** □ 妇科二级/三级护理常规 □ 饮食 □ 患者既往基础用药 **临时医嘱：** □ 术前医嘱：常规准备明日在全身麻醉或腰硬联合麻醉下经腹腔镜或开腹或经阴道行子宫切除术 □ 手术野皮肤准备 □ 配血400ml □ 术前禁食、禁水 □ 阴道准备 □ 肠道准备 □ 导尿包 □ 其他特殊医嘱	**长期医嘱：** □ 禁食、禁水 □ 一级护理 □ 引流（酌情处理） □ 留置尿管 □ 会阴冲洗 □ 抗菌药 **临时医嘱：** □ 今日在全身麻醉或腰硬联合麻醉下经腹腔镜或经开腹或经阴道行子宫切除术 □ 心电监护、吸氧（必要时） □ 补液、维持水电解质平衡 □ 酌情使用止吐、镇痛药物 □ 其他特殊医嘱
病情变异记录	□ 无　□ 有，原因： 1. 2.	□ 无　□ 有，原因： 1. 2.	□ 无　□ 有，原因： 1. 2.
医师签名			

时间	住院第4~5天 （术后第1日）	住院第5~8天 （术后第2~4日）	住院第9~12天 （出院日）
主要诊疗工作	□ 上级医师查房 □ 观察病情变化 □ 完成常规病历书写 □ 注意引流量 □ 注意观察生命体征等 □ 可拔除导尿管，交代术后注意事项	□ 上级医师查房 □ 完成常规病历书写 □ 根据引流情况明确是否拔除引流管 □ 拔除导尿管	□ 上级医师查房，进行手术及伤口评估，明确是否出院 □ 完成出院记录、病案首页、出院证明书等 □ 向患者交代出院后的注意事项及后续治疗方案
重点医嘱	**长期医嘱：** □ 一级护理 □ 流质 □ 抗菌药 □ 可停留置导尿 **临时医嘱：** □ 换药 □ 酌情使用止吐、镇痛药物 □ 补液、维持水电解质平衡 □ 其他特殊医嘱	**长期医嘱：** □ 二级/三级护理 □ 半流质或者普食（根据情况） □ 停引流记量 □ 停留置导尿 **临时医嘱：** □ 换药 □ 复查相关检验（血、尿常规等）	**出院医嘱：** □ 全休6周 □ 禁性生活及盆浴6周 □ 出院带药
病情变异记录	□ 无 □ 有，原因： 1. 2.	□ 无 □ 有，原因： 1. 2.	□ 无 □ 有，原因： 1. 2.
医师签名			

（二）护士表单

子宫腺肌病临床路径护士表单（A）

适用对象：第一诊断为子宫腺肌病（ICD-10：N80.003）
行 TAH、TAH+BSO

患者姓名：	性别：　年龄：　门诊号：	住院号：
住院日期：　年　月　日	出院日期：　年　月　日	标准住院日：≤12 天

时间	手术前	手术当天
健康宣教	□ 入院宣教 介绍主管医师、护士 介绍环境、设施 介绍住院注意事项 探视制度、查房制度、订餐制度、卫生间的使用 □ 术前准备及宣教 宣教疾病知识、术前准备内容及手术过程 告知准备物品、沐浴等 告知术前饮食要求 告知术后可能出现的情况及应对方式	□ 手术当日宣教 □ 告知饮食、体位要求 □ 告知疼痛注意事项 □ 告知术后可能出现情况的应对方式 □ 给予患者及家属心理支持，再次明确探视陪伴须知
护理处置	□ 核对患者、办理入院手续、佩戴腕带、安排床位、入院评估 □ 完善术前检查化验 □ 术前准备（遵医嘱）、配血、抗菌药皮试、备皮、阴道冲洗、肠道准备	□ 与接手术人员核对患者姓名、床号、带药等 □ 嘱患者摘除义齿及各种活动物品 □ 填写手术交接单，签字确认
基础护理	□ 二级/三级护理 □ 患者安全管理	□ 一级护理 □ 卧位护理：协助床上翻身、移动、预防压疮 □ 排泄护理 □ 各种管路的护理 患者安全管理
专科护理	□ 护理查体 □ 瞳孔、意识监测 □ 填写跌倒及压疮防范表（需要时） □ 请家属陪伴（需要时）	□ 病情观察，写护理记录 □ 定时评估生命体征、意识、肢体活动、皮肤情况、伤口敷料、阴道出血情况、出入量、引流液、尿液性质及量 □ 遵医嘱给予治疗及护理
重点医嘱	□ 详见医嘱执行单	□ 详见医嘱执行单
病情变异记录	□ 无　□ 有，原因： 1. 2.	□ 无　□ 有，原因： 1. 2.
护士签名		

时间	术后第1天	术后第2~5天	出院当天
健康宣教	□ 术后宣教 饮食、活动指导 术后用药的作用 疾病恢复期注意事项 拔尿管后注意事项 下床活动注意事项 阴道出血的观察	□ 术后宣教 饮食、活动指导 术后用药的作用 疾病恢复期注意事项 下床活动注意事项	□ 出院宣教 □ 复查时间 □ 服药方法 □ 活动休息 □ 指导饮食 □ 伤口及阴道出血的观察 □ 沐浴及禁性生活时间 □ 指导办理出院手续
护理处置	□ 遵医嘱完成相关检查 □ 遵医嘱完成治疗及护理 □ 督促患者排尿	□ 定时测量生命体征、询问排尿、排便、排气及腹胀情况 □ 遵医嘱执行治疗及护理 □ 评估患者进食、进水情况 □ 协助患者活动 □ 注意活动安全，避免坠床或跌倒、配合执行探视及陪伴	□ 办理出院手续 □ 通知患者家属办理出院手续
基础护理	□ 一级护理 □ 晨晚间护理 □ 协助进食、进水 □ 协助下床活动 □ 排泄护理 □ 协助更衣 □ 患者安全管理	□ 二级/三级护理（根据患者病情和生活自理能力确定护理级别） □ 协助或指导进食、进水 □ 协助或指导床旁活动 □ 患者安全管理	□ 三级护理
专科护理	□ 病情观察，写术后评估 □ 评估生命体征、肢体活动、皮肤情况、伤口敷料、遵医嘱予各项治疗及护理，需要时联系主管医师给予相关治疗及用药 □ 评估患者腹胀情况 □ 评估患者拔除尿管后排尿情况 □ 阴道出血的观察	□ 病情观察 □ 评估生命体征、肢体活动、皮肤情况、伤口敷料、遵医嘱予各项治疗及护理，需要时联系主管医师给予相关治疗及用药 □ 评估患者腹胀情况	□ 病情观察
重点医嘱	□ 详见医嘱执行单	□ 详见医嘱执行单	□ 详见医嘱执行单
病情变异记录	□ 无 □ 有，原因： 1. 2.	□ 无 □ 有，原因： 1. 2.	□ 无 □ 有，原因： 1. 2.
护士签名			

子宫腺肌病临床路径护士表单（B）

适用对象：第一诊断为子宫腺肌病（ICD-10：N80.003）

行 LAVH、LAVH+BSO；TLH、TLH+BSO；TVH、TVH+BSO

患者姓名：	性别：　　年龄：　　门诊号：	住院号：
住院日期：　　年　月　日	出院日期：　　年　月　日	标准住院日：≤12 天

时间	手术前	手术当天
健康宣教	□ 入院宣教 介绍主管医师、护士 介绍环境、设施 介绍住院注意事项 探视制度、查房制度、订餐制度、卫生间的使用 □ 术前准备及宣教 宣教疾病知识、术前准备内容及手术过程 告知准备物品、沐浴等 告知术前饮食要求 告知术后可能出现的情况及应对方式	□ 手术当日宣教 □ 告知饮食、体位要求 □ 告知疼痛注意事项 □ 告知术后可能出现情况的应对方式 □ 给予患者及家属心理支持、再次明确探视陪伴须知
护理处置	□ 核对患者、办理入院手续、佩戴腕带、安排床位、入院评估 □ 完善术前检查化验 □ 术前准备（遵医嘱）：配血、备皮、阴道冲洗、肠道准备	□ 与接手术人员核对患者姓名、床号、带药等 □ 嘱患者摘除义齿及各种活动物品 □ 填写手术交接单，签字确认
基础护理	□ 二级/三级护理 □ 患者安全管理	□ 一级护理 □ 卧位护理：协助床上翻身、移动、预防压疮 □ 排泄护理 □ 各种管路的护理 □ 患者安全管理
专科护理	□ 护理查体 □ 瞳孔、意识监测 □ 填写跌倒及压疮防范表（需要时） □ 请家属陪伴（需要时）	□ 病情观察，写护理记录 □ 定时评估生命体征、意识、肢体活动、皮肤情况、伤口敷料、阴道出血情况、出入量、尿液、引流液性质及量 □ 遵医嘱给予治疗及护理
重点医嘱	□ 详见医嘱执行单	□ 详见医嘱执行单
病情变异记录	□ 无　□ 有，原因： 1. 2.	□ 无　□ 有，原因： 1. 2.
护士签名		

时间	术后第1天	术后第2~3天	出院当天
健康宣教	□ 术后宣教 饮食、活动指导 术后用药的作用 疾病恢复期注意事项 拔尿管后注意事项 下床活动注意事项 留置引流管的注意事项 阴道出血的观察	□ 术后宣教 饮食、活动指导 术后用药的作用 疾病恢复期注意事项 下床活动注意项	□ 出院宣教 □ 复查时间 □ 服药方法 □ 活动休息 □ 指导饮食 □ 伤口及阴道出血的观察 □ 沐浴及禁性生活时间 □ 指导办理出院手续
护理处置	□ 遵医嘱完成相关检查 □ 遵医嘱完成治疗及护理 □ 督促患者排尿	□ 定时测量生命体征、询问排尿、排便、排气及腹胀情况 □ 遵医嘱执行治疗及护理 □ 评估患者进食、进水情况 □ 协助患者活动 □ 注意活动安全，避免坠床或跌倒、配合执行探视及陪伴	□ 办理出院手续 □ 通知患者家属办理出院手续
基础护理	□ 一级护理 □ 晨晚间护理 □ 协助进食、进水 □ 协助下床活动 □ 排泄护理 □ 协助更衣 □ 患者安全管理	□ 二级/三级护理（根据患者病情和生活自理能力确定护理级别） □ 协助或指导进食、进水 □ 协助或指导床旁活动 □ 患者安全管理	□ 三级护理
专科护理	□ 病情观察，写术后评估 □ 评估生命体征、肢体活动、皮肤情况、伤口敷料、遵医嘱予各项治疗及护理，需要时联系主管医师给予相关治疗及用药 □ 评估患者腹胀情况 □ 评估患者拔除尿管后排尿情况 □ 阴道出血的观察	□ 病情观察 □ 评估生命体征、肢体活动皮肤情况、伤口敷料、遵医嘱予各项治疗及护理，需要时联系主管医师给予相关治疗及用药 □ 评估患者腹胀情况	□ 病情观察
重点医嘱	□ 详见医嘱执行单	□ 详见医嘱执行单	□ 详见医嘱执行单
病情变异记录	□ 无 □ 有，原因： 1. 2.	□ 无 □ 有，原因： 1. 2.	□ 无 □ 有，原因： 1. 2.
护士签名			

（三）患者表单

子宫腺肌病临床路径患者表单（A）

适用对象：第一诊断为子宫腺肌病（ICD-10：N80.003）

TAH、TAH+BSO

患者姓名：	性别：　年龄：　门诊号：		住院号：
住院日期：　年　月　日	出院日期：　年　月　日		标准住院日：≤12天

时间	入院	手术前	手术当天
医患配合	□ 询问病史、过敏史，妇科检查 □ 心电图、胸部X线正位片、妇科超声、化验 □ 麻醉科医师会诊 □ 手术前谈话、签字	□ 行术前准备 □ 麻醉科医师会诊 □ 手术前谈话、签字	□ 向家属交代手术情况
护患配合	□ 护士行入院护理评估（简单询问病史） □ 接受入院宣教（环境介绍、病室规定、订餐制度、贵重物品保管、查房制度） □ 测量体温、脉搏、呼吸、血压、体重1次 □ 三级护理	□ 术前宣教 □ 宣教疾病知识及手术过程 □ 术前准备（皮肤准备） □ 宣教术后注意事项 □ 术前用物准备 □ 宣教术后可能发生的情况及应对方式 □ 术前配血 □ 测量体温、脉搏、呼吸3次	□ 清晨测量体温、脉搏、呼吸、血压1次 □ 取下义齿、饰品等，贵重物品交家属保管 □ 等待手术室人员来接 □ 核对患者、手术带药
饮食	□ 遵医嘱	□ 遵医嘱	□ 手术当天禁食、禁水
排泄	□ 无　□ 有，原因： 1. 2.	□ 无　□ 有，原因： 1. 2.	□ 无　□ 有，原因： 1. 2.
活动	□ 正常活动	□ 正常活动	□ 休息

时间	手术后	出院
医患配合	□ 遵医嘱使用药物 □ 定时监测生命体征 □ 监护设备、管路功能的使用及注意事项 □ 疼痛的注意事项和缓解方法 □ 术后可能发生的情况及应对方式 □ 床上活动的时间及方法	□ 医师观察伤口愈合情况 □ 伤口拆线 □ 开出院医嘱 □ 预约复诊日期 □ 出院诊断书 □ 出院带药
护患配合	□ 每天测量体温、脉搏、呼吸 1~3 次，根据病情测量血压 □ 静脉点滴抗菌药等 □ 医护人员检查伤口及留置针的状况 □ 会阴冲洗 3 天（如留置尿管、引流管者每日冲洗） □ 术后宣教	□ 三级护理 □ 普食 □ 出院宣教
饮食	□ 根据病情由流食逐渐过渡到普食	□ 普食
排泄	□ 无 □ 有，原因： 1. 2.	□ 无 □ 有，原因： 1. 2.
活动	□ 协助患者下床活动，注意安全	□ 正常轻体力活动

子宫腺肌病临床路径患者表单（B）

适用对象：第一诊断为子宫腺肌病（ICD-10：N80.003）

行 LAVH、LAVH+BSO；TLH、TLH+BSO；TVH、TVH+BSO

患者姓名：	性别： 年龄： 门诊号：	住院号：
住院日期： 年 月 日	出院日期： 年 月 日	标准住院日：≤12 天

时间	入院	手术前	手术当天
医患配合	□ 询问病史、过敏史，妇科检查 □ 心电图、胸部 X 线正位片、妇科超声波检查、化验 □ 麻醉科医师会诊 □ 手术前谈话、签字	□ 行术前准备 □ 麻醉科医师会诊 □ 手术前谈话、签字	□ 向家属交代手术情况
护患配合	□ 护士行入院护理评估（简单询问病史） □ 接受入院宣教（环境介绍、病室规定、订餐制度、贵重物品保管、查房制度） □ 测量体温、脉搏、呼吸、血压、体重 1 次 □ 三级护理	□ 术前宣教 □ 宣教疾病知识及手术过程 □ 术前准备（皮肤准备） □ 宣教术后注意事项 □ 术前用物准备 □ 宣教术后可能发生的情况及应对方式 □ 术前配血 □ 测量体温、脉搏、呼吸 3 次	□ 清晨测量体温、脉搏、呼吸、血压 1 次 □ 取下义齿、饰品等，贵重物品交家属保管 □ 等待手术室人员来接 □ 核对患者、手术带药
饮食	□ 遵医嘱	□ 遵医嘱	□ 手术当天禁食、禁水
排泄	□ 无 □ 有，原因： 1. 2.	□ 无 □ 有，原因： 1. 2.	□ 无 □ 有，原因： 1. 2.
活动	□ 正常活动	□ 正常活动	□ 休息

时间	手术后	出院
医患配合	□ 遵医嘱使用药物 □ 定时监测生命体征 □ 监护设备、管路功能的使用及注意事项 □ 疼痛的注意事项和缓解方法 □ 术后可能发生的情况及应对方式 □ 床上活动的时间及方法	□ 医师观察伤口愈合情况 □ 伤口拆线 □ 开出院医嘱 □ 预约复诊日期 □ 出院诊断书 □ 出院带药
护患配合	□ 每天测量体温、脉搏、呼吸 1~3 次，根据病情测量血压 □ 静脉滴注抗菌药等 □ 医护人员检查伤口及留置针的状况 □ 会阴冲洗 2 天（如留置尿管、引流管者每日冲洗） □ 术后宣教	□ 三级护理 □ 普食 □ 出院宣教
饮食	□ 根据病情由半流食逐渐过渡到普食	□ 普食
排泄	□ 无　□ 有，原因： 1. 2.	□ 无　□ 有，原因： 1. 2.
活动	□ 协助患者下床活动，注意安全	□ 正常轻体力活动

附：原表单（2009年版）

子宫腺肌病临床路径表单

适用对象：第一诊断为子宫腺肌病（ICD-10：N80.003）
行子宫切除术（ICD-9-CM-3：68.3/68.4/68.5）

患者姓名：	性别：　年龄：　门诊号：		住院号：
住院日期：　年　月　日	**出院日期：**　年　月　日		**标准住院日：≤12天**

时间	住院第1天	住院第2天	住院第3~4天（手术日）
主要诊疗工作	□ 询问病史及体格检查 □ 完成病历书写 □ 开检查单 □ 上级医师查房与术前评估 □ 初步确定手术方式和日期	□ 上级医师查房 □ 完成术前准备与术前评估 □ 术前讨论，确定手术方案 □ 完成必要的相关科室会诊 □ 完成术前小结、上级医师查房记录等病历书写 □ 向患者及家属交代病情、围术期注意事项 □ 签署手术知情同意书、自费用品协议书、输血同意书	□ 手术 □ 手术标本常规送石蜡组织病理学检查 □ 术者完成手术记录 □ 完成术后病程记录 □ 上级医师查房 □ 向患者及家属交代病情、术中情况及术后注意事项
重点医嘱	**长期医嘱：** □ 妇科二级护理常规 □ 饮食 □ 患者既往基础用药 **临时医嘱：** □ 血、尿、便常规 □ 肝肾功能、电解质、血糖、凝血功能、血型、感染性疾病筛查 □ 宫颈TCT或巴氏涂片 □ 盆腔超声、X线胸片、心电图 □ 必要时行血清肿瘤标志物，腹部超声，盆腔CT或MRI，肠道及泌尿系造影，心、肺功能测定	**长期医嘱：** □ 妇科二级护理常规 □ 饮食 □ 患者既往基础用药 **临时医嘱：** □ 术前医嘱：常规准备明日在全麻或腰硬联合麻醉下经腹腔镜或开腹或经阴道行子宫切除术 □ 手术野皮肤准备 □ 配血400ml □ 术前禁食、禁水 □ 阴道准备 □ 肠道准备 □ 导尿包 □ 其他特殊医嘱	**长期医嘱：** □ 禁食、禁水 □ 一级护理 □ 引流（酌情处理） □ 留置尿管 □ 会阴冲洗 □ 抗菌药 **临时医嘱：** □ 今日在全身麻醉或腰硬联合麻醉下经腹腔镜或经开腹或经阴道行子宫切除术 □ 心电监护、吸氧（必要时） □ 补液、维持水电解质平衡 □ 酌情使用止吐、镇痛药物 □ 其他特殊医嘱
主要护理工作	□ 入院宣教 □ 介绍病房环境、设施和设备 □ 入院护理评估	□ 宣教、备皮等术前准备 □ 通知患者晚22时后禁食、禁水	□ 观察患者病情变化 □ 术后心理与生活护理
病情变异记录	□ 无　□ 有，原因： 1. 2.	□ 无　□ 有，原因： 1. 2.	□ 无　□ 有，原因： 1. 2.

续 表

时间	住院第1天	住院第2天	住院第3~4天（手术日）
护士 签名			
医师 签名			

时间	住院第4~5天 （术后第1日）	住院第5~8天 （术后第2~4日）	住院第9~12天 （出院日）
主要诊疗工作	□ 上级医师查房 □ 观察病情变化 □ 完成常规病历书写 □ 注意引流量 □ 注意观察生命体征等 □ 可拔除导尿管	□ 上级医师查房 □ 完成常规病历书写 □ 根据引流情况明确是否拔除引流管 □ 拔除导尿管	□ 上级医师查房，进行手术及伤口评估，明确是否出院 □ 完成出院记录、病案首页、出院证明书等 □ 向患者交代出院后的注意事项
重点医嘱	**长期医嘱：** □ 一级护理 □ 流质 □ 抗菌药 □ 可停留置导尿 **临时医嘱：** □ 换药 □ 酌情使用止吐、镇痛药物 □ 补液、维持水电解质平衡 □ 其他特殊医嘱	**长期医嘱：** □ 二级护理 □ 半流质或者普食（根据情况） □ 停引流记量 □ 停留置导尿 **临时医嘱：** □ 换药 □ 复查相关检验（血、尿常规等）	**出院医嘱：** □ 全休6周 □ 禁性生活及盆浴6周 □ 出院带药
主要护理工作	□ 观察患者情况 □ 术后心理与生活护理 □ 指导术后患者功能锻炼	□ 观察患者情况 □ 术后心理与生活护理 □ 指导术后患者功能锻炼	□ 指导患者术后康复 □ 出院宣教 □ 协助患者办理出院手续
病情变异记录	□ 无 □ 有，原因： 1. 2.	□ 无 □ 有，原因： 1. 2.	□ 无 □ 有，原因： 1. 2.
护士签名			
医师签名			

第四十章
胎膜早破行阴道分娩临床路径释义

一、胎膜早破行阴道分娩编码

疾病名称及编码：胎膜早破（足月）（ICD-10：O42 伴 Z37）

二、临床路径检索方法

O42 伴 Z37

三、胎膜早破行阴道分娩临床路径标准住院流程

（一）适用对象

第一诊断为胎膜早破（足月）行阴道分娩（ICD-10：O42 伴 Z37）。

释义

■ 本路径适用对象为孕 37 周以后胎膜早破，且无剖宫产指征，拟行阴道分娩的患者。

■ 胎膜早破是产科的一个常见并发症，发生足月胎膜早破后约 95%的孕妇将在 28 小时内临产。

（二）诊断依据

根据《临床诊疗指南·妇产科学分册》（中华医学会编著，人民卫生出版社，2009 年）。

1. 主诉有阴道流液。
2. 阴道窥器检查见羊水自宫颈口流出。
3. 石蕊试纸测 pH>7。
4. 显微镜下阴道液干燥涂片见羊齿状结晶。

释义

■ 大多数胎膜早破的症状是明显的，孕妇感觉阴道内突然有一定量的液体流出，羊水色清，杂有小粒乳白色胎脂，有时羊水呈淡黄色或草绿色或混有胎粪。

■ 正常阴道分泌液的 pH 为 4.5~6，羊水为 7.0~7.5，因此可以用石蕊试纸测 pH 来证实胎膜早破，敏感度为 90%，假阳性率为 17%。石蕊试纸测 pH≥6.5，如果后穹隆有液池，且试纸变蓝可明确诊断。

■ 超声检查：对于可疑 PROM 孕妇，超声检测羊水量可能有一定帮助，如果超声提示羊水量动态明显减少，结合阴道排液的病史，在排除其他原因导致的羊水过少的前提下，应高度怀疑胎膜早破。

（三）治疗方案的选择

根据《临床诊疗指南·妇产科学分册》（中华医学会编著，人民卫生出版社，2009 年）。

1. 观察临产征象。
2. 引产。
3. 剖宫产。

释义

■ 根据胎膜早破的诊断与处理指南（2015）和 ACOG 实践指南 160 号－胎膜早破。

■ 足月妊娠时胎膜早破常是即将临产的先兆。足月胎膜早破明确诊断后，应评估母胎状况，排除胎儿窘迫、绒毛膜羊膜炎、胎盘早剥、胎位异常、母体合并症等。随着破膜时间延长，宫内感染的风险显著增加。无剖宫产指征者破膜后 2~12 小时内积极引产可以显著缩短破膜至分娩的时间，并且显著降低绒毛膜羊膜炎及母体产褥感染的风险，而不增加剖宫产率和阴道助产率及其他不良妊娠结局的发生率。

■ 缩宫素点滴出现有效宫缩至少 12~18 小时而产程无进展才可考虑诊断引产失败行剖宫产分娩。

■ 对于拒绝引产者应充分告知期待治疗可能会增加母儿感染风险。

■ 如破膜超过 48 小时仍未临产或出现感染征象者，应采取剖宫产终止妊娠。

■ 对于子宫颈条件成熟的足月胎膜早破孕妇，行缩宫素静脉滴注是首选的引产方法。引产过程中应遵循引产规范；对子宫颈条件不成熟同时无促宫颈成熟及阴道分娩禁忌证者，可应用前列腺素制剂以促进子宫颈成熟，但要注意预防感染。使用前列腺素类药物改善子宫颈条件时应注意产科的相关规范，密切监测宫缩情况和胎儿情况，若发生宫缩过频或胎儿窘迫征象应及时取出药物，必要时应用宫缩抑制药。

（四）标准住院日为 4~5 天

释义

■ 胎膜早破患者入院后，第 1~2 天根据破水时间决定临床观察或引产，2 天之内应有妊娠结局。产后恢复 3 天，可出院。总住院时间不超过 5 天符合路径要求。

（五）进入路径标准

1. 第一诊断必须符合 ICD-10：O42 伴 Z37 胎膜早破（足月）疾病编码。
2. 无阴道分娩禁忌证。
3. 当患者同时具有其他疾病诊断，但在住院期间不需特殊处理也不影响第一诊断的临床路径流程实施时，可以进入路径。

释义

■ 临床上有部分患者主诉阴道有液体流出，但来院后未见液体流出或仅见少许液体，且 pH 试纸不变色，怀疑为胎膜早破者，不能进入本路径，而需进一步观察确诊，确诊为胎膜早破者即进入此路径。

■ 有阴道分娩禁忌证及剖宫产指征者进入剖宫产路径。

■ 患者同时有其他疾病诊断时，需判断该疾病在住院期间是否需要特殊处理或是否影响路径实施，例如合并/并发妊娠期糖尿病、甲状腺功能亢进、甲状腺功能减退，如孕期控制满意，可直接进入路径。

（六）入院后第1天

1. 必需的检查项目：

（1）血常规、尿常规。

（2）凝血功能。

（3）血型、感染性疾病筛查（乙型肝炎、丙型肝炎、艾滋病、梅毒等）（孕期未做者）。

2. 根据患者病情可选择项目：肝肾功能、电解质、C反应蛋白、心电图、B超等。

释义

■ 必查项目是确保孕妇、胎儿安全及病情监测的基础，入院后必须完成，分娩前血常规需每日查，以尽早发现感染征象。

■ 根据患者病情行B族溶血性链球菌（group B streptococcus，GBS）筛查。GBS是上行性感染的高危因素，是导致孕妇产时及产褥期感染、胎儿感染及新生儿感染的重要病原菌。有条件可行阴道下1/3和肛周GBS的检测。

（七）药物选择与使用时机

1. 预防性抗菌药物：按照《抗菌药物临床应用指导原则》（卫医发〔2004〕285号）执行，并结合患者的病情决定抗菌药物的选择，用药时间为阴道流液12小时后。

2. 宫缩诱导药物：胎膜早破2~12小时内未自然临产者，应积极引产，终止妊娠。

释义

■ 按照最新《抗菌药物临床应用指导原则》（国卫办医发〔2015〕43号附件）执行。

■ 临床诊断绒毛膜羊膜炎或可疑绒毛膜羊膜炎时，应及时应用抗菌药，并尽快终止妊娠。足月胎膜早破的主要并发症是宫内感染，破膜时间越长，临床绒毛膜羊膜炎的风险越大，进而导致母体的产褥感染、新生儿感染、败血症等。GBS是导致上行性母婴感染的重要病原菌，因此，预防性抗菌药物需要应用，首选对胎儿影响小的青霉素或头孢类抗菌药物。之前检测GBS阳性者在发生胎膜破裂后立即使用抗菌药治疗，若未行GBS培养，足月PROM破膜时间≥12小时或孕妇体温≥38℃也应考虑启动抗菌药的治疗。

■ 胎膜早破2~12小时内未自然临产者，应积极引产或促宫颈成熟，终止妊娠。对于子宫颈条件成熟的足月胎膜早破孕妇，行缩宫素静脉滴注是首选的引产方法。对子宫颈条件不成熟，同时无促宫颈成熟及阴道分娩禁忌证者，可应用前列腺素制剂以促进子宫颈成熟，但要注意预防感染。

（八）分娩方式的选择

1. 无阴道分娩禁忌证者采用阴道分娩。
2. 有剖宫产指征者行剖宫产。

释义

■ 绝大多数胎膜早破孕妇能自然临产最终阴道分娩，但临产后出现产程进展缓慢或滞产或引产过程中出现胎儿窘迫、宫腔感染征象者应及时行剖宫产，这也意味着路径发生变异，需退出该临床路径。

（九）产后住院恢复1~3天

1. 必须复查的检查项目：血常规、尿常规。
2. 产后用药：预防性抗菌药物，按照《抗菌药物临床应用指导原则》（卫医发〔2004〕285号）执行。

释义

■ 产后第1天应复查血常规，C反应蛋白（CRP），明确有无感染、贫血。

■ 根据产程情况及产后血常规情况决定是否使用抗菌药物。产后无需常规预防使用抗菌药，如产程时间长，有较多的阴道检查及操作，产前即存在绒毛膜羊膜炎或血常规检查提示可能存在感染，可使用抗菌药，也可酌情选择口服或静脉给药。

■ 如有贫血，纠正贫血治疗。

（十）出院标准

1. 一般状况良好。
2. 无感染征象。

释义

■ 有侧切伤口者产后满72小时拆线，如有贫血应适当延迟拆线时间。产后体温正常、伤口愈合良好者方可出院。

（十一）变异及原因分析

1. 本路径以阴道分娩方式终止妊娠，若为剖宫产则进入剖宫产临床路径。
2. 实施本路径时若产程中、引产中及治疗过程中出现剖宫产指征（如胎儿窘迫、难产等），即退出临床路径。
3. 有感染者退出临床路径。
4. 引产至阴道分娩结束时间不确定，跨度可为1~3天，故标准住院天数存在变异。

释义

■ 在分娩过程中出现剖宫产指征者改行剖宫产分娩，同时退出该临床路径。

四、足月胎膜早破行阴道分娩临床路径给药方案

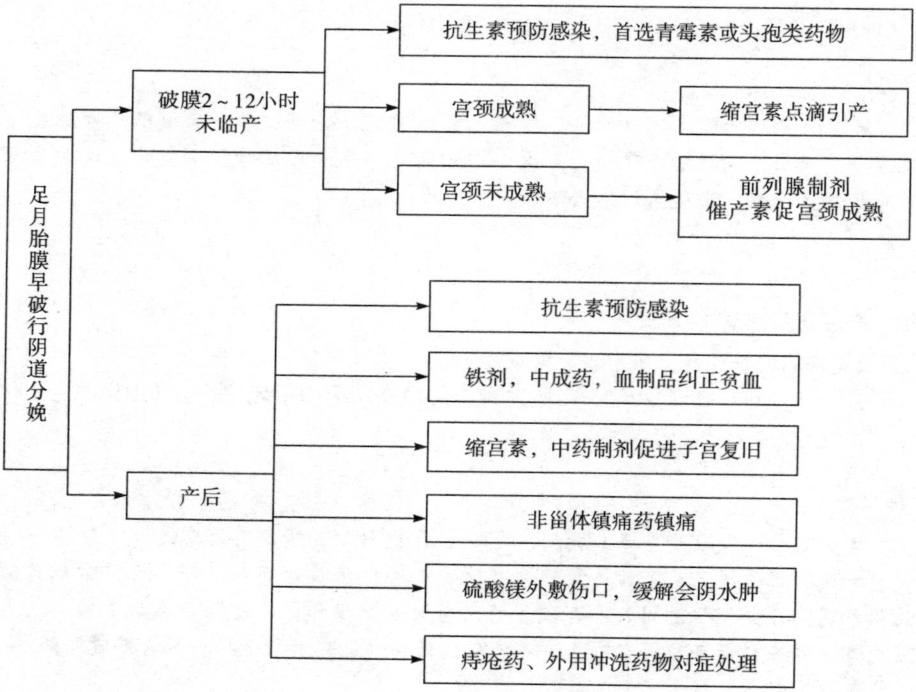

【用药选择】

1. 按照《抗菌药物临床应用指导原则》（国卫办医发〔2015〕43号附件）执行，并根据患者的病情决定抗菌药物的选择与使用时间。
2. GBS培养阳性者，即使之前已经应用了广谱抗菌药，一旦临产，应重新给予抗菌药治疗。青霉素为首选药物，如果青霉素过敏则用头孢菌素类抗菌药或红霉素。
3. 预防GBS感染的抗菌药用法：①青霉素G首次剂量480万单位静脉滴注，然后240万单位/4小时直至分娩，或氨苄青霉素，负荷量2g静脉滴注，然后每4小时1g的剂量静脉滴注直至分娩；②对青霉素过敏者则选用头孢唑啉，以2g作为起始剂量静脉滴注，然后每8小时1g直至分娩；③对头孢菌素类过敏者则用红霉素500mg，每6小时1次静脉滴注；或克林霉素900mg静脉滴注，每8小时1次。
4. 对于子宫颈条件成熟的足月PROM孕妇，行缩宫素静脉滴注是首选的引产方法。引产过程中应遵循引产规范。对子宫颈条件不成熟同时无促宫颈成熟及阴道分娩禁忌证者，可应用前列腺素制剂以促进子宫颈成熟，但要注意预防感染。
5. 产时促进子宫收缩一线用药为缩宫素，根据宫缩及产后出血情况选择其他前列腺素制剂或长效缩宫素。
6. 为预防产后出血，开放静脉时选择生理盐水或林格液等晶体液。如产程中能量供应不足，给予葡萄糖补充能量。
7. 产后纠正贫血，根据血红蛋白的情况选择口服补铁、静脉补铁或输血对症治疗。
8. 产后镇痛不是所有患者均需要，只在有需要时给予。

【药学提示】

1. 使用前列腺素类药物改善子宫颈条件时应注意产科的相关规范，密切监测宫缩情况和胎

儿情况，若发生宫缩过频或胎儿窘迫征象应及时取出药物，必要时应用宫缩抑制药。
2. 前列腺素制剂，主要不良反应为胃肠道反应，使用后可能出现排便失禁，但很快能恢复。
3. 使用铁剂主要不良反应为胃肠道反应和口腔金属感，第一次使用静脉铁剂要注意是否有过敏反应。
4. 中药，不良反应不详。

【注意事项】

绒毛膜羊膜炎是胎膜早破的常见并发症，互为因果。绒毛膜羊膜炎可以导致母儿不良结局，应注意识别和预防。破膜时间越长，绒毛膜羊膜炎的风险越大。急性临床绒毛膜羊膜炎的主要表现为孕妇体温升高（体温≥37.8℃）、脉搏增快（≥100 次/分）、胎心率增快（≥160 次/分）、宫底有压痛、阴道分泌物异味、外周血白细胞计数升高（$\geq 15\times10^9$/L 或中性粒细胞核左移）。孕妇体温升高的同时伴有上述 2 个或以上的症状或体征可以诊断为临床绒毛膜羊膜炎，但上述任何单项的临床表现或指标异常都不能诊断。单纯一项指标异常应进行相应的鉴别诊断，并密切观察和监测。

五、推荐表单

（一）医师表单

胎膜早破行阴道分娩临床路径医师表单

适用对象：第一诊断为胎膜早破（足月）（ICD-10：O42 伴 Z37）
拟 12~24 小时内临产

患者姓名：	性别：　　年龄：　　门诊号：	住院号：
住院日期：　　年　月　日	出院日期：　　年　月　日	标准住院日：4~5 天

时间	住院第 1~2 天	住院第 3~4 天 （产后第 1~2 天）	住院第 5 天 （产后第 3 天，出院日）
主要诊疗工作	□ 询问病史、查体、完成初步诊断 □ 完善检查 □ 完成病历书写 □ 上级医师查房与分娩方式评估 □ 向孕妇及家属交代阴道分娩注意事项、签署相关医疗文书 □ 观察临产征兆及产程进展 □ 胎儿监护 □ 破膜 2~12 小时未临产者引产 □ 入院时破膜超过 24 小时未临产者立即引产 □ 接生	□ 医师查房（体温、脉搏、血压、乳房、子宫收缩、宫底高度、阴道出血量及性状、会阴等改变），确定有无感染 □ 完成日常病程记录和上级医师查房记录	□ 医师查房，确定子宫复旧及会阴切口、哺乳等情况 □ 完成日常病程记录、上级医师查房记录及出院记录 □ 开出院医嘱 □ 通知产妇及家属，交代出院后注意事项
重点医嘱	**长期医嘱：** □ 产前常规护理 □ 胎膜早破护理常规 □ 一级/二级护理 □ 普食 □ 抗菌药物治疗（必要时） **临时医嘱：** □ 血常规、尿常规 □ 凝血功能 □ 血型、感染性疾病筛查（孕期未查者） □ 心电图、B 超、肝肾功能、电解质、C 反应蛋白（必要时） □ 胎心监护	**长期医嘱：** □ 阴道分娩后常规护理 □ 普食 □ 观察宫底及阴道出血情况 □ 会阴清洁 2 次/日 □ 乳房护理 □ 抗菌药治疗（必要时） □ 促子宫收缩药物（必要时）	**出院医嘱：** □ 出院带药 □ 门诊随诊

续 表

时间	住院第 1~2 天	住院第 3~4 天 （产后第 1~2 天）	住院第 5 天 （产后第 3 天，出院日）
病情变异记录	□无 □有，原因： 1. 2	□无 □有，原因： 1. 2.	□无 □有，原因： 1. 2.
医师签名			

（二）护士表单

胎膜早破行阴道分娩临床路径护士表单

适用对象：第一诊断为胎膜早破（足月）（ICD-10：O42 伴 Z37）

拟 12~24 小时内临产

患者姓名：	性别：　年龄：　门诊号：	住院号：
住院日期：　年　月　日	**出院日期：**　年　月　日	**标准住院日：4~5 天**

时间	住院第 1~2 天	住院第 3~4 天 （产后第 1~2 天）	住院第 5 天 （产后第 3 天，出院日）
健康宣教	□ 入院宣教 介绍主管医师、护士 介绍环境、设施 介绍住院注意事项 宣教胎膜早破患者活动及排泄的注意事项 按时测量体温，预防感染	□ 产后宣教 □ 宣教母婴同室及母乳喂养知识、恶露的观察方法等 □ 告知产后饮食、活动及探视注意事项 □ 告知产后可能出现的情况及应对方式 □ 责任护士与产妇沟通，了解并指导心理应对 □ 告知遵医嘱口服抗菌药，预防感染；补铁药，纠正贫血	□ 出院宣教（包括产妇及新生儿） 复查时间 服药方法 活动休息 指导饮食 指导办理出院手续
护理处置	□ 核对患者，佩戴腕带 □ 建立入院护理病历 □ 卫生处置：剪指（趾）甲、会阴部清洁并备皮，更换病号服 □ 测量生命体征	□ 协助医师完成产后产妇的恢复工作 □ 协助产妇下床活动	□ 办理出院手续 □ 书写出院小结
基础护理	□ 一级/二级护理 □ 普食 □ 协助产妇床上排泄 □ 协助或指导进食、进水 □ 协助床上活动 □ 协助更衣 □ 晨晚间护理 □ 患者安全管理	□ 二级护理 □ 普食 □ 协助产妇下床活动及排泄 □ 协助产妇进食、进水 □ 协助产妇更衣 □ 晨晚间护理 □ 患者及新生儿安全管理 □ 指导母乳喂养	□ 二级护理 □ 普食 □ 协助产妇下床活动及排泄 □ 晨晚间护理 □ 患者及新生儿安全管理
专科护理	□ 产前常规护理 □ 胎膜早破护理常规 □ 会阴清洁 3 次/日 □ 病情观察，评估生命体征 □ 阴道分娩心理护理 □ 测体温，脉搏 4 次/日 □ 指导早接触、早吸吮、早开奶	□ 阴道分娩后常规护理 □ 会阴清洁 2 次/日 □ 会阴切口护理 □ 观察产妇情况 □ 乳房护理、指导母乳喂养 □ 产后心理护理 □ 测体温 2 次/日	□ 产后恢复观察 □ 乳房护理、继续支持母乳喂养 □ 心理护理

续　表

时间	住院第 1~2 天	住院第 3~4 天 （产后第 1~2 天）	住院第 5 天 （产后第 3 天，出院日）
		□ 观察子宫收缩、宫底高度、阴道出血量及性状 □ 新生儿护理	
重点医嘱	□ 详见医嘱执行单	□ 详见医嘱执行单	□ 详见医嘱执行单
病情变异记录	□ 无　□ 有，原因： 1. 2.	□ 无　□ 有，原因： 1. 2.	□ 无　□ 有，原因： 1. 2.
护士签名			

（三）患者表单

胎膜早破行阴道分娩临床路径患者表单

适用对象：第一诊断为胎膜早破（足月）（ICD-10：O42 伴 Z37）
拟 12~24 小时内临产

患者姓名：	性别： 年龄： 门诊号：	住院号：
住院日期： 年 月 日	出院日期： 年 月 日	标准住院日：4~5 天

时间	入院	产后	出院
医患配合	□ 配合询问病史、收集资料，请务必详细告知既往史、用药史、过敏史 □ 如服用抗凝血药，请明确告知 □ 配合进行体格检查 □ 有任何不适请告知医师 □ 配合卧床，床上排泄	□ 配合检查会阴伤口，宫底高度，乳房情况 □ 配合伤口观察 □ 需要时，配合拔除导尿管 □ 配合伤口拆线 □ 配合完成母乳喂养	□ 接受出院前指导 □ 了解复诊程序 □ 获取出院诊断书
护患配合	□ 配合测量体温、脉搏、呼吸、血压 1 次 □ 配合完成入院护理评估（简单询问病史、过敏史、用药史） □ 接受入院宣教（环境介绍、病室规定、订餐制度、贵重物品保管等） □ 有任何不适及时告知护士 □ 接受会阴备皮 □ 准备好必要用物，便盆、吸水管、水、巧克力等	□ 接受产后宣教 □ 返回母婴同室病房后，协助完成核对，配合转入病床 □ 配合检查阴道出血情况 □ 学习采取正确体位按需哺乳 □ 配合缓解疼痛 □ 配合给予新生儿早接触、早吸吮、早开奶、学习护理新生儿 □ 有任何不适及时告知护士 □ 配合定时测量生命体征、每日汇报排便情况 □ 接受输液、服药等治疗 □ 接受进食、进水、排便等生活护理 □ 配合产后及早下床活动 □ 注意活动安全，避免坠床或跌倒 □ 配合执行探视及陪伴	□ 接受出院宣教 □ 办理出院手续 □ 获取出院带药 □ 了解服药方法、作用、注意事项 □ 了解护理伤口方法 □ 了解新生儿喂养的正确方法，获取母乳喂养咨询热线电话 □ 了解复印病历方法
饮食	□ 正常普食	□ 正常普食	□ 正常普食
排泄	□ 正常排尿便	□ 正常排尿便 □ 避免便秘	□ 正常排尿便 □ 避免便秘
活动	□ 卧床休息，臀部抬高	□ 正常适度活动，避免疲劳	□ 正常适度活动，避免疲劳

附：原表单（2009年版）

胎膜早破行阴道分娩临床路径表单

适用对象：第一诊断为胎膜早破（足月）（ICD-10：O42 伴 Z37）

拟 12~24 小时内临产

患者姓名：	性别： 年龄： 门诊号：	住院号：
住院日期： 年 月 日	**出院日期：** 年 月 日	**标准住院日：4~5 天**

时间	住院第 1~2 天	住院第 3~4 天 （产后第 1~2 天）	产后第 3 天 （出院日）
主要诊疗工作	□ 询问病史、查体、完成初步诊断 □ 完善检查 □ 完成病历书写 □ 上级医师查房与分娩方式评估 □ 向孕妇及家属交代阴道分娩注意事项、签署相关医疗文书 □ 观察临产征兆及产程进展 □ 胎儿监护 □ 破膜 12~24 小时未临产者引产 □ 入院时破膜超过 24 小时未临产者立即引产 □ 接生	□ 医师查房（体温、脉搏、血压、乳房、子宫收缩、宫底高度、阴道出血量及性状、会阴等改变），确定有无感染 □ 完成日常病程记录和上级医师查房记录	□ 医师查房，确定子宫复旧及会阴切口、哺乳等情况 □ 完成日常病程记录、上级医师查房记录及出院记录 □ 开出院医嘱 □ 通知产妇及家属，交代出院后注意事项
重点医嘱	**长期医嘱：** □ 产前常规护理 □ 胎膜早破护理常规 □ 一/二级护理 □ 普食 □ 抗菌药物治疗（必要时） **临时医嘱：** □ 血常规、尿常规 □ 凝血功能 □ 血型、感染性疾病筛查（孕期未查者） □ 心电图、B 超、肝肾功能、电解质、C 反应蛋白（必要时） □ 胎心监护	**长期医嘱：** □ 阴道分娩后常规护理 □ 普食 □ 观察宫底及阴道出血情况 □ 会阴清洁 2 次/日 □ 乳房护理 □ 抗菌药物治疗（必要时） □ 促子宫收缩药物（必要时）	**出院医嘱：** □ 出院带药 □ 门诊随诊
主要护理工作	□ 会阴部清洁并备皮 □ 阴道分娩心理护理 □ 测体温、脉搏 4 次/日	□ 会阴清洁 2 次/日 □ 会阴切口护理 □ 观察产妇情况	□ 出院指导 □ 新生儿护理指导 □ 出院手续指导及出院教育

续 表

时间	住院第1~2天	住院第3~4天 （产后第1~2天）	产后第3天 （出院日）
		□ 指导产妇哺乳 □ 产后心理、生活护理 □ 健康教育 □ 测体温2次/日 □ 观察子宫收缩、宫底高度、阴道出血量及性状 □ 新生儿护理	
病情变异记录	□ 无 □ 有，原因： 1. 2.	□ 无 □ 有，原因： 1. 2.	□ 无 □ 有，原因： 1. 2.
护士签名			
医师签名			

第四十一章

自然临产经阴道分娩临床路径释义

一、自然临产经阴道分娩编码

1. 卫计委原编码：

疾病名称及编码：足月头位自然顺产（无阴道分娩禁忌证）（ICD-10：O80.0 伴 Z37）

2. 修改编码：

疾病名称及编码：单胎顺产（ICD-10：O80.0）分娩结果为单胎和双胎（ICD-10：Z37.0-Z37.4）

二、临床路径检索方法

O80.0 伴（Z37.0-Z37.4）

三、自然临产经阴道分娩临床路径标准住院流程

（一）适用对象

第一诊断为孕足月头位自然临产（ICD-10：O80.0 伴 Z37），无经阴道分娩禁忌证。

释义

■ 本路径适用对象为妊娠满 37 周以后，头位、自然临产且无阴道分娩禁忌证的产妇。

■ 本路径原则上仅适用于单胎妊娠的产妇，符合条件的双胎妊娠自然临产也可纳入，但三胎以上的多胎妊娠不进入本路径。

（二）诊断依据

根据全国高等学院教材《妇产科学》（第 7 版，人民卫生出版社，2008）。

1. 孕龄≥37 周。
2. 规律性子宫收缩、宫颈扩张伴胎头下降。
3. 临床检查除外臀位和横位。

释义

■ 本路径仅适用于孕足月产妇，故仅孕龄≥37 周者适用。

■ 只有自发出现规律宫缩伴有宫颈扩张和胎头下降者，临床确诊为自然临产的产妇进入本路径。

■ 本路径只适用于胎先露为头位的产妇。进入路径前需确认胎位。

■ 本路径原则上只适用于单胎妊娠的产妇，多胎妊娠的纳入需确定第一胎是否为头位，有无阴道分娩条件，通常对于第一胎为头位的双胎妊娠自然临产可以进入本路径，三胎以上的多胎妊娠不进入本路径。

（三）分娩方式的选择

经阴道分娩（包括阴道手术助产）。

释义

■ 无阴道分娩禁忌证的足月、头位、临产宜行阴道分娩的产妇。

■ 原则上应用于单胎分娩，自然临产第一胎为头位的双胎分娩，若符合条件，也可纳入。

（四）标准住院日为 2~4 天

释义

■ 未行会阴侧切缝合术的产妇，产后 24 小时恢复良好者可出院。行会阴侧切缝合术的产妇根据有无贫血可于产后 72 小时或 96 小时拆线，恢复良好者可出院。

（五）进入路径标准

1. 第一诊断必须符合 ICD-10：O80.0 伴 Z37 孕足月头位自然临产编码。
2. 无阴道分娩禁忌证。
3. 当患者同时具有其他疾病诊断，但在住院期间不需特殊处理也不影响第一诊断的临床路径流程实施时，可以进入路径。

释义

■ 本路径适用对象为妊娠满 37 周以后，头位、自然临产的产妇。

■ 本路径原则上适用于单胎分娩，但无需特殊处理的双胎分娩也可纳入。

■ 如有阴道分娩的禁忌证或有剖宫产指征者应进入剖宫产路径。

■ 患者同时患有其他疾病诊断时，需判断该疾病在住院期间是否需要特殊处理或是否影响路径实施。如妊娠期糖尿病、甲状腺功能亢进、甲状腺功能减退、控制稳定的部分结缔组织病等如不需特殊治疗可进入本路径。

（六）入院后第 1 天

1. 必须检查的项目：

（1）血常规、尿常规、凝血功能。

（2）血型、感染性疾病筛查（乙型肝炎、丙型肝炎、艾滋病、梅毒等）（孕期未做者）。

2. 根据患者病情可选择项目：肝肾功能、电解质、心电图、B 超等。

释义

■ 必需检查的项目是确保孕妇、胎儿安全及评估监测病情的基础，入院第一天必须要有结果。根据患者病情需要可行肝肾功能、电解质，心电图、B 超等检查。

■ 有条件的单位应行胎心监护。

（七）药物选择与使用时机

1. 宫缩诱导药物：用于宫缩乏力时造成的产程延长。
2. 镇静药：根据产妇状态酌情使用。
3. 分娩镇痛：酌情使用。

释义

■ 孕妇临产后如因宫缩乏力导致产程延长应使用宫缩诱导药物，如缩宫素，静脉滴注加强宫缩，或加用间苯三酚注射液，静脉滴注缩短产程。

■ 通常需根据产程进展程度、孕妇的状态及胎心等情况综合评估后酌情使用镇静药物。

■ 有条件的医疗单位可以根据产妇的意愿、产程进展程度等综合评估后，对于无分娩镇痛禁忌证者给予分娩镇痛，如间苯三酚注射液，解痉镇痛，缩短产程。

■ 胎儿娩出后酌情使用促宫缩药物减少产后出血。胎儿娩出后建议给予缩宫素以减少产后出血，也可酌情使用其他促宫缩药物。如在第三产程使用对宫体和子宫下段均有收缩作用的马来酸麦角新碱注射液，可以减少第三产程的出血量，并降低产后出血的发生率。

（八）产后住院恢复1~3天

1. 复查的检查项目：血常规、尿常规。
2. 产后用药：酌情使用促进子宫复旧药物。

释义

■ 产后1~3天应复查血常规了解有无贫血及感染并给予相应处理。产后因有血性恶露的影响一般不需常规复查尿常规。有泌尿系统症状者可以复查尿常规，但应留清洁中段尿。

■ 产后为促进子宫复旧减少出血可以使用促进宫缩复旧药物，如缩宫素注射液或鼻喷雾剂、马来酸麦角新碱注射液或复方益母胶囊等。

■ 产后根据产妇贫血情况酌情使用补血药物。

■ 会阴侧切缝合或会阴裂伤缝合的产妇，可每日会阴冲洗或用苯扎氯铵溶液（0.10%）进行护理，减少感染发生。

（九）出院标准

1. 产后恢复良好。
2. 会阴伤口愈合良好。

释义

■ 产后无发热，子宫复旧好，恶露正常者可以出院。

■ 会阴侧切缝合或会阴裂伤缝合患者伤口拆线愈合良好或可吸收线缝合无需拆线愈合良好者可以出院。

（十）变异及原因分析

1. 产程中若出现剖宫产指征（如胎儿窘迫、头位难产等），转入剖宫产临床路径，退出本临床路径。
2. 阴道手术助产者，可适当延长住院时间。
3. 产后出现感染、出血等并发症，导致住院时间延长。

释义

■ 本路径为足月头位阴道分娩路径，产程中出现剖宫产指征者应退出本路径，进入剖宫产临床路径。

■ 产程中行阴道手术助产如产钳助产或胎头负压吸引助产者可以适当延长住院时间。

■ 产后出现感染或产后出血等并发症时，需积极寻找病因并对因治疗，因而可以适当延长住院时间。

四、自然临产经阴道分娩临床路径给药方案

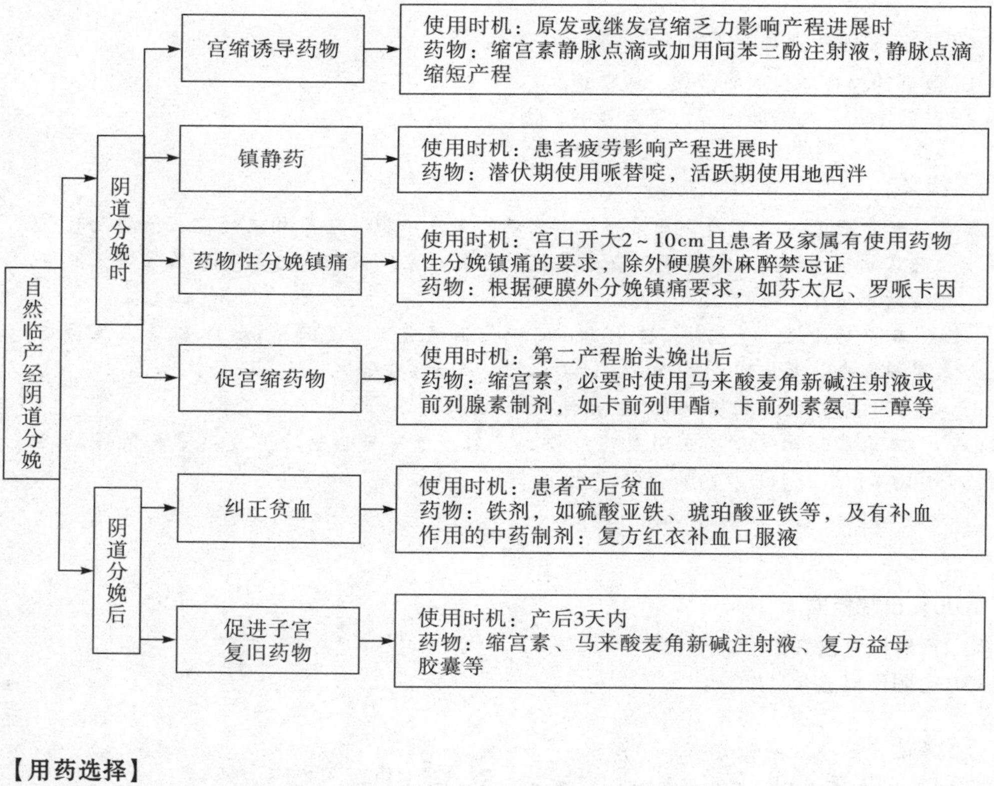

【用药选择】

1. 产程中应减少药物对产程的干预，若产程虽缓慢但有进展，在产妇一般情况良好的情况下，无需药物干预；当产程停滞，应积极寻找原因，宫缩乏力者给予缩宫素加强宫缩，患者疲劳者应给予产程休息。
2. 缩宫素用于加强宫缩应静脉滴注，不能肌内注射、入壶或静脉注射。马来酸麦角新碱注

射液及前列腺素制剂不用于产程中加强宫缩，仅用于第二产程胎儿娩出后产后出血的预防或治疗。麦角新碱对宫体及子宫下段均有收缩作用，需警惕胎盘滞留的风险。

3. 分娩镇痛的药物选择及用药量应考虑到镇痛效果和对胎儿的影响。

4. 产后给予促进子宫复旧药物有利于产后康复，药物可选择缩宫素注射液或鼻喷雾剂、马来酸麦角新碱注射液或中药制剂；贫血产妇应积极纠正贫血，产后贫血以缺铁性贫血为主，故首选考虑铁剂补血，但对于特殊类型贫血孕妇应特殊治疗，如地中海贫血，应以中药补血药物为主，如复方红衣补血口服液。贫血严重有输血指征者需考虑输血。

【药学提示】

1. 缩宫素大剂量应用时可引起高血压或水潴留，因此应按规范使用。静滴开始时每分钟不超过 0.001~0.002 单位，每 15~30 分钟增加 0.001~0.002 单位至宫缩满意，最大不超过每分钟 0.02 单位。由于受到缩宫素受体数量的限制，每日用量不应超过 60 单位。

2. 马来酸麦角新碱禁用于引产或催产，心脏病、高血压、严重肝肾损害、败血症患者慎用，且 24 小时总量应控制在 1mg 内。

3. 前列腺素制剂：患有哮喘、青光眼、胃溃疡、严重过敏体质及严重肝肾功能不全的患者不宜应用前列腺素制剂。

【注意事项】

1. 当产程停滞使用任何药物进行产程处理之前，需判断是否存在头盆不称，是否有继续阴道试产的条件，警惕难产征象。

2. 应用宫缩诱导药物后应有专人监测产程，除监测产程进展，还应密切监测胎儿情况。

五、推荐表单

（一）医师表单

自然临产经阴道分娩临床路径医师表单

适用对象：第一诊断为孕足月头位自然临产（ICD-10：O80.0 伴 Z37），无经阴道分娩禁忌证

患者姓名：	**性别：　　年龄：　　门诊号：**	**住院号：**
住院日期：　　年　月　日	**出院日期：**　　年　月　日	**标准住院日：2~4 天**

日期	**住院第 1 天**	**住院第 2~3 天（产后 1~2 天）**	**住院第 4 天（出院日）**
主要诊疗工作	□ 询问病史、查体、完成初步诊断 □ 完善检查 □ 完成病历书写 □ 上级医师查房与分娩方式评估 □ 向孕妇及家属交代阴道分娩注意事项、签署相关医疗文书 □ 观察产程进展（包括产程图） □ 产程处理 □ 胎心监测 □ 接生 □ 产后观察	□ 医师查房（体温、脉搏、血压、乳房、子宫收缩、宫底高度、阴道出血量及性状、会阴等改变） □ 完成日常病程记录和上级医师查房记录	□ 医师查房，进行产后子宫复旧、恶露、会阴切口、乳房评估，确定子宫复旧及会阴切口、哺乳等情况 □ 完成日常病程记录、上级医师查房记录及出院记录 □ 检查会阴伤口，适时拆线 □ 开出院医嘱 □ 通知产妇及家属 □ 向产妇交代出院后注意事项
重点医嘱	**长期医嘱：** □ 产时常规护理 □ 一级护理 □ 普食 **临时医嘱：** □ 血常规、尿常规、凝血功能 □ 血型、感染性疾病筛查（孕期未查者） □ 心电图、B 超、肝肾功能、电解质（必要时） □ 胎心监护	**长期医嘱：** □ 阴道分娩后常规护理 □ 普食 □ 观察宫底及阴道出血情况 □ 会阴清洁 2 次/日 □ 乳房护理 □ 促子宫收缩药物（必要时） **临时医嘱：** □ 复查血常规、尿常规（必要时）	**出院医嘱：** □ 出院带药 □ 门诊随诊
病情变异记录	□ 无　□ 有，原因： 1. 2.	□ 无　□ 有，原因： 1. 2.	□ 无　□ 有，原因： 1. 2.
医师签名			

（二）护士表单

自然临产经阴道分娩临床路径护士表单

适用对象：第一诊断为孕足月头位自然临产（ICD-10：O80.0 伴 Z37），无经阴道分娩禁忌证

患者姓名：	性别：　　年龄：　　门诊号：	住院号：
住院日期：　　年　月　日	出院日期：　　年　月　日	标准住院日：2~4 天

日期	住院第 1 天	住院第 2~3 天 （产后 1~2 天）	住院第 4 天 （出院日）
健康宣教	□ 入院宣教 介绍主管医师、护士 介绍环境、设施 介绍住院注意事项 宣教阴道分娩注意事项	□ 产后宣教 宣教母婴同室及母乳喂养知识、恶露的观察方法等 □ 告知产后饮食、活动及探视注意事项 □ 告知产后可能出现的情况及应对方式 □ 责任护士与产妇沟通，了解并指导心理应对 □ 告知新生儿护理知识	□ 出院宣教（包括产妇及新生儿） 复查时间 服药方法 活动休息 指导饮食 指导办理出院手续
护理处置	□ 核对患者，佩戴腕带 □ 建立入院护理病历 □ 卫生处置：剪指（趾）甲、会阴部清洁，必要时备皮，沐浴更换病号服 □ 测量生命体征	□ 协助医师完成产后产妇的恢复工作 □ 协助产妇下床活动 □ 鼓励并协助产妇排尿	□ 办理出院手续 □ 书写出院小结
基础护理	□ 二级护理 □ 普食 □ 产程进展期协助产妇正确活动 □ 协助或指导进食 □ 晨晚间护理 □ 患者安全管理	□ 一/二级护理 □ 普食 □ 协助产妇下床活动及排泄 □ 协助产妇进食、进水 □ 协助产妇更衣 □ 晨晚间护理 □ 患者及新生儿安全管理	□ 二级护理 □ 普食 □ 指导产妇下床活动及排泄 □ 晨晚间护理 □ 患者及新生儿安全管理
专科护理	□ 阴道分娩心理护理 □ 阴道分娩各产程的重点护理 □ 产程中监测体温、脉搏、血压，产妇主诉	□ 产后护理（体温、脉搏、血压、排尿、阴道出血等） □ 会阴清洁 2 次/日 □ 会阴伤口护理 □ 观察产妇情况 □ 指导产妇哺乳 □ 产后心理护理 □ 测体温 1 次/日，发热者 3~4 次/日 □ 观察子宫收缩、宫底高度、阴道出血量及性状	□ 产后恢复观察（包括恶露及伤口的观察等） □ 乳房护理 □ 心理护理

续 表

日期	住院第 1 天	住院第 2~3 天 (产后 1~2 天)	住院第 4 天 (出院日)
		□ 乳房护理 □ 新生儿护理及异常情况的识别 □ 新生儿疫苗接种 □ 新生儿疾病的筛查	
重点医嘱	□ 详见医嘱执行单	□ 详见医嘱执行单	□ 详见医嘱执行单
病情变异记录	□ 无 □ 有，原因： 1. 2.	□ 无 □ 有，原因： 1. 2.	□ 无 □ 有，原因： 1. 2.
护士签名			

（三）患者表单

自然临产经阴道分娩临床路径患者表单

适用对象：第一诊断为孕足月头位自然临产（ICD-10：O80.0 伴 Z37），无经阴道分娩禁忌证

患者姓名：	性别： 年龄： 门诊号：	住院号：
住院日期： 年 月 日	出院日期： 年 月 日	标准住院日：2~4 天

时间	入院	产后	出院
医患配合	□ 配合询问病史、收集资料，请务必详细告知既往史、用药史、过敏史 □ 如服用抗凝血药，请明确告知 □ 配合进行体格检查 □ 有任何不适请告知医师 □ 配合医院探视制度	□ 配合检查会阴伤口，宫底高度，乳房及乳量情况 □ 配合伤口观察 □ 配合母乳喂养 □ 需要时，配合拔除导尿管 □ 配合伤口拆线	□ 接受出院前指导 □ 知道复诊程序 □ 获取出院诊断书
护患配合	□ 配合测量体温、脉搏、呼吸、血压，体重 1 次 □ 配合完成入院护理评估（简单询问病史、过敏史、用药史） □ 接受入院宣教（环境介绍、病室规定、订餐制度、贵重物品保管等） □ 有任何不适请告知护士 □ 接受会阴备皮 □ 准备好必要用物，吸水管、水、巧克力等	□ 接受产后宣教 □ 返回母婴同室病房后，协助完成核对，配合转入病床 □ 配合检查阴道出血情况 □ 遵医嘱采取正确体位 □ 配合缓解疼痛 □ 配合给予新生儿早开奶 □ 有任何不适请告知护士 □ 配合定时测量生命体征、每日询问排便 □ 接受输液、服药等治疗 □ 接受进食、进水、排便等生活护理 □ 配合产后及早下床活动 □ 注意活动安全，避免坠床或跌倒 □ 配合执行探视及陪伴	□ 接受出院宣教 □ 办理出院手续 □ 获取出院带药 □ 知道服药方法、作用、注意事项 □ 知道护理伤口方法 □ 知道新生儿喂养的正确方法 □ 知道复印病历方法
饮食	□ 正常普食	□ 正常普食	□ 正常普食
排泄	□ 正常排尿便	□ 正常排尿便 □ 避免便秘及尿潴留	□ 正常排尿便 □ 避免便秘
活动	□ 正常适度活动	□ 正常适度活动，避免疲劳。注意安全	□ 正常适度活动，避免疲劳

附：原表单（2009年版）

自然临产经阴道分娩临床路径表单

适用对象：第一诊断为孕足月头位自然临产（ICD-10：O80.0伴Z37），无经阴道分娩禁忌证

患者姓名：	性别：　年龄：　门诊号：	住院号：
住院日期：　年　月　日	出院日期：　年　月　日	标准住院日：2~4天

日期	住院第1天	住院第2~3天 （产后1~2天）	住院第4天 （出院日）
主要诊疗工作	□ 询问病史、查体、完成初步诊断 □ 完善检查 □ 完成病历书写 □ 上级医师查房与分娩方式评估 □ 向孕妇及家属交代阴道分娩注意事项、签署相关医疗文书 □ 观察产程进展（包括产程图） □ 产程处理 □ 胎心监测 □ 接生 □ 产后观察	□ 医师查房（体温、脉搏、血压、乳房、子宫收缩、宫底高度、阴道出血量及性状、会阴等改变） □ 完成日常病程记录和上级医师查房记录	□ 医师查房，进行产后子宫复旧、恶露、会阴切口、乳房评估，确定子宫复旧及会阴切口、哺乳等情况 □ 完成日常病程记录、上级医师查房记录及出院记录 □ 检查会阴伤口，适时拆线 □ 开出院医嘱 □ 通知产妇及家属 □ 向产妇交代出院后注意事项
重点医嘱	**长期医嘱：** □ 产时常规护理 □ 一级护理 □ 普食 **临时医嘱：** □ 血常规、尿常规、凝血功能 □ 血型、感染性疾病筛查（孕期未查者） □ 心电图、B超、肝肾功能、电解质（必要时） □ 胎心监护	**长期医嘱：** □ 阴道分娩后常规护理 □ 普食 □ 观察宫底及阴道出血情况 □ 会阴清洁2次/日 □ 乳房护理 □ 促子宫收缩药物（必要时） **临时医嘱：** □ 复查血常规、尿常规（必要时）	**出院医嘱：** □ 出院带药 □ 门诊随诊
主要护理工作	□ 会阴部清洁并备皮 □ 阴道分娩心理护理 □ 产程中监测体温、脉搏、血压 □ 产后护理（体温、脉搏、血压、排尿、阴道出血等） □ 新生儿护理	□ 会阴清洁2次/日 □ 会阴伤口护理 □ 观察产妇情况 □ 指导产妇哺乳 □ 产后心理、生活护理 □ 健康教育 □ 测体温2次/日 □ 观察子宫收缩、宫底高度、阴道出血量及性状 □ 新生儿护理	□ 出院指导 □ 新生儿护理指导 □ 出院手续指导及出院教育

续　表

日期	住院第 1 天	住院第 2~3 天 （产后 1~2 天）	住院第 4 天 （出院日）
病情变异记录	□ 无　□ 有，原因： 1. 2.	□ 无　□ 有，原因： 1. 2.	□ 无　□ 有，原因： 1. 2.
护士签名			
医师签名			

参考文献

[1] 中华医学会妇产科学分会妊娠期高血压疾病学组. 妊娠期高血压疾病诊治指南（2015）[J]. 中华妇产科杂志，2015，50（10）：721-728.

[2] 中国医师协会高血压专业委员会. 妊娠期高血压疾病血压管理中国专家共识［J］. 中华高血压杂志，2012，20（11）：1023-1027.

[3] 中华医学会妇产科学分会产科学组. 剖宫产手术的专家共识（2014）［J］. 中华妇产科杂志，2014，49（10）：721-724.

[4] 中华医学会妇产科学分会产科学组. 新产程标准及处理的专家共识（2014）［J］. 中华妇产科杂志，2014，49（7）：486.

[5] American College of Obstetricians and Gynecologists. ACOG Practice Bulletin No. 134：Fetal Growth Restriction [J]. Obstet Gynecol，2013，121（5）：1122-1133.

[6] Society for Maternal-Fetal Medicine Publications Committee，Berkley E，Chauhan SP，et al. Doppler assessment of the fetus with intrauterine growth restriction [J]. Am J Obstet Gynecol，2012，206（4）：300-308.

[7] Committee on Practice Bulletins-Obstetrics，American College of Obstetricians and Gynecologists. Practice Bulletin No. 132：Antiphospholipid syndrome [J]. Obstet Gynecol，2012，120（6）：1514-1521.

[8] Maulik D. Fetal growth restriction：the etiology [J]. Clin Obstet Gynecol，2006，49（2）：228-235.

[9] Wallenstein MB，Harper LM，Odibo AO，et al. Fetal congenital heart disease and intrauterine growth restriction：a retrospective cohort study [J]. J Matern Fetal Neonatal Med，2012，25（6）：662-665.

[10] Walker DM1，Marlow N，Upstone L，et al. The Growth Restriction Intervention Trial：long-term outcomes in a randomized trial of timing of delivery in fetal growth restriction [J]. Am J Obstet Gynecol，2011，204（1）：34，e1-9.

[11] 谢幸，苟文丽. 妇产科学（第八版）[M]. 北京：人民卫生出版社，2013.

[12] 中华医学会妇产科学分会产科学组. 妊娠剧吐的诊断及临床处理专家共识［J］. 中华妇产科杂志，2015，50（11）：801-804.

[13] Freedman SB，Uleryk F，Rumantir M，et al. Ondansetron and the risk of cardiac arrgythmias：a systematic review and postmarketing analysis [J]. Ann Emerg Med，2014，64（1）：19-25.

[14] U. S. Food and Drug Administration. FDA Drug Safety Communication：Updated information on 32 mg intravenous ondansetron dose and pre-mixed ondansetron products [Z/OL]. http：//www.fda. gov/Drugs/DrugSafety/ucm330049. html，2016-03-07.

[15] 希恩·C·斯威曼. 马丁代尔药物大典：（原著第35版）[M]. 北京：化学工业出版社，2009：1902.

[16] 中华医学会妇产科学分会产科学组. 妊娠晚期促子宫颈成熟与引产指南（2014）[J]. 中华妇产科杂志，2014，49（12）：881-885.

[17] 严育忠，华静，范惠清，等. 围产期B族链球菌感染的研究进展［J］. 中华围产医学杂志，

2011，14（12）：758-763.

[18] Verani JR，McGee L，Schrag SJ，et al. Prevention of perinatal group B streptococcal disease--revised guidelines from CDC，2010［J］. MMWR Recomm Rep，2010，59（RR-10）：1-36.

[19] 中华医学会麻醉学分会产科学组. 分娩镇痛专家共识（2016 版）［J］. 临床麻醉学杂志，2016，32（8）：816-818.

[20] 李玲，曾凡慧. 米非司酮配伍米索列醇联合间苯三酚用于孕中期羊水过少引产的临床分析［J/CD］. 中华妇幼临床医学杂志（电子版），2012，8（3）：311-312.

[21] 中华医学会. 临床诊疗指南・肾脏病学分册［M］. 北京：人民卫生出版社，2011.

[22] 中华医学会. 临床技术操作规范・肾脏病学分册［M］. 北京：人民军医出版社，2009.

[23] George JN，Nester CM，McIntosh JJ. Syndromes of thrombotic microangiopathy associated with pregnancy［J］. Hematology Am Soc Hematol Educ Program，2015，2015：644-648

[24] Coppo P，Froissart A. Treatment of thrombotic thrombocytopenic purpura beyond therapeutic plasma exchange［J］. Hematology Am Soc Hematol Educ Program，2015，2015：637-643.

[25] Thomas MR，Robinson S，Scully MA. How we manage thrombotic microangiopathies in pregnancy［J］. Br J Haematol，2016，173（6）：821-830.

[26] Shatzel JJ，Taylor JA. Syndromes of Thrombotic Microangiopathy［J］. Med Clin North Am，2017，101（2）：395-415.

[27] Joly BS，Coppo P，Veyradier A. Thrombotic thrombocytopenic purpura［J］. Blood，2017，129（21）：2836-2846.

[28] Sayani FA，Abrams CS. How I treat refractory thrombotic thrombocytopenic purpura［J］. Blood，2015，125（25）：3860-3867.

[29] 中华医学会妇产科学分会产科学组. 产后出血预防与处理指南［J］. 中华妇产科杂志，2014，49（9）：641-646.

[30] 中华医学会围产医学分会. 妊娠期铁缺乏和缺铁性贫血诊治指南［J］. 中华围产医学杂志，2014，17（7）：451-454.

[31] Ashok PW，Flett GM，Templeton A. Mifepristone versus vaginally administered misoprostol for cervical priming before first-trimester termination of pregnancy：a randomized，controlled study［J］. Am J Obstet Gynecol，2000，183（4）：998-1002.

[32] 抗菌药物临床应用指导原则（2015 年版）. 国卫办医发〔2015〕43 号.

[33] Sacks PC，Tchabo JG. Incidence of bacteremia at dilation and curettage［J］. J Reprod Med，1992，37（4）：331-334.

[34] Kasius JC，Broekmans FJ，Fauser BC，et al. Antibiotic prophylaxis for hysteroscopy evaluation of the uterine cavity［J］. Fertil Steril，2011，95（2）：792-794.

[35] 向阳，万希润，冯凤芝. 宋鸿钊滋养细胞肿瘤学［M］. 3 版. 北京：人民卫生出版社，2011.

[36] Ngan HY，Seckl MJ，Berkowitz RS，et al. Update on the diagnosis and management of gestational trophoblastic disease［J］. Int J Gynaecol Obstet，2015，131 Suppl 2：S123-S126.

[37] 赵峻，向阳. 妊娠滋养细胞疾病——妊娠滋养细胞肿瘤临床分期与预后评分系统应用及其争议［J］. 中国实用妇科与产科杂志，2011，27（9）：644-647.

[38] 中华医学会妇科肿瘤学分会. 常见妇科恶性肿瘤诊治指南［M］. 4 版. 北京：人民卫生出版社，2014.

[39] NCCN Clinical Practice Guidelines in Oncology. NCCN Guidelines. Uterine Neoplasms. Version 2. 2016［S/OL］. National Comprehensive Cancer Network，2015.

[40] 杨亚琼，陈宁，郭建，等. 蛇毒类血凝酶用于外科手术切口有效性和安全性的系统评价［J］. 中国循证医学杂志，2015（11）：1309-1316.

[41] 丰有吉，沈铿. 妇产科学 [M]. 北京：人民卫生出版社，2005，67-77.
[42] Stewart EA. Clinical practice. Uterine fibroids [J]. N Engl J Med，2015，372 (17)：1646-1655.
[43] Vilos GA，Allaire C，Laberge PY，et al. The management of uterine leiomyomas [J]. J Obstet Gynaecol Can，2015，37 (2)：157-178.
[44] American College of Obstetricians and Gynecologists. ACOG practice bulletin. Alternatives to hysterectomy in the management of leiomyomas [J]. Obstet Gynecol，2008，112 (2 Pt 1)：387-400.
[45] 王俊杰，张福泉，李高峰，等. 影像引导高剂量率后装精准近距离治疗学 [M]. 北京：北京大学医学出版社，2016：122-131
[46] 王绿化，朱广迎. 肿瘤放射治疗学 [M]. 北京：人民卫生出版社，2016：424-434.
[47] International Commission on Radiation Units and Measurements. ICRU Reports 38. Dose and volume specification for reporting intracavitary therapy in gynaecology [R]. Bethesda：International Commission on Radiation Units and Measurements，1985.
[48] Pötter R，Haie-Meder C，Van Limbergen E，et al. Recommendations from gynaecological (GYN) GEC ESTRO working group (II)：concepts and terms in 3D image-based treatment planning in cervix cancer brachytherapy-3D dose volume parameters and aspects of 3D image-based anatomy，radiation physics，radiobiology [J]. Radiother Oncol，2006，78 (1)：67-77.
[49] 中华医学会妇产科分会感染性疾病协作组. 妇产科抗菌药使用指南 [J]. 中华妇产科杂志，2011，46 (3)：230-233.
[50] 杨慧霞，狄文. 妇产科学 [M]. 北京：人民卫生出版社，2016.
[51] 丁晓曼，冷金花，郎景和，等. 卵巢囊肿患者手术指征的探讨 [J]. 现代妇产科进展，2003 (12)：442-444.
[52] 中华医学会妇产科分会产科学组. 妊娠晚期促子宫颈成熟与引产指南 [J]. 中华妇产科杂志，2014，49 (12)：881.
[53] 张为远. 中华围产医学 [M]. 北京：人民卫生出版社，2012.
[54] 曹泽毅. 中华妇产科学 [M]. 北京：人民卫生出版社，2004.
[55] 中华医学会妇产科学分会产科学组. 前置胎盘的临床诊断与处理指南 [J]. 中华妇产科杂志，2013，48 (2)：148-150.
[56] Lalonde A，International Federation of Gynecology and Obstetrics. Prevention and treatment of postpartum hemorrhage in low resource settings [J]. Int J Gynaecol Obstet，2012，117 (2)：108-118.
[57] 吴丽芬，杨军欣. 浅析子宫平滑肌兴奋药物的作用机制及临床应用 [J]. 中华现代妇产科学杂志，2008，5 (6).
[58] 穆雪燕. 麦角新碱减少前置胎盘产后出血 56 例分析 [J]. 河南医药信息，2001，9 (3)：23.
[59] 曲研，陈颖. 23 例前置胎盘的资料及护理 [J]. 辽宁医学杂志 [J]，2015，29 (1)：52.
[60] 张新芝，杨静. 产后子宫内翻五例诊治体会 [J]. 贵州医药 [J]，2006，30 (7)：647.
[61] 邱学华，杨梦庚. 静注麦角新碱预防前置胎盘产后大出血 [J]. 第四军医大学学报，1992，13 (4)：267.
[62] WHO. WHO recommendations for the prevention and treatment of postpartum haemorrhage [S]. Geneva：World Health Organization，2012.
[63] 肖冰冰，廖琴平. 利用 DNA 指纹图谱技术对健康女性阴道菌群多样性的分析 [J]. 北京大学学报 (医学版)，2012，44 (2)：281-287.
[64] Maharaj D. Puerperal pyrexia：a review. Part I [J]. Obstet Gynecol Surv，2007，62 (6)：

393-399.

[65] Maharaj D. Puerperal Pyrexia：a review. Part II [J]. Obstet Gynecol Surv, 2007, 62 (6)：400-406.

[66] Meaney-Delman D, Bartlett LA, Gravett MG, et al. Oral and intramuscular treatment options for early postpartum endometritis in low-resource settings：a systematic review [J]. Obstet Gynecol, 2015, 125 (4)：789-800.

[67] Mackeen AD, Packard RE, Ota E, et al. Antibiotic regimens for postpartum endometritis [J]. Cochrane Database Syst Rev, 2015 (2)：CD001067.

[68] 抗菌药物临床应用指导原则. 卫医发〔2004〕285 号.

[69] 中华医学会. 临床技术操作规范・妇产科学分册 [M]. 北京：人民军医出版社，2007：184-187.

[70] 中华医学会妇产科学分会产科学组. 阴道手术助产指南（2016）[J]. 中华妇产科杂志，2016，51（8）：565-567.

[71] 中华医学会妇产科学分会产科学组，中华医学会围产医学分会妊娠合并糖尿病协作组. 妊娠合并糖尿病诊治指南（2014）[J]. 中华妇产科杂志，2014，49（8）：561-569.

[72] 中华医学会妇产科学分会产科学组. 胎膜早破的诊断与处理指南（2015）[J]. 中华妇产科杂志，2015，50（1）：3-8.

[73] Tunçalp O, Souza JP, Gülmezoglu M, et al. New WHO recommendations on prevention and treatment of postpartum hemorrhage [J]. Int J Gynaecol Obstet, 2013, 123 (3)：254-256.

[74] 徐康清，陈坚伟，张涛，等. 剖宫产术前病人静脉注射磷酸肌酸钠对胎儿血糖的影响 [J]. 中华麻醉学杂志，2008，28（11）：1026-1028.

[75] 中华医学会妇产科学分会子宫内膜异位症协作组. 子宫内膜异位症的诊治指南 [J]. 中华妇产科杂志，2015，50（3）：161-169.

[76] Musallam KM1, Tamim HM, Richards T, et al. Preoperative anaemia and postoperative outcomes in non-cardiac surgery：a retrospective cohort study [J]. Lancet, 2011, 378 (9800)：1396-1407.

[77] 中华医学会. 临床诊疗指南・妇产科学分册 [M]. 北京：人民卫生出版社，2009.

[78] Practice Bulletin No. 160：Premature Rupture of Membranes [J]. Obstet Gynecol, 2016, 127 (1)：e39-51.

[79] Clinical Practice Obstetrics Committee. Active management of the third stage of labour：prevention and treatment of postpartum hemorrhage：No. 235 October 2009 (Replaces No. 88, April 2000) [J]. Int J Gynaecol Obstet, 2010, 108 (3)：258-267.

附录 1

宫颈癌手术治疗临床路径病案质量监控表单

1. 进入临床路径标准

疾病诊断：宫颈癌Ⅰa2 期-Ⅱa 期（ICD-10：C53）

手术操作：广泛子宫切除（ICD-9-CM-3：68.4-68.9）+腹膜后淋巴结切除术（ICD-9-CM-3：68.6 /68.7/40.3/40.5）

2. 病案质量监控表

监控重点 监控项目 住院时间		评估要点		监控内容	分数	减分理由	备注
病案首页		主要诊断名称及编码		宫颈癌Ⅰa2 期-Ⅱa 期（ICD-10：C53）	5□ 4□ 3□ 1□ 0□		
		主要手术名称及编码		广泛子宫切除术（ICD-9-CM-3：68.4-68.9）+腹膜后淋巴结切除术（ICD-9-CM-3：68.6/68.7/40.3/40.5）			
		其他诊断名称及编码		无遗漏，编码准确			
		其他项目		内容完整、准确、无遗漏	5□ 4□ 3□ 1□ 0□		
住院第1天	入院记录	主诉		简明扼要地提炼主要症状和持续时间	5□ 4□ 3□ 1□ 0□		入院24小时内完成
		现病史	主要症状	是否记录描述不规则阴道流血或接触性阴道流血及出现的时间等，并重点描述： 1. 出血时间和量 2. 血量变化 3. 对体力、饮食、睡眠、活动的影响	5□ 4□ 3□ 1□ 0□		

续　表

监控重点 监控项目 住院时间		评估要点		监控内容	分数	减分理由	备注
			病情演变过程	是否描述主要症状的演变过程，如： 1. 是否做过妇科检查，是否治疗过，效果如何 2. 细胞学及 HPV 检查结果，阴道镜检查结果，是否做过宫颈锥切术，病理结果 3. 是否定期做妇科检查	5□ 4□ 3□ 1□ 0□		
			其他伴随症状	是否记录伴随症状，如： 1. 是否伴有下腹痛及腰痛 2. 是否有体重下降、便血、尿血	5□ 4□ 3□ 1□ 0□		
			院外诊疗过程	是否记录诊断、治疗情况，如： 1. 做过何种检查，结果是否正常 2. 诊断过何种疾病 3. 用过何种药物，用药时间、剂量、总量及效果如何	5□ 4□ 3□ 1□ 0□		
		个人史 月经婚育史 既往史 家族史		是否按照病历书写规范记录，并重点记录与疾病相关内容： 1. 个人史 2. 月经婚育史：月经周期，量；孕产次；是否有早婚早育，多产多性伴侣 3. 既往史：是否有 HPV 感染，是否有妇科炎症或性病史。有无内科合并症 4. 家族史：有无恶性肿瘤家族史	5□ 4□ 3□ 1□ 0□		
		体格检查		是否按照病历书写规范记录，并记录重要体征，无遗漏，如： 1. 体格检查：是否消瘦，贫血貌 2. 妇科检查： （1）外阴：是否有溃疡、赘生物 （2）阴道：穹隆是否完整，有无变浅 （3）宫颈：大小、质地、有无空洞溃疡、有无接触出血、有无触痛 （4）子宫：位置、大小、质地、活动度、有无压痛；重点描述宫旁组织是否增厚，是否有压痛 （5）附件：是否有包块、压痛 3. 肛查：直肠黏膜是否光滑	5□ 4□ 3□ 1□ 0□		

续 表

监控重点 / 监控项目 / 住院时间		评估要点	监控内容	分数	减分理由	备注
		辅助检查	是否记录辅助检查结果，如血常规、盆腔超声	5□ 4□ 3□ 1□ 0□		
	首次病程记录	病例特点	是否简明扼要，重点突出，无遗漏： 1. 主要症状 2. 主要检查治疗过程 3. 突出体征，如妇科检查结果 4. 辅助检查结果，如细胞学、HPV及病理检查结果 5. 其他疾病史	5□ 4□ 3□ 1□ 0□		入院8小时内完成
		初步诊断	第一诊断为：宫颈癌Ⅰa2期-Ⅱa期（ICD-10：C53）	5□ 4□ 3□ 1□ 0□		
		诊断依据	是否充分、分析合理： 1. 典型者为中年女性，是否有早婚早育，多产多性伴侣 2. 病史：不规则阴道流血或接触性阴道流血，细胞学及HPV检查结果，阴道镜检查结果，是否做过宫颈锥切术，病理结果 3. 妇科检查：重点描述阴道、宫颈等	5□ 4□ 3□ 1□ 0□		
		鉴别诊断	是否根据病例特点与下列疾病鉴别： 1. 宫颈炎 2. 子宫内膜癌 3. 阴道癌	5□ 4□ 3□ 1□ 0□		
		诊疗计划	是否全面并具有个性化： 1. 完成必需的检查项目 （1）血常规、尿常规、大便常规 （2）肝肾功能、电解质、血糖、血型、凝血功能，感染性疾病筛查 （3）宫颈HPV检测 （4）盆、腹腔超声，泌尿系统超声、胸片，心电图 （4）针吸病理或会诊病理	5□ 4□ 3□ 1□ 0□		

续 表

监控项目 / 监控重点 / 住院时间		评估要点	监控内容	分数	减分理由	备注
			2. 根据病情需要而定：肿瘤标志物（血SCC或CA125），盆腔CT或MRI，心、肺功能测定，排泄性尿路造影等 3. 评估是否可以手术 4. 术前准备 5. 手术方案：广泛子宫切除术+腹膜后淋巴结切除术 6. 对症治疗			
	病程记录	上级医师查房记录	是否有重点内容并结合本病例： 1. 补充病史和查体 2. 诊断、鉴别诊断及分期分析 3. 完善术前检查 4. 提示需要观察和注意的内容	5□ 4□ 3□ 1□ 0□		入院48小时内完成
		住院医师查房记录	是否记录、分析全面： 1. 主要症状体征 2. 具体治疗措施和术前准备 3. 记录上级医师查房意见的执行情况 4. 知情告知情况，患者及家属意见	5□ 4□ 3□ 1□ 0□		
住院第2~4日	病程记录	住院医师查房记录	是否记录： 1. 目前症状及体征变化 2. 术前准备工作完成情况，包括检查、药物、配血、备皮、麻醉科会诊意见等，以及检查结果等对手术的影响分析 3. 请相应科室会诊情况 4. 向患者或家属交代术前、术中和术后注意事项，签署手术知情同意书情况 5. 记录手术者术前查看患者的情况	5□ 4□ 3□ 1□ 0□		
		上级医师查房记录	是否记录： 1. 综合分析术前检查结果 2. 手术前评估及手术指征，即妇科检查除外Ⅱb期以上病变，病理提示宫颈癌，无手术禁忌证 3. 确定手术方案 4. 结合本病例提出手术风险及预防措施	5□ 4□ 3□ 1□ 0□		

续 表

<table>
<tr><th colspan="2">监控重点
监控项目
住院时间</th><th>评估要点</th><th>监控内容</th><th>分数</th><th>减分理由</th><th>备注</th></tr>
<tr><td rowspan="3"></td><td>麻醉知情同意书</td><td rowspan="3">麻醉医师</td><td>是否记录：
1. 一般项目
2. 术前诊断
3. 拟行手术方式
4. 拟行麻醉方式
5. 患者基础疾病及可能对麻醉产生影响的特殊情况
6. 麻醉中拟行的有创操作和监测
7. 麻醉风险，麻醉中及麻醉后可能发生的并发症及应对措施
8. 患者签署意见并签名，如为家属或代理人要有授权委托书
9. 麻醉医师签字，并写明日期时间</td><td>5□
4□
3□
1□
0□</td><td></td><td rowspan="2">术前完成</td></tr>
<tr><td>麻醉术前访视记录</td><td>是否记录：
1. 患者自然信息
2. 患者一般情况
3. 简要病史
4. 与麻醉相关的辅助检查结果
5. 拟行手术方式
6. 拟行麻醉方式
7. 麻醉适应证
8. 麻醉风险及预防措施和麻醉中需注意的问题
9. 术前麻醉医嘱
10. 麻醉医师签字，并写明日期时间</td><td>5□
4□
3□
1□
0□</td><td></td></tr>
<tr><td>输血知情同意书</td><td>是否记录：
1. 一般项目
2. 输血指征
3. 拟输血成分
4. 输血前有关检查结果
5. 输血风险及可能产生的不良后果及应对措施
6. 患者签署意见并签名，如为家属或代理人要有授权书
7. 医师签名并填写日期</td><td>5□
4□
3□
1□
0□</td><td></td><td></td></tr>
</table>

续 表

住院时间 \ 监控项目 \ 监控重点		评估要点	监控内容	分数	减分理由	备注
	手术知情同意书		是否记录： 1. 术前诊断 2. 手术名称 3. 术式选择及有可能改变的术式 4. 术中、术后可能出现的并发症应对措施 5. 手术风险 6. 患者签署意见并签名，如为家属或代理人要有授权委托书 7. 经治医师和术者签名	5□ 4□ 3□ 1□ 0□		
	术前小结	住院医师	是否记录： 1. 简要病情 2. 术前诊断及诊断依据 3. 手术指征 4. 拟行手术名称和方式 5. 行麻醉方式 6. 术前准备 7. 术中注意事项 8. 术后处置意见 9. 术者术前查看患者的情况	5□ 4□ 3□ 1□ 0□		
	术前讨论	住院医师	是否记录： 1. 讨论地点时间 2. 参加者及主持者的姓名、职称 3. 简要病情 4. 术前诊断及术前准备情况 5. 手术指征及手术方案 6. 可能出现的意外和防范措施 7. 具体讨论意见和主持人小结 8. 记录者签名	5□ 4□ 3□ 1□ 0□		
住院第3~5日（手术日）	麻醉记录单	麻醉医师	是否记录： 1. 一般项目 2. 患者一般情况和术前特殊情况 3. 麻醉前用药及效果 4. 术前及术中疾病诊断 5. 手术方式及日期 6. 麻醉方式 7. 麻醉诱导及各项操作开始及结束时间 8. 麻醉期间用药名称、方式及剂量 9. 麻醉期间特殊或突发情况及处理 10. 术中出血量、输血量、输液量等 11. 手术起止时间 12. 麻醉医师签名	5□ 4□ 3□ 1□ 0□		

续 表

住院时间 \ 监控项目 \ 监控重点		评估要点	监控内容	分数	减分理由	备注
住院第3~5日（手术日）	麻醉术后访视记录	麻醉医师	是否记录： 1. 一般项目 2. 患者一般情况 3. 目前麻醉恢复情况，清醒时间 4. 术后医嘱、是否拔除气管插管等 5. 如有特殊情况应详细记录 6. 麻醉医师签字并填写日期	5□ 4□ 3□ 1□ 0□		麻醉后24小时内完成
	手术记录		是否记录： 1. 一般项目 2. 手术日期 3. 术前及术中诊断 4. 手术名称 5. 手术医师术者及助手姓名 6. 护士姓名（分别记录刷手及巡回护士） 7. 输血量、特殊成分输血、输液量 8. 麻醉方法 9. 手术经过：麻醉是否成功；患者体位；手术切口位置；手术中探查脏器顺序；术中所见子宫外观、大小及与周围组织的关系；切除组织的范围，切除标本的去向；术中对输尿管的保护措施，是否有损伤；术中出血量；手术结束前器械、纱布清点情况 10. 术后患者去向：回病房、监护室或麻醉恢复室 11. 病理去向：石蜡切片，术中是否行冰冻病理检查 12. 术者签字	5□ 4□ 3□ 1□ 0□		术后24小时内完成
	手术安全核查记录		是否记录： 1. 手术安全核查记录单并且填写完整 2. 手术医师、麻醉医师和手术护士三方核对，并签字齐全	5□ 4□ 3□ 1□ 0□		
	手术清点记录		是否记录： 1. 一般项目 2. 术中所用各种器械和敷料数量的清点核对 3. 巡回护士和手术器械护士签名	5□ 4□ 3□ 1□ 0□		

续　表

住院时间 \ 监控项目 \ 监控重点		评估要点	监控内容	分数	减分理由	备注
	术后首次病程记录	由参加手术者书写	是否记录： 1. 手术时间 2. 术中诊断 3. 麻醉方式 4. 手术简要经过 5. 术后处理措施 6. 术后患者一般情况 7. 术后医嘱及应当特别注意观察的事项	5□ 4□ 3□ 1□ 0□	术后8小时内完成	
住院第4~6日（术后1日）	病程记录	住院医师查房记录	是否记录、分析如下内容： 1. 生命体征、病情变化、肠功能恢复情况及饮食恢复情况 2. 腹部引流液的量、颜色、性状 3. 切口情况、换药情况 4. 核查辅助检查结果是否有异常 5. 术后病情评估 6. 调整治疗分析 7. 上级医师意见执行情况 8. 术后注意事项宣教	5□ 4□ 3□ 1□ 0□		
		上级医师查房记录	是否记录： 1. 术后病情评估 2. 确定是否有术后并发症和手术切口感染 3. 术后需要注意的事项 4. 术后治疗方案 5. 补充、更改诊断分析和确定诊断分析	5□ 4□ 3□ 1□ 0□		
住院第5~14天（术后2~10日）	病程记录	住院医师查房记录	是否记录、分析： 1. 目前的症状体征，切口换药及引流情况 2. 病情评估及疗效评估 3. 目前的治疗情况 4. 分析是否符合出院标准 5. 出院后的治疗方案 6. 出院后注意事项	5□ 4□ 3□ 1□ 0□		
		上级医师查房记录	是否记录、分析 1. 手术疗效评估，预期目标完成情况 2. 确定符合出院标准 3. 出院后治疗方案	5□ 4□ 3□ 1□ 0□		

续 表

住院时间 \ 监控项目 \ 监控重点		评估要点	监控内容	分数	减分理由	备注
住院第15~20天（出院当日）	病程记录	住院医师查房记录	是否记录： 1. 目前症状及体征 2. 目前治疗情况，下一步治疗方案 3. 切口拆线及愈合情况 4. 化验检查指标正常与否 5. 向患者交代出院后治疗方案及注意事项	5□ 4□ 3□ 1□ 0□		
	出院记录		是否记录齐全，重要内容无遗漏，如： 1. 入院情况 2. 诊疗经过：麻醉、手术方式；术中特殊情况及处理；术后并发症等 3. 出院情况：症状体征、功能恢复、切口愈合情况及病理结果等 4. 出院医嘱：出院带药需写明药物名称、用量、服用方法，需要调整的药物要注明调整的方法；出院后患者需要注意的事项；门诊复查时间及项目（根据病理结果决定下一步治疗方案）	5□ 4□ 3□ 1□ 0□		
	特殊检查、特殊治疗同意书的医学文书		内容包括自然项目（非另页书写时可以不写）、特殊检查、特殊治疗项目名称、目的、可能出现的并发症及风险、患者或家属签署是否同意检查或治疗、患者签名、医师签名等	5□ 4□ 3□ 1□ 0□		
	病危（重）通知书		自然项目（非另页书写时可以不写）、目前诊断、病情危重情况，患方签名、医师签名并填写日期	5□ 4□ 3□ 1□ 0□		
医嘱	住院第1天	长期医嘱	1. 妇科二级护理常规 2. 饮食 3. 患者既往基础用药			

续 表

监控项目 / 监控重点 / 住院时间		评估要点	监控内容	分数	减分理由	备注
		临时医嘱	1. 血、尿、大便常规 2. 肝肾功能、电解质、血糖、血型、凝血功能，感染性疾病筛查 3. 盆、腹腔超声，胸片，心电图 4. 根据病情需要而定：肿瘤标志物（血SCC或CA125），盆腔CT或MRI，心、肺功能测定，排泄性尿路造影等	5□ 4□ 3□ 1□ 0□		
	术前准备日	长期医嘱	1. 妇科二级护理常规 2. 饮食 3. 患者既往基础用药			
		临时医嘱	1. 术前医嘱：常规准备明日在全麻或腰硬联合麻醉下开腹或经腹腔镜行根治性全子宫切除术+腹膜后淋巴结切除术 2. 配血 3. 术前禁食、禁水 4. 阴道准备 5. 肠道准备 6. 导尿包 7. 抗菌药物 8. 其他特殊医嘱			
	手术日	长期医嘱	1. 改一级护理 2. 禁食、禁水 3. 引流管 4. 留置导尿管，记尿量			
		临时医嘱	1. 今日在全麻或腰硬联合麻醉下开腹或经腹腔镜行根治性全子宫切除术+腹膜后淋巴结切除术 2. 心电监护、吸氧（必要时） 3. 补液、维持水电解质平衡 4. 酌情使用止吐、镇痛药物 5. 其他特殊医嘱			
	术后日	长期医嘱	1. 一级护理 2. 流质饮食 3. 留置引流管、记引流量 4. 留置导尿管、记尿量 5. 抗菌药物			

续 表

监控重点 监控项目 住院时间		评估要点	监控内容	分数	减分理由	备注
	术前准备日	临时医嘱	1. 换药 2. 酌情使用止吐、镇痛药物 3. 补液、维持水电解质平衡 4. 复查血、尿常规，肝肾功能 5. 其他特殊医嘱			
	出院前	长期医嘱	1. 二级护理 2. 半流质饮食/普食（根据情况） 3. 停引流记量 4. 停抗菌药物 5. 拔除导尿管（酌情）			
		临时医嘱	1. 换药 2. 复查血、尿常规			
	出院日	出院医嘱	1. 全休6周 2. 膀胱功能锻炼、预约拔除导尿管及测残余尿时间（留置导尿管出院者） 3. 禁盆浴和性生活指导 4. 出院带药			
一般书写规范		各项内容	完整、准确、清晰、签字	5□ 4□ 3□ 1□ 0□		
变异情况		变异条件及原因	1. 术前合并其他基础疾病影响手术的患者，需要进行相关的诊断和治疗，相应延长住院时间，增加治疗费用 2. 术中因特殊情况无法行广泛子宫切除术 4. 期别晚则进入其他治疗方案 5. 术中出现并发症需对症处理	5□ 4□ 3□ 1□ 0□		

附录 2

制定/修订《临床路径释义》的基本方法与程序

曾宪涛　蔡广研　陈香美　陈新石　葛立宏　高润霖　顾　晋　韩德民
贺大林　胡盛寿　黄晓军　霍　勇　李单青　林丽开　母义明　钱家鸣
任学群　申昆玲　石远凯　孙　琳　田　伟　王　杉　王行环　王宁利
王拥军　邢小平　徐英春　鱼　锋　张力伟　郑　捷　郎景和

中华人民共和国国家卫生和计划生育委员会采纳的临床路径（Clinical pathway）定义为针对某一疾病建立的一套标准化治疗模式与诊疗程序，以循证医学证据和指南为指导来促进治疗和疾病管理的方法，最终起到规范医疗行为，减少变异，降低成本，提高质量的作用。世界卫生组织（WHO）指出临床路径也应当是在循证医学方法指导下研发制定，其基本思路是结合诊疗实践的需求，提出关键问题，寻找每个关键问题的证据并给予评价，结合卫生经济学因素等，进行证据的整合，诊疗方案中的关键证据，通过专家委员会集体讨论，形成共识。可以看出，遵循循证医学是制定/修订临床路径的关键途径。

临床路径在我国已推行多年，但收效不甚理想。当前，在我国推广临床路径仍有一定难度，主要是因为缺少系统的方法论指导和医护人员循证医学理念薄弱[1]。此外，我国实施临床路径的医院数量少，地域分布不平衡，进入临床路径的病种数量相对较少，病种较单一；临床路径实施的持续时间较短[2]，各学科的临床路径实施情况也参差不齐。英国国家与卫生保健研究所（NICE）制定临床路径的循证方法学中明确指出要定期检索证据以确定是否有必要进行更新，要根据惯用流程和方法对临床路径进行更新。我国三级综合医院评审标准实施细则（2013 年版）中亦指出“根据卫生部《临床技术操作规范》《临床诊疗指南》《临床路径管理指导原则（试行）》和卫生部各病种临床路径，遵循循证医学原则，结合本院实际筛选病种，制定本院临床路径实施方案”。我国医疗资源、医疗领域人才分布不均衡[3]，并且临床路径存在修订不及时和篇幅限制的问题，因此依照国家卫生和计划生育委员会颁发的临床路径为蓝本，采用循证医学的思路与方法，进行临床路径的释义能够为有效推广普及临床路径、适时优化临床路径起到至关重要的作用。

基于上述实际情况，为规范《临床路径释义》制定/修订的基本方法与程序，本团队使用循证医学[4]的思路与方法，参考循证临床实践的制定/修订的方法[5]制定本共识。

一、总则

1. 使用对象：本《制定/修订<临床路径释义>的基本方法与程序》适用于临床路径释义制定/修订的领导者、临床路径的管理参加者、评审者、所有关注临床路径制定/修订者，以及实际制定临床路径实施方案的人员。

2. 临床路径释义的定义：临床路径释义应是以国家卫生和计划生育委员会颁发的临床路径为蓝本，克服其篇幅有限和不能及时更新的不足，结合最新的循证医学证据和更新的临床实践指南，对临床路径进行解读；同时在此基础上，制定出独立的医师表单、护士表单、患者表单、临床药师表单，从而达到推广和不断优化临床路径的目的。

3. 制定/修订必须采用的方法：制定/修订临床路径释义必须使用循证医学的原理及方法，更要结合我国的国情，注重应用我国本土的医学资料，整个过程避免偏倚，符合便于临床使用的需求。所有进入临床路径释义的内容均应基于对现有证据通过循证评价形成的证据以及对各种可选的干预方式进行利弊评价之后提出的最优指导意见。

4. 最终形成释义的要求：通过提供明晰的制定/修订程序，保证制定/修订临床路径释义的流程化、标准化，保证所有发布释义的规范性、时效性、可信性、可用性和可及性。

5. 临床路径释义的管理：所有临床路径的释义工作均由卫生和计划生育委员会相关部门统一管理，并委托相关学会、出版社进行制定/修订，涉及申报、备案、撰写、表决、发布、试用反馈、实施后评价等环节。

二、制定/修订的程序及方法

1. 启动与规划：临床路径释义制定/修订前应得到国家相关管理部门的授权。被授权单位应对已有资源进行评估，并明确制定/修订的目的、资金来源、使用者、受益者及时间安排等问题。应组建统一的指导委员会，并按照学科领域组建制定/修订指导专家委员会，确定首席专家及所属学科领域各病种的组长、编写秘书等。

2. 组建编写工作组：指导委员会应由国家相关管理部门的领导、临床路径所涉及的各个学科领域的专家、医学相关行业学会的领导、卫生经济学领域专家、循证医学领域专家、期刊编辑与传播领域专家、出版社领导、病案管理专家、信息部门专家、医院管理者等构成。按照学科组建编写工作小组，编写小组由首席专家、组长、编写秘书等人员组成，首席专家应由该学科领域具有权威性与号召力的专家担任，负责总体的设计和指导，并具体领导工作的开展。应为首席专家配备1~2名编写秘书，负责整个制定/修订过程的联络工作。按照领域疾病具体病种来遴选组长，再由组长遴选参与制定/修订的专家及秘书。例如，以消化系统疾病的临床路径释义为例，选定首席专家及编写秘书后，再分别确定肝硬化腹水临床路径释义、胆总管结石临床路径释义、胃十二指肠临床路径释义等的组长及组员。建议组员尽量是由具有丰富临床经验的年富力强的且具有较高编写水平及写作经验的一线临床专家组成。

3. 召开专题培训：制定/修订工作小组成立后，在开展释义制定/修订工作前，就流程及管理原则、意见征询反馈的流程、发布的注意事项、推广和实施后结局（效果）评价等方面，对工作小组全体成员进行专题培训。

4. 确定需要进行释义的位点：针对国家正式发布的临床路径，由各个专家组根据各级医疗机构的理解情况、需要进一步解释的知识点、当前相关临床研究及临床实践指南的进展进行讨论，确定需要进行释义的位点。

5. 证据的检索与重组：对于固定的知识点，如补充解释诊断的内容可以直接按照教科书、指南进行释义。诊断依据、治疗方案等内容，则需要检索行业指南、循证医学证据进行释义。与循证临床实践指南[5]类似，其证据检索是一个“从高到低”的逐级检索的过程。即从方法学质量高的证据向方法学质量低的证据的逐级检索。首先检索临床实践指南、系统评价/Meta分析、卫生技术评估、卫生经济学研究。如果有指南、系统评价/Meta分析则直接作为释义的证据。如果没有，则进一步检索是否有相关的随机对照试验（RCT），再通过RCT系统评价/Meta分析的方法形成证据体作为证据。除临床大数据研究或因客观原因不能设计为RCT和诊断准确性试验外，不建议选择非随机对照试验作为释义的证据。

6. 证据的评价：若有质量较高、权威性较好的临床实践指南，则直接使用指南的内容；指南未涵盖的使用系统评价/Meta分析、卫生技术评估及药物经济学研究证据作为补充。若无指南或指南未更新，则主要使用系统评价/Meta分析、卫生技术评估及药物经济学研究作为证据。此处需注意系统评价/Meta分析、卫生技术评估是否需要更新或重新制作，以及有无临床大数据研究的结果。需要采用AGREE Ⅱ工具[5]对临床实践指南的方法学质量进行评估，使用AMSTAR工具或ROBIS工具评价系统评价/Meta分析的方法学质量[6~7]，使用Cochrane风险偏倚评估工具评价RCT的方法学质量[7]，采用QUADAS-2工具评价诊断准确性试验的方法学质量[8]，采用NICE清单、SIGN清单或CASP清单评价药物经济学研究的方法学质量[9]。

证据质量等级及推荐级别建议采用GRADE方法学体系或牛津大学循证医学中心（Oxford Centre for Evidence-Based Medicine，OCEBM）制定推出的证据评价和推荐强度体系[5]进行评价，亦可由临床路径释义编写工作组依据OCEBM标准结合实际情况进行修订并采用修订的标准。为确保整体工作的一致性和完整性，对于质量较高、权威性较好的临床实践指南，若其采用的证据质量等级及推荐级别与释义工作组相同，则直接使用；若不同，则重新进行评价。应优先选用基于我国人群的研究作为证据；若非基于我国人群的研究，在进行证据评价和推荐分级时，应由编写专家组制定适用性评价的标准，并依此进行证据的适用性评价。

7. 利益冲突说明：WHO对利益冲突的定义为："任何可能或被认为会影响到专家提供给WHO建议的客观性和独立性的利益，会潜在地破坏或对WHO工作起负面作用的情况。"因此，其就是可能被认为会影响专家履行职责的任何利益。

因此，参考国际经验并结合国内情况，所有参与制定/修订的专家都必须声明与《临床路径释义》有关的利益关系。对利益冲突的声明，需要做到编写工作组全体成员被要求公开主要经济利益冲突（如收受资金以与相关产业协商）和主要学术利益冲突（如与推荐意见密切相关的原始资料的发表）。主要经济利益冲突的操作定义包括咨询服务、顾问委员会成员以及类似产业。主要学术利益冲突的操作定义包括与推荐意见直接相关的原始研究和同行评议基金的来源（政府、非营利组织）。工作小组的负责人应无重大的利益冲突。《临床路径释义》制定/修订过程中认为应对一些重大的冲突进行管理，相关措施包括对相关人员要求更为频繁的对公开信息进行更新，并且取消与冲突有关的各项活动。有重大利益冲突的相关人员，将不参与就推荐意见方向或强度进行制定的终审会议，亦不对存在利益冲突的推荐意见进行投票，但可参与讨论并就证据的解释提供他们的意见。

8. 研发相关表单：因临床路径表单主要针对医师，而整个临床路径的活动是由医师、护师、患者、药师和检验医师共同完成的。因此，需要由医师、护师和方法学家共同制定/修订医师表单、护士表单和患者表单，由医师、药师和方法学家共同制定/修订临床药师表单。

9. 形成初稿：在上述基础上，按照具体疾病的情况形成初稿，再汇总全部初稿形成总稿。初稿汇总后，进行相互审阅，并按照审阅意见进行修改。

10. 发布/出版：修改完成，形成最终的文稿，通过网站进行分享，或集结成专著出版发行。

11. 更新：修订《临床路径释义》可借鉴医院管理的PDSA循环原理［计划（plan），实施（do），学习（study）和处置（action）］对证据进行不断的评估和修订。因此，发布/出版后，各个编写小组应关注研究进展、读者反馈信息，适时的进行《临床路径释义》的更新。更新/修订包括对知识点的增删、框架的调改等。

三、编制说明

在制/修订临床路径释义的同时，应起草《编制说明》，其内容应包括工作简况和制定/修订原则两大部分。

1. 工作简况：包括任务来源、经费来源、协作单位、主要工作过程、主要起草人及其所做工作等。

2. 制定/修订原则：包括以下内容：（1）文献检索策略、信息资源、检索内容及检索结果；（2）文献纳入、排除标准，论文质量评价表；（3）专家共识会议法的实施过程；（4）初稿征求意见的处理过程和依据：通过信函形式、发布平台、专家会议进行意见征询；（5）制/修订小组应认真研究反馈意见，完成意见汇总，并对征询意见稿进行修改、完善，形成终稿；（6）上一版临床路径释义发布后试行的结果：对改变临床实践及临床路径执行的情况，患者层次、实施者层次和组织者层次的评价，以及药物经济学评价等。

参考文献

[1] 于秋红，白水平，栾玉杰，等. 我国临床路径相关研究的文献回顾 [J]. 护理学杂志，2010，25 (12)：85 - 87. DOI：10.3870/hlxzz.2010.12.085.

[2] 陶红兵，刘鹏珍，梁婧，等. 实施临床路径的医院概况及其成因分析 [J]. 中国医院管理，2010，30 (2)：28 - 30. DOI：10.3969/j. issn.1001-5329.2010.02.013.

[3] 彭明强. 临床路径的国内外研究进展 [J]. 中国循证医学杂志，2012，12 (6)：626-630. DOI：10.3969/j. issn.1672 - 2531.2010.06.003.

[4] 曾宪涛. 再谈循证医学 [J]. 武警医学，2016，27 (7)：649-654. DOI：10.3969/j. issn.1004-3594.2016.07.001.

[5] 王行环. 循证临床实践指南的研发与评价 [M]. 北京：中国协和医科大学出版社，2016：1-188.

[6] Whiting P，Savović J，Higgins JP，et al. ROBIS：A new tool to assess risk of bias in systematic reviews was developed [J]. J Clin Epidemiol，2016，69：225 - 234. DOI：10.1016/j. jclinepi.2015.06.005.

[7] 曾宪涛，任学群. 应用 STATA 做 Meta 分析 [M]. 北京：中国协和医科大学出版社，2017：17-24.

[8] 邬兰，张永，曾宪涛. QUADAS-2 在诊断准确性研究的质量评价工具中的应用 [J]. 湖北医药学院学报，2013，32 (3)：201 - 208. DOI：10.10.7543/J. ISSN. 1006-9674.2013.03.004.

[9] 桂裕亮，韩晟，曾宪涛，等. 卫生经济学评价研究方法学治疗评价工具简介 [J]. 河南大学学报 (医学版)，2017，36 (2)：129 - 132. DOI：10.15991/j. cnki.41 - 1361/r.2017.02.010.

DOI：10.3760/cma. j. issn.0376-2491.2017.40.004

基金项目：国家重点研发计划专项基金 (**2016YFC0106300**)

作者单位：**430071** 武汉大学中南医院泌尿外科循证与转化医学中心 (曾宪涛、王行环)；解放军总医院肾内科 (蔡广研、陈香美)，内分泌科 (母义明)；《中华医学杂志》编辑部 (陈新石)；北京大学口腔医学院 (葛立宏)；中国医学科学院阜外医院 (高润霖、胡盛寿)；北京大学首钢医院 (顾晋)；首都医科大学附属北京同仁医院耳鼻咽喉头颈外科 (韩德民)，眼科中心 (王宁利)；西安交通大学第一附属医院泌尿外科 (贺大林)；北京大学人民医院血液科 (黄晓军)，胃肠外科 (王杉)；北京大学第一医院心血管内科 (霍勇)；中国医学科学院北京协和医院胸外科 (李单青)，消化内科 (钱家鸣)，内分泌科 (邢小平)，检验科 (徐英春)，妇产科 (郎景和)；中国协和医科大学出版社临床规范诊疗编辑部 (林丽开)；河南大学淮河医院普通外科 (任学群)；首都医科大学附属北京儿童医院 (申昆玲、孙琳)；中国医学科学院肿瘤医院 (石远凯)；北京积水潭医院脊柱外科 (田伟、鱼锋)；首都医科大学附属北京天坛医院 (王拥军、张力伟)；上海交通大学医学院附属瑞金医院皮肤科 (郑捷)

通信作者：郎景和，**Email：langjh@hotmil.com**